Diagnostic Ultrasound
Physics and Equipment

原著 [英] Peter R Hoskins　　[英] Kevin Martin　　[英] Abigail Thrush

诊断超声

3rd
EDITION

原书第3版

原理与设备应用

主译　崔立刚

中国科学技术出版社
·北 京·

图书在版编目（CIP）数据

诊断超声原理与设备应用 : 原书第 3 版 / (英) 彼得·R·霍斯金斯 (Peter R Hoskins), (英) 凯文·马丁 (Kevin Martin), (英) 阿比盖尔·思拉什 (Abigail Thrush) 原著 ; 崔立刚主译 . -- 北京 : 中国科学技术出版社，2025. 1. -- ISBN 978-7-5236-0943-9

Ⅰ . R445.1

中国国家版本馆 CIP 数据核字第 20244UC887 号

著作权合同登记号：01-2024-0733

策划编辑	方金林	孙　超
责任编辑	方金林	孙　超
装帧设计	佳木水轩	
责任印制	徐　飞	

出　　版	中国科学技术出版社
发　　行	中国科学技术出版社有限公司
地　　址	北京市海淀区中关村南大街 16 号
邮　　编	100081
发行电话	010-62173865
传　　真	010-62179148
网　　址	http://www.cspbooks.com.cn

开　　本	889mm×1194mm　1/16
字　　数	455 千字
印　　张	19
版　　次	2025 年 1 月第 1 版
印　　次	2025 年 1 月第 1 次印刷
印　　刷	北京盛通印刷股份有限公司
书　　号	ISBN 978-7-5236-0943-9/R·3319
定　　价	198.00 元

版权声明

译者名单

主　译　崔立刚

副主译　薛　恒　陈香梅　朱　璐

译　者　（以姓氏笔画为序）

王　润　北京大学深圳医院

王心怡　北京大学肿瘤医院

史宛瑞　北京大学第三医院

朱　璐　湖南省人民医院（湖南师范大学附属第一医院）

朱诗玮　北京大学第三医院

孙　洋　北京大学第三医院

杨诗源　北京大学第三医院

沈伟伟　北京大学第三医院

陈香梅　北京大学深圳医院

林卓华　北京大学第三医院

郝云霞　北京大学第三医院

崔立刚　北京大学第三医院

葛喜凤　北京大学第三医院

傅　强　民航总医院

谢海琴　北京大学深圳医院

薛　恒　北京大学第三医院

内容提要

　　本书引进自 CRC 出版社，是一部全面阐述超声物理基础和仪器设备的专业工具书。本书为全新第 3 版，共 16 章，在上一版基础上增加了新知识和新进展，如高帧频成像、细小血管成像等超声新技术，基本覆盖了目前超声的全部临床应用，从基础的物理层面解读超声图像和超声仪器工作原理，深刻剖析超声成像背后的基础物理原理，能够满足超声医生、医学生和超声设备工程师在培训和工作实践中的需求。本书内容翔实，紧跟超声专业技术新动态，是一部不可多得的超声专业工具书。

主译简介

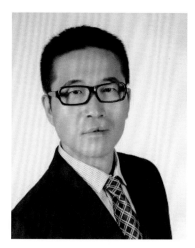

崔立刚

　　主任医师，教授，博士研究生导师，北京大学第三医院超声医学科主任。中国医学装备协会超声装备技术分会会长，北京医学会超声医学分会副主任委员，中华医学会超声医学分会委员，中国医师协会超声医师分会委员，海峡两岸医药卫生交流协会超声医学分会肌骨组组长。加拿大西安大略大学医院影像系高级访问学者。主持多项国家级、省级科研课题并获得多项科技奖励，申领多项国家专利并主持专利成果转化。主编、主译及参编、参译著作 20 余部，以第一作者或通讯作者身份在国内外医学专业期刊发表学术论文 100 余篇。

译者前言

"知其然，知其所以然，何由以知其所以然。"这是先哲总结的理解数学知识的三重境界，即研究学问不仅要发现问题，更要探究问题背后的存在意义和规律，不单单是要看表面，更需要了解其中的内涵。当下是超声技术在临床应用突飞猛进、遍地开花的繁荣时代，这句话对广大超声工作者具有更深层次的指导意义。

由于超声诊疗的重要性，超声仪器不仅存在于超声科中，同样存在于许多临床科室中，不少临床医生通过几个月的学习，就掌握了基础的超声诊断技能，并在临床开展超声应用。译者一方面对临床认识到超声的重要性而感到欣慰，另一方面也感到深深的担忧，担忧超声会被误认为仅仅是一门技术。其实超声不仅是一门学科，更是一门有着丰富底蕴的学科，涉及物理学、数学、工程学等，这些强大的理论学科支撑起超声在临床的广泛应用，支撑起一代代超声人对新技术孜孜不倦的追求。每一项超声新技术在临床成功应用的背后都有无数工程师的呕心沥血。

初次翻译这部 *Diagnostic Ultrasound: Physics and Equipment, 3e* 就让我眼前一亮，这不正是我们苦苦追寻的"源"吗！本书原著者都是具有丰富经验的超声应用专家，在行文中深挖超声成像原理的物理基础，并以图文并茂的形式展现出来。深奥的物理学原理通过公式的推导和演化，变身为临床医生耳熟能详的超声专业术语，让人不得不感慨科学的精妙！无论是专业超声医生还是初学者，都能从书中获益。

全新第 3 版较前两版增加了很多新技术，包括目前正如火如荼进行的高帧频成像、矢量多普勒等，对于有科研需求的超声从业者而言，全新版本就是一部了解前沿科技的实用指南！

"饮其流者怀其源。"虽然我已多次看过本书的前两个版本，并组织过全科同仁共同学习过第 2 版，但当我翻译这部第 3 版时，仍感觉收获颇大，常看常新，越看越有收获！

推荐给同样热爱超声学科的同仁！

北京大学第三医院 崔立刚

原书第 3 版前言

本书旨在为临床超声医务工作者提供超声物理与超声仪器设备的相关知识，读者群体包括从事超声诊断、超声引导下介入治疗的超声医生、医学生等，也可作为超声物理学者和超声工程师的重要参考书。

全书内容聚焦于临床超声应用及成像原理与设备，包含物理学公式及公式推导。全新第 3 版涵盖了近年来超声技术、超声质量保证与安全性方面的最新进展。与前两个版本一样，新版本重点介绍了目前临床已经成熟应用的超声技术，而非实验研究领域的超声技术。更新的内容包括高帧频成像、细小血管成像、动脉壁运动测量、矢量多普勒及自动包络测量等。希望全新第 3 版能够满足超声医生、医学生和超声设备工程师在培训及工作实践中的需求。

Peter R Hoskins

Kevin Martin

Abigail Thrush

原书第 2 版前言

本次再版的图书定位和读者受众与第 1 版并无不同。本书旨在为临床超声医务工作者提供超声物理与超声仪器设备的相关知识，读者群体包括从事超声诊断、超声引导下介入治疗的超声医生、医学生等，也可作为超声物理学者和超声工程师的重要参考书。全书内容聚焦于临床超声应用及成像原理与设备，包含物理学公式及公式推导。在过去几年中，许多还处于萌芽发展中的超声技术已经走进临床并在足够多的医院中应用，它们应该纳入本次再版中。第 2 版新增了三维超声、超声对比剂和超声弹性成像相关的章节。其他章节也进行了更新，包括超声技术、超声质量保证与安全性的最新进展等。希望全新版本能够满足超声医生、医学生和超声设备工程师在培训及工作实践中的需求。

Peter R Hoskins

Kevin Martin

Abigail Thrush

原书第 1 版前言

　　本书介绍了医学超声影像的物理与超声设备等相关内容，有助于超声医生、医学生进行临床诊疗实践工作，也可以作为超声物理学者和超声工程师的重要参考书。全书内容聚焦于临床超声应用及其基础原理介绍，遵循"需要知晓"的逻辑进行超声成像原理释义。书中包含物理学公式及公式推导，对于复杂的超声技术，如使用 FFT 和 2D 自相关估算多普勒频率，以简明的公式而非繁杂的信号推导方式来进行介绍。书中囊括了出版前所有已应用超声设备的相关内容。对于一些超声新技术，如组织多普勒成像，则单设章节进行介绍。对于一些距离临床应用尚远的超声技术，如矢量多普勒，本书并未涉及。希望本书能填补目前相关领域的空白，成为一部具有创新性和开拓性的超声基础专业参考书。

Peter R Hoskins

Abigail Thrush

Kevin Martin

Tony Whittingham

目　录

第 1 章　B 型超声成像总论
Introduction to B-mode imaging

Kevin Martin　著

崔立刚　译

超声是医学诊断领域应用最为广泛的无创性影像技术。英国国家健康服务系统（National Health Service，NHS）统计，2016 年 7 月至 2017 年 7 月进行了超过 9 200 000 次超声检查，这个数字几乎是同期 CT 扫描的 2 倍，MRI 扫描的 3 倍。超声检查是一种互动式的影像学方法，整个过程中操作者手持探头置于患者身体进行扫查，并实时观察机体内部的解剖结构。大多数情况下，操作者同时进行图像解读而无须随后由其他人再来判读。这一特点，结合超声检查相对 CT（71～199 英镑）和 MRI（116～225 英镑）费用较低（40～49 英镑）（NHS，2016 年），使得超声检查在许多情况下都极具吸引力，成为一线影像学工具。超声检查无辐射，更适用于产妇及儿童。超声最适于软组织解剖成像，广泛应用于腹部、盆腔、心脏和颈部的检查，并已经成为肌肉、肌腱、关节等肌肉骨骼系统结构的影像学检查工具。除优异的软组织解剖成像之外，超声还是研究动脉、静脉血流动力学的强有力工具，可通过多普勒效应进行血流成像并测量流速。

临床应用的超声成像系统内置了许多复杂的技术，帮助改善图像质量，确保组织的细微变化能被显示，以及更深的组织细节能得以呈现。额外的成像技术包括弹性成像，可以评估组织硬度。应用超声对比剂提高了超声鉴别良恶性病变的准确性。标准的超声成像系统提供二维解剖断面图像，但也可扩展至三维成像。能帮助超声医师改进图像质量的各种技术也一直在增加。然而，这些辅助工具的应用需要我们了解何时、何种情况下去使用，以及使用后对图像质量有什么影响。所有这些技术仍遵循超声物理学规律，有些甚至可能出现引起误导的伪像。医学超声的安全应用包括两方面：第一，超声成像涉及在人体内释放超声能量，可能给扫查组织带来热效应。因此很明确，获得诊断的同时最重要的是最小化这种效应。第二，超声成像可能更大的危害是误诊。误诊的风险必须通过确保超声成像系统按预期成像并胜任成像来控制。

本书的目的是给读者提供安全有效的使用超声成像系统所必须理解的超声物理与技术。本书也可用作培训超声科学家的一线教材。全书内容安排大致可以分为四个部分：第 2～6 章讲述了超声成像的物理知识与技术原理，包括测量的应用与局限性；第 7～11 章介绍了多普勒超声的原理与应用，包括血管内血流动力学简介；随后，第 12～14 章分别涉及三维超声、超声对比剂与超声弹性成像；第 15 章和第 16 章涵盖了超声质量保证与安全。本章为总论，解释了超声图像形成过程中的一些基本概念。

一、超声成像基本原理

我们从超声图像描述及其形成过程中的基本原理解释入手。就本质而言，这些基本原理仍然在目前临床应用的超声系统中发挥作用，但可能已经被很多额外的图像形成和处理技术强化。这些技术针对改进图像质量和形成而设计，将在后面各章中涉及。

B 型超声图像为断面图像，对应于体内组织和器官的边界（图 1-1）。图像由回波构成，来自超声波在组织边界处的反射，以及在组织内细小不规则体处发生的散射。每个回波显示成图像上的某一点，对应于人体断面上产生该回波各结构的相对位置，形成具有回波特性的比例尺图案。图案上每一点的亮度与回波的强度或振幅相关，这也是 B 超（brightness）一词的来源。通常，B 型超声图像与解剖断面十分相近，如果能沿同一平面进行人体实际切割，就会观察到两者极其相似。组织间边界位置异常及内部散射性质变化则提示病理改变。

B 型超声图像的生成需要将声源，即探头与皮肤紧密接触并向人体内发出一系列的短脉冲超声波。这些脉冲沿细窄的声束方向前行，遇到人体内的组织发生反射和散射，产生回波。一些回波沿同一路径返回至探头，被探头接收。这些回波用于成像。为了将每一回波与产生回波的界面或靶点一一对应，超声成像系统需要两个基本信息，如下所示。

- 靶点与探头之间的范围（距离）。
- 靶点与探头激活工作部分间的方向，也就是说声束的位置与方向。

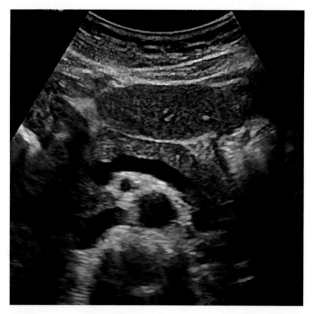

▲ 图 1-1　B 型超声图像示例，显示来自组织器官和血管的边界反射及组织内的散射

（一）脉冲 – 回波原理

靶点与探头之间的距离范围通过脉冲 – 回波原理测定，与行船利用声 – 回波系统测量水深的原理一样。图 1-2 展示了利用脉冲 – 回波原理测量水深，探头发射一个短脉冲通过水传播遇到河床，在河床被反射产生回波。回波沿水返回至探头被接收。随后，如果知道声波在水中的传播速度，并测得脉冲发射与回波返回至探头之间的时间，即"去与回的时间"，就可以计算水面至河床的距离。

为了获得"去与回的时间"，探头在同一时间，如时钟 0 时刻发射脉冲。如果声速为 c，水深为 d，则脉冲波抵达河床的时间 $t=d/c$。反射回波以同样的速度 c 传播，进而需要另一个 d/c 的时间返回探头。因此，声波总的"去与回的时间" $t=2d/c$。整理公式，可计算深度 $d=ct/2$。因此，超声系统通过假定声速的固定值（通常人体软组织声速为 1540m/s）并测定回波抵达时间 t，计算回波靶点与探头间的距离。

本例中，只考虑了一个反射界面，即水与河床之间的界面。水中没有产生多余回波的其他界面或不规则散射体。当脉冲在人体组织传播时，遇到很多界面和散射体，都能产生回波。发射短脉冲后，探头开启接收模式，专注处理回波信号。临

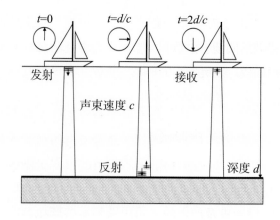

▲ 图 1-2　利用脉冲 – 回波原理测量水深
在 $t=0$ 的时刻发射脉冲波，脉冲波传播至河床的时间为 d/c。回波返回至探头，所需时间为 $2d/c$。如果声速已知，通过时间 $2d/c$，就可以计算出水深 d。d. 水深；c. 声速

近探头的靶点，回波信号即刻返回，后续的回波信号依照靶点深度加深逐渐返回，直至整个感兴趣区最远端，形成一个系列，即脉冲－回波序列。

（二）图像形成

脉冲发射后回波返回的时间随靶点深度加深逐渐延长，当整条序列回波均返回探头时，则形成图像中的一条线，该线上每点的亮度随回波振幅或强度的变化而改变。这样，每一脉冲－回波序列就形成B型图像上的一条线，大量的B型扫描线聚集排列就形成一幅二维B型超声图像。如图1–1那样完整的B型超声图像，典型者一般由100条或更多条B型扫描线组成。

图1–3显示了B型图像的形成过程。完成第一次脉冲－回波序列后，形成图像的一条线，如位于图像的左侧（线1）。声束随后移动到邻近下一位置发射，产生新的脉冲－回波序列和新的B型扫描线，图像上显示的位置对应于声束的位置（线2）。声束逐级移行过整个图像区域，每一位置都形成新的脉冲－回波序列和新的B型扫描线。图1–4是早期超声设备的一幅胎儿头颅切面的B型超声图像，由大约160条独立的B型扫描线组成，这些线在图中能够被看到。完成160条线的扫描需要约1/30s的时间，那么每秒大概就能形成30幅图像，可以实现B型超声的实时显示。也就是说，在信息获得后以可忽略的延迟时间就生成了图像并显示，而无须类似X线或CT扫描那样先存储后阅读。注意，图1–4中被看到的每一条B型扫描线，在更先进的超声图像中，如图1–1的图像中已不复存在，这得益于图像处理技术的改进。

二、B型图像格式

前面所描述的B型超声图像由线阵探头产生。线阵探头将多个小的探头阵元按直线排列（见第3章），超声束及产生的B型扫描线均与探头阵元垂直，彼此平行（图1–5A）。这样产生的矩形超声图像，在需要同时对较深部位器官和浅表部位进行检查时非常有用。

针对不同的应用，B型图像的生成方式不同。例如，凸阵探头（图1–5B）成像时近场范围宽大，而随深度增加远场的成像范围更宽大。这种增加远场成像范围的方式也可通过梯形扩展模式实现（图1–5C）。凸阵及梯形扩展成像广泛应用在产科领域，在显示非常浅表结构（如胎盘）的同时，深度也能够覆盖整个胎儿。扇形扫描视野（图

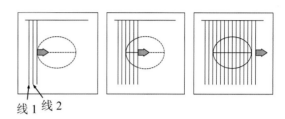

线1 线2

▲ 图1–3 **B型超声图像形成过程示意**
随着声束沿探头阵列逐级移动，B型扫描线依次叠加形成图像

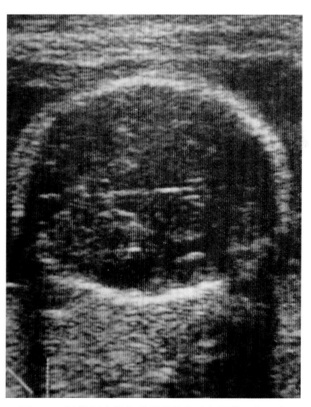

▲ 图1–4 **早期超声设备获得的胎儿头颅图像，每一条B型扫描线均能看见**
本图由大约160条B型扫描线构成（经British Medical Ultrasound Society许可转载，引自Evans JA et al. 1987. *BMUS Bulletin*, 44, 14–18.）

1–5D）更适合心脏超声检查，通常需要经过肋间隙的狭窄声窗。扇形扫描成像时，所有的 B 型扫描线在近场聚集，经过狭窄的声窗后，在心脏位置分散扩展形成宽大视野。

腔道内使用的超声探头，如经血管腔内超声或经直肠腔内超声，可设计成辐射状成像（图 1–5E），也可为扇形或线阵矩形显示。辐射状声束的分布类似灯塔内的灯光。细小导管或硬管能插入体内的腔道内，其末端的单一探头阵元旋转扫描可获得辐射状图像，此时所有的 B 型扫描线均从图像中央向周围放射状发散。

致谢：图 1–1 由英国日立医疗系统公司协助获取。

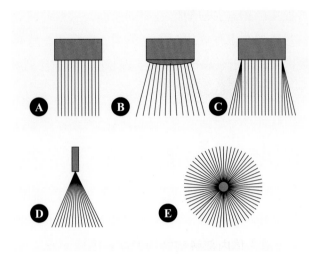

▲ 图 1–5　最常见的 B 型超声图像扫描格式
A. 线阵；B. 凸阵；C. 梯形扩展；D. 扇形；E. 辐射状

参考文献

[1] Evans JA, McNay M, Gowland M, Farrant P. 1987. BMUS ultrasonic fetal measurement survey. *BMUS Bulletin*, 44, 14–18.

[2] NHS England. 2017. *Diagnostic Imaging Dataset Statistical Release.* Leeds, UK: NHS England.

[3] NHS Improvement. 2016. *Proposed National Tariff Prices: Planning for 2017/18 and 2018/19*. London: NHS Improvement.

第2章　超声物理
Physics

Kevin Martin　Kumar V Ramnarine　著

陈香梅　译

形成人体内部解剖结构的超声图像涉及广泛的物理过程，包括超声波的产生、波束形成、超声波反射、散射、衍射和衰减，以及产生可识别图像的回波处理。幸运的是，这些人体组织内的声学过程及经过处理形成的图像，能够在完整显示人体内较大器官（如肝脏）的情况下，分辨力仍能达到1mm级别。不过，安全并最佳地使用超声成像系统需要良好的管理。临床使用者在使用超声成像系统时必须能够做出有依据的选择。这需要了解超声图像形成所涉及的物理过程。与任何成像系统一样，超声成像系统也有其局限性和缺陷。使用者必须认识到这些局限性及图像伪像产生的物理过程，并且能够识别出它们而不被误导。

本章的目的是阐明形成超声图像所涉及的重要物理过程，这些物理过程同时带来超声图像的局限性和超声伪像。第3章和第4章中将详细描述超声图像的形成。第5章将详细介绍超声图像的局限性和伪像。

一、波

什么是波？我们生活在一个包含许多不同形式的波的世界，如声波、无线电波、光波和海浪波。"墨西哥人浪"是展示波的一个重要方面的简单例子。排在长队一端的人短暂地举起手臂，当第一个人举起的手臂放下时，队伍中的下一个人就做出相同的动作。队伍中的人依次做这一动作就形成了大家熟悉的"墨西哥人浪"。这个例子中的运动是一种沿直线传播的短扰动，由一个人的动作触发下一个人做出相同的动作形成。没有人离开自己的位置，每个人都依次举起和放下手臂，由相邻两个人之间的互动形成波的传播。

另一个熟悉的波的例子是将一块石头扔进水中，在池塘表面形成波纹（图2-1A）。在这种情况下，水上任意一点的运动都是重复的，而不是仅仅单一的扰动，波纹在池塘跨越了一定的距离。石头扔进池塘，推挤水导致水面局部高度发生变化，进而引起邻近水面高度发生变化，以此类推。因此，波从石头的投入点传播出去。池塘中水面的每一点（图2-1B）都像压在弹簧末端的物体一样上下起伏，形成波的振荡性质。这再次说明，是扰动沿着池塘传播，而不是水。能量通过水波跨越池塘，从石头入水点传到岸边。

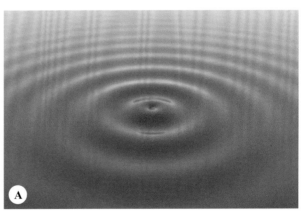

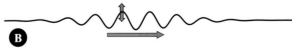

▲ 图2-1　池塘表面的波纹

A. 池塘表面的波纹从石头的投入点传播出去；B. 只有扰动在池塘中传播，水表面只是单纯地上下运动

无线电波和光波是电磁波。它们不仅可以在固体、液体和气体中传播，还可以在真空中传播。本文所讨论的波是机械波，机械波在可变形的介质或弹性介质（如固体或液体）中传播。由于介质的弹性特性，机械扰动可以在介质中传播。

横波和纵波

波可分为横波或纵波。"墨西哥人浪"中，手臂的运动为上下方向，而波的传播沿水平方向。这是一个横波的例子，因为手臂的运动方向垂直于波的传播方向。池塘波纹也是横波，因为随着波的传播，水面是上下运动。

剪切波也属于横波。剪切波主要在固体材料中传播。这种情况下的局部扰动或位移是剪切作用，例如，材料的一部分被紧挨着其下面的部分推向侧面。如第 14 章所述，剪切波也可以在组织中短距离传播，并且携带关于组织弹性特性的有用信息。

用于形成医学图像的声波是纵波，通过物理介质（通常是组织或液体）传播。此时，介质的质点沿着波的传播方向往返振荡（图 2-2）。如果相邻区域中的质点互相靠近，则会产生压缩区（压力增加），但如果质点互相分离，则会产生稀疏区（压力降低）。与横波的情况类似，纵波传播时介质也不产生净运动，只有扰动及其相关的能量被传播。

图 2-2 所示的声波是材料分子的运动能量（动能）与材料的势能（由材料的弹性压缩和拉伸而储存在材料中）交换而产生。分子的运动可以用图 2-3 的模型来展示。此处，材料中的振子颗粒由黑球表示，弹性材料的压缩性由 2 个弹簧表示。在图 2-3A 中波还未产生，振子颗粒处于静止位置，弹簧松弛。当材料的振子颗粒离开其静止位置时（图 2-3B），材料一侧被压缩，另一侧被拉伸，在弹簧对中形成不断增加的恢复力和势能。之后，振子被弹簧拉力加速拉回至静止位置，并在运动时获得动能。动能牵引其跨越过静止位置，在另一方向上将材料进行压缩和拉伸（图 2-3C）。最终结果是振子颗粒发生往复振荡。如前所述的简谐波，振子颗粒与其相邻的振子颗粒相互作用，引发能量在材料中以纵波形式传播。

最熟悉的声波是那些从声源（如乐器或铃铛）发出，经过空气传播到人耳的声波。钟被敲打时表面会发生振动，表面的振荡运动会推拉与之相邻的空气分子。然后，相邻的空气分子开始运动，推移它们相邻的空气分子，因此扰动以声波的形式在空气中传播。当声波到达接听者的耳朵时，会使耳膜发生振动，产生听觉。钟发出的能量通过波传送到了耳膜，使耳膜发生振动。

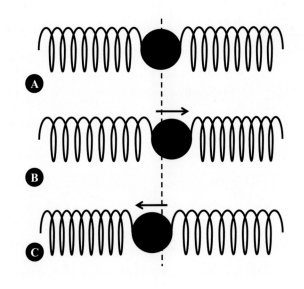

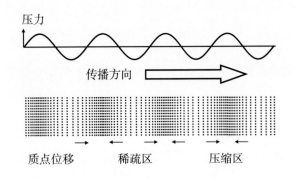

▲ 图 2-2　纵波中质点的运动方向与波的传播方向一致，产生交替分布的高压带和低压带

▲ 图 2-3　**A.** 弹性材料中通过纵波引起的分子位移可由振子颗粒（黑球）和 **2** 个弹簧来模拟；**B.** 当振子颗粒从静止位置移开时，弹簧一侧被压缩，另一侧被拉伸，储集起越来越大的恢复力；**C.** 振子颗粒被弹簧加速拉回，并被动能带过其静止位置，向另一个方向压缩和拉伸弹簧。振子颗粒将持续往复振荡

二、频率、波速与波长

（一）频率

当上面提到的钟被敲打时，它的表面以一定的频率（每秒振动的次数）来回振动。观察者在附近任何一点接收到的声音的每秒振动次数均与之相同。波的频率指每秒内通过静止观察者的振动或波峰的数量（图 2-4），由波源决定。频率通常用符号 f 表示，单位为赫兹（1Hz= 每秒 1 个周期）。频率在 20～20 000kHz 的声波可以被人耳探测到。频率高于 15～20kHz 的声波，人耳的听觉系统无法对其做出反应。因此，频率高于 20kHz 的声波称为超声波。

（二）波速

声波可以在固体、液体和气体中传播，但其速度取决于传播介质的特性。声速通常用符号 c 表示，单位为 m/s。例如，空气中的声速为 330m/s，水中的声速为 1480m/s。

（三）波长

图 2-1 中池塘表面的波纹显示出一个有规律的模式，各波峰之间的距离都相似。连续波峰或波上其他类似点之间的距离称为波长（图 2-4）。通常用符号 λ 表示，单位为米或毫米。

一个波峰相距 λm 并以每秒 f 的频率通过观察者的波，其传播速度一定是 $(f\times\lambda)$m/s。

$$声速\ c = f\lambda \qquad （公式 2-1）$$

不过，这个公式的形式可能表明，可通过选择适当的 f 和 λ 数值来选择声速。在物理术语中，

情况并非如此，重新排列公式，给出波长 λ 的定义更能说明问题。

$$波长\ \lambda = \frac{c}{f} \qquad （公式 2-2）$$

这是因为声波的频率由产生声波的声源决定，声波的速度由传播的介质决定。波长是这两个特性结合的产物。也就是说，来自频率为 f 的声源的声波，在声速为 c 的介质中传播，其波长为 λ。

例如，来自频率为 30kHz 声源的声波在水（$c\approx1500$m/s）中传播时，其波长为 50mm，而来自相同声源的声波在空气（c=330m/s）中传播时，其波长约为 10mm。

（四）相位

声波在介质中传播时，质点从其静止位置进行周期性的往复运动。质点随时间的位移变化通常可以用正弦波描述（图 2-5A）。这种位移变化模式与从自行车后面观察旋转的自行车脚踏板高度的变化相似。脚踏板高度位置完成一个周期循环相当于进行了 360° 旋转。在周期中任何一点脚上踏板的高度都与从侧面看到的脚踏板的角度有关。脚踏板的相位就是指它在这样一个旋转周期内的位置，用角度来衡量。例如，如果位置水平（零高度）且位于后方定义为 0° 相位，那么 90° 相位将对应于脚踏板处在最大高度的垂直位置。180° 相位时，脚踏板位置水平（高度为零），位于前方。270° 相位时，脚踏板垂直向下，高度达到最小值。

频率相同的两个波其相位可能不同，可以用相位差来比较，用角度来衡量（图 2-5B）。相位差是波叠加时的一个重要概念，稍后将在本章中描述。

三、声压、声强和声功率

如前所述，声波通过介质时会使介质的质点沿传播方向（即纵向）往复振荡。质点的纵向运动导致介质内形成压缩区和稀疏区，因此在介质

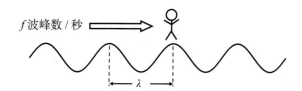

▲ 图 2-4　波的频率 f 指每秒通过特定点的波峰数。波长 λ 指波峰之间的距离

中的每一点，随着波的传播，其局部压力在最大值和最小值之间往复变化。该点实际压力与周围介质正常压力之间的差值称为余压（图 2-6），用帕斯卡（Pa）表示，1Pa 等于 $1N/m^2$（N 是力的度量值）。当介质被压缩时，余压为正。当介质变稀疏时，压力低于周围正常压，因此余压为负。波的振幅可以用余压峰值来描述，即波传播过程中余压的最大值。实际上，与余压相比，周围组织压通常很小，因此余压可简称为波的压力。

声波通过介质时，将能量从声源传输到介质中。声源产生的超声能量速率由超声功率决定。能量的单位是焦耳（J），功率的单位是瓦特（W）。1W 等于 1J/s，即 1W=1J/s。

声源产生的超声波沿着超声束在人体组织中传播，相关的能量分布在超声束上。功率在声束上并非均匀分布，在靠近中心的地方更集中或更强烈。声强是通过声束单位横截面积的声功率总量。声强定义为通过与传播方向成 90° 角的单位面积上的声功率（图 2-7）。声强 I 的单位是 W/m^2 或 mW/cm^2。

正如人们直觉上预料的那样，声强随声波的压力振幅增加而增加。事实上，声强 I 与 p^2 成正比。

四、声速

如前所述，由于介质中相邻质点或振子之间的相互作用，声波在介质中传播。质点的纵向运动及其相关的能量被传递到邻近的质点上，从而使波在物质中传播。声波的传播速度取决于传播介质的性质。与液体中的声速相比，气体（如空气）中的声速相对较低，而液体中的声速又往往低于固体中的声速。

决定声速的物质性质是密度和刚度。密度是衡量标准体积材料重量的一种方法。例如，骨的密度比水高，$1cm^3$ 骨的重量几乎是 $1cm^3$ 水的 2 倍。密度通常用符号 ρ 表示，单位是千克每立方米（kg/m^3）。骨的密度是 $1850kg/m^3$；水的密度是 $1000kg/m^3$，相当于 $1g/cm^3$。

刚度是衡量物质在受到挤压时抵抗形变的能力。刚度由改变材料一定比例厚度所需的压力得出。施加在材料上的压力或应力（单位面积上的

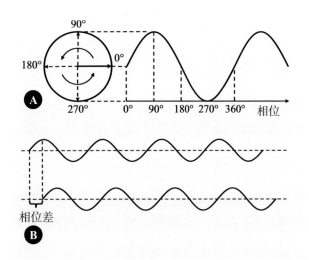

▲ 图 2-5　A. 在声波的传播过程中，介质中的质点在其平均位置往复振荡，通常用正弦波来描述质点的位移模式。相位用来描述质点在振荡周期内的位置，用角度表示。B. 可以用相位差来比较两个频率和振幅相同的波

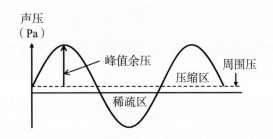

▲ 图 2-6　随着波的传播，介质中的压力会在压缩区和稀疏区之间交替变化。声波的余压是指高于或低于周围压的压力

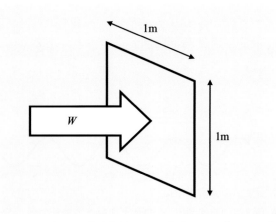

▲ 图 2-7　声强是通过单位面积的声功率 W，如 $1W/m^2$

力）用帕斯卡表示。厚度的变化比例或应变是厚度实际变化量与样本原始厚度的比值。应变是一个比率，没有度量单位，因此，刚度 k（应力应变比）的单位是帕斯卡。有关刚度的更多详细说明见第 14 章。

均匀材料的总质量在其整个体积中连续分布。然而，在波的传播过程中，材料的组成单元往复移动，它们的运动可以通过图 2-8 上一系列离散的小质量块来模拟，这些小块被弹簧隔开，弹簧模拟物质的刚度。这个简单的模型可以用来解释物质的密度和刚度如何决定声速。在图 2-8 中，小质量块 m 表示低密度物质的小单元质量，大质量块 M 表示高密度物质的小单元质量。质量块由模拟物质刚度的弹簧连接。弹簧 K 模拟的是高刚度物质，弹簧 k 模拟的是低刚度物质。在图 2-8A 中，小质量块 m 由高刚度的弹簧 K 连接，模拟低密度、高刚度的物质。在图 2-8B 中，大质量块 M 由低刚度的弹簧 k 连接，模拟高密度、低刚度的物质。

在图 2-8A 中，将第一个质量块瞬时推向右侧就可以使纵波沿着一排小质量块 m 传播。运动通过一个刚性弹簧 K 耦合到第二个小质量块，使其快速向右加速并将运动传递到第三个质量块，以此类推。由于质量块很轻（低密度），它们可以被硬弹簧（高刚度）快速加速，扰动得以迅速传播。

在图 2-8B 中，第一个大质量块 M 向右的瞬时运动通过软弹簧 k（低刚度）耦合到第二个质量块。第二个大质量块相对缓慢地加速，响应来自软弹簧的较小力量。其右侧相邻的质量块也缓慢地响应，所以扰动的传播相对较慢。

因此，低密度、高刚度导致高声速，而高密度、低刚度导致低声速。用数学公式表示如下。

$$声速\ c = \sqrt{\frac{k}{\rho}} \qquad （公式 2-3）$$

表 2-1 列举了多种不同物质（包括几种人体组织、水和空气）的声速值。可以发现，大多数组织的声速与水相似，骨的声速要高得多，空气的声速要低得多。我们知道，骨的密度几乎是组织密度的 2 倍，可能会认为骨的声速较低，但是骨的刚度是组织的 10 倍以上，决定了其具有更高的声速。气体（如空气）的声速比组织的声速低得多。尽管气体的密度低，但它们的刚度极低（压缩性高），因此与液体和固体相比，其声速相对较低。

表 2-1　人体组织和液体中的声速	
物　质	声速（m/s）
肝脏	1578
肾脏	1560
羊水	1534
脂肪	1430
软组织（平均）	1540
水	1480
骨	3190～3406
空气	333

引自 Duck FA.1990. *Physical Properties of Tissue-A Comprehensive Reference Book*. London: Academic Press.

人体软组织的声速与水相似，这是因为物质的密度和可压缩性取决于它们的分子组成和近距离分子间的相互作用，而不是它们的远距离结构（Sarvazyan 和 Hill，2004 年）。大多数的人体软组织含有 70%～75% 的水分，因此在这个水平上的

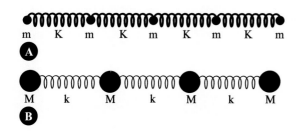

▲ 图 2-8　介质中的声速由其密度和刚度决定，可由一系列质量块和弹簧来模拟
A. 低密度 m、高刚度 K 的物质中声速较快；B. 高密度 M、低刚度 k 的物质中声速较慢

表现与水类似。正常生理状态下的均质软组织，声速几乎相同。脂肪的含水量不高，其声速与软组织声速的平均值差异显著。

表 2-1 中最重要的一点是，人体软组织中的声速非常相似。事实上，它们足够相似，使得 B 型超声成像过程可以假定声速为单一的平均值 1540m/s，而不会导致图像的显著误差或畸变。表中所示的所有声速值（脂肪除外）与平均值的差异都在 5% 以内，与水中的声速相差不大。

五、诊断超声的频率和波长

医学诊断中最常用的超声频率范围在 2～15MHz，但是在某些特殊的应用及研究中可能会使用高达 40MHz 的频率。用公式可以计算出这些频率声波在组织中的波长，该公式显示的是波长 λ 与波的频率 f 及声速 c 之间的关系。

$$\lambda = \frac{c}{f} \qquad （公式 2-4）$$

假设软组织中的平均声速是 1540m/s，那么诊断频率声波的 λ 值见表 2-2。

表 2-2　诊断超声的波长	
频率（MHz）	波长（mm）
2	0.77
5	0.31
10	0.15
15	0.1

这些频率声波在软组织中的波长在 0.1～1mm 这一范围内。正如本章后面和第 5 章所讨论的，超声波的波长对成像系统解析精细解剖细节的能力有重要影响。短波长可以得到更好的分辨率，即在图像中将紧密排列的目标清晰分辨显示的能力。

六、超声波的反射

超声波的反射是超声图像形成的基本过程。

在第 1 章中，我们将 B 型图像描述为由超声波在组织界面的反射和组织内部小的不规则体散射所产生的回波形成的图像。这里描述的反射与镜子反射光类似，出现在界面线度远大于超声波波长的地方。这种类型的反射也称为镜面反射。反射发生在声学特性不同的组织边界。特别是反射发生在两个声阻抗不同的组织界面之间。当超声波穿过一个组织，在进入另一个声阻抗不同组织的界面时，一部分能量被反射回声源，其余的能量则继续传播到第二个组织中。

（一）声阻抗

介质的声阻抗 z 是衡量介质的质点对给定声压波的响应速度。

$$声阻抗\ z = \frac{p}{v} \qquad （公式 2-5）$$

其中 p 是局部声压，v 是局部质点速度。用这种方法定义的声阻抗称为声阻抗率，因为它指的是局部声压与质点速度的比值。声阻抗与电阻抗（或电阻 R）类似，电阻抗是施加在电子振子上的电压 V（电驱动力或电压）与通过它的电流 I（响应）的比值，用欧姆定律表示如下。

$$R = V/I \qquad （公式 2-6）$$

介质的声阻抗也由它的密度 ρ 和刚度 k 决定。如图 2-9 所示，与声速相似，可以通过将介质建模为一排由软弹簧 k 或硬弹簧 K 连接的小质量块 m 或大质量块 M，来更详细地解释介质的声阻抗。但是这一次小质量块 m 由软弹簧 k 连接，模拟具有低密度和低刚度的材料（图 2-9A）。大质量块 M 由硬弹簧 K 连接，模拟具有高密度和高刚度的材料（图 2-9B）。

在图 2-9A 中，如果对第一个小质量块 m 瞬间施加一个给定的压力（由通过的波决定），质量块很容易地向右加速（达到较高速度），其运动受到来自软弹簧 k 的反作用力微乎其微。这种材料的声阻抗低，在给定的压力下，其内质点的运动（就速度而言）相对较大。在第二种情况下（图 2-9B），大质量块 M 对施加的压力的加速度较小（达到较低速度），它们的运动进一步受到来自硬弹簧的阻力。在给定的压力下，这种材料中质点的速度（响应）较低，声阻抗较高。这两个例子可以简单地用泡沫和混凝土来比较。与落在混凝土（又硬又重）上比较，跳高运动员发现泡沫床垫（又软又轻）更容易适应身体发生形变。

物质的声阻抗 z 由下面的公式得出。

$$z = \sqrt{\rho k} \qquad （公式 2-7）$$

这个公式表明，声阻抗随密度和刚度的增加而增大。把这个公式与前面给出的声速的公式相结合，还可以得到以下公式。

$$z = \rho c \qquad （公式 2-8）$$

这种方式定义的声阻抗被称为声特性阻抗，由材料的宏观特性决定。声阻抗 z 单位是 kg/（m²·s），但常用瑞利（rayl，以 Lord Rayleigh 来命名）来表示其单位。

表 2-3 给出了一些常见人体软组织、水、空气和骨的声特性阻抗 z 值。表中显示，大多数人体软组织的 z 值和水的 z 值非常接近。这是意料之中的事，因为大多数软组织的密度都和水接近，而且它们的声速也接近。与软组织相比，空气的声

阻抗很小，因为它的密度和声速都要比水低得多。对于具有高密度和高声速的骨，其 z 值大约是软组织的 4 倍。

表 2-3　声特性阻抗值

物　质	声阻抗［kg/（m²·s）］
肝脏	1.66×10^6
肾脏	1.64×10^6
血液	1.67×10^6
脂肪	1.33×10^6
水	1.48×10^6
空气	430
骨	6.47×10^6

（二）反射

声波从一种介质传播到声阻抗不同的另一种介质的界面时，一部分声波透射到第二种介质中，另一部分声波被反射回第一种介质中。透射波和反射波的振幅取决于声阻抗的差异。如果声阻抗的差异变化大，超声波将被显著反射回第一种介质，只有微弱的声波透射到第二种介质。如果声阻抗的变化小，那么大部分的超声能量将透射到第二种介质中，只有微弱的能量反射回到第一种介质。

图 2-10A 显示声波穿过声阻抗为 z_1 的介质 1，入射到与声阻抗为 z_2 的第二种介质的界面上。入射波部分透射到介质 2，部分反射回介质 1。在宏观层面上，界面处的声特性阻抗突然发生变化。在微观层面上，声阻抗率，即质点压力与质点速度之比，也必然发生变化。然而，在界面处，质点的速度和局部压力无法在不破坏介质的情况下发生突然变化；它们必须连续地通过界面。正是这种显著的不匹配导致了反射波的形成。介质 1 中界面处的总波压和速度（包括反射波的压力和速度），等于介质 2 中透射波的压力和速度。在图 2-10A 中，入射波中质点的压力和速度分别为 p_i

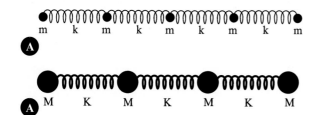

▲ 图 2-9　介质的声阻抗由介质的密度和刚度决定，可用一系列质量块和弹簧来模拟

A. 具有低密度 m 和低刚度 k 的物质声阻抗低；B. 具有高密度 M 和高刚度 K 的物质声阻抗高

和 v_i，反射波中质点的压力和速度分别为 p_r 和 v_r，透射波中质点的压力和速度分别为 p_t 和 v_t。为保持界面的连续性，必须满足以下条件。

$$p_t = p_i + p_r$$
$$v_t = v_i + v_r$$

（公式 2-9）

从声阻抗率的定义中，我们还可以得到以下公式。

$$z_1 = \frac{p_i}{v_i} = \frac{p_r}{v_r}$$

（公式 2-10）

和

$$z_2 = \frac{p_t}{v_t}$$

（公式 2-11）

从这 4 个公式中，可以得出以下公式。

$$\frac{p_r}{p_i} = \frac{z_2 - z_1}{z_2 + z_1}$$

（公式 2-12）

反射声压与入射声压的比值通常称为界面的振幅反射系数 R_A。R_A 对超声图像的形成非常重要，因为它决定了不同类型组织边界处产生回波的振幅。可以发现，反射系数取决于两种介质的声阻抗差除以两者的声阻抗和。因此，如果声阻抗差小，则反射系数也小，只产生微弱的回波。如果声阻抗差大，如 z_1 远小于 z_2，则反射系数较大，产生强回波。

值得注意，当第一种介质的声阻抗大于第二种介质的声阻抗时，即 z_1 大于 z_2，反射系数为负。这意味着反射波在返回第一种介质之前就在界面处发生了反转。如第 3 章中所述，反射波的反转在超声探头及其匹配层的功能中具有重要作用。

表 2-4 显示的是一些人体内可能遇到的界面振幅反射系数值。如表 2-3 所示，常见人体软组织的声特性阻抗非常接近。因此对于这些界面而言，从前面的公式计算得到的反射系数非常小。对于大多数的软组织 - 软组织界面而言，振幅反射系数小于 0.01（1%）。这是超声成像的另一个重要特征，意味着软组织界面上的大部分脉冲能量被传输到更深的界面上产生更远处的回波。由于脂肪中的声速较低，在组织 - 脂肪界面处的振幅反射系数约为 10%。

表 2-4 不同界面处的振幅反射系数

界　面	振幅反射系数（R_A）
肝脏 - 肾脏	0.006
肾脏 - 脾脏	0.003
血液 - 肾脏	0.009
肝脏 - 脂肪	0.11
肝脏 - 骨	0.59
肝脏 - 气体	0.9995

如表 2-3 所示，空气的声特性阻抗［430kg/（$m^2 \cdot s$）］与软组织如肝脏的声特性阻抗［1.66×10^6 kg/（$m^2 \cdot s$）］相比而言很小。肺部或消化道内的局灶气体可能遇到软组织 - 空气界面，声阻抗的变化及由此产生的反射系数非常大。对于这样的界面，反射系数为 0.999（99.9%），导致超声波几乎全反射，没有能量透射到第二种介质中。无法从这种

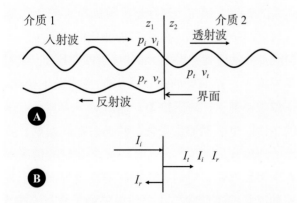

▲ 图 2-10　A. 在声阻抗（z）发生改变的界面处，质点总压力（p）和质点总速度（v）必须连贯。这个要求导致了反射波的形成，反射波返回第一种介质。B. 透过界面传输的声强等于入射声强（I）减去反射声强

界面的深方获得有用的回波。因此，排除超声声源（探头）与患者皮肤之间的空气以确保超声波的有效传输非常重要。这也意味着，体内那些含有气体的区域，如肺部和肠道，不能用超声波进行有效成像。

在软组织［声特性阻抗 $1.66 \times 10^6 kg/(m^2 \cdot s)$］和骨［声特性阻抗 $6.47 \times 10^6 kg/(m^2 \cdot s)$］的界面处，声阻抗的变化仍然很大，振幅反射系数约为 0.5（50%），导致很难从骨骼结构深处（如肋骨）获得回波。注意，反射系数与波的频率无关；它仅由两种介质界面处声阻抗 z 的变化决定。

截至目前，用振幅反射系数描述反射，振幅反射系数与反射波的振幅及入射波的振幅相关，并用声压力表示。反射系数也可以用声强反射系数描述，声强反射系数是反射波（I_r）和入射波（I_i）的声强比值。由于声强与声压的平方成正比，声强反射系数 R_I 如下所示。

$$\frac{I_r}{I_i} = R_I = R_A^2 = \left(\frac{z_2 - z_1}{z_2 + z_1}\right)^2 \qquad （公式 2-13）$$

声强是衡量通过单位横截面积的声功率或能量流率。如图 2-10B 所示，在界面处，入射波的声强能量流遵循能量守恒，被分为透射波的声强和反射波的声强两部分。因此，入射声强 $I_i = I_t + I_r$。

重新排列等式得到透射声强如下。

$$I_t = I_i - I_r \qquad （公式 2-14）$$

声强透射系数 T_i 是透射波的声强 I_t 与入射波的声强 I_i 的比值。

$$T_i = \frac{I_t}{I_i} \qquad （公式 2-15）$$

如前所述，界面处的能量流遵循能量守恒，可以得出 $T_i = 1 - R_i$。例如，如果 0.01（1%）的入射声强被反射，则剩余 0.99（99%）的声强必然会穿过界面继续传播。

（三）反射定律

截至目前对反射的描述中，都是假设界面大于波长，并且入射波以 90°（垂直入射）到达界面。在这种情况下，反射波和透射波也以 90° 传播到界面。在临床实践中，入射波能以任意角度到达界面。如图 2-11A 所示，入射波传播方向与法线（和界面成 90° 的线）之间的夹角称为入射角 θ_i（迄今为止为 0°）。同样，反射波传播方向和法线之间的夹角称为反射角 θ_r。

对于平坦光滑的界面，反射角等于入射角，$\theta_r = \theta_i$。称为反射定律。

如第 5 章所述，强反射界面处的反射可能产生许多伪像。

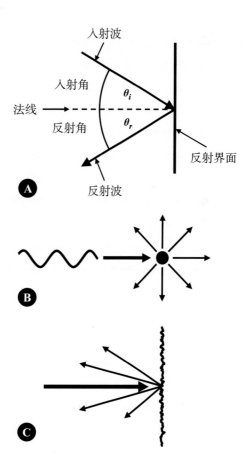

▲ 图 2-11 超声波遇到大界面时发生反射，遇到小的目标时发生散射

A. 在大的光滑界面，反射角等于入射角；B. 小的目标将波在大角度范围内散射；C. 粗糙表面反射波的方向分布在一定角度范围

七、散射

如前所述，反射发生在大界面上，如器官之间的界面，那里的声阻抗发生变化。大多数器官（如肝脏和胰腺）的实质内有许多声学特性上的小尺度变化，它们构成非常小的反射目标（大小与波长相当或小于波长）。这种非常小的目标，其反射不符合大界面的反射定律。当超声波入射到这样一个目标上时，会在一个大角度范围内发生散射（图 2-11B）。实际上，对于比波长小得多的目标，波可以均匀地向各个方向发生散射。对于大小与波长相当的目标，不会在所有方向上均匀散射，但仍然会在一个宽角度内发生散射。

小目标散射的总超声功率远小于大界面反射的总超声功率，散射总功率与目标大小 d 及波长 λ 相关。散射功率很大程度上取决于目标的大小。对于远小于波长（$d \ll \lambda$）的目标，散射功率 W_s 与目标大小 d 的六次方成正比，与波长 λ 的四次方成反比。

$$W_s \propto \frac{d^6}{\lambda^4} \propto d^6 f^4 \qquad （公式 2-16）$$

这种频率依赖性通常被称为 Rayleigh 散射。如公式所示，散射功率也可以用波的频率 f 表示。因为 f 与 $1/\lambda$ 成正比，所以散射功率 W_s 与频率的四次方成正比。

肝脏等器官小到细胞水平，大到血管水平，其密度和刚度存在不均匀性，导致产生的散射特征无法在所有诊断中使用的频率范围内服从简单规则。实际中，肝脏内散射的频率依赖性在诊断频率范围内（3~10MHz）随频率的变化而变化。散射功率与 f^m 成正比，在这个范围内，随着频率的增加，m 大概从 1 增加到 3（Dickinson，1986 年）。

不同类型组织将超声波散射回探头的方式对其在超声图像上的表现有很大影响，较强的背向散射会形成更明亮的图像。例如，肝脏和脾脏的散射性比大脑强（Duck，1990 年）。组织中的胶原含量对背向散射有重要影响。修复过程（如心肌梗死后的修复过程）增加的胶原含量会增加背向散射。与大多数组织相比，血液的背向散射非

常微弱，所以在超声图像上显示较暗。这是因为作为血液中背向散射信号主要贡献者的红细胞比波长（8μm 直径相比毫米级波长）小得多，因此充当 Rayleigh 散射体。另外，红细胞与血液之间的声阻抗不匹配现象并不明显。注意，对比剂（见第 13 章）的大小与血细胞相当，但由于包埋的气体与周围血液之间的声阻抗不匹配现象明显，散射强烈。肌肉和肌腱等组织在一个方向上（即沿着肌肉纤维）具有长程结构，因此不会在所有方向均匀地散射超声波。沿着纤维的方向，这些组织可能表现得更像一个大界面，而垂直于纤维的方向，它们可能会在一定角度范围内散射超声波。因此，超声图像中肌肉的表现可能会随着超声束和肌肉纤维的相对方向的变化而变化。

在超声成像中，散射有两个重要的方面需要注意。首先，小目标散射回探头的超声功率比大界面散射回探头的超声功率小，因此来自肝脏等实质器官的回波相对较弱。

其次，因为超声被小目标在一个宽角度范围内散射，所以它们的响应及它们在图像中的表现，不会随着波的入射角改变而发生显著改变。无论超声束的方向如何，肝实质在超声图像上看起来都很相似。相反，如第 5 章所述，大界面的超声图像表现在很大程度上与超声束的入射角相关。

八、漫反射

之前描述的反射假定的是完全平坦、光滑的界面。人体内某些结构表面在波长范围内可能稍显粗糙，会在一定角度范围内反射超声波，效果类似于小目标的散射。这种类型的反射称为漫反射（图 2-11C）。

九、折射

在前面对反射波的描述中，大界面处反射波的角度与入射波的角度相同，但是假定没有考虑透射波。当界面两侧的声速相同时，透射波将与入射波在同一方向上传播。然而，当声速从第一种介质到下一种介质发生变化（且入射角不是

90°）时，透射波的方向将会因折射而发生改变。

通常用光波来观察折射现象。例如，在上方空气中观察一个水下的物体时，来自物体的光线进入空气时会发生折射，导致显示的物体的位置偏离其真实位置（图 2-12A）。由于空气中的光速高于水中的光速，从水中射出的光会偏离法线。在观察者看来，水下物体的位置似乎与射出的光在同一直线上，而不是在其真实位置。如第 5 章所述，超声波在声速发生变化的界面处发生的折射，也会导致目标图像的位置偏离其在患者体内的真实位置。

可以用图 2-12B 来解释折射。波前 A'B' 在介质 1（传播速度为 c_1）中传播，到达与介质 2（传播速度 c_2）的界面，其中 $c_2 > c_1$。传播过来的入射波的入射角是 θ_i。A' 点的波前边缘进入介质 2，它比仍在 B' 点处的波前边缘传播更快。当 B' 点的波前边缘传播到界面（D 点）时，从 A' 点发出的波前已经在介质 2 中移动了更长的距离，到达 C 点。因此，新的波前 CD 以角度 θ_t 偏离法线。当波通过声速增高的界面时，其与法线的夹角也会增加。相反，当波通过声速减低的界面时，其与法线的夹角也减小。用 Snell 定律来描述 θ_i、θ_t、c_1 和 c_2 之间的关系，如下所示。

$$\frac{\sin\theta_i}{\sin\theta_t} = \frac{c_1}{c_2} \qquad （公式 2-17）$$

Snell 定律表明，当两种介质中的声速相同时，入射波和透射波的角度是相同的。波穿过声速变化明显的界面时，其传播方向的变化也随之增加，即声速变化越大，折射效应越强。

十、衰减

超声波在软组织中传播时，相关的能量会逐渐减少，因此声强会随着传播距离的增加而降低，这种效应称为衰减。声强随距离增加而下降的方式如图 2-13A 所示。这种模式呈指数衰减曲线样，在这种模式下，开始时下降速度很快，但随着声强的降低而变得较为缓慢。衰减曲线遵循一个简

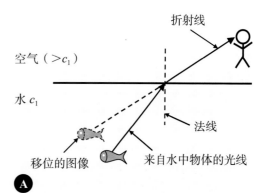

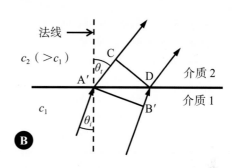

▲ 图 2-12 **A.** 当光线从水中以一定角度射入空气时，光线的方向因为折射发生改变。通过光线看到的水下物体的图像发生移位。折射的发生是因为空气中的光速大于水中的光速。**B.** 入射波 **A'B'** 到达界面。A' 点的波前边缘首先进入介质 2，比 B' 点的波前边缘（此时仍在介质 1 内）传播得更快。当 B' 点的波前边缘传播到界面（D 点）时，从 A' 点发出的波前已经在介质 2 中移动了更长的距离，到达 C 点。因此，新的波前 CD 偏离了法线

单的规则，即声强在每厘米组织内的衰减比例是相同的。

例如，如果声强在第 1 厘米降低的系数为 0.7，则在第 2 厘米会再次降低 0.7，在第 3 厘米再次降低 0.7。因此，如果一开始表面的声强为 1.0（相对声强单位），则在 1cm 后会降低到 0.7，在 2cm 后会降低到 0.49（0.7×0.7=0.49），在 3cm 后会降低到 0.34（0.7×0.7×0.7=0.34），依此类推。

如果用分贝（dB）表示每厘米声强的衰减比例，可以更方便地计算给定距离（以厘米为单位）上的衰减。分贝是用对数来表示的系数或比率。由于用分贝表示的每厘米的衰减率与比率的对数有关（见附录 A），每厘米的衰减彼此叠加而不是相乘，我们可以用分贝计量每厘米的衰减值。0.7 的比率相对于 1.5dB，因此对于图 2-13A 中的

图表，每传播 1cm 声强，降低 1.5dB。1cm 后降低 1.5dB，2cm 后降低 3dB（1.5+1.5），3cm 后降低 4.5dB（1.5+1.5+1.5）。如果图 2-13A 中的衰减曲线按图 2-13B 中的分贝标度绘制，衰减曲线将变成一条直线，表现为每厘米深度声强降低的分贝数相同。波的声强衰减速率（单位：dB/cm）称为衰减系数。

在图 2-13B 中，起始声强标记为 I_0。然后根据该值绘制每个深度的声强。按照惯例，如图纵轴所示，从声强 I_0 开始衰减，分贝数值以负数标记。例如，在 2cm 深度处，声强相对于 I_0 为 -3dB。负号表示该深度处的声强比起始值小 3dB。超声波在组织中传播时通过多种机制衰减。最重要的机制是吸收，吸收指超声能量转化为热能（Parker，1983 年）。在大多数超声诊断系统，超声波以声束

的形式传播，实际的衰减是超声声束强度随距离增加的衰减率。除吸收外，声束的强度也会因散射及声束发散随距离而降低。

（一）吸收

吸收是超声能量在介质中转化为热能的过程。如前所述，当超声波通过介质时，其内的质点会随着压力波而往复移动。在低频率下，质点能够与通过的压力波同步移动，质子运动时，质点运动相关的能量可以有效地传递返回声波。然而，在高频状态下，介质中的质点无法瞬间同步移动，也无法跟上压力的快速波动。由于质点运动的不同步，它们无法有效地将与运动相关的所有能量传递返回声波，一部分能量将以热的形式留在介质内。某些频率能够激发介质中特定分子的固有振动，此时吸收可能最强，因为在这样的频率下，分子运动步调与通过的波最不一致。虽然对引起超声波吸收的机制和振动模式的认识还不完善，但已发现超声波的吸收与组织的组成和结构密切相关。例如，胶原蛋白含量高的组织（如肌腱和软骨）表现为高吸收，而水分含量高的组织表现为低吸收。水和液体如尿液、羊水及血液具有低吸收和低衰减。吸收对衰减的贡献多变，但对于许多组织来说，吸收是主要的损耗机制。

（二）频率依赖性

生物组织对超声的衰减随频率的增加而增加。用 dB/cm 表示时，大多数组织的衰减系数随频率近似线性增加，即频率翻倍时，衰减也增加约 2 倍。因此，对于大多数组织而言，可以用 dB/（cm·MHz）来测量超声衰减。这样就可以很容易地通过频率和传播距离计算出来超声脉冲的总衰减。例如，如果一个组织以 0.7dB/（cm·MHz）衰减，那么 5MHz 的超声波传播 10cm 后将衰减 5MHz×10cm×0.7dB/（cm·MHz）＝ 35dB。

值得注意，这种衰减是经验性的，用发射的脉冲在进入组织时和回波返回探头时的能量进行比较得来。因此，以前面的示例而言，深度 10cm 处的回波将比靠近探头处的组织的回波小 70dB。

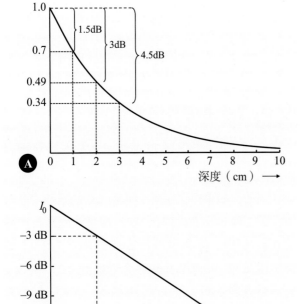

▲ 图 2-13　A. 超声在介质中传播，每单位距离衰减（减少）的声强比例相同。这相当于每单位距离衰减相同的分贝（dB）。B. 如果按分贝标度绘制声强，则声强随着深度的变化将变为一条直线，因为每厘米深度内都会衰减相同的分贝数

表 2-5 显示的是一些人体组织的衰减值，单位为 dB/(cm·MHz)。对于软组织而言，衰减值通常在 0.3～0.6dB/(cm·MHz)，但水（和含水体液）的衰减值要低得多。骨的衰减值很高，并且不像软组织那样随频率呈线性增加。骨和其他钙化的物质是超声传播的有效屏障。如前所述，超声波在骨表面反射显著。传播到骨中的超声波会迅速衰减。从骨表面后方返回的任何回波都太微弱，无法检测。

表 2-5　一些人体组织的声衰减值	
组　织	声衰减 [dB/(cm·MHz)]
肝脏	0.399
脑	0.435
肌肉	0.57
血液	0.15
水	0.02
骨	22

衰减随频率增加而增加是超声的一个重要特征，对其在超声成像中的使用有着重要影响，并导致操作者必须对此做出权衡。传输到组织中的超声波及返回到探头的回波随着深度的增加，衰减也增加，因此来自器官最深处的回波微弱，很难被检测到。频率越高，衰减也越大。因此，器官体积大或深部器官的成像，必须使用低频（3～5MHz）探头才能检测到最远处部分的回波。高频（10～15MHz）探头只能用于相对较小且表浅目标（如甲状腺）的成像，因为它们衰减得更快。高频超声的波长短，能提高图像的细节分辨率。频率低会导致分辨率降低。操作者必须为每个特定应用部位选择最佳频率。选择一种折中的方案，确保获得最佳的图像分辨率，同时保证能接收来自需要显示深度处的回波。

十一、超声束

截至目前，对超声波传播的描述主要集中在波的特性，以及它在传播方向上如何受介质的影响。前面提到的原则都不考虑波的横向范围，即传播方向的横断面。从第 1 章中给出的 B 型图像的形成可以清楚地看出，想要确定成像截面中回波的来源位置，波的横断面必须非常局限。也就是说，波必须沿着狭窄的声束传播。本部分介绍超声波束的形成和特性。

（一）波的干涉

截至目前，我们只考虑了单个波在介质中的传播。来自不同声源的 2 个或多个波在同一介质中传播时，会互相干扰。也就是说，在介质中的每一点都是每个独立波效应的叠加。这是可以预料的，因为介质中每一点的压力是来自不同波的压力之和。

图 2-14 显示了 2 个频率和振幅相同的波在同一方向传播的简单情况。图 2-14A 中，2 个波同相或同步，2 个波峰重合，波谷也重合。在这种情况下，产生的波振幅是单个波振幅的 2 倍。这种情况称为相长干涉，因为产生的振幅大于 2 个单独波的振幅。

在图 2-14B 中，2 个波反相，即一个波的波峰与另一个波的波谷重合。因此，介质中的每一点上，质点被第一个波推向一个方向，被第二个波以相同的压力推向相反方向。由此产生的对质点的压力为零，波的影响被抵消。这种情况称为相消干涉。

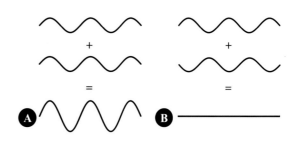

▲ 图 2-14　在同一介质中传播的 2 个波的作用互相叠加，即波相互干涉

A. 具有相同频率和相位的 2 个波相长干涉（相加）；B. 具有相反相位的 2 个波相消干涉（抵消）

（二）衍射

声源产生声波时，波离开声源的传播方式取决于声源的宽度（孔径）与波长之间的关系。

如果孔径小于波长，则波在传播时会扩散（发散），这种效应称为衍射。这和图2-1所示的池塘上的波纹从小石头的投入点向外扩散的情况很像。对于介质中来自小点源的声波而言，波以一个膨胀的球体（球面波）的形式传播，而不是像水面上的圆形的形式传播。先前描述的组织内的小散射目标有效地充当了这种球面波的波源。

如果声源的宽度远大于波长，则波形并非曲面，而是相对平坦（平面），并与声源的表面平行。这种波的传播方向垂直于波源表面，其侧向扩散相对较小，即以平行声束的形式传播。

通过将大波源考虑成由一长排小波源组成，可以把小波源的曲面波和大波源的平面波这两种不同情况联系在一起，如图2-15所示。

每个小声源发出频率和振幅一致、相位同步的声波。每个曲面波向外传播，与声源表面平行的部分排列成平面波。曲面波的非平行部分趋向于发生相消干涉而抵消。为了清晰起见，图中只显示了4个点源，但实际上，大声源可视为一系

列连续的小声源。如第3章所述，这种由成排的小声源组成的大平面声源产生的平面波在实践中被应用于形成超声束（线阵探头）。

（三）实际应用超声束的来源

一个理想的超声束应全程窄细。这样才能将整个成像深度上的所有细节显示清晰。然而，如前所述，窄声源（相对于波长而言）产生的声束在声源附近很窄，但很快会发散。比波长宽的声源产生的平行声束太宽，无法分辨精细的细节。实际的超声源需平衡窄束宽与最小发散，寻求最优组合。

（四）圆盘声源

实际应用的超声源的一个例子是圆盘换能器，也称为平面圆形活塞声源。该声源的表面是一个扁平的圆盘，假设表面所有的部分都以相同的振幅进行完全同相的往复移动。圆盘声源的表面可以看作是由许多小振子组成的，每个振子都发射一个球面波。声束中每点的压力振幅由所有振子产生的球面波之和决定（图2-16）。不同振子到求和点路径长度不同，意味着每个球面波到达时具有不同的相位。在某些点，会产生整体相长干涉，从而产生最大振幅。在其他点上，整体效应相抵消，形成最小振幅。在靠近声源的位置，路径长度可能有多个波长的差异。

圆盘换能器产生的超声波束基本形状如图2-17A所示。根据一次近似，声束可以分为两部分。

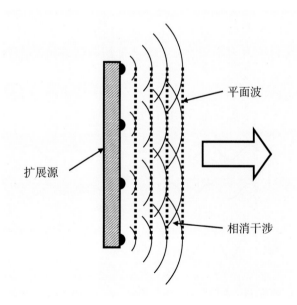

▲ 图2-15 扩展源可视为由一排小点源组成（为清晰起见，仅显示4个点）。从每个声源点发出的球面波互相干涉，形成一系列波前

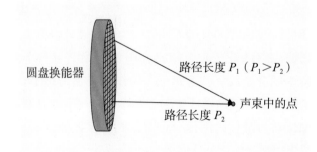

▲ 图2-16 圆盘声源的表面可视为由许多小振子组成，每个振子都发射一个球面波。声束中每点的压力振幅由所有振子产生的球面波之和决定。从不同的振子到求和点的路径长度不同，意味着每个球面波到达时相位不同

- 近场，形状大致为圆柱形，其直径与声源的直径大致相同。
- 远场，声束逐渐发散。

图 2-17B 显示了圆盘声源声束内压力振幅的实际分布情况。在近场中，每个点波的压力振幅并非固定，由于相长干涉和相消干涉，出现许多波峰和波谷。由于声源是圆形的，这些压力变化具有圆形对称性。也就是说，波峰和波谷是以声束中轴为中心呈环形分布。近场的末端定义为距声源的最大路径差为 λ/2 的位置。这个距离，即近场长度（near-field length，NFL），由以下公式计算得出。

$$NFL = \frac{a^2}{\lambda}$$　　　　（公式 2-18）

其中 a 是声源的半径。图 2-17C 显示了沿声束中轴压力振幅的变化。可以看出，压力振幅在近场结束时达到最终的最大值。

在远场中，路径长度差均小于 λ/2，因此在声束的中心瓣不会产生相消干涉。所得到的声束结构相对简单，在声束轴上为最大值，随着与声束轴的径向距离增加而均匀衰减。在远场中沿声束轴的强度近似按平方的反比定律下降，即与 $1/z^2$ 成正比，其中 z 是与探头的距离。声束在远场发散。发散角 θ 是声束轴和声束主瓣边缘（强度降为零）之间的角度，由下面的公式得到。

$$\sin\theta = 0.61\frac{\lambda}{a}$$　　　　（公式 2-19）

当孔径 a 与波长 λ 相近时，近场较短，声束在远场迅速发散，即 θ 较大。图 2-18A 显示了 3MHz 的声波在声速 c 为 1500m/s 的介质中的情况。波长 λ 为 0.5mm。如果声源半径也为 0.5mm，则近场较短（0.5mm），发散角较大（37°）。图 2-18B 中，声源半径为 10mm（20λ），NFL 为 200mm，远场发散角为 1.7°。但是，声束宽约为 20mm。所以，当 a 比 λ 大时，近场较长，远场发散小，即 θ 小。因此，声束几乎平行，但声束太宽，无法成像出精细的细节。

对于圆盘声源，当其半径为 10λ～15λ 时，即

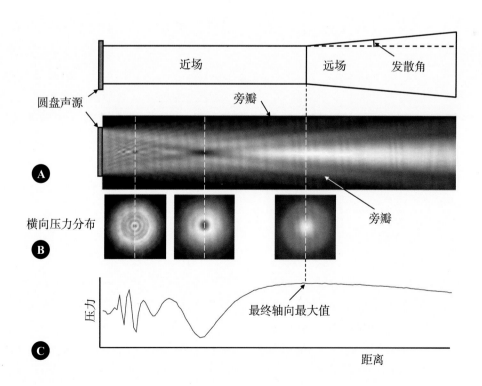

▲ 图 2-17　来自圆盘声源的超声束，由压力分布复杂的近场和压力分布较均匀的远场组成

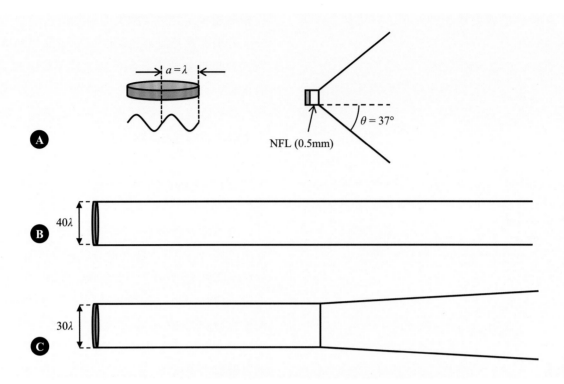

▲ 图 2-18　简单圆盘声源超声波束的形状由声源的宽度和波长之间的关系来确定

A. 假设 f=3MHz，c=1500m/s（λ=0.5mm）。如果声源半径 a=λ，则 NFL=0.5mm，发散角 θ=37°。B. 假设声源半径 a=10mm（20λ）。那么 NFL=200mm，θ=1.7°。C. 假设声源半径 a=7.5mm（15λ），则 NFL=112.5mm，θ=2.3°。声源半径为 10λ～15λ（即直径为 20λ～30λ）时，可以得到较好的声束宽度和声束形状。NFL. 近场长度

直径为 20～30 倍波长时，可获得最佳的声束形状。图 2-18C 显示的声源半径为 7.5mm（15λ），得到的 NFL 为 112.5mm，远场发散角为 2.3°。在更高的超声频率下，波长更短，但仍能在声源半径为 10λ～15λ 时，获得理想的声束形状。例如，半径为 2mm（13λ）的 10MHz（λ=0.15mm）声源，其 NFL 为 27mm，远场发散角为 2.6°。因此，增加频率可以在保证声束形状和低的远场发散的同时减小声源直径和声束宽度。高频探头，如 10MHz，用于小的、表浅的解剖结构（如眼睛或甲状腺）成像，可以对小的解剖细节有更高的分辨率。由于超声衰减随频率的增加而增加，较大的器官，如肝脏，必须使用较低的频率才能穿透到最深的部位，这也造成了较宽的波束和较低的分辨率。

这种对圆盘声源声束描述涉及的是所谓的声束"主瓣"。发散角 θ 定义为远场中由于相消干涉产生的最小值的主瓣边缘与主瓣的夹角。如图 2-17B 所示，当与主瓣的夹角大于 θ 时，最大值

和最小值交替形成，包含这些最大值的区域称为旁瓣。旁瓣比主瓣弱，但如果它们入射到靠近主瓣的强反射目标上时，会产生明显的回波，从而在图像中产生噪声。生产商通常通过设计探头以最小化旁瓣。这可以通过在传感器的中心施加比边缘更强的激励来实现，这种技术称为切趾法。切趾法降低了旁瓣的振幅，但会导致主瓣的宽度增加。

这种对圆盘声源声束的描述假定传输的波是连续的，因此只包含单一频率。为了达到成像的目的，声源必须产生一个短脉冲超声波，从界面得到明显的回波。短脉冲包含一个频率范围的能量，而不仅仅是单一频率，每个频率的声波产生的声束略有不同。如图 2-17 所示，脉冲声束中不同频率的波有效地叠加在一起，与连续波声束相比，脉冲声束的压力变化被消除。此外，在靠近声源的位置，来自声源中心和边缘的短脉冲的到达时间可能非常不同，所以脉冲在时间上不重叠。

因此，不会产生像使用连续波时观察到的一些干扰效应。

（五）阵列探头的声束

前面对超声束形状的描述假定超声源为圆形，从而产生圆对称的声束。这种简单的对称性假设有助于描述超声束的基本特性。超声成像系统通常使用由一长串窄矩形振子组成的换能器。沿阵列方向的活动孔径可变，经常远大于阵列的宽度。超声束的基本特征，如近场、远场和最终轴向最大值仍然存在。然而，这些特征在沿着阵列方向和横截方向的大小并不同，就形成了更复杂的波束结构。

图 2-19 显示的是经典线阵探头阵列晶片的排列模式。阵列宽度由振子的长度决定，通常为 30λ，在该方向上形成固定形状的声束，与图 2-18C 相似。阵列所在平面（扫描平面）的孔径

根据被成像组织区域的深度而变化。在扫描平面内，声场的形态特征，如近场等，将随着所用孔径的不同而改变。因此，声束在这两个平面上的形状不同。每个振子（沿阵列方向）的宽度通常为 1.3λ（见第 3 章），因此单个振子在扫描平面上产生的声束与图 2-18A 所示的声束类似。在扫描平面中，每个振子的作用大致相当于前面描述的虚拟圆盘声源。当一起激活形成所需的孔径时，它们相互干涉，在阵列平面上形成声束。

图 2-20 是模拟阵列探头扫描平面上的声束，其中沿阵列方向的孔径与阵列横截面的孔径相同，即孔径呈方形。超声波频率为 3MHz，波长约为 0.5mm。在扫描平面中，以 1.3λ 间隔放置的 24 个振子被同时激活，形成了一个 15mm 宽的孔径。这种情况下产生的超声波是脉冲波而不是连续波。可以看出，声束的主要特征与图 2-17B 所示的连续波波束相似，但声源附近的压力变化模式被平滑处理了。

十二、聚焦

出于成像的目的，窄超声波束能够在图像中分辨空间间距很近的目标，因此更加理想。对于给定频率的实际声源，要在声束宽度与声束发散度之间折中选择合适的孔径。

聚焦可以显著改善声束宽度。如图 2-21A 所示，声源被设计成产生凹面波前，而不是平面波前。凹面波的每一部分都与声源表面成直角，以

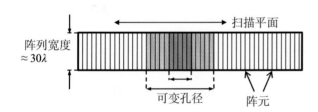

▲ 图 2-19　线阵探头的阵列宽度通常由阵列中振子的长度决定，大约为 30λ

沿着阵列（扫描平面）方向，孔径根据被成像组织区域的深度而变化。因此，这两个平面方向上的声束形状，如近场长度并不相同

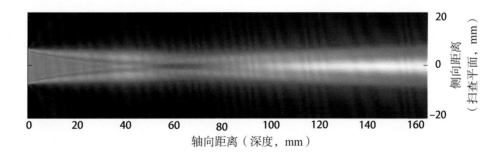

▲ 图 2-20　方形孔径（15mm×15mm）阵列探头扫描平面上的模拟声束

扫描平面上的孔径由 24 个激活振子组成。超声波频率为 3MHz，为脉冲波而非连续波（图片由 Dr Elly Martin, University College London, United Kingdom 提供）

便波向波束中的一个点，即焦点汇聚，焦点是波束中宽度最小的地方。在焦点之外，波形变凸，声束再次发散，但发散速度比孔径和频率相同的未聚焦声束更快。从声源到焦点的距离称为焦距 F。

对于单振子声源，可以通过以下两种方式的任何一种来实现聚焦，即曲面声源或声透镜。曲率半径为 F 的曲面声源（图 2-21B）产生的曲面波前在距离声源 Fcm 的焦点处汇聚。平面声源可以通过在声源的正前方附加一个声透镜来聚焦。透镜通过外表面的折射产生曲面波前，其方式类似于光学透镜中的聚焦（图 2-21C）。凸声透镜由比组织声速低的材料制成。从声源发出的波前垂直入射至透镜，并且不发生偏移。当波前到达透镜与组织之间的界面时，声速的增加导致传播方向偏离法线，形成了汇聚波前。在阵列探头的表面使用圆柱形声透镜，可以在与成像平面垂直的方向上实现固定聚焦。如第 3 章所述，通过控制有源孔径中各个振子的激活时间来实现阵列探头

在扫描平面上的聚焦。

为了实现有效聚焦，聚焦必须在等效的未聚焦声束的近场范围内。当聚焦位于近场的前半部分时，聚焦效应最强。声波迅速在焦点处汇聚成一个宽度非常窄的波束，超越焦点后迅速发散。当焦点位于近场长度的后半部分时，聚焦较弱（Kossoff，1979 年）。商用超声成像系统总会使用一定程度的聚焦并使焦点位于等效非聚焦声源的近场。

对于聚焦声束而言，焦点处的声束宽度 W_F 由以下公式得到。

$$W_F = k\frac{F}{D}\lambda \qquad （公式 2-20）$$

该公式表明，对于给定波长 λ，声束宽度 W_F 与焦距 F 和孔径 D 的比值成正比，通常称为 f 数。当 f 数很小时（如 2），焦点处的声束宽度 W_F 很小，即聚焦很强。此外，W_F 随着 λ 的减小而减小，即随着频率的增加而减小。

对于圆形声源，常数 k 由焦点处声束宽度的测量水平决定。如果在声束侧面声强降为声束中心声强一半（即 –3dB）的点之间进行测量，则 k 等于 1。在 –12dB 的点之间测量时，k 值为 2，即声束宽度加倍。对于矩形声源，如线阵探头，公式（k=2）给出的是声束侧面声强降为零的点之间的声束宽度（Angelson 等，1995 年）。

图 2-22A 是图 2-20 所示模拟声束的聚焦形式。孔径为边长 15mm 的正方形，脉冲频率为 3MHz。此次模拟焦点设置在深度 60mm 处（f 数为 4）。在深度 45～80mm 的范围内，聚焦声束比未聚焦声束窄得多，声强更高。应用前面给出的公式预测出聚焦区的声束宽度应为 4mm，即比该区域中的未聚焦声束窄得多。图 2-22B 所示的模拟中，焦距仍为 60mm，但孔径增加到 22.5mm（f 数为 2.7），聚焦更强。可以看出，声束更快地向焦点汇聚，之后更快地发散。聚焦区比前一种情况短，这个区域的声束也更窄。预测焦点处的声束宽度为 2.7mm。

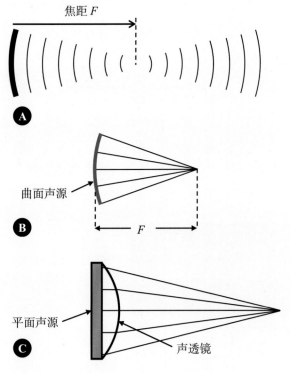

▲ 图 2-21　超声声束聚集

A. 曲面声源的波前朝向焦点汇聚；B. 使用曲面声源可以获得声束聚焦；C. 平面声源附加声透镜也可获得声束聚焦

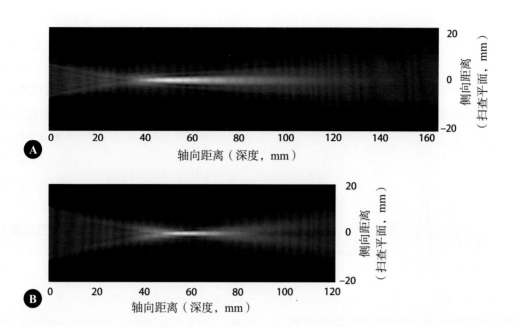

▲ 图 2-22 **A.** 图 2-20 所示模拟声束的聚焦形式，孔径宽度为 15mm，焦距为 60mm（f 数为 4）。聚焦区的声束宽度为 4mm，聚焦深度为 32mm。**B.** 该模拟中，焦距为 60mm，但是孔径增加到 22.5mm（f 数为 2.7），聚焦更强。聚焦区较短（约 14mm），声束在焦点处较窄（2.7mm）

图片由 Dr Elly Martin，University College London，United Kingdom 提供

图 2-22 中的模拟显示，当 f 数较低时，如 2.7，聚焦作用很强，即声束宽度大幅度减小，但焦区的长度（称为聚焦深度）非常短。当 f 数较高时，如 4，聚焦作用较弱。也就是说，声束宽度减少较少，但聚焦深度更大。因此，较弱的聚焦伴随更弱的声束宽度减小和较长的焦区。聚焦深度 d_F 可由下面的公式进行估算。

$$d_F = 4\lambda \left(\frac{F}{D}\right)^2 \qquad （公式 2-21）$$

该公式表明，随着 f 数的增加，聚焦深度迅速增加。f 数加倍可以使聚焦深度增加 4 倍。聚焦深度也随着波长的增加而增加。使用该公式预测的图 2-22 中声束的聚焦深度分别为 32mm 和 14mm。

为了获得全程均细窄的声束，超声成像系统通常在同一声束轴上使用聚焦深度不同的多个发射器，以获得具有大范围焦区的复合声束。对于阵列探头，通常随着聚焦深度的增加而增加扫描平面上的孔径宽度，以保持 f 数不变。

十三、超声脉冲

如前所述，界面反射和较小目标散射产生的回波形成了 B 型图像。为了产生与特定界面相对应的回波，超声波必须以短脉冲的形式传播。为了使相距很近的界面产生的回波能够被区分开，脉冲必须很短。如图 2-23 所示，典型的超声脉冲由波的标称频率下的几个振荡周期组成。脉冲振荡的振幅在前缘增加，达到峰值，然后在后缘缓慢降低。

频率与带宽

当一个超声声源被连续激发产生连续波时，其压力变化类似纯正弦波，该波具有特定的频率。如图 2-24A 所示，波的振幅与频率关系图显示：在该频率下的振幅为单一值，在其他频率下的振幅均为零。连续波为非纯正弦波，除主频率外，还包含其他频率。对于连续波而言，这些其他频率为主频率的整倍数，称为谐波。如图 2-24B 所示，小提琴上连续音符发出的声音更接近锯齿波，而不是正弦波，除基频外还包含一系列的谐波。

图 2-25 显示了锯齿波如何从一系列基频的谐波中构建出来。最上方为频率 f 的纯正弦波。其下方显示的一系列正弦波是频率为 $2f$、$3f$、$4f$ 和 $5f$ 的谐波。不过，谐波的振幅也降低了相同的倍数。频率 $2f$ 处的振幅除以 2，频率 $3f$ 处的振幅除

以 3，依此类推。当这一系列波叠加在一起时，产生的波形近似三角形。这组谐波被称为傅里叶级数。将该级数扩展到频率为 $20f$，获得的锯齿波更尖锐。因此，为了产生尖锐的连续波形，必须覆盖广范围的谐波频率，形成外形锐利的锯齿波要求高频率波参与。

十四、脉冲频谱

图 2-23 所示的超声脉冲不是连续正弦波。其振幅在脉冲过程中发生变化，并且只持续几个振荡周期。根据之前的讨论，除了脉冲标称频率，超声脉冲肯定包含其他频率。然而，脉冲波形并不连续，因此其他频率并不都是标称频率的整倍数。如图 2-26 所示，脉冲的振幅 - 频率关系图显

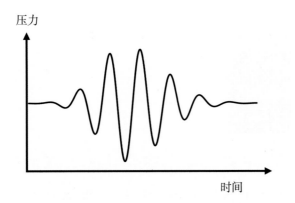

▲ 图 2-23　典型的超声脉冲压力波形由波的标称频率下的几个振荡周期组成
脉冲振荡的振幅在前缘处增大，达到峰值，然后在后缘缓慢降低

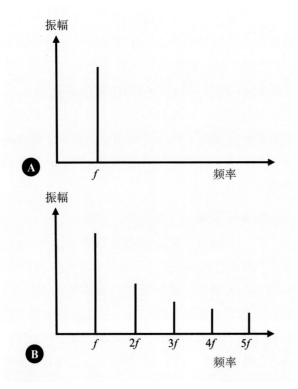

▲ 图 2-24　A. 对于频率为 f 的纯正弦波，振幅 - 频率关系图显示为频率 f 处的单一振幅值；B. 小提琴发出的声波呈锯齿形，除基频外还包含一系列的谐波频率

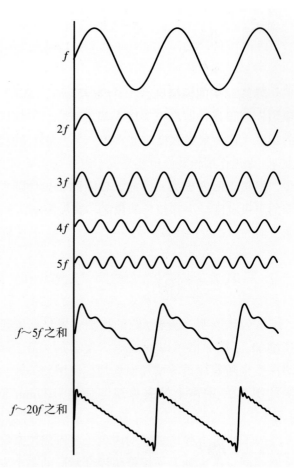

▲ 图 2-25　通过将一系列正弦波（基频 f 的倍数或谐波）叠加，可以构建出连续锯齿波
每个谐波的振幅均减少了与基波倍数相同的幅度。通过将级数扩展到更高频率的谐波，可以获得更锐利的锯齿波

示的是一系列连续的频率，而非离散的谐波。不过，类似连续锯齿波，脉冲波形的快速变化需要更广范围的频率组成。因此，短脉冲包含较宽的频率范围或频谱，而长脉冲包含相对较窄的频谱。频率范围被称为脉冲的带宽（bandwidth，BW）。带宽与脉冲持续时间 T 的关系如下。

$$BW = \frac{1}{T} \qquad （公式 2-22）$$

所以如果脉冲持续时间减半，则带宽加倍。图 2-26A 显示的是 3MHz 长脉冲的波形。振幅 - 频率关系图显示其带宽约为 1MHz。图 2-26B 所示的 3MHz 脉冲要短得多，其带宽是长脉冲的 2 倍多。短脉冲可以提供精确的时间分辨率和距离分辨率，但是频谱很宽。

十五、非线性传播

本章前面对声波传播的描述中，声波以由介质性质决定的固定速度传播。同时还假设声源处波的振幅与声束中其他位置的振幅之间存在线性关系。2 个振幅和相位相同的波叠加，就会产生 2 倍振幅的波。当波的振幅较小时，这种线性传播的描述很接近实际情况。

在高压振幅（＞1MPa）下，这种简单的情景将会被破坏，非线性传播效应变得明显（Duck，2002 年；Humphrey，2000 年）。波的每一部分的传播速度与介质的性质有关，也与局部质点的速度有关，后者会提高或降低局部声速。在高压振幅下，介质被压缩，导致其刚度增加，从而提高声速。此外，质点速度的影响也变得显著。在波的高压（压缩）部分，质点的运动方向与波的传播方向相同，导致相速度略有增加，而在波的低压（稀疏）部分，质点的运动方向与波的传播方向相反，相速度略有降低。随着波传播到介质中，波的压缩部分逐渐赶上稀疏部分。在平面波中，波压缩部分的前缘变得更陡，并可能形成一个震动波前，即压力的瞬时增加。在诊断超声束中（图 2-27A 显示实际诊断脉冲在水中传播的情况），压缩部分变得更高、更窄，而稀疏部分的振幅变低、变长（Duck，2002 年）。

如前所述，对于连续波，波形的突变，如锯齿波的突变，需要脉冲频谱中包含谐波频率。然

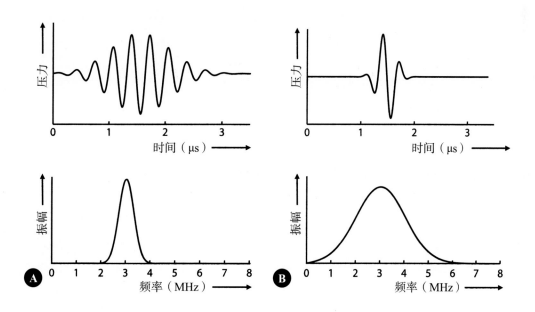

▲ 图 2-26　脉冲内包含的频率范围（带宽）由其持续时间或振荡周期数决定。长脉冲的带宽窄。长度为其一半的脉冲，带宽是它的 2 倍
A. 长脉冲包含多个振荡周期，带宽较窄；B. 短脉冲包含较少的振荡周期，具有更宽的带宽

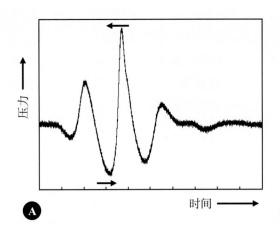
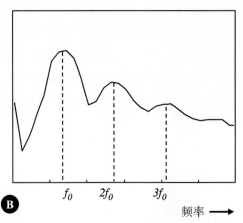

▲ 图 2-27　高振幅脉冲的脉冲波形和频谱
A. 在高压振幅下，脉冲波形由于非线性传播发生畸变；B. 畸变脉冲的频谱包含中心频率整倍数（谐波）的主要部分

而，由于图 2-27A 中的波形是一个脉冲波而非连续波，图 2-27B 的谐波表现为重复围绕中心频率附近分布的脉冲，而不是像连续波那样的窄线样分布。从尚未发生畸变的脉冲中，预期畸变后的频谱成分，第一个以基波 f_0 为中心分布，随后的频谱成分重复出现在 $2f_0$ 和 $3f_0$ 的中心频率处。频率 $2f_0$ 称为二次谐波，$3f_0$ 称为三次谐波，以此类推。非线性传播导致脉冲中的一些能量从基频 f_0 转移到谐波。随着脉冲在介质中进一步传播，高频部分比低频部分衰减得更快，并且随着整体振幅的减小，脉冲形状再次变得更圆钝。

十六、谐波成像

　　如第 4 章所述，非线性传播引起的脉冲频谱变化在谐波成像中得到了很好的应用。在谐波成像中，脉冲以基频 f_0 传播，但由于非线性传播，从组织内部返回的回波中包含谐波频率为 $2f_0$、$3f_0$ 等的能量。成像系统忽略频谱的基频部分，仅使用脉冲的二次谐波（$2f_0$）部分形成图像（Tranquart 等，1999 年；Desser 等，2000 年；Averkiou，2001 年），由此产生的有效超声束，即谐波束。谐波束比传统声束窄，抑制了伪像，如旁瓣伪像（图 2-28）。这是因为在声束的最高振幅部分（即声束轴旁）非线性传播及由此产生的谐波最显著。声束中振幅较弱的部分（如旁瓣和主瓣边缘）产生

的谐波能量很小，相对于声束的中心部分被抑制。如第 5 章所述，谐波成像还可以减少其他形式的噪声，如因混响和多路径伪像引起的微弱回波。

习题

不定项选择题

1. 临床上使用的超声频率范围是多少？

A. 2～50Hz

B. 2～50kHz

C. 2～50MHz

D. 2～50GHz

E. 2～50THz

2. 超声波是什么？

A. 涉及与波的传播方向一致的质点运动

B. 不涉及质点的运动

C. 是纵波

D. 是剪切波

E. 涉及与波的运动方向垂直的质点运动

3. 生产商假定的组织内的声速是多少？

A. 1480m/s

B. 1540m/s

C. 1580m/s

D. 1620m/s

E. 1660m/s

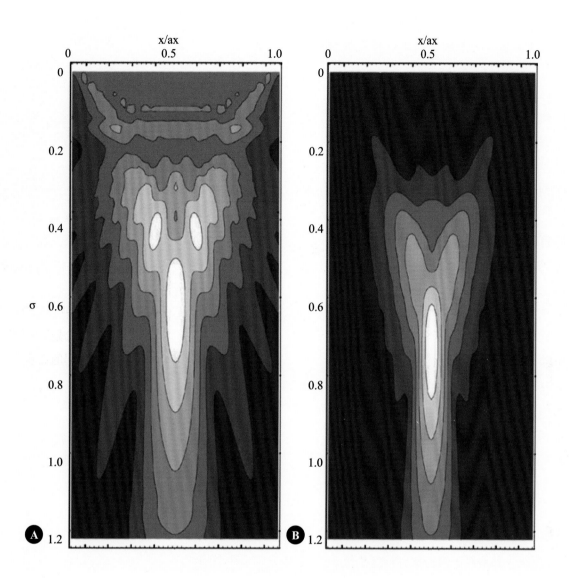

▲ 图 2–28　基波（A）和二次谐波（B）频率的等高线波束图

在二次谐波声束中，基波声束的低振幅区域（包括旁瓣）被抑制。产生的谐波声束更窄，提高了分辨率［经 Elsevier 许可转载，引自 *Comptes Rendus de l'Académie des Sciences-Series IV-Physics*, 2(8), Averkiou MA., Tissue harmonic ultrasonic imaging, 1139–1151, Copyright 2001. ］

4. 超声束的功率是什么？

A. 特定位置的波的能量

B. 波的峰值振幅

C. 波的频率

D. 两个连续波峰间的距离

E. 单位时间内声束传输的能量总和

5. 声阻抗是什么的乘积？

A. 密度与声速

B. 密度与波长

C. 密度与频率

D. 频率与波长

E. 频率除以波长

6. 当两种组织的什么不匹配时，超声波会在界面处发生反射？

A. 声速

B. 密度

C. 声阻抗

D. 频率

E. 波长

7. 在超声探头与患者之间需要超声耦合剂是因为什么？

A. 帮助患者放松

B. 如果没有耦合剂，可能会有气隙存在，超声波可能无法穿透进入患者体内

C. 帮助探头降温

D. 有助于探头在患者的皮肤上滑动

E. 保证波长是正确的

8. 当物体的大小怎样时会发生镜面反射？

A. 与频率相同

B. 与波长相同

C. 比声阻抗大

D. 比波长大得多

E. 比频率高得多

9. 关于经典的组织 – 组织界面的振幅反射系数，正确表述是什么？

A. 取决于频率

B. 小于 1%

C. 约 50%

D. 导致高衰减

E. 比组织 – 空气界面大

10. 组织（如肝脏）内的散射特点是什么？

A. 不依赖于频率

B. 取决于入射角

C. 无法在超声图像上看到

D. 比大界面的反射弱得多

E. 不依赖于入射角

11. 以下关于折射的描述中哪个是正确的？

A. 两种组织有声速变化时发生

B. 两种组织无声速变化时发生

C. 折射时，超声束不发生偏移

D. 折射时，超声束总是产生 20° 偏移

E. 它会因衰减导致图像丢失

12. 关于超声波衰减的正确表述是什么？

A. 因为衰减，声束的能量会损失

B. 声速会发生改变

C. 衰减只是由于超声波的吸收

D. 软组织内的声衰减与发射频率成正比

E. 软组织内的声衰减与发射频率成反比

13. 关于衍射的正确表述是什么？

A. 因为声速改变引起的传播方向的改变

B. 焦点处波幅的增加

C. 衍射源与波长相当

D. 波遇到物体时的方向变化

E. 由吸收引起的声束能量损失

14. 如果两个波重叠并同相，则它们重叠点处的振幅是怎样的？

A. 更大

B. 更小

C. 不变

D. 10 倍大

E. –3dB

15. 如果两个波重叠并反相，则它们重叠点处的振幅是怎样的？

A. 更大

B. 更小

C. 不变

D. 10 倍大

E. –3dB

16. 关于超声束的形成，下列哪一项是正确的？

A. 超声源可以认为是由许多小振子组成的

B. x、y、z 处的振幅由所有振子的子波之和组成

C. 振子必须是方形的

D. 子波总是以加法的方式组合，产生更大的振幅

E. 子波总是以减法的方式组合，产生更小的振幅

17. 来自圆盘声源的声束包括什么？

A. 无主瓣或旁瓣

B. 只有 1 个主瓣

C. 1 个主瓣加上几个旁瓣

D. 1 个主瓣加 2 个旁瓣

E. 只有旁瓣

18. 横截面为 2 倍波长的圆盘声源产生的声束是怎样的？

A. 在任意深度上都为 2 倍波长宽

B. 近场长，远场发散小

C. 近场短，远场发散小

D. 近场短，远场发散快

E. 长为 20 倍波长

19. 来自单振子圆盘声源的超声波束可以通过以下什么方式聚焦？

A. 增加频率

B. 在探头表面放置声学透镜

C. 增加波长

D. 使探头表面弯曲

E. 使探头表面平坦

20. 与非线性传播相关的是什么？

A. 基波频率降低

B. 超声脉冲波的形状变陡

C. 基波频率增加

D. 基频倍数谐波的产生

E. 由血液散射的超声

简答题

1. 解释说明术语"声阻抗"，并说明决定其值的组织特性。

2. 说明声阻抗和声吸收的区别。

3. 超声衰减率为 0.7dB/（cm·MHz）的介质，使用 3MHz 超声脉冲对距离探头深度为 5cm 的目标进行成像。与深度 1cm 处的类似目标相比，说明该目标的回波将会衰减的分贝？

4. 解释说明为什么骨骼和气体限制了超声波的临床应用范围。

5. 两种组织类型的声速和密度分别为 1580m/s 和 $1.05 \times 10^3 \text{kg/m}^3$，以及 1430m/s 和 $0.93 \times 10^3 \text{kg/m}^3$。计算它们之间大界面的振幅反射系数。

6. 解释说明术语"折射"，以及它如何影响超声图像。

7. 直径为 1.5cm 的圆盘探头，以 3MHz 在声速为 1500m/s 的组织内产生连续波，计算声束的近场长度及其远场发散角。

8. 解释说明如何实现超声束的聚焦。

9. 说明聚焦区声束宽度与焦距、孔径和波长的关系。对于问题 7 中的声束，如果在探头上添加了焦距为 6cm 的透镜，估算此时焦点处的声束宽度。

10. 描述谐波成像的原理，并解释它如何降低 B 型图像中的某些噪声。

参考文献

[1] Angelson BAJ, Torp H, Holm S et al. 1995. Which transducer array is best? *European Journal of Ultrasound*, 2, 151–164.

[2] Averkiou MA. 2001. Tissue harmonic ultrasonic imaging. *Comptes Rendus de l'Académie des Sciences-Series IV-Physics*, 2(8), 1139–1151.

[3] Desser TS, Jedrzejewicz T, Bradley C. 2000. Native tissue harmonic imaging: Basic principles and clinical applications. *Ultrasound Quarterly*, 16, 40–48.

[4] Dickinson RJ. 1986. Reflection and scattering. In: Hill CR (Ed.), *Physical Principles of Medical Ultrasonics*. Chichester: Ellis Horwood.

[5] Duck FA. 1990. *Physical Properties of Tissue—A Comprehensive Reference Book*. London: Academic Press.

[6] Duck FA. 2002. Nonlinear acoustics in diagnostic ultrasound. *Ultrasound in Medicine and Biology*, 28, 1–18.

[7] Humphrey VF. 2000. Nonlinear propagation in ultrasonic fields: Measurements, modeling and harmonic imaging. *Ultrasonics*, 38, 267–272.

[8] Kossoff G. 1979. Analysis of focusing action of spherically curved transducers. *Ultrasound in Medicine and Biology*, 5, 359–365.

[9] Parker KJ. 1983. Ultrasonic attenuation and absorption in liver tissue. *Ultrasound in Medicine and Biology*, 9, 363–369.

[10] Sarvazyan AP, Hill CR. 2004. Physical chemistry of the ultrasound—tissue interaction. In: Hill CR, Bamber JC, ter Haar GR. (Eds.), *Physical Principles of Medical Ultrasonics*. Chichester: John Wiley & Sons, Ltd.

[11] Tranquart F, Grenier N, Eder V, Pourcelot L. 1999. Clinical use of ultrasound tissue harmonic imaging. *Ultrasound in Medicine and Biology*, 25, 889–894.

第3章 超声探头与声束形成
Transducers and beam forming

Tony Whittingham　Kevin Martin　著

杨诗源　译

第 1 章已介绍了 B 型模式成像的基本原理。本章将更详细地阐述声束的形成，以及向组织和器官发射的方式。

探头是一种将电子发射脉冲转换为超声波脉冲，并反之将超声波回波脉冲转换为电子回波信号的装置。获得构成 B 型模式图像所有扫描线的最简单方法是机械物理地移动探头，在脉冲回波循环重复过程中，声束也扫描经过组织。这是最初使用的方法，但它已经被电子扫描方法取代，电子扫描使用多阵元探头，无须任何部分移动。阵列探头允许声束沿着探头表面从一个位置迅速移动到另一个位置，也可以改变声束的形状和大小以适应每次检查的需要。每个阵列元件接收的回波信号序列被临时存储，以便后续采用一系列的处理方法解析成像。

声束形成器是扫描成像的一部分，它通过处理出、入探头阵元的电信号来确定发射和接收声束的形状、大小和位置。声波发射时，它产生激活探头阵元的电信号，而在声波接收中，它将所有探头激活阵元接收的各自回波序列整合成为单一的回波序列。声束形成器允许声束移动及在不同方向偏转传播，以确保覆盖扫描平面内的所有组织。

在用于形成所示 B 型模式图像之前，探头接收的回波信号还必须经过其他处理，如调幅和数字化，这些过程是第 4 章的主题。不过，我们本章将先介绍阵列探头中使用的经典声束形成方法。

一、声束的含义

在进一步讨论探头和声束形成之前，稍微讨论一下声束的概念将对理解有所帮助。第 2 章讨论了简单圆盘探头发射的声束形状及大小。在大多数成像技术中，超声以短脉冲发射。"发射声束"代表了脉冲通过的"通道"。脉冲在某一特定深度的侧向扩散程度由该深度的声束宽度决定。

我们可以类似地解释"接收声束"，即如果要在接收探头上产生可检测的电信号，超声的点声源必须在接收声束区域。在简单圆盘探头的情况下，同一探头即用于发送，也用于接收（发射和接收的时间当然不同），因此发射声束和接收声束的形状和大小相同。换句话说，发射声束中反射强度最大的点，在接收声束中也会在探头产生最大的电信号。然而，在阵列探头的情况下，声波发射的探头阵元组合通常与声波接收的阵元组合不同，因此发射和接收声束在形状和大小上并不相同。

图 3-1 显示了来自阵列探头的声束，声束由电子化控制沿探头表面移动，声束轴扫描获得扫查平面，形成从患者获得的切面图像。通过声束，与扫描平面垂直的切面为仰角平面。扫描平面内的声束形状和大小与仰角平面内的不同，因而有必要明确针对哪个平面进行讨论。扫描平面的声束宽度决定了扫描的横向分辨率，而仰角平面的声束宽度决定了"切片厚度"，进而产生了图像中的声学噪声，在某种程度上，也影响扫描的灵敏度。阵列探头的发射和接收孔径一般为矩形而非圆形，导致声束在探头附近具有矩形截面，在聚

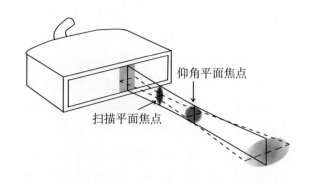

▲ 图 3-1 阵列探头的矩形声孔径产生非圆形截面的声束

在本例中，垂直（仰角）方向的聚焦声束宽度比水平（扫描）平面的更宽，范围更大

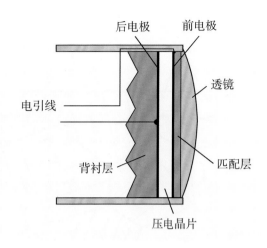

▲ 图 3-2 超声成像探头的基本组成元件

焦区域和更远的地方变成大致椭圆形。这些主题将在后面的章节中，在不同类型探头的标题下进行讨论。侧向分辨率和切片厚度也将在第 5 章进行更全面的讨论。

二、超声探头及探头阵元的共同特点

所有的探头或探头阵元都有相同的基本组成元件，即压电晶片、匹配层和背衬层，如图 3-2 所示。通常，也有一个透镜，但在阵列探头通常使用一个大的透镜延伸覆盖所有的探头阵元。根据探头类型和应用场景不同，探头阵元的数量、尺寸、形状和排列也不同。这些将在后面涉及每种探头类型时进行详细介绍。

（一）压电晶片

真正产生和接收超声波的元件是一块压电薄晶片。压电材料在施加正电压或负电压时膨胀或收缩，反之，在外力压缩或拉伸时产生正电压或负电压。一些压电材料（如石英）为自然形成，但用于医学成像探头的压电材料通常是合成的多晶体（即由许多晶体颗粒组成）陶瓷材料，即锆钛酸铅［lead（Pb）zirconate titanate，PZT］。PZT 的类型很多，并可根据不同要求选择，如高灵敏度，或能够响应大的声功率（Szabo 和 Lewin，2007 年）。PZT 的一个优点是，在原始的粉末形式下，可以按照需要形成弯曲或扁平的形状，然后烧制成形。

烧制后，PZT 的每个单元晶格中都排列着带

正电荷的铅离子、锆离子、钛离子和带负电荷的氧离子，这意味着每个单元晶格中都有一个等量的净正电荷和一个等量的净负电荷，两者间距很小。像这样固定距离分散的一对电性相反但电量相等的电荷，被称为电偶极子。电偶极子的方向限定为晶格结构中三个相互垂直方向中的一个。PZT 的每个晶粒被分成若干区域，称为域，每个域都是极化的，即一个域内所有的晶格电偶极子都朝向同一个方向。相邻域晶格电偶极子的取向方向为 ±90° 或 ±180°（图 3-3A）。在这一阶段，由于各晶粒内部偶极子方向的多样性，整个多晶 PZT 板没有净极化。

为了使 PZT 板具有压电特性，必须对其进行极化处理。这一过程通过将其加热到 200℃以上，并同时施加强电场来实现，这个过程被称为"极化"。极化使得每个域内的电偶极子偏转到可以达到最接近极化电场的方向。一旦冷却，给定晶粒中几乎所有的电偶极子都在它们新的方向上"冻结"，使整个 PZT 板形成一个平行于极化场的净极化（图 3-3B）。

极化处理后，PZT 板成为压电晶片。如果将 PZT 板的相对面挤压在一起，则所有的正电荷将会移动，相对靠近一个面，而所有的负电荷会移动稍微靠近另一个面。这使得 PZT 板形成一面带正电荷，另一面带负电荷，表现为横跨平板的电压差。如果机械地将相对面拉开，会导致内部所

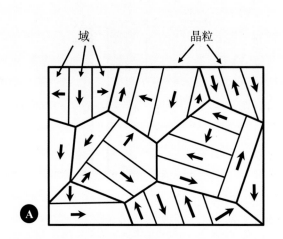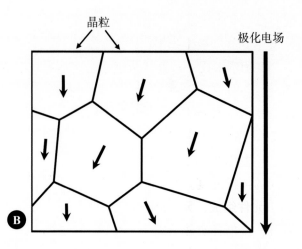

▲ 图 3-3　A. 在锆钛酸铅（PZT）晶片极化之前，域的极化在每个随机取向的晶粒内混合，导致没有净极化，因此没有压电效应；B. 极化导致内部极化一致及域的部分对齐，产生净极化和压电效应

有的正电荷和负电荷朝相反的方向移动，形成相反极性的电压差。反之，如果在平板上施加一个与电偶极子具有相同极性的电压，则每个晶格内的相反电荷会被排斥而互相推近，从而减少每个晶格和整个晶体的厚度。如果在平板上施加相反极性的电压，每个晶格中相反的电荷就会被拉开，从而增加每个晶格和整个晶体的厚度。

　　一种改进形式的 PZT 称为"复合 PZT"，通常用于提高带宽和灵敏度。这种材料通过在 PZT 的实心板上切割出紧密间隔的窄通道（切痕），在切痕填充惰性聚合物制成（图 3-4）。由此在每个 PZT 柱方向上产生的振动相比于整块 PZT 板更有效。此外，聚合物的低密度降低了 PZT 板的整体密度及其声阻抗。这两种效应都使复合 PZT 板在电学和机械能的转换上更有效率，反之亦然。这种材料提高了探头的灵敏度和带宽。

　　值得注意，由于 PZT（或复合 PZT）板中每个晶格的取向不同，一些晶格中电偶极子比其他晶粒更平行于极化方向。这种所有电偶极子的不完全排列限制了多晶 PZT 的压电性能，这个缺点最近被单晶 PZT 的发展解决。

　　PZT（或复合 PZT）薄片在两面都有导电层，形成电极，并与电极连接。为了发射超声脉冲，

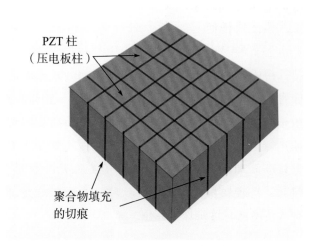

▲ 图 3-4　复合锆钛酸铅（PZT）是通过在 PZT 实心板上切割出紧密间隔的切痕，并填充惰性聚合物制成
相比于整块 PZT 板跨越板厚的振动，PZT 柱在其方向上的振动更有效。此外，聚合物的低密度降低了 PZT 板的整体密度及其声阻抗

在电极上施加相应的振荡电压，使 PZT 板在所需的频率上膨胀和收缩（图 3-5），电极板前面的往复运动产生超声波，传播到患者体内组织。在接收过程中，返回回波的压力变化会导致板的压缩和膨胀，在电极上产生的电压与压力的变化成正比，描记出超声波回波的电子信号（回波信号）。

　　压电晶体的厚度选择为预期发射脉冲中心频率对应的半个波长，当施加此频率的交流电压时，

其膨胀和收缩最强烈。这种在特定频率下的强振动，被称为"半波共振"，发生的原因是由于波在半个波长厚度的平板上来回反射时，当它回到起始位置时正好传播了一个波长（图3-6）。因此，所有的反射将具有相同的相位，叠加产生大的振幅。注意压电晶体板外的声阻抗小于压电陶瓷，声波在晶体板前后界面处均反转向内（见第2章）。也请注意，这里的波长计算使用声波在 PZT 板前、后两面间的传播速度。在阵列探头中，压电晶体板由 PZT 元件组成，元件之间被充满惰性材料的狭槽隔开，狭槽具有较低的声速。因此，声波通过这种板的平均速度低于 PZT。

（二）背衬层

PZT 作为探头材料的优点在于它能有效地将电能转换为机械能，反之亦然，并且相对容易加工或模压成任何所需的形状或尺寸。然而，它有一个显著的缺点，即使在复合 PZT 形式下，它的特征声阻抗也比软组织高很多倍。如果 PZT 的前面直接接触患者，则很大一部分比例的超声波能量将在 PZT- 组织界面反射（见第2章）。如果对此不采取任何措施，PZT 板内的共振将非常明显，并且在施加的驱动电压结束后，振动将持续很长时间。这种所谓的"振铃"会导致脉冲过长。如第2章所述，这是探头具有窄带宽的另一种说法。

这种不必要的"振铃"现象可以通过在 PZT 后面设置一个背衬（阻尼）层来大幅减少，这种背衬（阻尼）层由一种既具有高特征声阻抗又具有吸收超声波能力的材料制成。如果背衬层的阻抗与 PZT 的阻抗相同，那么所有的声能都将越过背衬层与 PZT 的边界，而没有声能被反射回 PZT。一旦进入背衬层，声波就会被完全吸收并转化为热量。这将消除"振铃"现象，但以牺牲灵敏度为代价，因为电子驱动脉冲和返回声脉冲的部分能量将以热的形式浪费在背衬层中。在最新的实践中，使用一个阻抗略低于 PZT 的背衬层。选择这种折中的阻抗是为了在不过多降低灵敏度的情况下有效地减少"振铃"现象。其余的"振铃"现象通过使用匹配层来消除。

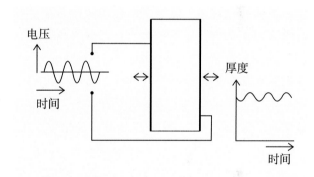

▲ 图 3-5　锆钛酸铅（PZT）板上的电压变化产生了相应的厚度变化

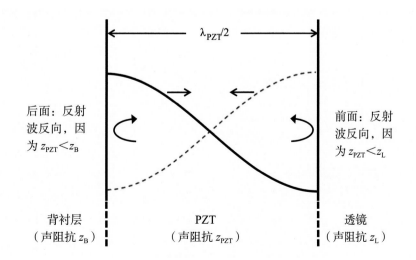

▲ 图 3-6　锆钛酸铅（PZT）板发生半波共振
声波在前、后边界两者之间来回反射，并在每个来回行程中传播一个波长，返回的相位与原始波相同

（三）匹配层（多层）

除了"振铃"的问题，事实上只有一小部分超声波的能量能够通过前面的 PZT- 患者界面传播，这意味着还有一个潜在的低灵敏度问题。为了克服这一点，至少需要一个"阻抗匹配层"黏接在 PZT 的前表面。在满足两个重要条件的情况下，一个单一的匹配层可以使前表面的传播增加到 100%。第一，匹配层的厚度应该等于 1/4 波长。第二，它的阻抗应等于 $\sqrt{(z_{PZT} \times z_T)}$，其中 z_{PZT} 是 PZT 的阻抗，z_T 是组织的阻抗。匹配层显著增加超声波传播的原因是超声波在匹配层的前、后表面反复反射，将一系列重叠脉冲发射到患者，这些脉冲波峰同相，相互叠加，产生一个大振幅输出（图 3-7）。与此同时，另一系列脉冲，同样是波峰同相，反射回 PZT，与最初在 PZT- 匹配层界面反射的波相抵消。这两组系列脉冲在匹配层往返跨越一次后恰为半个波长，并且波峰同相，原因是脉冲在匹配层 – 患者界面处发生反向反射，因为该界面的声阻抗由高到低变化（见第 2 章）。

100% 通过匹配层的传输只发生在某一特定频率，此时匹配层厚度正好是该频率波长的 1/4。为了满足这个条件，匹配层的厚度通常根据脉冲中心频率来确定，因为中心频率携带的超声能量多于任何其他频率。只要频率接近中心频率就能促进声波传播，虽然程度较小，但仍值得尝试。然而，将其他频率从中心频率中有效去除后，匹配层并未显示非常高效。根据第 2 章描述脉冲带宽类似的方法，可以定义一个 –3dB 带宽的探头（图 3-8）。对于探头来说，它是一个频率范围。在此范围内，从电能转换到声能或反之，效率都超过其最大效率的 1/2。很明显，虽然匹配层提高了中心频率的灵敏度，但它也起到了频率滤波器的作用，降低了带宽。安装 1/4 波长匹配层的探头，–3dB 带宽范围大概是中心频率的 60%。因此，安装 1/4 波长匹配层的 3MHz 探头，其 –3dB 带宽范围可以达到 1.8MHz。

大带宽探头对良好的轴向分辨率至关重要，因为后者依赖于大的脉冲带宽（如与短脉冲一致）。脉冲带宽无法超过产生它的探头的带宽。探头带宽可以通过使用 2 层或更多匹配层来增加，这些匹配层逐步减少从 PZT 到患者皮肤的特征阻抗。多个匹配层增加带宽的原因是阻抗的变化，进而使 PZT 前表面的反射系数比单一匹配层时小。这适用于所有频率，因此相对于其他频率，在中心频率上的性能差异较小。背衬层和多层匹配层技术的改进意味着目前 –3dB 的带宽已经超过中心频率的 100%。

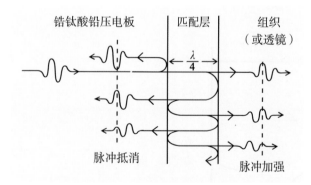

▲ 图 3-7　1/4 波长厚度的匹配层

声波在锆钛酸铅压电板（PZT）内往返振荡，形成向患者体内发出的系列声波并彼此叠加增强，产生一个大振幅的合成脉冲。同时，多次反射回 PZT 的声波叠加抵消了最初（最上方脉冲）反射回背衬层的声波。注意，匹配层的宽度及发射和反射脉冲序列的波形长度在这里没有画到相同的距离尺度。实践中，声波在 PZT、匹配层和组织（或透镜）内的波长将并不相同

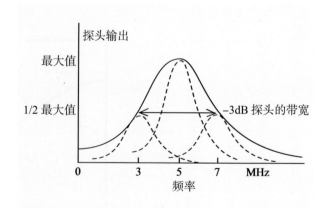

▲ 图 3-8　–3dB 探头的带宽频率范围指携带能量峰值超过最大能量 1/2 的频率范围

多频探头必须有一个大的带宽，这样它才能发射和接收几个不同中心频率的脉冲，如图中探头频率响应曲线内的虚线所示的脉冲频谱

大带宽探头也是谐波成像（见第 4 章）和其他现代技术发展的需要。这也是"多频探头"的先决条件。这种类型的探头允许操作人员根据穿透力的需要选择一种工作频率。无论选择何种中心频率，将同一频率的振荡电压短脉冲作用于PZT 板，以产生超声发射脉冲。同时，接收放大器（见第 4 章）被调谐到同一频率。为了使单个探头能够在三个频率工作，如 3MHz、5MHz 和7MHz 三个频率，它需要有一个 5MHz 的中心频率和 4MHz 的带宽，此时带宽是中心频率的 80%（图 3-8）。注意，生成脉冲带宽的最高和最低频率必须小于探头本身，这意味多频率模式下的预期轴向分辨力，将小于整个探头带宽产生一个完整的 5MHz 带宽脉冲模式下的分辨率。

（四）透镜

透镜通常在匹配层之后组装至探头内。如果没有电子聚焦，如在单阵元探头中，接近透镜聚焦区的声束宽度最小，声波的接收灵敏度和发射振幅也最大。在线阵探头中，扫描平面内的聚焦完全通过电子手段实现，因此只在垂直于扫描平面的仰角平面施加柱面透镜用于聚集。在相控阵探头中，透镜在扫描平面和仰角平面中可能都有一些曲率分布（聚焦作用），以增强扫描平面内的电子聚焦。

三、超声探头技术的发展

探头的工作效率和带宽性能对超声系统的整体性能至关重要。近年来，随着新型压电材料和微电机超声探头（micro-machined ultrasonic transducer, MUT）的发展，探头性能有了明显提高。

（一）单晶压电探头

正如在讨论压电板时所提到的，压电陶瓷材料 PZT 的局限性之一是在极化过程中，颗粒状结构限制了可实现的压电域排列，从而限制了器件的压电效率（图 3-9A）。

现在市场上的超声探头已经采用了替代压电材料，演变为单晶材料（Chen 等，2006 年；Zhou等，2014 年）。单晶材料包括混杂各种其他元素的钛酸铅（PT），如铅、镁和铌（PMN-PT）或铅、锌和铌（PZN-PT）。这种单晶材料通过熔化各组成材料，在精心控制的温度下非常缓慢地析出晶片制备产生。所得到的晶体没有任何晶粒结构，因此当它被切成多个晶片时，能够被极化成几乎均一的极性，即所有的电偶极子都与极化电场一致（图 3-9B）。这些单晶片将供应给探头的电能转化为振动机械能的效率更高。在给定的施加电压下，其厚度变化的响应范围也更大。它们还能使探头产生更宽的带宽，因为更高的效率意味着它们保留更少的未转换能量，因此响应的时间更短。这种

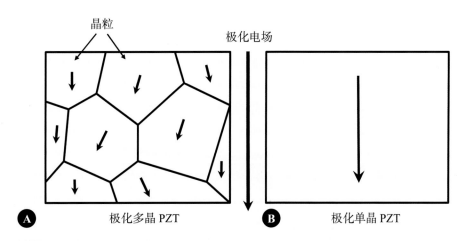

▲ 图 3-9 **A.** 多晶锆钛酸铅（**PZT**）的颗粒状结构限制了极化过程中可以实现的压电域排列，从而限制了器件的压电效率；**B.** 单晶材料没有晶界，通过极化后使电偶极子接近完美的对准，给予更大的探头效率

更大的带宽提高了轴向分辨率，并且对于多频段工作和谐波成像非常必要（见第 4 章）。

（二）微电机超声探头

MUT 的工作原理与目前所描述的 PZT 探头不同。与传统 PZT 探头相比，MUT 具有更好的组织声匹配，无须匹配层，并提供高达 130% 的带宽（Caronti 等，2006 年）。更宽的带宽允许使用短超声脉冲，提高轴向分辨率。MUT 采用了制造电子集成电路（微芯片）的成熟技术，可以降低生产成本，并使电子元件紧密集成在同一硅基板上（Khuri-Yakub 和 Oralkan，2011 年；Qiu 等，2015 年）。其基本单元比标准压电探头单元小得多，通常在几十丝（1 丝 =0.1mm）到几百微米（1μm=0.001mm）。为了形成阵列探头的单个阵元，许多 MUT 晶格被并联连接在一起（图 3–10）。

电容微电机超声探头（capacitive micro-machined ultrasonic transducer，CMUT）和压电微电机超声探头（piezoelectric micro-machined ultrasonic transducer，PMUT）是两种主要类型的 MUT 器件。尽管 CMUT 和 PMUT 的基本单元构造上有一些相似之处，但它们的工作原理完全不同。

CMUT 的基本元件在结构上类似于一个小鼓，柔性薄膜位于固定的底座上方，由真空间隙隔开（图 3–11）。其薄膜和固定底座包含电极，形成电容器。当电极之间施加稳定的偏置电压时，静电引力使柔性薄膜被吸引朝向基底部，这种吸引力与柔性薄膜的弹性回复力方向相反。施加在电极之间的交流电压使薄膜振动，这种作用机制使接触柔性薄膜的声介质产生超声波。在接收过程中，由入射波压力的变化引起柔性膜的运动，导致器件电容发生变化。在稳定的偏置电压下，电容的变化产生相应的电流进入器件，电流的幅度与偏置电压和波形的频率有关。这种电流可以作为超声回波信号被检测和处理。

为了在发射和接收中高效运行，除振荡的驱动电压外，CMUT 的电极之间必须施加稳定的偏置电压。增加偏置电压会导致薄膜与基底之间的间隙减小。将偏置电压增加到某个极限值时被称为崩溃电压，该电压会导致薄膜与基底接触，从而引起电击穿或设备的机械损坏。不幸的是，在

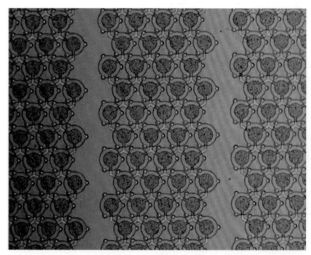

▲ 图 3–10　一维 64 阵元电容微电机超声探头（CMUT）阵列的一部分，显示了单个 CMUT 元件如何聚合形成所需的探头阵元区域

经 Elsevier 许可转载，引自 *Microelectronics Journal*, 37, Caronti A, Caliano G, Carotenuto R et al., Capacitive micromachined ultrasonic transducer（CMUT）arrays for medical imaging, 770–777, Copyright 2006.

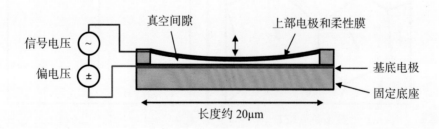

▲ 图 3–11　基本的电容微电机超声探头（CMUT）元件就像一个小鼓，柔性薄膜位于固定底座的上方，由真空间隙隔开。如果在薄膜和固定底座的电极之间施加交流电压，则两者之间的静电吸引使薄膜振动。单个 CMUT 元件的径线通常约为 **20μm**

给定的电压变化中，薄膜运动的最大幅度是在薄膜非常接近基底时得到的。也就是说，在崩溃电压附近操作器件可以获得最大的效率（Caronti 等，2006 年）。通过在薄膜下面增加小的结构，防止薄膜与基底接触，避免电击穿发生的设计获得了商业成功（Otake 等，2017 年）。这种设计使得设备可以在非常接近崩溃电压的情况下工作，从而实现柔性薄膜的大幅度运动。

基本的 PMUT 元件同样包括一个小鼓结构，一个薄膜悬浮在一个狭窄的真空间隙上。不过，此时的薄膜由压电材料薄板组成，薄板的两个表面都有电极相连，薄板与一被动弹性膜固定在一起（图 3-12）。在电极之间施加电压会使压电板的厚度发生变化，进而引起压电板横向尺寸发生相反的变化。例如，压电板厚度的扩张导致其横向尺寸的收缩。压电层与被动弹性层之间扩张的差异导致薄膜弯曲，产生垂直方向的偏转运动。声波发射时，交流电压的应用导致膜的振动。声波接收过程中，传入压力波引起薄膜的偏转带来尺寸的横向变化，从而在电极上产生电信号。

在一个已经商业应用的 CMUT 探头上，实现了 2～22MHz 的工作带宽（Tanaka，2017 年）。CMUT 探头在谐波成像和血管内成像的高频小尺寸探头中具有很大的应用潜力。利用该技术还很有可能制造用于三维体积成像的二维矩阵阵列探头（Khuri-Yakub 和 Oralkan，2011 年），小型 PMUT 阵列样机已经在这方面进行应用。Dausch 等（2014 年）构建了包含 256 个阵元和 512 个阵元的 5MHz 矩形阵列探头。这些被集成到心脏导管中，用于体内实时 3D 成像。

四、线阵探头和凸阵探头（声束步进阵列）

线阵探头或凸阵探头是一种常见的探头类型。线阵探头提供了一个矩形的视野（图 3-13），保持其宽度接近探头表面，因此当感兴趣区域延伸到表面（如颈部或四肢）时特别适用。曲线阵列（凸阵）的工作方式与线性阵列相同，但不同的是，沿正面的阵元阵列形成了一个弧，而不是直线。它们有一个共同的好处，那就是有一个宽阔的视野，但是还有一个额外的好处，那就是视野会随着深度的增加而变宽。因此，它们在腹部的应用很受欢迎，包括产科。然而，为了保持充分接触，有必要将凸面略微压入患者。这使得线性阵列比曲线阵列更适合于不易变形的表面结构（如动脉或静脉，或者敏感皮肤）的应用。梯形（虚拟曲线）阵列给出了这个问题的答案。

从外部看，线性阵列传感器是一个塑料块，其设计非常适合操作者手持使用，橡胶镜片沿面部与患者接触（图 3-14）。在透镜后面是一个匹配层，在这个层后面是一个线性阵列，通常由 128 个有规则间隔的狭窄的矩形传感器元件组成，被狭窄的屏障隔开，用惰性材料制成，通常是聚合物或环氧树脂。一些线性阵列传感器有多达 256 个元

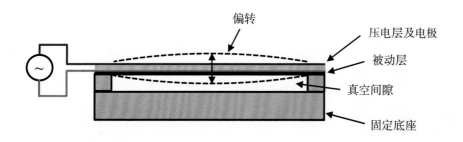

▲ 图 3-12　基本的压电微电机超声探头（PMUT）元件包含一个薄的压电板，两个表面都有电极，黏接在一个被动的弹性膜上

在电极之间施加电压引起电极板横向尺寸的变化，从而导致电极板弯曲。应用交流电压会引起薄膜的振动。在接收过程中，传入的压力波引起膜偏转，导致尺寸的横向变化，从而在电极上产生电信号

件，但考虑成本和制造困难，128 个是更常见。请注意，选择这些数字，而不是 200 或 100，因为它们是二进制的"整数"，因此更便于数字控制和处理。

每个阵列元件的宽度通常约为 1.3 倍波长，这是一个折中方案，在 3MHz 时给出一个合理的宽阵列，约为 85mm（=128×1.3×0.5mm），因此有一个有效的宽视野，同时仍然允许元件足够窄，以辐射在扫描平面上的一个大范围的角度（见第 2 章）。每个元件的较长边决定了在仰角方向上的声束宽度，其典型值约为 30 倍波长。这意味着弱聚焦柱面透镜在所有深度提供了一个相当狭窄的仰角声束宽度。由于所有探头的尺寸与波长成正比，高频传感器比低频传感器要小。因此，假设 128 个元件，一个 3MHz（波长 =0.5mm）探头可能通常有一个透镜面积约 85mm×15mm，每个元件宽约 0.65mm，而 7.5MHz（波长 =0.2mm）传感器的透镜面积测量约为 35mm×6mm，每个元件宽约 0.25mm。

所有元件的前电极通常都连接在一起，因此它们共用一根导线。然而，每个元件的后电极上都有一个单独的引线（图 3-15），允许由声束形成器单独处理每个元件进出的信号。实际上，每个元件通常被进一步"细分"成 2 个或 3 个更窄的子元件。这样做的原因是，如果不这样做，每个元件的宽度将近似等于它的厚度，沿着元件宽度的共振将吸收沿着元件厚度方向振动的能量，这是我们不希望发生的。请注意，虽然 1.3 倍波长的典型元件宽度可能看起来与 0.5 倍波长的元件厚度非常不同，前者是组织中的波，而后者是 PZT 中的波。由于在 PZT 中声速（即波长）是组织中声速的 2～3 倍，这两个维度实际上是相似的。对于元件的进一步机械切割不影响元件电信号的数量，因为组成该原始元件的 2 个或 3 个切割后子元件的后电极连接在一起并共用一个引线。

（一）活性元件群

为了发射和接收特定的扫描线，使用了以所需扫描线为中心的相邻探头元件的"活跃组"。当该扫描线发射和接收时，探头中的所有其他元件都断开并空闲（请注意，当使用线路多路复用时，可能不会出现这种情况）。首先，一个脉冲被发射，这个脉冲沿着以扫描线为中心的发射束传播。一旦脉冲被传送，不同组合的元件，仍然以扫描线为中心，一起作为一个接收探头，定义接收波束。用于接收的元件数量最初小于用于发射的元件数量，但随着从越来越深的目标返回的回波数量逐渐增加，直到最终超过用于发射的元件数量。

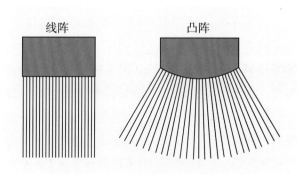

▲ 图 3-13　线阵和凸阵扫描方式

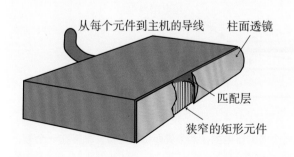

▲ 图 3-14　线性阵列探头的剖视图，显示元件、匹配层和透镜

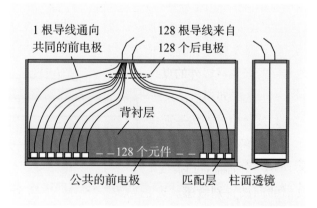

▲ 图 3-15　线性阵列探头的截面图

为清晰起见，没有显示每个元件进一步细分的子元件

发射和接收声束都可以被聚焦或改变，通过控制去向或来自活跃组中每个元件的信号。

一旦从一个扫描线接收了所有的回波，一个新的活跃元件就会以下一个扫描线为中心被激活。这是通过从旧组的一端删除一个元件，并在另一端添加一个新元件来实现的（图 3-16）。这使活跃组的中心向前推进，从而使扫描线向前推进一个元件的宽度。新的扫描线以该线为中心，发射和接收新的声束。这个过程重复，直到整个视野的所有扫描线都被发射和接收，然后开始对整个阵列进行新的扫描。

（二）扫描平面中的声束形状控制

1. 扫描平面聚焦发射

由于柱面透镜不会减少扫描平面中的声束宽度，如果要获得良好的横向分辨率，就必须提供一种电子聚焦方法。这是由操作者控制的，他们将发射焦点设置在需要最佳横向分辨率的深度。这确保发射波束在那里尽可能窄（接收波束也必须在那里窄，但这是下一个考虑）。通常，一个箭头或其他指示符在图像旁边显示设置发射焦点的深度。来自活跃组中所有元件的脉冲必须同时到达发射焦点，以便将能量集中到一个狭窄的"聚焦区"。然而，元件与焦点之间的距离，即轴向声束轴通过的距离，对于偏外的元件来说要比中心的元件稍长，这点非常重要。因此，远离中心的活跃元件发出的脉冲必须比靠近中心的元件稍微早一些（图 3-17）。制造商为操作者在机器中建立了一个查找表，提供每一种可能的深度对应的发射聚焦。它们提示控制计算机每个元件适当"早开始"。在需要的聚焦区以外的点，来自不同元件的单独脉冲在不同的时间到达，只产生微弱的声学噪声。

2. 接收中的扫描平面动态聚焦和孔径

接收聚焦意味着对于每条扫描线，在任何给定时刻，扫描器对扫描线上特定深度（接收聚焦）发出的回波特别敏感。这也导致接收声束在这个焦点附近变窄，进一步提高横向分辨率。

为了使来自接收焦点的回波灵敏度高，在活

跃组中所有探头元件产生的回波信号必须同时对合成的电子回波信号做出贡献。就像发射聚焦的情况一样，必须考虑到这样一个事实，即位于中心外侧的元件组所需的聚焦与接收之间的距离要比靠近中心的元件大。这是通过延迟除最外层外的所有探头元件产生的电子回波信号，然后将它们加在一起来实现的（图 3-18）。延迟的选择是这样的：声波的传播时间（从焦点到特定元件）加上施加在电子回波信号上的延迟的总和对于所有元件都是相同的。这意味着对于靠近活跃组中心的元件，施加的电子延迟更大，而这些元素的声波传播时间最小。这样，回波信号在求和时都是

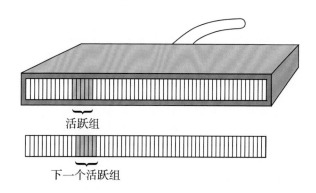

▲ 图 3-16　通过从阵列的一端删除一个元件，并在另一端添加一个新的元件，将活跃组沿阵列移动。事实上，活跃组包含至少 20 个元素，而不是这里显示的 5 个

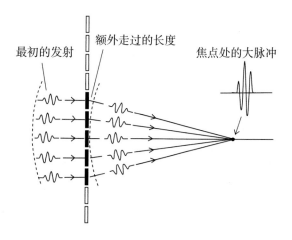

▲ 图 3-17　为线性阵列探头建立发射焦点
为了在焦点处形成一个大振幅脉冲，来自所有元件的脉冲必须同时到达那里。这是通过远离中心的元件稍早发射来实现的

相对齐的，从期望的接收焦点得到一个大振幅信号，而从其他地方得到的回波只有一个弱求和信号（声噪声）。这种在接收中聚焦的技术被广泛地称为延迟求和方法。

实际上，接收中的对焦是由机器自动控制的，操作员没有接收对焦控制。这是因为接收焦点在任何时间的理想深度是回波到达探头时的原点深度。这在发射后立即为零，随着回波从越来越深的目标返回而逐渐增大。由于每增加 1cm 的目标深度，双向行程所需的时间就增加 13μs，机器自动以 1cm/13μs 的速度推进接收焦点。接收焦点不断地向更大的深度推进，这就产生了"接收中的动态聚焦"。事实上，在每次发射后的回波接收间隔期间，高性能机器以几百个小步骤推进接收焦点（在一条扫描线上，每个图像像素最多可以有一个）。"有效接收声束"（图 3-19）由一系列紧密间隔的聚焦区组成，因此在很宽的深度范围内都很窄，而不仅仅是在一个聚焦区。

同时，随着接收焦点的推进，活跃接收组中的元件数量也会增加。这是因为（见第 2 章）焦

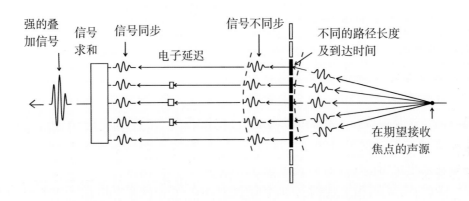

▲ 图 3-18　线性阵列探头创建接收焦点的延迟求和方法

为了在期望的接收焦点上获得一个大的目标回波信号，所有元件的贡献必须在信号求和处同时到达。这是通过电子延迟实现的，对于靠近活跃组中心的元件来说，电子延迟更大

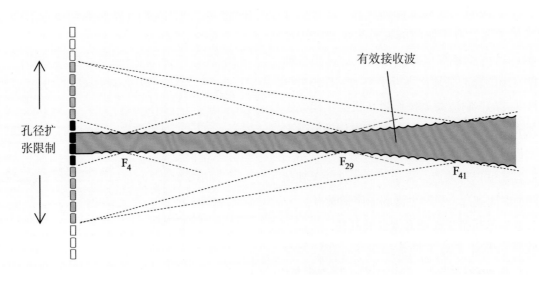

▲ 图 3-19　接收动态聚焦和孔径

机器自动改变延迟，使接收焦点（F）以 1cm/13μs 的速度前进。与此同时，孔径被扩大，使得所有焦点处的声束宽度保持不变（在这个例子中，一直到第 29 个焦点）。如果孔径停止扩张，深焦处的波束宽度会逐渐变大。包围所有聚焦区的扇形线表示有效接收声束

点处的声束宽度与探头孔径成反比。因此，希望活跃接收组有尽可能多的元件（孔径越大）。然而，当接收来自较近目标的回波时，使用一个大群体是没有好处的，因为远离群体中心的元件将无法接收来自它们的回波，这些目标将在外部元件的单个接收声束之外（图 3-20）。这些元件能够接收来自较深目标的回波，但它们只能对来自近距离目标的回波产生噪声。因此，最大元件数应包含在波束中，并随着发射后的时间增加，与接收焦点的深度成比例。这意味着连续聚焦区的声束宽度保持相当恒定，在所有深度保持尽可能均匀的横向分辨率。

有些机器以成本为理由，将接收组的元件数量限制在最多 30 个。这意味着一个恒定的接收声束宽度只维持到孔径扩展停止的深度（图 3-19）。在更深的地方，声束变得更宽，横向分辨率明显变差。然而，在一些更复杂（昂贵）的机器中，接收组会继续扩展，直到包含数组中的所有元素。这种机器可以在更深处保持良好的横向分辨率。

3. 扫描平面变迹法

另一种声束形成过程称为"变迹"，也可以使用。在发射中，这涉及非均匀地激发活跃组的元件，以控制声束的强度轮廓。通常情况下，内部元件比外部元件受到更多的激发，导致旁瓣振幅的减小和聚焦区的扩大。然而，这些好处是以扩大主瓣为代价的（图 3-21），因此妥协是必要的，这是一个在制造商之间没有共识的判断。通过对来自每个元件的信号给予不同的放大，可以实现接收声束的变迹。随着接收焦点的提高，可以动态地改变接收声束的变迹来控制旁瓣特性。

4. 扫描平面多区聚焦

横向分辨率的进一步提高，尽管以帧速率为代价，但可以通过将每条扫描线细分为 2 个或更多的深度区域，并在每个区域使用单独传输脉冲发射接收，聚焦在其各自中心（图 3-22）。例如，操作者可以在两个不同的深度上选择发射焦点——F_1 和 F_2。这些将由图像旁边的两个箭头或其他焦点指示器指示。一个脉冲将聚焦在 F_1 处发射，F_1 与 F_2 之间深度大约 1/2 处的回波将被捕获。然后，第二个脉冲将以 F_2 为焦点发射出去，这样就可以捕捉到来自更深处的回波。发射聚焦区的数目越多，"有效发射声束"的深度范围就越窄。不幸的是，聚焦区的数量越多，在每条扫描线上花费的时间就越长，因此帧率就越低。

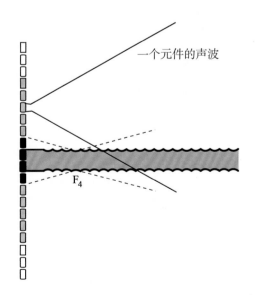

▲ 图 3-20　只有当目标位于元件的单个声束中时，元件才能对接收活跃组做出有用的贡献。在这里，最接近扫描线的 4 个元件之外的元件不能接收来自 F_4 或更近的聚焦区的回波。活跃组的最大有效孔径随着接收聚焦深度的增加而增加

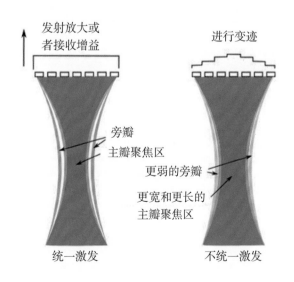

▲ 图 3-21　聚焦声束的变迹

相比于内部元件，少激发外部元件，可以抑制旁瓣，扩大聚焦区。然而，主瓣的宽度增加了。不同元件回波的不均匀放大可以使接收声束发生相似的变化

当使用多发射聚焦区时，其他发射参数如中心频率、脉冲长度和形状、孔径和变迹都可以针对每个聚焦区进行独立优化。这些变化可以考虑到这样一个事实，即发射针对较深区域的脉冲将经历更大的高频衰减。

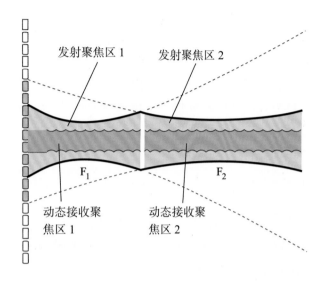

▲ 图 3-22　多区聚焦

操作者选择了两个聚焦区（F_1 和 F_2）。位于探头和两个焦点中间点之间的目标用聚焦于 F_1 的发射脉冲接收。超过中间点的目标通过沿同一扫描线发射另一个脉冲来发射接收，但聚焦在 F_2。深色扇形线和浅色扇形线分别表示有效发射声束和有效接收声束

（三）栅瓣

栅瓣可以出现在具有规则间隔元件的任何探头上，如线性或曲线阵列（凸阵）或相控阵。它们是主声束的微弱复制，在主声束的每边都有比较大的角度（高达 90°）（图 3-23A）。"栅瓣"现象指的是，当一声束通过一个由紧密且有规则间隔的狭缝组成的栅（衍射栅）时，在原始声束的两侧形成一系列新的偏转声束。栅瓣会产生杂散回波（声噪声），有效地拓宽扫描平面中的声束，降低横向分辨率和对比度分辨率。

让我们首先考虑一个无聚焦的阵列探头，其回波以一个角度从远处的目标到达主波束。脉冲到达各个探头元件的时间略有不同。随着所考虑角度的增加，一对相邻元件到达时间的差值也会增加。如果相邻元件之间的距离足够大，就会存在一个角度，这个时间差就是 1 个全波周期（图 3-23B）。因此，当脉冲中的第一个峰值到达这一对原件中较远的一个时，脉冲中的第二个峰值将到达较近的元件。当在声束形成器中求和时，这两个峰（以及脉冲中的其他峰和谷）的重合将导致来自 2 个探头元件的电脉冲彼此增强。规律的单元间距意味着接收孔中每一对相邻的元件发生同样的事情，因此当活跃组中所有元件的电脉冲

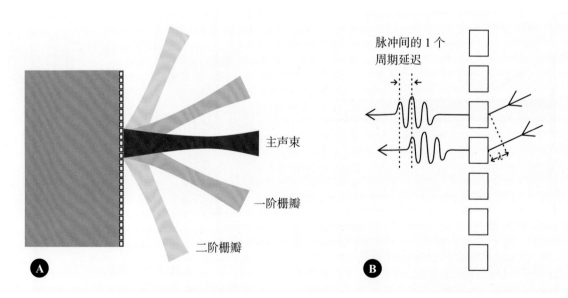

▲ 图 3-23　A. 栅瓣是主声束的微弱复制，角度高达 90°。与正前方方向的夹角越大，栅瓣越弱。B. 第一个栅瓣出现的角度，使相邻元件的回波到达时间相差 1 个周期

组合在一起时，就会产生一个大振幅的电子回波脉冲（栅瓣信号）。

根据元件间距和脉冲周期数的不同，一阶栅瓣外可能存在二阶甚至三阶栅瓣对。对于这些，脉冲到达一个元件的时间分别比邻近元件的时间早 2～3 个周期。然而，对于一个 N 阶栅瓣的存在，脉冲中必须至少有 N 个周期；否则，两个元件的信号之间不可能有建设性的重叠。显然，对于多普勒技术的较长脉冲和等幅波，比用于成像的 2～3 个周期脉冲更有可能产生这样的高阶栅瓣。在所有的情况下，栅瓣的角度越大，它就越弱，因为每个元件在发射或接收与正前方方向成大角度的声波时效率较低。

以上所提供的解释是关于回波的接收，但是类似的论点也适用于发射，考虑到来自扫描平面中一个遥远点的相邻元件的脉冲到达。当考虑从焦点平面中的目标接收或发送到目标时，它们也适用于聚焦阵列探头。这是因为应用于每个探头元件与元件之间的信号的聚焦时间延迟补偿了不同元件与目标之间的距离。

元件间的中心到中心距离越小，产生第一个栅瓣所需周期差的角度就越大。如果这个距离小于半个波长，那么即使一个以 90° 到达的脉冲产生的时差也小于半个周期。这意味着来自一个元件电脉冲的第一个峰和来自更接近的相邻元件电脉冲的第二个峰之间不可能有重叠。因此，如果元件之间中心到中心的距离是半个波长或更少，就不可能有栅瓣。

将这一规则应用于具有 128 个左右元件的临床线阵探头，由于元件之间的中心到中心的距离通常约为 1.3 个波长，栅瓣总是可以预料到的。对于相对较少的 256 个元件的探头，中心到中心的距离约为 0.65 个波长，栅瓣仍然会出现，但与声束的角度会大得多。角度使发射和接收效率下降，这导致了更弱的栅瓣。

（四）层面厚度

由于发射和接收声束在仰角方向上具有非零

宽度，可以从位于期望扫描平面附近的目标接收回波，但实际上不是在期望扫描平面内。这样的回波会产生噪声，因此会限制穿透力和对比度分辨率。实际上，图像是发射和接收组织片的结果，而不是二维平面。在任何特定的深度，层面的厚度等于声束垂直方向的宽度。层面厚度在柱面透镜聚焦的深度处是最小的，因此这是可以预期的噪声最小的深度（图 3-1）。这也是可以达到最大灵敏度的深度。灵敏度随深度的变化取决于操作者设置扫描平面发射焦点的深度，但如果这个深度与垂直面焦点一致，声束在这两个维度上都将是最窄的，在那个深度上的灵敏度将特别高。

在其他深度，使用多排阵列可以改善层面厚度。通过将一维阵列的大约 128 个条带元件划分为 3 个或 5 个独立的部分，可以创建多个行。在最简单的实践中，即 1.25D 阵列中，多行只是用于随着目标深度的增加将孔径从 1 行扩大到 5 行。在 1.5D 阵列（图 3-24）中，使用扫描平面所描述的电子聚焦技术（如发生和接收中的动态聚焦），对每一行的信号施加电子延迟，以减少垂直方向的声束宽度。因此，垂直面的焦距可以自动改变，以匹配扫描面的焦距。所使用的名称（1.25D 和 1.5D）旨在将具有层厚控制的传感器与全 2D 阵列区分开来，后者在两个方向上的元件数量相等，稍后将在 3D 成像中讨论。

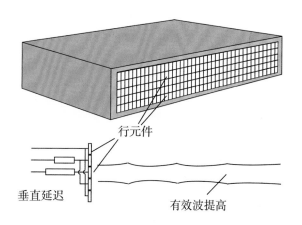

▲ 图 3-24　多行（1.5D）线阵探头

扫描平面波束形成中，应用发射和接收聚焦技术，可用于控制垂直平面的聚焦。这意味着层面厚度更窄，噪声更少

（五）大凸曲线阵列传感器

曲线（凸面）阵列可以制作紧密的曲率，其视野变成扇形（图 3-25）。扇形结构的优点包括在机身表面有一个小的"声窗"，在深度上有越来越宽的视野。相控阵扫描系统特别适合扇区扫描，但大凸曲线阵列允许线性阵列系统的制造商提供扇区扫描探头，而无须建立相控阵传感器所需的专门电子设备。然而，凸曲线探头表面的凸面意味着在某些其不太适用的情况下，需要一个平面的相控阵传感器。

与使用相同大小的元素的线性阵列相比，凸面阵列的活跃元件组的最大可能尺寸更有限。因此，与类似的线性阵列相比，聚焦区的声束宽度更大，横向分辨率更低。这主要是由于这样一个事实，即随着活跃元件数量的增加，最外层的元件越来越远离组的中心线（扫描线），直到最终它们根本不能在那个方向发射或接收。此外，外部元件与接收焦点之间的较长路径意味着提供补偿延迟的问题更具有挑战性。

五、相控阵探头（声束偏转阵列）

相控阵探头产生扇形扫描模式，其中扫描线从探头面中心的一点以扇形形式发出（图 3-26）。与所有类型的扫描仪一样，每条扫描线代表发射 - 接收声束的轴线。

相控阵探头的构造方式与线性阵列探头相似。通常有 128 个矩形探头元件共享一个到所有前电极的公共引线，每一个单独的引线到每个后电极，以及匹配层和背衬层（图 3-27）。透镜在垂直方向上提供固定的弱聚焦，在某些情况下，在扫描平面上提供适度的聚焦，以增强该平面上的电子聚焦。然而，与线性阵列相比，探头阵列在扫描平面方向上要短得多，总体孔径一般为 30 个波长的正方形。单个元件要窄得多（通常是半个波长），这样做的一个优点是它们不需要像线性阵列中较宽的元件那样被细分。与线性阵列使用不同的"活跃组"元件来发射和接收每条扫描线不同，相控阵中的所有元件用于构成每条扫描线的发射和接收波束。由于阵列的尺寸和使用固定透镜在垂直方向提供聚焦与线性阵列是相同的，这两种类型

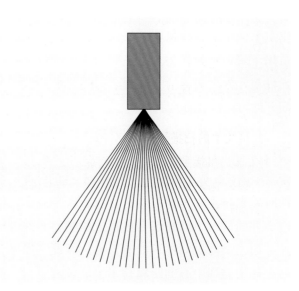

▲ 图 3-26　相控阵探头扇形扫描模式

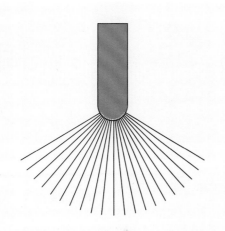

▲ 图 3-25　大凸曲线阵列提供了线性阵列系统扇形扫描模式的许多优点

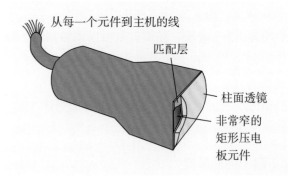

从每一个元件到主机的线

匹配层

柱面透镜

非常窄的矩形压电板元件

▲ 图 3-27　相控阵探头的元件、匹配层和透镜的剖视图

的传感器给出了相似的层面厚度。

（一）扫描平面中的电子波束控制和聚焦

与线性阵列探头类似的延迟求和技术被用于实现扫描平面中的发射和接收声束的聚焦。然而，除在扫描平面聚焦之外，声束还必须以 ±45° 的角度进行操纵。声束转向的原理实际上只是用于聚焦的扩展。事实上，它自动安排的发射焦点和多接收焦点都位于在斜线扫描线上。

1. 发射中的扫描平面聚焦（和转向）

线性阵列探头发射中的聚焦要求来自所有元件的脉冲同时到达发射焦点。每个元件所需的早期启动时间可由制造商预先计算出发射焦点在不同扫描线上的每个可能位置（图 3-28）。如果单个元件的发射声束偏转足够大，使每个元件的声波都能到达它，那么在特定扫描线上的发射焦点并不直接位于发射元件的前面，这一事实对聚焦过程没有什么影响。使用非常狭窄的元件便能够确保这一点，一个非常狭窄的元件将拥有一个非常短的近场和一个具有非常大的散度角的远场（见第 2 章）。

2. 接收中的扫描平面聚焦（和转向）

同样，在接收过程中，预先仔细选择电子延迟，以确保来自期望接收焦点的回波需要相同的时间到达信号求和点，而不考虑具体哪个元件

（图 3-29）。对于线性阵列，接收中同意使用的是动态聚焦，所以操作员不能控制接收聚焦。所有的接收焦点都位于一条扫描线上，这条扫描线通常与探头的轴线成一定的角度，因此每个元件都有可能从任何接收焦点接收。同样，这是由非常窄的元件宽度所保证的。

其他提高横向分辨率的技术，如变迹和发射中的多区域聚焦，也用于相控阵系统。这些技术与已经描述的用于线性阵列系统的技术是相同的。

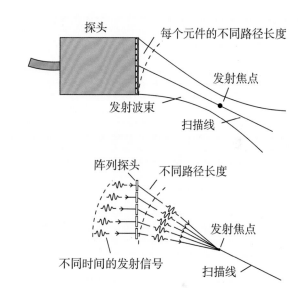

▲ 图 3-28 为相控阵探头创建发射焦点

其原理与线性阵列探头相同，只是焦点通常位于倾斜的扫描线上

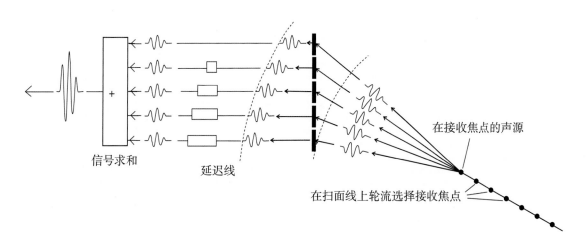

▲ 图 3-29 为相控阵探头创建接收焦点

其原理与线性阵列探头相同，只是接收焦点位于通常是倾斜的扫描线上

（二）视野内图像质量的变化

当使用相控阵探头时，用户应始终使探头倾斜，从而使任何特别感兴趣区域位于视野的中心。这是声束偏转最小的地方，声束宽度最小，信噪比最高。因此，它将是获得最佳横向分辨率、最高灵敏度和最佳对比分辨率的位置。

1. 声束宽度和灵敏度对角度的依赖性

相控阵的一个特殊影响是，在其焦点处测量的声束宽度随着转向角度的增大而变宽（图3-30）。因此，横向分辨率在扇形视野的两侧变得较差。强聚焦波束的宽度在其焦点处与探头孔径焦距成反比（见第2章）。另一种表达方式是，在焦点上看，如果探头角宽度变大，声束宽度变得越来越小。就像一扇门或窗口从正前方看比从旁边看，看起来更宽。因此，当从扫描线上与探头面成直角的点看时，探头孔径的角宽度最大，当从扫描线转向大角度看时，角宽度较小。

另一个问题是，由于单个元件在向"正前方"方向发射或接收时效率最高，灵敏度随转向角度增加而降低。

2. 栅瓣

一般来说，相控阵探头的元件间距较近，与线性阵探头相比，可以减少栅瓣的严重程度。鉴于讨论线性阵列栅瓣时给出的"半波长"判据，

可以认为相控阵栅瓣不可能存在，因为其元件宽度小于半波长。然而，这里的波长指的是脉冲的中心频率，应该记住，一个典型的宽频带脉冲将有显著的能量，并且频率远高于此。这种较高的频率具有较短的波长，因此可能不满足半波长条件。在这些较高的频率上，实际上确实会出现微弱的旁瓣。

此外，这种栅瓣在大转向角度下会增强（图3-31）。如前所述，单个探头元件在向"直行"方向发射或接收时效率最高。由于声束转向使栅瓣以及预期的声束偏转，将主瓣转向一侧也将使其后面的栅瓣更多地转向正前方。因此，在偏转主瓣减弱的同时，这种栅瓣会增强并产生更多的噪声。

六、同时采用声束步进和声束偏转技术探头

一些扫描技术包括从线性或曲线（凸面）阵列探头引导声束远离正常的直线前进方向。一个例子是在一个双线性阵列系统中，多普勒声束偏转以减少它与平行于皮肤表面的血管中的血流方

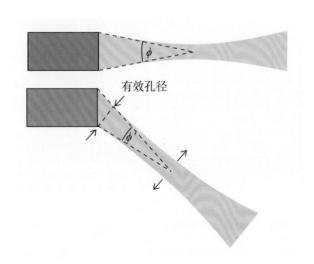

▲ 图3-30 相控阵探头声束随着偏转角度的增大而变宽。这是因为从焦点上看到的探头的角宽度变小了（角 ϕ' < 角 ϕ）

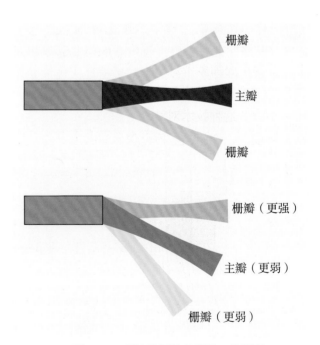

▲ 图3-31 相控阵探头的栅瓣一般较弱

当偏转主瓣增加时，一些栅瓣会更靠前，从而变得更强。与此同时，主瓣变弱

向的角度。

　　线性阵列中的声束转向是通过联合聚焦和转向技术实现的，之前描述过该技术用于相控阵探头。然而，相对于相控阵探头，线阵探头元件的宽度较大，导致了更大的问题。当声束逐渐偏转时，栅瓣的灵敏度和声噪声都有较大的降低。尽管存在这些问题，一些混合扫描格式已经被开发用于线性阵列，其中波束步进和波束转向都被使用。

（一）梯形（虚拟曲线）扫描

　　一些线阵系统通过逐步向外偏转位于探头末端的扫描线来实现梯形视野（图 3-32）。这种探头提供了曲线阵列的大视野优势，并且没有凸面产生的组织压缩问题。

（二）偏转线性阵列探头

　　有时，能够将线性阵列传感器的整个视野转向一侧是有利的，如在检查下颌角的血管时。因此，许多制造商提供了将所有发射和接收声束（即所有扫描线）转向左边或右边的选项，产生了一个平行四边形的视野（图 3-33）。

（三）复合扫描

　　偏转线阵技术的一个扩展是在一个单一的"复合"扫描中叠加多个这样的角度视图（图 3-34），这样每个像素的灰度是多个叠加视图中该像素值的平均值。这种技术对线性和曲线（凸阵）探头都是可能的，它给出了解剖特征的曲线边界更完

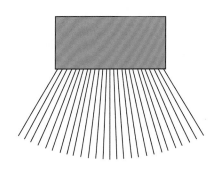

▲ 图 3-32　梯形扫描模式类似于曲线（凸面）探头，但具有平面探头表面的实际优势

整的描述，因为许多这样的边界只有在声束笔直向前，入射接近垂直时，才会给出最清晰的强烈反射。随着声束向右或向左偏转（图 3-34B 和 C），与偏转声束接近垂直入射的边界再次被更清楚地描绘出来。当三幅图像复合时（图 3-34D），边界被更加完整地勾画出来。

　　复合还可以减少散斑（见第 5 章）。图像中任意一点的散斑模式来自样本体积内的小散射特征的回波相干相加。复合扫描中声束的偏转导致来

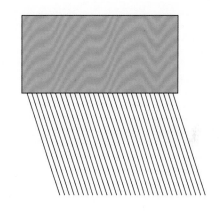

▲ 图 3-33　带声束偏转的线性阵列探头

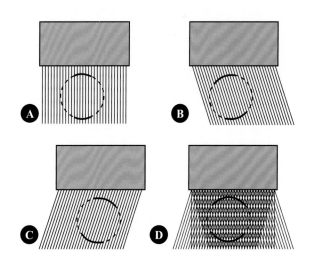

▲ 图 3-34　复合扫描
A. 在一个声束向前直行方向的图像中，近似平行于探头面的边界清晰地显示出来，因为它们接近垂直于声束；B 和 C. 当声束向左或向右偏转时，与声束接近垂直入射的边界再次清晰地显示出来；D. 当合成三个图像时，将三个方向的边界图像平均，以得到更完整的边界轮廓。混合 B 型的图像也减少了散斑和噪声

自不同散射体组的回波组合形成不同的散斑图案。复合图像时，对图像中每个点的不同散斑模式进行平均，降低了散斑的平均灰度级，使散斑模式更细。由于其随机特性，电子噪声也将倾向于通过复合过程中固有的平均处理来降低。真实组织结构的回波不被平均处理所减小，从而提高了图像的信噪比。

复合涉及时间分辨率的损失，因为每个显示帧是几次扫描的平均值。与第 4 章中描述的"帧平均"降噪技术一样，这引入了图像一定程度的"持久性"。因此，如果每个显示的图像是之前 9 个不同扫描（视野）的平均值，并且一个器官横截面立即从 A 变为 B，那么在显示的图像中 A 的所有痕迹消失之前，将需要经过 9 帧。必要时，可以通过显示最近 3 次左右扫描的平均值来合理地折中时间分辨率。

七、阵列探头的时间节约技术

截至目前所描述的扫描技术通常被称为"逐行"扫描，因为对于每一行图像，发射脉冲必须到达图像的最深处，回波在发射下一个脉冲之前返回到探头。每条影像线的运行和返回时间是由组织中的声速决定的，这导致了 3 种相互竞争的质量之间的妥协。

- 时间分辨率。
- 视野的大小。
- 图像质量（如横向分辨率、对比分辨率、动态范围）。

改善其中任何一个，必须以其他一个或两个为代价（见第 5 章）。例如，如果最大深度增加（每个扫描线花费更多的时间）或视野的宽度增加（增加扫描线），会导致帧速率减少。多层发射聚焦可以扩大深度范围，从而获得较好的横向分辨率，但这是以牺牲时间分辨率为代价的，因为在发射和接收多个区域而不是一个区域时，需要在每条扫描线上停留更长的时间。复合扫描通过减少散斑和噪声及更好的边界描绘提高了图像质量，但降低了时间分辨率。第 4 章中描述的一些技术，如帧平均和脉冲反向谐波成像，改善了图像质量，但也以牺牲时间分辨率为代价。

为了帮助实现这些权衡，制造商已经引入了更有效利用时间的声束形成方法。节约的时间可以用来提高上述 3 种品质中的一种或多种。

（一）写入放大

该技术提供了由用户选择的正常视野限制区域的全屏实时图像（图 3-35）。一旦选定，写入放大模式将发射或接收的过程限制在这个操作符定

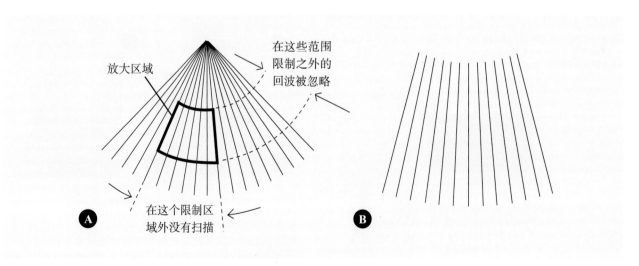

▲ 图 3-35 写入放大

放大区域由操作者定义（A），然后扫描被限制在这个区域内（B），通过扫描更窄、更紧密的声束或两者同时使用，提高帧率或横向分辨率

义的感兴趣区域。一种明显的方法便是提高帧率。或者，节约的部分或全部时间都可以用于提高横向分辨率，这可以通过使用多区域聚焦缩小声束和增加扫描线密度来实现。

（二）多线路复用

通过打破一般的"规则"，即所有回波都应该从一条扫描线返回，然后沿着下一条扫描线发射，使用多区域发射聚焦可以减少相关的帧率损失。作为替代，对每一条扫描线的发射和接收可以分为几个阶段，中间穿插着其他扫描线的发射和接收。例如（图 3-36），当从扫描线 1 上的第一个（最表层的，聚焦区 1）聚焦区接收到回波时，不等待来自较深结构的不想要的回波返回后再发射到扫描线 1 上的第二个聚焦区，就在已移除的扫描线（如扫描线 50）为中心的另一个活跃组发射，以发射和接收该线的第一个聚焦区。选择远端扫描线（在这里是探头的 1/2），可以确保从一条线发出的不需要的回波不会到达另一条线上的接收元件组。一旦回波从扫描线 50 上的第一个聚焦区到达，在扫描线 2 发射第一个聚焦区，以此类推。只有当所有扫描线上的第一个聚焦区

已被发射和接收时，所有扫描线上的第二个聚焦区（聚焦区 2）才被发射和接收。这些也在扫描线序列 1、50、2、51 等中被发射和接收，以同样的方式节省时间。请注意，虽然一次有多个发射脉冲在传输中，但回波接收不会一次在多条线路上发生。

（三）接收时平行波束形成（多线采集）

这是一种重要而常见的技术。由于接收采用动态聚焦，有效接收声束比弱聚焦发射声束窄。事实上，它可以被安排为发射声束以容纳 2 个并排接收声束（图 3-37）。通过共享相同的发射脉冲，来自 2 个相邻扫描线上的目标的回波可以在 2 个单独的接收声束形成器中同时处理（"并行"）。每个接收声束的聚焦延迟可能以硬件或软件的形式实现。在前一种情况下，每个元件连接到 2 个物理上独立的声束形成电路。在后一种情况下，这两组延迟以分时的方式应用于每个元件的回波信号的数字采样。对于心脏应用程序，高帧率可能很重要，多达 4 条扫描线可以并行。然而，为了容纳 4 个接收声束，需要一个更宽的发射声束，进一步降低横向分辨率。

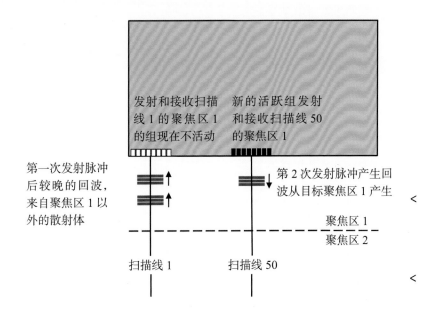

▲ 图 3-36　表示扫描线 1 位于聚焦区 1 内的部分被发射和接收后，不等待来自较深结构聚焦区 2 的回波返回，就从一个移除良好的扫描线（如扫描线 50）中心的另一个活跃组发射，以发射和接收该线的第一个聚焦区

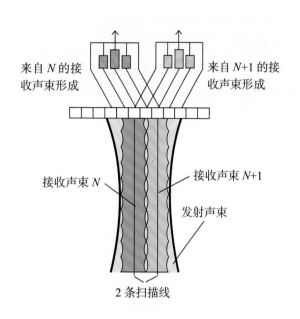

来自 N 的接收声束形成

来自 N+1 的接收声束形成

接收声束 N

接收声束 N+1

发射声束

2 条扫描线

▲ 图 3-37　在接收时形成平行声束可节省时间

一个脉冲通过弱聚焦的发射声束传输。在这个例子中，两个接收声束形成器以并行方式同时接收位于发射声束内的 2 条扫描线，而只使用一个发射脉冲

八、阵列探头声束形成的最新进展

本部分描述了提高帧率或深度范围以获得良好空间分辨率和对比分辨率的最新方法，或两者兼用。这些技术涉及对大量回波数据的快速处理，因此它们的发展只有在有了大规模快速数据存储和处理芯片之后才有可能。它们都利用了平行声束形成方法。不是一行一行地构建图像，每行有一个或多个发射脉冲，而是使用相对较少的宽发射脉冲产生实时 B 型图像的每一帧。

（一）平面波技术

平面波技术包括发射平面波脉冲，通常与视野宽度一样宽，为了更好地同时发射和接收许多或全部扫描线，使用平行动态接收声束形成技术，其关键的优势是高帧率。

1. 单平面波成像

在最简单的形式下，每一帧由一个发射单一的平面波脉冲组成，这是由同时发射阵列探头中的所有元件产生的。这种技术的独特优点是可以实现极高的帧率（每秒几千帧），因为整个视野的发射和接收是在一个发射 - 接收周期内完成的。

然而，由于发射声束的极大宽度，获得上述优点是以较差的横向分辨率为代价的；回想一下，通过发射 - 接收声束的横向强度分布是发射声束的强度分布乘以接收声束的强度分布（见第 5 章）。宽发射波束的另一个后果是高水平的声噪声，这是由从接收波束轴（扫描线）一侧的散射体产生的回波引起的，但却在发射波束内。这种噪声导致对比分辨率、穿透度和灵敏度较差。由于发射聚焦不足，发射脉冲的低振幅进一步降低了穿透度和灵敏度。

图 3-38 清晰显示了接收聚焦的 2 条扫描线（在本例中是第 7 条和第 16 条），尽管实际上，聚焦是同时应用于所有扫描线的。它显示了 2 个时刻的情况，但是在正常的动态接收聚焦中，聚焦稳步前进。通过这种方式，帧内每条扫描线沿线所有点的声束形成射频（radio-frequency，RF）回波数据，该数据从一次传输中获得并存储。

2. 相干平面波复合

一种更高级的平面波扫描形式被称为"相干平面波复合"。这一发展使得所有深度的图像质量在横向分辨率和信噪比方面都得到了很大的改善，尽管不如刚才描述的单平面波技术高（Montaldo 等，2009 年），仍然具有很高的帧率。视野在每一帧中被发射和接收几次（有时多达 30 次或 40 次），每次由一个平面波脉冲阵列以不同的方向发射。这些不同的方向是通过在相邻元件的发射之间引入一个小延迟来实现的，这种方法与控制来自相控阵探头的声束是相同的。延迟越大，平面波脉冲从正前方向的偏转就越大。就像在单平面波技术中一样，每次发射后立即使用并行动态接收声束形成方法获得发射声束内所有扫描线的 RF 回波数据。这在图 3-39 中说明了其中一个角度的平面波发射脉冲。同样，为了清晰起见，只显示了 2 条扫描线（第 7 条和第 16 条）的前进接收焦点。在帧内的所有发射结束时，通过对该点的 N 个回波进行相干求和，计算出每条扫描线上每个点的最终代表的回波振幅，其中 N 为每帧内的传输数。相干叠加意味着 N 个回波首先相对于彼此延迟，以校正 N 个不同传输之间往返于该点的总传播时间的差异。

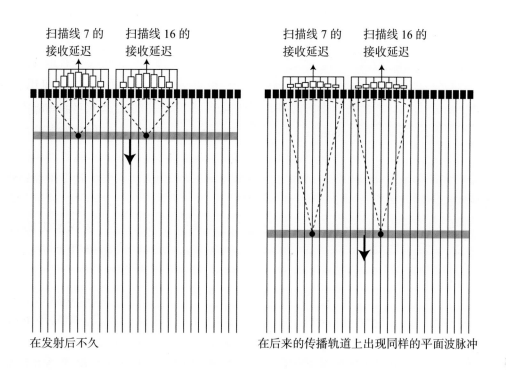

▲ 图 3-38　平面波成像

发射出与视野一样宽度的平面波脉冲。在所有扫描线上形成平行动态接收波束，每次发射完成图像的一帧。代表性的接收焦点延迟仅显示了 2 条，即第 7 条和第 16 条

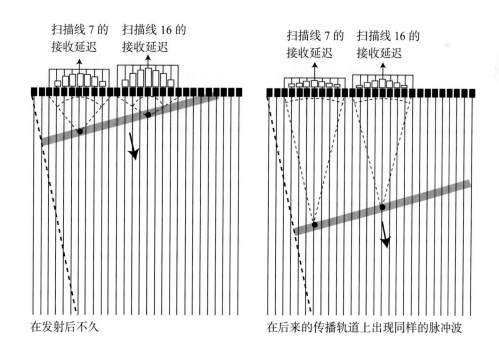

▲ 图 3-39　角度发射平面波脉冲的平行动态接收声束形成

随着脉冲的前进，每条扫描线的接收声束形成，确保该线的接收焦点与返回探头的回波的原点深度同步前进。代表性的接收焦点延迟仅显示了 2 条，即第 7 条和第 16 条

这个过程如何提高信噪比和横向分辨率可以从图 3-40 所示的一个简单例子中看出，为了清晰起见，每帧的传输数被限制为 3，即 $N=3$。当从视野中任何特定点（如 P）发出的 3 个射频回波（图 3-40 I ～ III）进行相干叠加时，P 最终产生的回波振幅将是单次发射产生的 3 倍。回波振幅的 3 倍化只适用于来自 P 周围相对较小的交叉区域内的回波，这对所有 3 个脉冲都是常见的（图 3-40 IV）。另外，视野其他地方的散射体产生的声学噪声，将不会是 3 倍的振幅，因为噪声的波峰和波谷的随机性质意味着它们在叠加时无法对齐。这意味着在 P 处或接近 P 处的散射体计算的最终回波振幅的信噪比要比单平面波技术要好得多。这也意味着只有在 P 点或接近 P 点（即在交叉区域内）的散射体才会以有用的信噪比对该点的最终回波振幅做出贡献。换句话说，交叉区域的宽度决定了图像的横向分辨率。

实际上，通过这一过程从 P 点获得的最终回波与从凹面发射脉冲会聚到 P 点的焦点得到的回波几乎相同。如图 3-41 所示，3 个脉冲平面波 A、B 和 C，从不同方向同时到达 P 点，形成近似聚集于一点的收敛脉冲（显然，不同角度的平面发射脉冲的数量越多，就越接近聚集于一点收敛脉冲）。由脉冲 A 产生的回波对来自 P 的最终回波的

贡献几乎与标记为 a 部分的收敛脉冲产生的回波相同。同样，脉冲 B 和脉冲 C，分别与 b 部分和 c 部分的收敛脉冲贡献一样多。不同之处在于，每一个脉冲 A、B 和 C 是在不同的时间发射的，而不是像收敛脉冲的 a、b 和 c 部分那样同时发射。因此，这个过程可以被正确地描述为发射聚焦的一种形式，但因为它是在所有的发射 – 接收序列都完成之后进行的，所以它被称为"回溯式发射聚焦"。

在逐行扫描中，每条扫描线依次被发射和接收，由用户选择的特定深度来聚焦。与其他深度相比，这在选定的深度产生的图像具有更好的信噪比和横向分辨率。回溯聚焦的优点是，它提高了从多个方向发出声波在视野内所有点的信噪比和横向分辨率。这消除了对发射焦点控制的需要，尽管一些采用这种技术的制造商继续提供一个选项。回溯聚焦也是合成孔径成像方法的一个特点。

平面波成像技术是在剪切波成像的背景下发展起来的（见第 14 章），剪切波成像是一种弹性成像技术，旨在提供组织硬度的信息（Bercoff，2011 年；Tanter 和 Fink，2014 年）。由组织的机械振动或声学振动产生的横波，从振动源通过组织传播的速度，与组织的硬度有关。通过绘制横波传播的速度，可以生成组织硬度变化的图像。软

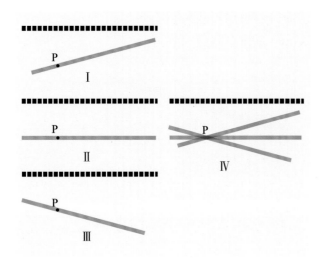

▲ 图 3-40　在这个简单的例子中，视野中的每一个点，如 P，都是由三个不同方向的平面波脉冲共振的，每一个脉冲都是在前一个脉冲的回波被存储后发射的

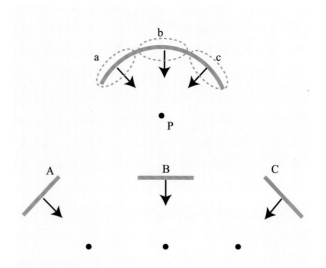

▲ 图 3-41　一个会聚到一点的凹型脉冲可看作是若干个从不同方向会聚到同一点的平面波脉冲

组织中的横波速度在 1～10m/s 范围内，所以横切1cm 宽度区域的时间为 1～10ms。为了在横波穿过这个区域时获得几张横波的快照，需要几千赫兹的帧率。使用以前的超声波扫描技术是不可能实现的，因为通常只能够产生 60Hz 的帧率。平面波成像的高帧率也可以用于多普勒和彩色多普勒，从而在速度估计和组织识别方面得到很大改善（见第 11 章）。

（二）合成孔径成像

另一种提高帧率和获得回溯发射聚焦的好处的技术是"合成孔径成像"。该术语来源于移动物体（如飞机或卫星）的雷达成像（图 3-42），当其在感兴趣区域上移动时，几个重叠分离脉冲会依次发射。发射器在成像序列的开始和结束之间移动的距离定义了"合成"发射孔径。根据第 2 章给出的公式 $W_F = F\lambda/a$，这种有效孔径（ 2a ）比发射天线本身大得多，因此具有良好的横向分辨率。

在合成孔径诊断超声中，发射序列是由沿线性阵列步进的相邻单元的活跃组产生的。除在每一帧中发射更少的脉冲而提高帧速率外，诊断超声中的合成孔径技术还有回溯聚焦的固有好处。这提高了所有深度的横向分辨率和信噪比，与逐行扫描相比，改善了图像的均匀性，并减轻了用户将发射焦点设置在感兴趣的特定深度的需要。

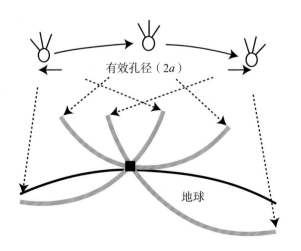

▲ 图 3-42　卫星通过在一定范围内发射，产生了一个大的有效（合成）孔径，从而产生了良好的横向分辨率

合成孔径成像的基本形式从单个或一小组沿阵列以规则间隔的位置的元件发射发散波。每个发射波使大部分视野产生共振，在某些情况下使整个视野产生共振。平行接收声束形成，采用传统的延迟和接收聚焦，以获得所有扫描线的回波。这样可以得到每个发射脉冲对应的一组低分辨率的图像（图 3-43）。这些低分辨率的图像，连同 RF 形式的回波被合成，从而产生最终的高分辨率图像。

这种基本类型的合成孔径技术用于诊断超声成像的一个主要问题是，由于只有一个或少量的元件用于发射，发射超声脉冲的振幅受到限制。这导致重建图像的低信噪比，并且不能使用组织谐波成像，因为后者需要大振幅的发射脉冲（见第 2 章）。

进一步阅读见 Misaridis 和 Jensen（2005 年）、Nikolov 等（2010 年）和 Jensen 等（2006 年）的论文，他们也讨论了使用不同编码的多个发射声束来进一步提高帧率。

（三）合成孔径连续成像

许多现代商业成像系统采用了一种合成孔径的形式，克服了之前提到的发射振幅有限的问题（Bradley，2008 年；Mclaughlin，2012 年；Thiele等，2013 年），以及减少 RF 回波数据的存储和处理量。与其他合成孔径方法一样，该方法在广泛的深度范围内提供了良好的横向分辨率和信噪比，并使用户无须将发射焦点设置在某个感兴趣的深度，或者在某些机器上提供了一种选择。沿着线性阵列步进聚焦的发射声束，其宽度足够跨越并同时发射和接收许多扫描线，使用前面描述的平行接收声束形成技术。声束在传输之间的步进距离大于几个元件的宽度，因此比逐行扫描的帧率更高。然而关键的是，步进距离小于声束的宽度，因此许多扫描线对于 2 个或多个相邻的声束位置是共同的。正如现在所解释的那样，这将导致每条扫描线上的每个点每次从一个稍微不同的方向被发射、接收数次。

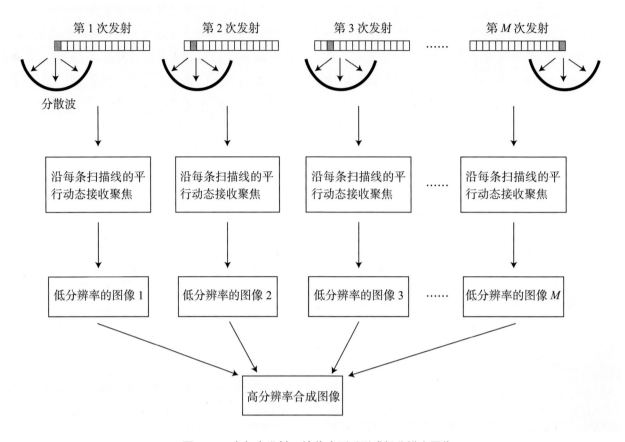

▲ 图 3-43　在每个发射 - 接收序列后形成低分辨率图像

如果使用 M 个定期间隔的发射，则形成 M 个低分辨率图像集。将这些图像连贯地组合在一起，形成一个单一的高分辨率图像

在 Thiele 等（2013 年）所描述的图 3-44 的示例中，每个发射声束跨越 6 条扫描线平行工作，这些扫描线构成 6 个接收声束的轴线（图 3-44A）。一旦从所述 6 条扫描线接收声束形成并存储回波，发射声束沿所述阵列推进 2 个元件，来自所述 6 条扫描线的回波再次形成声束并存储。这些扫描线中的 4 条在以前的发射中是共同的。发射声束再次由 2 个元件推进，回波再次形成波束并存储于 6 条扫描线。其中两个在图 3-44B 中用点标记，是所有 3 种发射的共有信号。这 2 条线将不在下面的发射声束内，所以这 2 条线的发射和接收现在完成了。对于每一条线，现在都有 3 组存储的 RF 回波，这些回波可以相干地组合在一起，产生沿线路的每一个点的最终代表回波。由于负责每个点存储的 3 个回波的 3 个发射脉冲从不同的方向到达该点，每个点的最终回波受益于回溯聚焦

发射。在每一次发射之后，就会形成另外两条线的最终回波。这意味着，对于这个说明性的示例，图像帧可以用逐行扫描所需的一半发射数来完成，从而使帧速率增加 2 倍。与合成孔径的基本方法相比，在回波数据的存储和处理方面有相当大的节约。在序贯技术中，不需要在每一帧结束时存储和处理所有扫描线的回波数据，只需要存储 3 条扫描线的回波数据，并将其合并形成 2 条最终的回波数据。

在一些商业产品中，在每个发射声束中有更多的接收声束并行运行，并且声束波束在发射之间由 2 个以上的元件推进，从而允许帧速率有更大的增长。例如，Thiele 等（2013 年）描述一个商业产品的帧速率增加了 4 倍，实现通过在一个发射声束中，有 16 个并行接收声束。每次步进距离为 4 条扫描线。每一发射束与下一束重叠 12 条扫描线。

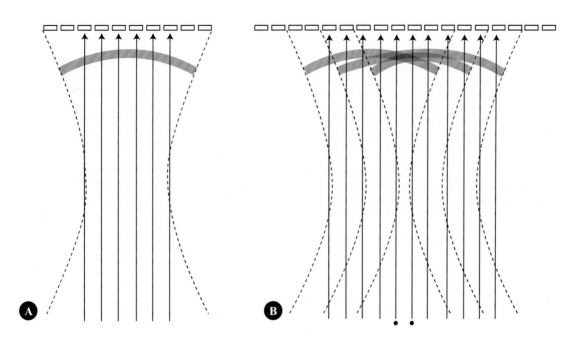

▲ 图 3-44 **A.** 一个聚焦声束平行发射和接收 **6** 条扫描线；**B.** 当以步进的方式沿组前进 **2** 个元件时，标记的 **2** 条扫描线被发射和接收 **3** 次

九、复合模式扫描

阵列扫描仪能使操作者在 B 型图像上突出特定的扫描线，并同时在同一显示屏上为该线生成实时的 M 型扫描、A 型扫描或多普勒频谱。

这对于心脏检查特别有用，其中比较常用相控阵探头，因为它适用于肋间扫描。在这里，同时显示的 M 型和实时 B 型（2D）扫描，允许操作者检查 M 型超声是否被放置并保持在正确的解剖位置（图 3-45）。虽然这两种扫描看起来是同时形成的，但实际上声束形成器在 B 型和 M 型发射和接收之间快速地来回切换。每隔几行 B 型发射和接收后，使声束跳转到所选的 M 型扫描线，用于一个发射和回波采集序列。然后它跳回 B 型继续扫描另外几行；接着再跳回 M 型线，以此类推。

"双工"多普勒扫描是混合模式扫描的另一个例子。这里，多普勒测量是由"样品体积"的血流或组织运动组成，位置显示在 B 型图像的"多普勒线"上（见第 9 章）。这条线可以由用户设置在对图像扫描线平行或以一定角度的位置。当设置为与扫描线成一个角度时，使用前面描述的波束导向和聚焦技术来发射和接收该线。

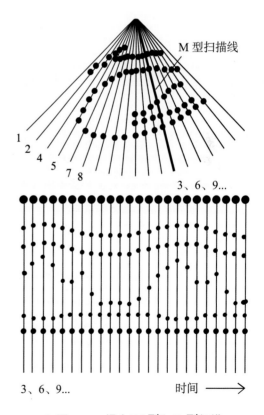

▲ 图 3-45 **混合 M 型和 B 型扫描**
前 2 次发射是沿着 B 型的 2 条扫描线进行的。第 3 个沿 M 型扫描线发射。第 4 个和第 5 个脉冲发射和接收接下来的两个 B 型扫描线，第 6 个脉冲再次发射和接收 M 型扫描线，以此类推。因此，这两次扫描是同时进行的

多普勒线必须以一个高重复频率进行发射和接收（见第 9 章），这比在每一条 B 型线之后跳到多普勒线所可能达到的频率要高得多。因此，多普勒线被不间断地发射和接收，除了非常短的时期（约 20ms）由用户决定，在其中机器执行一个完整的"更新"帧的 B 型。每一个 B 型更新图像都冻结在屏幕上的多普勒显示器旁边，直到它被下一个自动替换。请注意，沿多普勒线发射的脉冲通常比沿成像线发射的脉冲具有更低的频率和更长的长度。

十、3D/4D 探头

迄今为止所描述的声束形成和扫描技术的设计都为了通过目标组织的单个横截面获取回波信息，然后将回波信息处理并显示为实时 2D-B 型图像（见第 4 章）。同样的声束形成和扫描技术可以扩展到从三维组织体中获取回波信息。生成的 3D 数据集可以被处理，以创建许多可选的显示模式（见第 12 章）。以几赫兹（可能高达 20Hz 的刷新率）重复 3D 采集，导致实时 3D 显示，称为四维（4D）显示。

有两种常用的方法来设计 3D/4D 探头。图 3-46 所示的设计包含了一个阵列探头，在这种情况下是一个曲线阵列（凸阵），安装在一个封闭的声耦合流体槽内的旋转装置上（也使用了线性阵列探头）。发射脉冲和返回的回波通过一个薄的声窗口，从相邻的组织获得一个二维截面。电机通过滑轮和传动带连接到旋转装置上，旋转探头阵列，使二维扫描平面与成像平面成 90° 角扫描，以发射和接收组织锥状体积的回波。每个扫描平面的方向是由附在电机上的角度编码器测量的，获得一组紧密间隔、相邻的二维剖面序列，构成一个三维容积数据集合。通过快速重复阵列的扫描运动，可以创建一个 4D 图像。由于传感器运动的机械性质和逐行扫描每个层面，3D 采集速率被限制在每秒几卷。

采集数据的每个 2D 层面的空间分辨率受到与线性阵列探头相同的限制。也就是说，由于在垂直方向上缺乏电子聚焦，运动探头阵列的任何扫描面的横向分辨率都比相关垂直面要好得多。这导致从三维容积数据集重建的垂直于原始扫描平面的二维图像横向分辨率较差。

最新形式的 3D/4D 扫描仪使用 2D 矩阵探头阵列（图 3-47）。这种类型的探头包含在一个二维矩阵中排列的数千个正方形元件（在一个情况下超过 9000 个）。如前所述，使用声束导向技术，矩阵阵列可用于在单个平面上创建 2D 扇形扫描。通过在正交方向（垂直）应用波束导向技术，2D

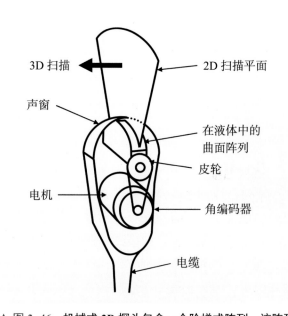

▲ 图 3-46 机械式 3D 探头包含一个阶梯式阵列，该阵列安装在一个薄声学窗口下的封闭液槽的旋转架上

通过滑轮和传动带耦合的电机从一边扫到另一边的图像平面。3D 容积可以在高达 5Hz 的情况下获得

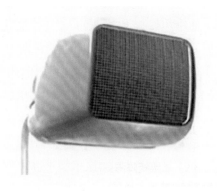

▲ 图 3-47 矩阵阵列探头包含数千个正方形元件（超过 9000 个来自一个制造商），排列在一个 2D 矩阵中（图片由 Philips Medical Systems 提供）

扇形可以横向扫描，以描述一个锥状体（图 3-48）。由于单元矩阵是正方形的，所以通过对两个平面应用相同的电子聚焦和孔径控制，可以在横向（扫描平面）和垂直方向上获得相似的分辨率。存储的体积数据可以在任何平面中被发射和接收，并显示为选定的 2D 扇形扫描，包括 C 扫描，其中成像的部分平行于探头面。可选的 3D 显示模式包括表面重建，在第 12 章详细描述。

为了达到有用的体积重复率，必须再次使用平行声束形成。商用系统使用相对较宽的发射波束，在每个波束中，多达 64 个接收声束（8×8）并行运行（Ustener，2008 年）。通过在宽发射波束之间提供大量重叠，回溯发射聚焦可以用于实现良好的横向和垂直分辨率，同时保持高达几十赫兹的有效体积率（Bradley，2008 年）。

十一、机械扫描探头

机械扫描通常用于 20MHz 以上的特殊场景。这是由于制作高频线性阵列和相控阵探头困难，尽管已经生产了用于小动物扫描的工作频率高达 50MHz 的阵列探头（Foster 等，2009 年）。机械扫描仪产生矩形或梯形视野，可用于高频扫描的表面部位，如眼睛和皮肤。在这里，换能器在手持式探头末端，需要在封闭水浴中来回驱动。探头必须在一个装满水的容器中移动，而不是空气，

因为后者在探头 - 空气和空气 - 皮肤交界处（见第 2 章）几乎为零传入。这个水浴壁的一部分是由一次薄的塑料膜覆盖，允许发射进入患者。探头和这个界面（有效患者）之间的混响（见第 5 章）可以引起明显的伪影。线性机械扫描仅适用于工作频率在 10MHz 左右的探头，因为较重的低频探头在不断改变方向时会产生振动。尽管机械扫描仪的移动部件和水浴常有缺点（体积、振动、泄漏、磨损等），但所有机械扫描仪相对于线性或相控阵传感器的一个普遍优点是，它们不受栅瓣的影响，从而产生更少的噪声。

十二、腔内探头

腔内探头用于插入自然体腔或通过外科开口。许多不同的类型在图 3-49 中显示。将探头放置在目标器官或组织附近的能力意味着从介于中间组织获得的衰减较少，这反过来意味着可以使用更高的频率，并获得更高的横向和轴向分辨率。在探头和目标之间，由于任何组织不均一性或强反射或折射界面，图像失真和伪像也减少。

前文提到的所有声束形成技术都在腔内探头中得到了应用，其选择主要取决于具体应用的解

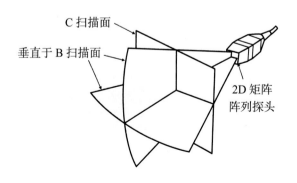

▲ 图 3-48　二维矩阵阵列探头有一个矩形单元阵列
它使用波束导向技术，通过三维容积或发射接收垂直于 B 型扫描平面进行二维扇形扫描。容积数据可以显示为一系列 B 扫描面，也可以显示为 C 扫描面。3D 显示模式也被广泛使用

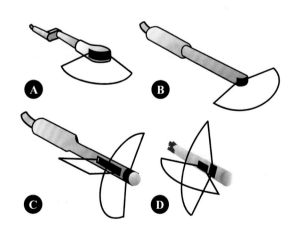

▲ 图 3-49　腔内传感器举例
A. 经阴道扫描的凸阵探头；B. 经直肠或经阴道扫描的末端发射的曲线阵列（凸阵）探头；C. 具有线性阵列和曲线阵列（凸阵）的双平面经直肠探头，可同时进行前列腺的横向和纵向扫描；D. 采用直角设置的两个相控阵的食管探头，给出两个垂直的心脏横截面

剖特征和限制条件。因此，曲线阵列（凸阵）为经阴道扫描提供了一个合适形状的视野。近线阵的广角视野适合于从直肠对前列腺进行成像。相控阵提供了一个广泛的视野，从食管探头可看到心脏的左侧。

（一）360° 机械扫描腔内探头

它们使探头绕着探头的轴旋转，使声束环绕360°，类似于声束环绕灯塔的方式。这种探头包括一个外管，其中是一个旋转的内棒，轴承向外指向探头。为了使进出探头的信号在静止和旋转部件之间交叉，要么采用滑环，要么采用变压器。可将一次性橡胶护套夹在外管上，当外管充水时，可在旋转探头与患者之间提供一个补偿。这种探头的应用包括从直肠内扫描前列腺，以及通过尿道进入膀胱的探头对膀胱壁进行成像。该技术可用于低频探头，但由于探头的尺寸和质量，这种扫描仪可能被限制在低帧率或涉及手动旋转探头。

高频探头（如 30MHz）可以通过导管插入血管，以显示血管壁。该探头连接到一根旋转导线内的非旋转外电缆。这种方法的一个难点是，旋转导线与外部电缆之间的摩擦导致电缆，也就是探头，在血管中缠绕。视野相对于目标的持续移动导致图像解释困难。圆柱阵列探头没有这个问题，提供了腔内扫描的另一种方法。

（二）腔内和心脏内导管探头使用的阵列探头

强凸探头被认为是曲线阵列的一种夸张形式。这一想法的最终发展是将线性阵列紧密弯曲以形成一个完整的圆柱阵列。这种阵列探头对之前提到的机械 360° 探头提供了一个替代方案（图3-50A）。

微小的、高频的（如直径 2mm，30MHz）圆柱阵列安装在导管上，可以插入血管。这就得到了血管内壁的直接高分辨率图像。一种构造方法是将探头元件、它们的连接导线和其他电子硬件安装在一个软性印制电路上，然后将其卷成所需的最终圆柱形。这样做的探头被设计成一次性的设备。

另一种设计用于心脏内成像的探头有一个64 单元相控阵（5～9MHz），安装在直径为 3mm的导管一侧（图 3-50B）。导管可以通过股静脉或颈静脉进入心脏（Proulx 等，2005 年）。

导管内安装阵列的设计者面临的一个问题是，在狭窄的导管内不可能容纳 128 个左右的导线。因此，在某些情况下，阵列具有较少的元件，采用了"合成孔径"技术。这允许引线的数量较元件数量相对较少。电子开关安装在阵列探头旁边，以便可以根据需要把给定的引线连接到几个不同的元件。每次发射后，所选元件的回波序列被数字化并存储。多个发射 - 接收序列沿着同一扫描线进行，每个导线被连接到不同的元件。当所有的元件都被选中后，所有存储的回波序列都被连续地求和，每个序列相对于其他序列被适当的延迟时间间隔。如果来自所有元件的回波序列同时可以得到，那么这些延迟就应该被使用。

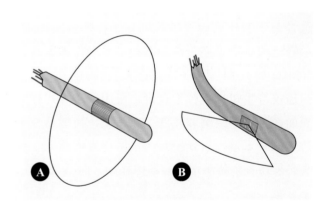

▲ 图 3-50　**A.** 腔内探头采用圆柱形高频阵列（通常为**30MHz**），提供 360° 血管壁横向图像；**B.** 安装在可操纵导管末端的心内相控阵探头

习题

不定项选择题

1. 压电板厚度为多少时探头输出最大？

A. 波长的 1/3

B. 波长的 2/3

C. 波长的 1/2

D. 波长的 2 倍

E. 波长的 3/4

2. 如果探头没有阻尼背衬层，则会导致什么？

A. 无限长的脉冲

B. 非常短的脉冲

C. 持续时间为零的脉冲

D. 混响

E. 长脉冲

3. 可通过以下什么方法增加发射到患者体内的脉冲振幅？

A. 用复合 PZT 代替 PZT

B. 一个或多个匹配层

C. 增加施加在 PZT 板上的驱动脉冲的峰值电压

D. 提高脉冲重复频率

E. 一个背衬层

4. 下列哪项是由匹配层改善的患者传入和传出？

A. 在脉冲的中心频率处最大

B. 对于脉冲中出现的所有频率都是相同的

C. 对于脉冲中出现的较高频率来说更大

D. 对于脉冲中出现的较低频率来说更大

E. 在脉冲的中心频率处最小

5. 一个线性阵列探头相关的正确表述是什么？

A. 由单个探头元件组成

B. 由一对元件组成，一个用于发射，一个用于接收

C. 包括对声束的机械扫描以建立二维图像

D. 通过沿阵列电子步进声束建立二维图像

E. 通常包含 100 多个探头元件

6. 在线性阵列探头中存在什么情况？

A. 一组沿扫描线相邻元件接收回波

B. 这些元件一半用于发射，一半用于接收

C. 一个元件触发产生一条扫描线，然后下一个元件产生下一条，以此类推

D. 在接收期间，用于接收一条扫描线的回波元件数可以改变

E. 一组元件用于发射，同一组元件用于接收

7. 一组阵列探头是怎样的？

A. 有一个或多个匹配层，有助于提高灵敏度

B. 没有匹配层，因在线性阵列为不适合使用

C. 有背衬层，有助于防止振铃

D. 无背衬层

E. 通常有一个柱面透镜，用于在垂直平面聚焦

8. 在线性阵列中，可以怎样通过发射活跃组中的元件来实现传输中的电子聚焦处置？

A. 同时

B. 先有内部元件，然后是外部元件

C. 按顺序依次排列

D. 首先是外部元件，然后是内部元件，最后是中心元件

E. 以随机的方式

9. 在线性阵列中，接收中的电子聚焦通过以下什么方式实现？

A. 延迟电回波，以解释主动接收组不同元件超声回波到达时间的不同

B. 对来自接收组外部元件的电回波放大程度少于来自内部元件的电回波

C. 对来自接收组外部元件的电回波放大程度多于来自内部元件的电回波

D. 先发射发射组内的外部元件，然后发射内部元件，最后发射中心元件

E. 增加接收组的孔径，以接收较大深度的回波

10. 在线性阵列中，变迹涉及什么？

A. 声束控制

B. 帧率增加

C. 旁瓣抑制

D. 灵敏度增加

E. 提高横向分辨率和对比度分辨率

11. 在阵列探头中，动态聚焦会发生什么？

A. 用于接收波束

B. 用于发射波束

C. 包括从一边扫到另一边的声束

D. 包括在接收期间元件延迟的持续调整

E. 包括在发射过程中元件延迟的连续调整

12. 在相控阵中，波束转向是通过以下什么方式实现的?

A. 同时发射所有元件

B. 只触发阵列一半的元件

C. 依次触发元件

D. 先发射外部元件，然后发射内部元件，最后发射中心元件

E. 首先触发内部元件，然后触发外部元件

13. 关于栅瓣的正确表述是什么?

A. 是在主声束两侧主声束的弱的复制

B. 能在任何规律间隔元件的阵列探头中产生

C. 只能在线性阵列探头中产生，而不能在相控阵探头中产生

D. 只能在元件中心对中心间隔小于半个波长的阵列中产生

E. 是当相邻元件的回波被一个完整的周期隔开时发生

14. 线性阵列的声束偏转用于什么情况?

A. 垂直于阵列面扫描线的常规扫描

B. 梯形视野扫描

C. 复合扫描

D. 产生斜的多普勒声束

E. 垂直于阵列面的混合 B/M 式扫描的扫描线

15. D 阵列是什么情况?

A. 有几行元件，一个高于另一个

B. 由一个通常由 128×128 元件组成的正方形阵列组成

C. 改善垂直平面的聚焦

D. 改善扫描平面的聚焦

E. 没有比使用声透镜提供更多改进

16. 平行声束形成（多线采集）包括什么?

A. 每条扫描线有几个发射声束和一个接收声束

B. 每条扫描线有一个发射声束和一个接收声束

C. 提高帧率

D. 一种宽的发射声束，其内部有几个同时存在的接收声束

E. 显著降低了图像中的噪声

17. 关于回溯发射聚焦的正确表述是什么?

A. 使用几个宽的重叠声束，每一个来自不同的发射

B. 在接收中使用平行声束形成

C. 可以在广泛的深度范围内获得均匀良好的横向分辨率

D. 利用狭窄的发射声束

E. 通常会导致帧率增加

18. 关于单平面波成像技术的正确表述是什么?

A. 使用单一发射生成图像

B. 有一个较低的帧率，限制在大约 100Hz

C. 利用离散声波

D. 在接收中使用平行声束形成

E. 比线性阵列的横向分辨率要差

19. 一种 2D 矩阵阵列探头相关的正确表述是什么?

A. 产生一个圆柱形的 3D 视野

B. 通过机械扫描阵列将声束扫过三维体

C. 通常由几千个探头元件组成的单个正方形或矩形阵列构成

D. 能产生与探头表面平行的二维切面图像

E. 克服了线性阵列相关的层面厚度限制

20. 诊断探头中的单元件探头机械地以线性往复运动来回扫描，相关的正确表述是什么?

A. 显示栅瓣

B. 不能产生实时 B 型图像

C. 通常使用低至 3MHz 的频率

D. 通常使用超过 10MHz 的频率

E. 可用于腔内应用

简答题

1. 描述单元件超声探头的结构，并解释各层的功能。

2. 说明压电板的厚度选择为 1/2 波长的原因。

3. 解释来自线性阵列探头的声束沿扫描平面移动以产生连续的 B 型扫描线的过程。

4. 说明用阵列探头如何在扫描平面上实现电子发射聚焦。

5. 说明在逐行扫描中，阵列探头的发射波束比接收波束宽的原因。

6. 描述多发射区域聚焦的优点和缺点。

7. 解释用相控阵探头发射声束向不同方向偏转的过程。

8. 解释阵列探头声束中栅瓣的来源。

9. 说明相控阵探头的图像质量在扇区中心比在边缘附近更好的原因。

10. 说明在逐行扫描中，时间分辨率、成像深度与图像质量之间的关系。

11. 描述一种方法，通过该方法可以在视野中的每个点实现发射聚焦，而不需要将聚焦脉冲发射到每个点。

参考文献

[1] Bercoff J. 2011. Ultrafast ultrasound imaging. In: *Ultrasound Imaging: Medical Applications*, O. Minin (Ed.), InTech, Available at: https://www.intechopen.com/books/ultrasound-imaging-medical-applications/ultrafast-ultrasound-imaging

[2] Bradley C. 2008. Retrospective transmit beam formation. Siemens white paper. Available at: https://static.healthcare.siemens.com/siemens_hwem-hwem_ssxa_websites-context-root/wcm/idc/groups/public/@global/@imaging/@ultrasound/documents/download/mdaw/mtmy/~edisp/whitepaper_bradley-00064734.pdf

[3] Caronti A, Caliano G, Carotenuto R et al. 2006. Capacitive micromachined ultrasonic transducer (CMUT) arrays for medical imaging. *Microelectronics Journal*, 37, 770–777.

[4] Chen J, Panda R, Savord B. 2006. Realizing dramatic improvements in the efficiency, sensitivity and bandwidth of ultrasound transducers. Philips Medical Systems white paper. Available at: http://incenter.medical.philips.com/doclib/enc/fetch/2000/4504/577242/577260/593280/593431/Philips_PureWave_crys-tal_technology.pdf%3fnodeid%3d1659121%26vernum%3d-2

[5] Dausch DE, Gilchrist KH, Carlson JB et al. 2014. In vivo real-time 3–D intracardiac echo using PMUT arrays. *IEEE Transactions on Ultrasonics, Ferroelectrics, and Frequency Control*, 61, 1754–1764.

[6] Foster FS, Mehi J, Lukacs M et al. 2009. A new 15–50 MHz array-based micro-ultrasound scanner for preclinical imaging. *Ultrasound in Medicine and Biology*, 35, 1700–1708.

[7] Jensen JA, Nikolov SI, Gammelmark KL et al. 2006. Synthetic aperture ultrasound imaging. *Ultrasonics*, 44, E5–E15.

[8] Khuri-Yakub BT, Oralkan O. 2011. Capacitive micromachined ultrasonic transducers for medical imaging and therapy. *Journal of Micromechanics and Microengineering*, 21, 054004–054014.

[9] Otake M, Tanaka H, Sako A et al. 2017. Development of 4G CMUT (CMUT linear SML44 probe). *MEDIX*, 67, 31–34.

[10] Proulx TL, Tasker D, Bartlett-Roberto J. 2005. Advances in catheter-based ultrasound imaging intracardiac echocardiography and the ACUSON AcuNavTM ultrasound catheter. *IEEE Ultrasonic Symposium Proceedings*, 669–678.

[11] Mclaughlin G. 2012. *Zone Sonography: What It Is and How It's Different*. Zonare Medical Systems. Available at: http://res.mindray.com/Documents/2016–12–14/1a81fa00–b1fc-4c45–8cca-229d4df58699/zone_sonography_what_it_is.pdf

[12] Misaridis T, Jensen JA. 2005. Use of modulated excitation signals in medical ultrasound. Part III: High frame rate imaging. *IEEE Transactions on Ultrasonics, Ferroelectrics, and Frequency Control*, 52, 208–219.

[13] Montaldo G, Tanter M, Bercoff J et al. 2009. Coherent plane-wave compounding for very high frame rate ultrasonography and transient elastography. *IEEE Transactions on Ultrasonics, Ferroelectrics, and Frequency Control*, 56, 489–506.

[14] Nikolov SI, Kortbek J, Jensen JA. 2010. Practical Applications of Synthetic Aperture Imaging. In: *Proceedings of IEEE International Ultrasonics Symposium*, 350–358.

[15] Qiu Y, Gigliotti JV, Wallace M et al. 2015. Piezoelectric micromachined ultrasound transducer (PMUT) arrays for integrated sensing, actuation and imaging. *Sensors (Basel)*, 15, 8020–8041.

[16] Szabo TL, Lewin PA. 2007. Piezoelectric materials for imaging. *Journal of Ultrasound in Medicine*, 26, 283–288.

[17] Tanaka H. 2017. Technology introduction to CMUT (Capacitive Micro-machined Ultrasound Transducer), Hitachi's next generation linear matrix transducer. *European Congress of Radiology (ECR 2017)*, 1–5 March 2017, Vienna.

[18] Tanter M, Fink M. 2014. Ultrafast imaging in biomedical ultrasound. *IEEE Transactions on Ultrasonics, Ferroelectrics, and Frequency Control*, 61, 102–119.

[19] Thiele K, Jago J, Entrekin R et al. 2013. Exploring nSIGHT Imaging-A totally new architecture for premium ultrasound. Philips Medical Systems white paper. Available at: https://sonoworld.com/Common/DownloadFile.aspx?ModuleDocumentsId=68

[20] Ustener K. 2008. High information rate volumetric ultrasound imaging. Siemens white paper. Available at: https://static.healthcare.siemens.com/siemens_hwem-hwem_ssxa_websites-context-root/wcm/idc/groups/public/@global/@imaging/@ultrasound/documents/download/mdaw/mtc1/~edisp/whitepaper_ustuner-00064729.pdf

[21] Zhou Q, Lam KH, Zheng H et al. 2014. Piezoelectric single crystals for ultrasonic transducers in biomedical applications. *Progress in Materials Science*, 66, 87–111.

第 4 章　B 型超声设备
B-mode instrumentation

Kevin Martin　著

朱诗玮　译

一、信号幅度处理

波束形成技术是通过选择换能器阵列元件、发射器及接收器等，从成像截面的不同部分获取回波信息的方法。这些产生的回波序列表示 B 型超声成像的图像线并定义了图像的空间特性。B 型线每个点的亮度由传感器接收回波信号的振幅决定。然而，传感器接收的回波信号必须经过多种处理才能用于构建 B 型成像图像。本章介绍上述处理的方法。

图 4-1 以方框图的形式说明了完整 B 型成像系统的基本要素，并显示了在图像形成及存储在图像存储器之前，B 型超声信息在各个阶段进行的处理。在第 3 章中，我们认为来自传感器元件的回波信号直接到达波束形成器，然而实际在波束形成之前，信号必须经过几个重要的处理步骤。在波束形成之后的某些过程中，回波信号仍然包含原始发射频率。此信号称为射频信号。这种信号的处理在这里被称为相干成像，通过回波的振幅和相位来处理或组合回波。射频信号的解调包括去除发射频率，只留下回波信号的振幅或基线。之后的处理称为非相干成像。一些处理可以在图像存储器之后执行（后处理），以改进所显示的图像或针对特定临床应用优化其特征。

二、发射声束形成器

当电信号从声束形成器发送到第 3 章所述的传感器元件时，脉冲回波序列产生。声束形成器控制着发送到每个元件信号的时间、振幅和形状。这些数字信号随后被转换成模拟信号，即成为连续可变的信号。不同用户通过控制面板与声束形成器进行交互，如改变输出功率、视野和聚焦等。控制输出功率，改变发送给传感器元件的电信号的振幅，从而改变传感器发射脉冲的振幅。该控制可允许用户以几分贝（如 0dB、-3dB、-6dB、-9dB）的间隔将传感器的输出功率从其最大水平逐级降低，或可标记为所选应用程序可用最大功率水平的百分比。减小发射脉冲的振幅将以相同分贝数降低所有产生的回波的振幅。降低发射功率可减少患者对超声的暴露和任何不良影响的风险。改变输出功率直接影响显示的安全指数、机械指数（mechanical index，MI）和热指数（thermal index，TI）（见第 16 章），这些值随控制的调整而变化。

三、放大

传感器元件产生的回波信号振幅一般太小，无法由接收波束形成器操纵，需要放大。图 4-2A 显示了电子放大器的常规符号。该器件实际上由许多晶体管和其他电子元件组成，但可以被视为具有输入端和输出端的单体。将要放大的电压信号（V_{in}）应用到输入端，放大的电压信号（V_{out}）在输出端处即可用。放大程度表示为 V_{out}/V_{in} 的比率，称为放大器的电压增益。图 4-2A 说明了简单放大器对步进电压输入信号的影响。

有两点需要注意。第一，在输出信号中，每

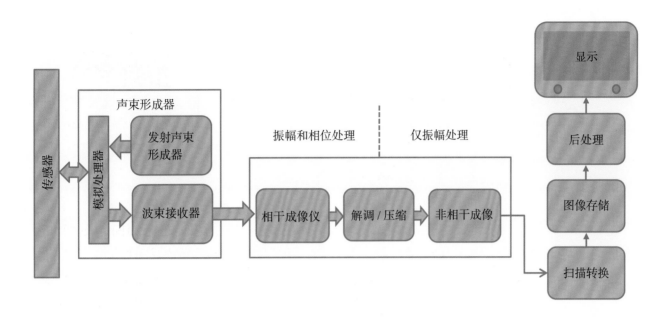

▲ 图 4-1　B 型超声模式成像系统的模式图

波束形成后，必须对回波进行各种处理，才能显示出 B 型图像。其中有些过程是相干的，即它们涉及回波的振幅和相位。另一些是非相干的，只涉及回波的振幅

一信号都比输入信号中的相应信号放大相同的比率。也就是说，电压增益（在这种情况下是 3 倍）对于输入信号中的所有信号电压都是相同的，这被称为线性放大。如图 4-2B 所示，V_{out} 与 V_{in} 的关系图是线性的。第二，电压增益随时间恒定。信号后半部分的每个向下信号被放大到与前半部分相应的向上信号相同的程度。不管回波何时返回传感器，这种类型的放大器用于均匀地放大所有回波信号。在大多数 B 型系统上，用户可以使用总增益控制将这种增益应用于回波信号。无论回波在图像中的深度如何，对图像的影响是使所有回波变亮或变暗。

其效果类似于改变发射功率。在许多情况下，发射功率的降低可以通过增加总增益来补偿。然而，当感兴趣的回波由于目标散射较弱或由于上覆组织而衰减时，其振幅可降低到系统噪声级以下。增加总增益不能将信号提升到噪声级以上，因为噪声将随信号放大。操作员应将发射功率设置为最小，以允许在调整总增益后清晰显示所有相关回波。

四、时间增益补偿

（一）衰减

如第 2 章所述，当发射的超声波脉冲通过组织传播时，它会被衰减（变小）。通过组织返回换能器的回波也会衰减。因此，来自组织中深度界面的回波比来自靠近换能器的类似界面的回波小得多。组织的衰减系数的单位是 dB/cm，如果一个特定的组织的衰减系数是 1.5dB/cm，当脉冲到达距离传感器接口 10cm 处时，其振幅将降低 15dB。该接口的回波在返回传感器的过程中也将衰减 15dB，因此与靠近传感器的类似接口的回波相比，回波将减小 30dB。在这种组织中，从相似界面接收到的回波每厘米深度将减少 3dB。

（二）时间增益控制

在 B 型图像中，不管界面深度如何，将显示的亮度与每个界面的反射强度联系起来是主要目的。然而，来自较深目标的回波要比来自较浅目标的回波弱得多。因此，有必要通过放大来自深部目标的回波来补偿这种衰减，而不是放大来

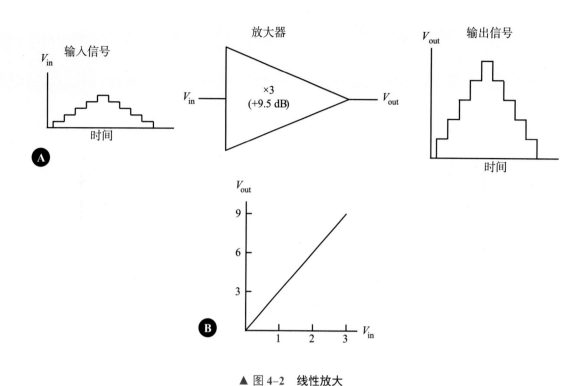

▲ 图 4-2　线性放大

A. 放大器增益（×3）对于所有信号水平都是相同的，增益也随时间而恒定；B. 输出电压对输入电压的关系图是一条直线（线性相关）

自浅部目标的回波。由于深部目标的回波经过脉冲传输后返回所需的时间比浅部目标的要长，可以通过随时间增加，放大回波信号来实现这一效果。这种技术被称为时间增益补偿（time-gain compensation，TGC）。它利用了一个可以通过电子控制增益的放大器，因此可以随时间变化。

如图 4-3 所示，接收到的回波信号的振幅随着其起始深度和到达传感器的时间呈指数改变。这与每厘米深度减少相同分贝数是一样的。在脉冲回波序列开始时，从最浅界面接收的回波相对较大，因此增益被设置为较低的值。然后，它随着时间的推移而增加，对来自更深处的回波应补偿更高的增益。在前面的例子中，当脉冲和回波都衰减了 1.5dB/cm，增益必须增加 3dB/cm。假设组织中的声速为 1540m/s，每厘米深度中脉冲和回波的往返时间为 13μs。所以增益在超声波脉冲发射后必须每 13 微秒增加 13dB。在 TGC 后，不管回波来源深度如何，来自相似界面的回波应该具有相同的振幅。

决定不同深度超声衰减率的主要因素是超声频率和组织类型。超声系统通过一种以换能器频率为名的平均组织衰减速率（单位：dB/cm）对所接受的信号进行 TGC 处理。操作员可以手动对此基准面进行调整，以补偿成像横截面内组织类型的变化。手动 TGC 调整的最常见设置是如图 4-4 所示的一组滑动控制键。每一个滑块调节在发射后的特定时间的 TGC 放大增益，即从组织内特定深度范围反射的声波。当所有滑块处于中心位置时，意味着应用与传感器频率相关的 TGC 平均速率。将顶部滑块向右移动会增加应用于表面组织回波的增益。底部滑动调整应用于最深处回波的增益。在调整 TGC 时，操作员试图消除图像亮度随深度改变而发生的变化。虽然可以让所有回波的亮度都相等，但这并不可取，因为不同组织间回波强度的差异对图像的解释至关重要。

一些制造商现在采用全自动 TGC 系统，该系统可以分析图像的整体亮度，以识别和纠正图像亮度下降或穿过图像。这种系统可能没有 TGC 控制。

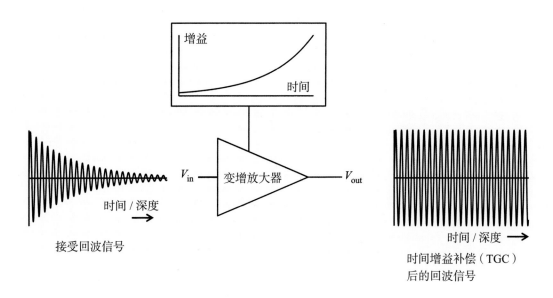

▲ 图 4-3　时间增益补偿

由于衰减，接收到的回波信号的振幅随其起始深度呈指数下降，因此随其到达换能器的时间呈指数延长。TGC 放大器的增益随着传输时间的增加而增加，以进行补偿。在 TGC 之后，不论深度如何，来自相似界面的回波振幅都应该相等

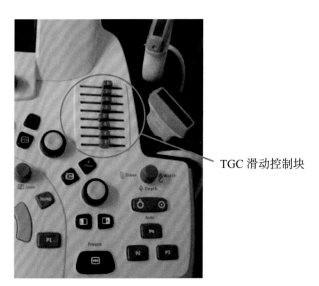

▲ 图 4-4　时间增益补偿（TGC）通常使用一组滑动控制块进行调整，每个滑动控制块都会影响不同深度的增益

五、模数转换

传感器元件接收到回波后产生的电信号是模拟信号。也就是说，它们的振幅从最小值到最大值是连续变化的。第 3 章描述的波束形成技术是用数字技术实现的。因此，在波束形成之前，回波信号必须从模拟形式转换为数字形式。如图 4-5 所示，该过程由模数转换器（analogue-to-digital converter，ADC）执行。

在规律的时间间隔内，测量或采样模拟回波信号的振幅，产生与样本振幅值相对应的数字序列（图 4-5A）。ADC 对每个样本的数字输出形式是二进制数（图 4-5B）。由此产生与信号样本序列相对应的二进制数流。二进制数由一组数字组成，每个数字的值可以是 1 或 0，二进制数（1 或 0）的每一个数称为位（二进制数字）。图 4-5B 中 ADC 的输出由 8 位组成。8 个 1 或 0 有 256 个可能的组合，因此从这个 ADC 输出的数字可以表示 256 个可能的信号幅度值。与连续可变的模拟信号不同，数字信号的值是有限个数的，这是由位数决定的。每增加一位，可能的信号数就增加 1 倍。商用 B 超系统中使用的 ADC 通常为 12 位，提供 4096 个可能的信号值，因此该信号记录模拟的原始信号更可靠。此外，因为可以数字化的最小值较小，所以值的范围（即最大值与最小值的比率）较大。

在用于成像的超声频率（3～15MHz）下，回波信号的振幅随时间迅速变化。为了在存储的图像中保留细节，ADC 必须以足够高的速率对回波

信号进行采样，以捕捉这些变化。采样率必须至少是被采集频率的2倍（Nyquist极限）。如第2章所示，超声脉冲波形包含以标准频率为中心的频率范围。为了明确捕获脉冲中的全部频率范围，通常将采样率设置为发射脉冲的标称频率的至少4倍，例如，对于10MHz脉冲采样率至少为40MHz（即每秒4000万个采样）或更高。

数字化数据可以存储在电子存储器中而不会损失。因为它与模拟型号不同，只是由一组数字组成的，本质上不受噪声、干扰和失真的影响。也许B型成像数字化最重要的优点就是使数字化

处理回波信息成为可能。使用内置的专用设备，数字化的回波信息可以通过强大的数字技术进行处理，得到高质量图像。虽然其中一些处理过程可以实时进行，但是其他的处理多利用已经临时存储在数字存储器中的信息进行。第3章描述的一些技术，如空间合成和回溯式发射聚焦，利用的就是存储数字化数据。

图4-6显示了模拟信号处理的早期阶段，这些阶段必须在波束形成器之前进行。如前所述，来自每个传感器元件的模拟回波信号被放大，然后在信号被ADC数字化之前应用时间增益补偿。

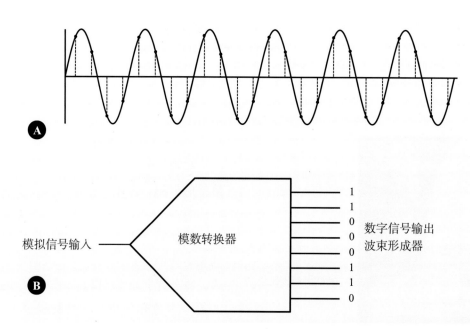

▲ 图4-5　**A.** 模拟信号到数字信号转换涉及以固定时间间隔测量信号的振幅（采样），然后可以将信号存储为一组数字值；**B.** 模数转换器产生与每个采样值对应的二进制数，回波信号的样本序列被转换成这样的二进制数流

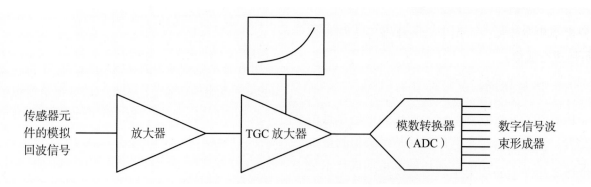

▲ 图4-6　模拟回波信号处理的几个阶段必须在波束形成器之前进行
来自每个传感器元件的模拟回波信号被放大，然后在模数转换之前应用时间增益补偿（TGC）。数字信号被发送到波束形成器

六、相干和非相干成像

在接收模式下，波束形成器接收来自传感器阵列中每个有源元件的数字信息，并按第 3 章所述将其组合，形成 B 型图像线阵。组合过程是一个相干过程，即它考虑了各种回波信号的振幅和相位。回波信号根据其相对相位进行组合时，可能会产生建设性干扰或破坏性干扰，如第 2 章所述的波束形成过程。产生的图像线阵数据为数字格式，但仍包含回波信号的振幅和相位信息。这允许来自不同 B 型线的数据的进一步相干组合以改进 B 型图像。在图 4-1 中，相干图像形成器（见第 3 章）是执行回溯发射聚焦等相干处理的地方。在各种相干处理之后，信号被解调，即发射频率及其相位信息被去除。此阶段之后的处理也称非相干处理。信号的任何组合都是相加的，不能进行相位相消。

在波束形成阶段之后，通常使用各种相干处理技术，如通过抑制声噪或电子噪点来提高图像质量。

七、编码激励

制造商和使用者面临的一个基本挑战是如何为不同的临床应用选择不同的优化发射频率。高频形成窄波束和短发射脉冲，从而获得良好的空间分辨率（见第 5 章）。然而，高频衰减更快，减少了对组织的穿透性。传统意义上的高频（如 10~15MHz）仅用于成像表面结构，如甲状腺或颈部动脉。低频（如 3MHz）具有良好的穿透性，但分辨率相对较低，可用于对大体型患者的心脏或肝脏进行成像。

发射脉冲和回波的衰减随深度增加而增加，常规脉冲的穿透极限对应于回波振幅小于等于背景系统噪声时的深度。通过增加发射脉冲的振幅，可以获得更大的穿透力。然而，由发射脉冲在组织中传递而产生的最大压力幅度受到调节和其他安全问题的限制（见第 16 章）。

发射脉冲的编码激励可用于提高给定频率的信噪比，从而有助于在不增加脉冲振幅的情况下

提高穿透力。脉冲编码方法采用的发射脉冲比传统的 3~4 个周期成像发射脉冲长得多。发射脉冲越长，能量越大，信噪比越高，但如果不进一步处理，轴向分辨率会很低。通过在长发射脉冲中嵌入数字代码，可以恢复良好的轴向分辨率，并通过识别接收回波中的发射码来提高信噪比（Chiao 和 Hao，2005 年；Nowicki 等，2006 年）。

图 4-7A 列举了可能使用的数字代码（1，1，0，1）。为了在发射脉冲中嵌入编码，脉冲被分为 4 个时间间隔，在这种情况下，每 2 个波周期都很长。每个段（1 或 0）中的数字代码值由所用激励波形的相位表示。"0"段中的起始阶段与"1"段中的起始阶段相反。当接收到编码脉冲的回波时，它们通过一个包含传输代码副本的匹配滤波器。如图 4-7B 所示，当检测到"1"相位时，赋予检测到的回波封值为 +1，检测到"0"相位时则封值为 -1。这是一种相关滤波器，其中接收信号与发射脉冲的时间反演模式进行卷积（如图中带圆圈的交叉符号所示）。在每个时间段里（这个时间段等于发射脉冲的时间段），每个段的代码值乘以它们在滤波器中重叠的值并相加。最终导致信号在回波正好覆盖代码的时间段处的振幅为 +4 。之后还会产生非零值，从而在信号上产生距离旁瓣。可以使用更长的码和更复杂的序列（如 Barker 码）来实现更大增幅的信噪比和更低的距离旁瓣电平（Chiao 和 Hao，2005 年）。

如图 4-7C 所示，距离旁瓣可以通过沿相同的 B 线发射第二个脉冲来抵消；第一个脉冲和互补脉冲被描述为一个 Golay 互补码（Golay pair）（Chiao 和 Hao，2005 年）。当两条线路的输出信号相加时，距离旁瓣相消（相位 +1 与相位 -1 相消）。所得到的信号包含 +8 的振幅和一个时间段的持续时间。然而，在每一行上使用多个脉冲回波周期会导致帧速率降低，并且如果目标组织不是静止的，则可能导致伪影。

在发射脉冲中嵌入数字代码的另一种方法是发射啁啾信号（Pedersen 等，2003 年）。这是一个长脉冲，其中发射频率在传感器带宽内从低值扫

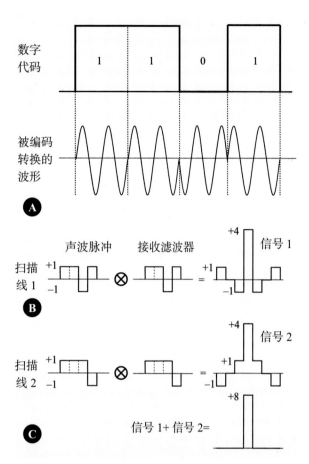

▲ 图 4-7　**A.** 在编码激励中，通过将发射脉冲划分为一系列时区并为每个时区分配相位（正常或反转），可以将数字代码嵌入发射脉冲中。正相位对应于数字 "**1**" 的时区，反相位对应于数字 "**0**"。**B.** 可以使用包含原始代码的匹配滤波器从返回的声波中提取数字代码。当代码与滤波器匹配时，接收到一个大信号，但前后都有距离旁瓣。**C.** 距离旁瓣可以用一对称为 **Golay** 互补码抵消

描到高值（图 4-8A）。拉长的脉冲再次包含更多的能量，从而提高了信噪比。接收到的回波通过匹配滤波器（图 4-8B），这是发射啁啾信号的时间反演模式。这种卷积过程导致脉冲缩短，从而恢复系统的轴向分辨率（图 4-8C）。啁啾激励每条线只需要一个单一的脉冲，但需要一个更复杂更昂贵的发射脉冲发生器来产生啁啾波形。

二维灰阶成像

　　一些制造商还使用编码激励来实现血流运动在 B 型图像中实时显示运动，这种方法通常被称为 B-flow。该方法将在第 11 章中进一步描述。血液散射的回波比组织散射的回波弱得多，很难用 B

型处理技术检测到。通过编码激励实现提高信噪比，从而让检测来自血液的信号成为可能，但是它们比来自组织和器官边界的信号小得多，因此即使在动态范围压缩之后，它们通常也不能同时显示。在 B-flow 技术中，通过编码激励检测从血液和组织散射的回波，随后使用组织均衡技术抑制从组织散射的回波，以便两者可以同时显示在图像中（Chiao 等，2000 年）。组织均衡技术是通过应用线对线高通滤波器来实现的。这样可以抑制不随线而变化的回波，如来自静止组织的回波。回波确实会在线与线之间发生变化，如血液中运动散射体的回波，这些都会被增强。实现组织均衡的一种简单方法是对每一图像线使用 2 个连续的脉冲回波周期。来自扫描线 1 的回波信号被压缩（即波形解码）并存储。扫描线 2 被加到扫描线 1 之前被压缩、反转（相当于减法）。来自组织的静止回波被去除，而来自运动血液的回波被保留。高通滤波器的效果可以在脉冲回波被加到一起之前，通过使用更多的脉冲回波周期、改变极性（正或反）和扫描线的振幅来提高。

　　B-flow 图像给人一种血管内血液运动的印象。由于它强调改变图像特征，运动血液的亮度随着血流速度的增加而增加。B-flow 不是一种定量技术，不能用于测量血流速度，但它不受多普勒技术的某些限制，如角度依赖性和混叠（见第 11 章）。

八、组织谐波成像

　　谐波成像被应用于组织 B 型超声中，它可以有效地减少人工制剂所致的图像模糊。谐波成像还可用于区分超声对比剂产生的回波和组织产生的回波。第 13 章介绍了谐波成像的对比应用。

　　如第 2 章所述，人工制剂引起的微弱回波可以导致图像模糊，让操作者难以清晰地识别解剖特征，而组织谐波成像有助于抑制这些微弱回波（见第 5 章）。这些微弱回波也被称为杂波，在充满液体的区域，如心脏、血管或膀胱中尤为明显。杂波是由声波穿过物体表面（如肋骨或器官边界）

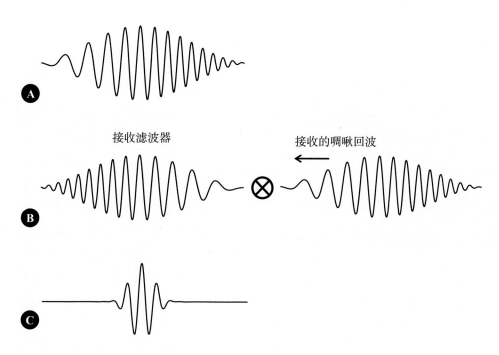

▲ 图 4–8　**A.** 发射的啁啾信号是一个长脉冲，在该脉冲中，发射频率在传感器带宽内从低值到高值扫描；**B.** 接收到的回波信号通过匹配滤波器，该匹配滤波器是发射脉冲的时间反演模式；**C.** 该卷积过程的输出是一个缩短的脉冲，其频谱集中在啁啾信号的中心频率

时产生的反射形成的，这些反射会再次被反射或散射，致使传回传感器的杂波放大，并在图像中表现为显著的杂波。B 超图像也可能被浅表脂肪层削弱，因为不同脂肪含量组织的声速不同，可能会导致声束失焦和图像质量的损失。

低振幅超声波通过线性传播穿过组织，保持其正弦形状（图 2–23）。反射和散射产生的回波波形与原始发射脉冲波形相似。当高振幅超声波通过组织时，非线性传播效应会导致脉冲波形失真，从而在压力中产生剧烈的跃迁，而压力的变化在其原始正弦波形状中并不存在（图 2–27）。压力的急剧跃迁与发射频率 f_0（基频）处的部分能量相关，这些能量被转换为谐波频率 $2f_0$、$3f_0$ 等（见第 2 章）。

非线性失真在声压最高的发射束处最为强烈（如在声束轴处和对焦区域）。失真随着传感器距离的增加而增大，直到其通过组织衰减逐渐减小。在谐波成像中，只使用回波的谐波或非线性元素形成图像。去除基频回波的成分，即去除线性成分。由于谐波能量大部分来自声束轴线上或邻近

处，谐波束比基频形成的谐波束窄。纵向声束宽度也会减小。第 3 章中描述的多区发射聚焦可用于扩展产生谐波能量的高振幅区域的范围。

上述图像杂波和伪影与发射脉冲的低振幅线性传播有关，并出现在回波的基线中。特殊表面结构（如肋骨）反射发射脉冲形成的低振幅重复的反射波增幅了杂波，并产生低的谐波能量。在谐波图像中去除上述杂波，可得到更清晰的图像。在声束的低振幅部分，如旁瓣和栅瓣内，几乎没有非线性失真，这些反射的杂波也相应减少了。因为谐波产生于组织内部较深的组织，而非脂肪层，所以声束穿过表面脂肪层产生的失焦对谐波声束的影响较小，从而避免了发射声束的失真。

谐波成像可通过具有宽带宽（即宽频率响应）的换能器实现，该换能器可在频率 f_0 处发射脉冲，然后在基频 f_0 处接收回波及其二次谐波 $2f_0$（图 4–9）。在发射中（图 4–9A），选择发射频率 f_0 以确保脉冲频谱位于传感器频率响应曲线的下半部分。在接收过程中（图 4–9B），由于非线性失真，接收到的回波包含发射频率 f_0 及其二次谐波 $2f_0$ 周

围的信息。回波的二次谐波成分在换能器带宽的上部接收。高谐波频率（$3f_0$、$4f_0$ 等）也由组织中的非线性传播产生，但由于超出换能器的频率响应范围，无法检测到。声束的低振幅部分通过线性传播和散射过程产生以 f_0 为中心的回波。要创建谐波图像，必须去除这些基频，只留下谐波频率。为了实现这一点，已经开发了许多不同的技术。

（一）滤波谐波成像

抑制回波基频的最初方法是通过调谐带通滤波器将收到的回波信号调到 $2f_0$，以允许通过第二次谐波频率，同时拒绝以 f_0 为中心的频率。然而，从图 4-9B 可以看出，典型超声脉冲的基波和二次谐波谱重叠，无法完全分离。如果滤波器设计成允许通过所有二次谐波回波频谱，它也将允许通过一些基频成分。如第 2 章所述，畸变脉冲频谱中的谐波频率远小于基频（通常比基频低 20dB）。因此，通过带通滤波器的基频可能会淹没谐波信号，从而导致图像中出现杂波。为了使滤波器能够很好地抑制基波信号，发射脉冲的声波及其二次谐波需要被很好地分离，不重叠。想要实现这一点，发射脉冲的频谱必须比正常成像的频谱窄（图 4-9C）。不过，频谱宽度的减小导致脉冲长度增加（见第 2 章），降低了系统的轴向分辨率（见第 5 章）。

（二）脉冲反转谐波成像

谐波图像也可以通过一种被称为脉冲反转（pulse-inversion，PI）成像的技术生成（图 4-10）。该技术要求每个波束位置都需要 2 个连续的脉冲回波周期。在第一脉冲回波周期中，发射所选基频 f_0 处的高振幅脉冲，并对回波线进行数字接收和存储。第二脉冲是第一脉冲反转的版本，然后沿相同的 B 型线传输。第二脉冲产生的回波线被添加到存储的第一行。从声束边缘或多个反射产生的低振幅回波，是由线性传播产生，并且是发射脉冲的未失真重复波，仅包含以 f_0 为中心的基频。第一行和第二行中相应的低振幅回抵波消，

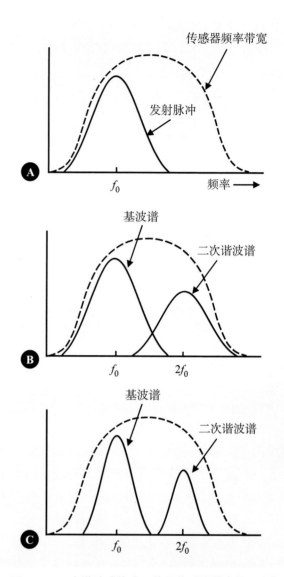

▲ 图 4-9　**A.** 在谐波成像中，使用传感器带宽的下半部分以频率 f_0 发射脉冲。**B.** 由于低振幅线性传播和高振幅非线性传播，接收到的回波包含基波 f_0 处的和谐波频率 $2f_0$ 处的成分。对于典型的超声脉冲，f_0 和 $2f_0$ 处的频带重叠，使得难以滤除基波成分。**C.** 为了滤除无用的回波，发射脉冲的频谱必须变得更窄，以使 f_0 和 $2f_0$ 频带不重叠。只有使脉冲变长，从而降低轴向分辨率，才能使光谱变窄

因为它们都是另一条线的反转版本。在高振幅的声束中，由于非线性传播和谐波产生，发射脉冲会发生畸变。正常脉冲和反转脉冲的畸变方向相同。这些区域的回波的谐波元素不会消除，从而产生谐波图像。

PI 谐波成像具有抑制奇数谐波（如 f_0、$3f_0$、$5f_0$）和增强偶数谐波（如 $2f_0$、$4f_0$）的效果（Averkiou，2001 年）。如图 4-11 所示，通过观察发射脉冲反

转期间奇偶谐波的相位变化可以理解这种效果。在本图中，发射的脉冲由几个周期的正弦波表示，但因为非线性传播而失真，并以其单独的谐波成分表示（见第 2 章）。这些是谐波频率 $2f_0$、$3f_0$ 和 $4f_0$，除了基本成分 f_0。基波频率与谐波频率之间的相位关系在反转和非反转状态下是固定的。反转基频 f_0 相当于相移半个波长 $\lambda_0/2$。在偶数谐波频率 $2f_0$ 和 $4f_0$ 下，偏移相当于偶数个半波长，因

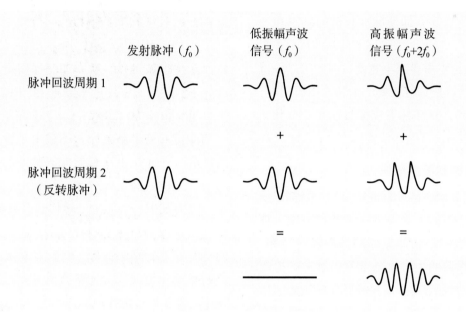

▲ 图 4-10 脉冲反转成像

在脉冲回波周期 1，在 f_0 处发射脉冲，并存储回波线。在脉冲回波周期 2，脉冲的反转版本沿相同的 B 型线传输。脉冲回波周期 2 的回波线与周期 1 的回波线相加。f_0 处的回波信号抵消，而二次谐波 $2f_0$ 处的回波信号增强

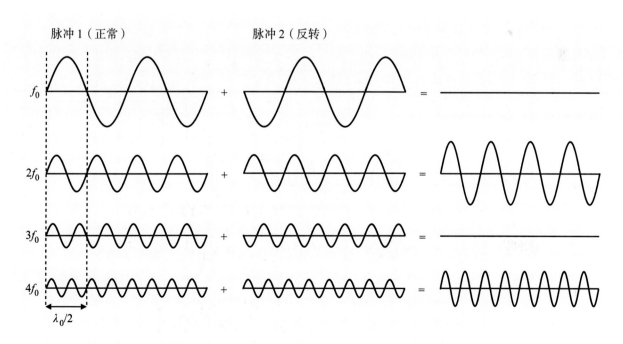

▲ 图 4-11 在脉冲反转谐波成像中，第二个发射脉冲被反转

这相当于基频（$\lambda_0/2$）处半个波长的相移。在偶数谐波 $2f_0$ 和 $4f_0$ 处，偏移相当于整个波长数，因此偶数谐波的反转版本与非反转版本同相，并在叠加时增强。奇数谐波（f_0 和 $3f_0$）在反转和抵消时处于反相

此，$2f_0$ 和 $4f_0$ 的反转版本与其各自的非反转版本同相，并且在叠加时得到增强。对于奇数谐波，偏移相当于奇数个半波长，反转版本与其非反转版本处于反相位，并且在叠加时相消（Whittingham，2005年）。

PI 方法的优点是，即使脉冲频谱的基波和二次谐波部分重叠，它也能去除回波的基波成分（图4-9B）。脉冲频谱不需要减小宽度，因此可以保持轴向分辨率。缺点是每行需要 2 个脉冲回波周期，这会降低帧速率，并且如果成像目标在 2 个脉冲回波周期之间移动，可能导致伪影。

（三）功率调制谐波成像

功率调制（power modulation，PM）是抑制低幅线性传播和散射回波成分的一种替代方案。更确切地说，它指的是脉冲振幅的调制而非功率。由非线性传播引起的失真度随着发射脉冲的振幅（即其声压）增加而增加。高振幅脉冲所致畸变增加，导致了谐波含量的增加。功率调制通过再次为每个图像线发送 2 个脉冲回波序列来抑制基频。在这种情况下，发射脉冲的振幅在线路之间改变，而不是相位（Averkiou，2001年）。

如图 4-12 所示，在发射脉冲回波周期 1 中，高振幅脉冲通过组织传播时会发生畸变。由于脉冲的反射和散射，产生的回波也会发生畸变，并具有高次谐波含量，它们接收后被存储。第二个发射脉冲的振幅较低，如为第一个脉冲振幅的一半，并且在传播时失真较小。第二个脉冲的回波能量主要在基频处，谐波含量很少。来自第二个脉冲的回波线被放大 2 倍以补偿发射脉冲的较低振幅，然后从第一个脉冲的回波线中减去。这抑制了由线性传播和散射引起的回波的基频成分，从而产生谐波图像。功率调制保留奇数和偶数谐波频率，尽管它们的电平低于 PI 中的二次谐波电平（Averkiou 等，2008年）。PM 在基频也保留了一些能量。这个基本元素不是由于没有完全去除线性成分，而是由高和低振幅脉冲的基本内容不同而产生的。高振幅脉冲在基频处包含较少的能量，因为其中一些能量已转移到谐波频率。因此，这种基本成分是由非线性传播产生的，是谐波束的一部分（Averkiou 等，2008年）。由于基波成分的频率低于谐波成分，基波成分在组织中的衰减较小，并扩展了谐波声束的范围。

（四）脉冲逆变功率调制谐波成像

脉冲逆变功率调制（pulse inversion power modulation，PMPI）是上述两种技术的结合。在这些方案中，发射脉冲和返回回波的处理可以用 A_t 和 A_r 的发射和接收振幅系数来描述。在 PI 的情况下，系数可以写成 A_t（1，-1）和 A_r（1，1）。两

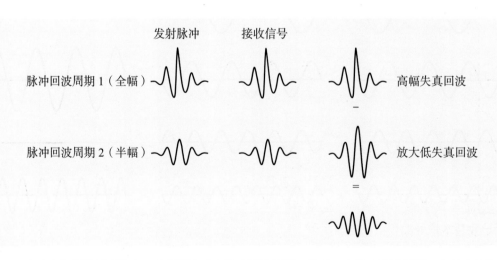

▲ 图 4-12　在功率调制谐波成像中，高振幅脉冲在脉冲回波周期 1 发射。在脉冲回波周期 2 中以半振幅发射脉冲会产生低谐波含量的半振幅回波。半振幅回波放大 2 倍，并从第一个回波中减去，以去除第一个脉冲的线性成分，从而产生谐波波束

个发射脉冲的振幅分别为 1 和 –1，表示振幅相同，但第二个发射脉冲反转。接收到的回波振幅和极性是相同的。两个回波相加。在功率调制中，所述方案的系数为 A_t（1，0.5）和 A_r（1，–2）表明第二个发射脉冲为半振幅，第二个回波在叠加（即减）之前被放大 2 倍并反转。

PMPI 方案能做到的是 A_t（0.5，–1）和 A_r（2，1）。这表示第一个发射脉冲是半振幅的，第二个是反向的。从第一个脉冲接收到的回波被放大 2 倍，并与从第二个脉冲接收到的回波相叠加。该方案在 f_0 处保留了与 PM 相同的非线性信号，但在 $2f_0$ 处增加了谐波能量和高次谐波（Averkiou 等，2008 年）。商业应用上可以使用更多具有 PI 和振幅调制的发射脉冲，这类更复杂的脉冲方案用来抑制图像杂波，但又不会因衰减而限制成像深度。

谐波成像方案保留 f_0 处的非线性信号，由于 f_0 处的衰减比谐波频率处的衰减小，给予了谐波波束更大的穿透力。然而，较低的频率也会导致较差的空间分辨率。在 PI 中，谐波声束几乎完全由二次谐波形成，产生了具有良好空间分辨率的窄声束，但由于 $2f_0$ 处的衰减增加，穿透力进而降低。在商业系统中，制造商可以根据用户选择的图像设置更改所使用的谐波成像方法。例如，如果用户选择高分辨率设置（在某些系统中标记为RES），则可以增加换能器频率并使用 PI 谐波成像。在需要更强的穿透的情况下，可以降低发射频率并使用 PM 或混合模式谐波成像技术。对于需要高帧率的心脏病应用，可以使用过滤方法。

（五）运动伪影抑制

用于谐波成像的多脉冲技术存在一个缺点，即脉冲回波周期之间的组织运动可导致回波信号的不对准，从而导致线性分量的不完全相消。不完全相消可导致基本信号大幅度的临时上调，以及图像亮度的增加。对于有限但恒定的组织运动，可通过使用三脉冲 PM 方案来减少伪影（图 4-13）。该方案可用振幅系数表示法描述，如 A_t（0.5，1，

0.5）和 A_r（1，–1，1）。三个发射脉冲的振幅分别为 0.5、1 和 0.5。由于在脉冲回波周期之间有少量的组织运动，来自特定散射体的脉冲 2 的回波延迟了少量 ∂t。脉冲 3 的回波被进一步延迟 ∂t 相对于脉冲发射时间。将回波 1 和回波 3 合成一个全振幅脉冲，其相位介于两个脉冲的相位之间，即与脉冲 2 的相位相同。将脉冲 2 反转并相加，则会消除回波信号的线性成分。当组织运动不恒定时，如存在恒定加速度时，可以使用较长的脉冲序列进行补偿（Whittingham，2005 年）。

（六）双频组织谐波成像

目前所描述的组织谐波成像方法主要是利用回波信号的谐波成分，即在基频处的一些非线性信号，来形成图像。传感器带宽的下半部分利用率有限，这也限制了探测的深度。双频组织谐波成像也称为差分组织谐波成像，利用了换能器的全部带宽，包括下半部分。该方案如图 4-14 所示。

使用包含两个频率（f_1 和 f_2）的发射脉冲，其中 f_2 约为 f_1 的 2 倍（图 4-14A）。脉冲波谱被设计成重叠有限的适合传感器的带宽。发射脉冲通过组织时产生的非线性失真导致谐波频率 $2f_1$ 和

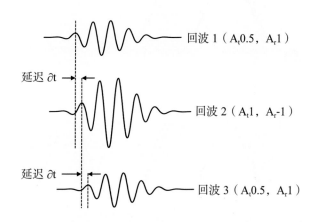

▲ 图 4-13　在两种脉冲方案中，由于散射体的轴向运动，连续脉冲回波周期中回波到达时间的微小偏移 ∂t 会导致线性回波信号相消的效果不佳。这种运动伪影可以通过使用三脉冲方案来减少。将回波 1 和回波 3 相加，可得到较大的回波信号，其平均延迟与回波 2 的延迟相匹配。减去回波 2 可得到线性信号消除

$2f_2$ 的产生。非线性传播也会导致两个频率的混合，从而产生回波频谱中的 f_2-f_1 和 f_2+f_1 频率（图 4-14B）。在使用所描述的方法之一减去原始发射频率 f_1 和 f_2 之后，检测到的回波信号包含频率 f_2-f_1 和 $2f_1$。频率 f_2+f_1 和 $2f_2$ 通常超出传感器的带宽，因此无法检测到。f_2-f_1 的差频大约等于 f_1。

对于单发频率法，谐波产生和频率混合最强处位于超声束的高振幅部分，导致了含有较少杂波的窄波束。不过，差频 f_2-f_1 利用了传感器带宽的下半部分。虽然其增加了回波的能量，但当回波传回传感器时，衰减也更小。因此，差分组织谐波成像增加了可以检测到回波的组织深度（Chiou 等，2007 年）。

九、频率合成

如第 3 章所述，合成不同声束角度获得的图像是一种可以让图像弯曲边界显示更清楚并减少斑点的方法（见第 5 章）。频率合成是图像合成的另一种形式，它有助于减少散斑对 B 型图像的影响。该方法要求使用具有宽频反应和宽带发射脉冲（即短脉冲）的换能器（见第 2 章）。宽带发射脉冲的反射和散射产生回波，回波的频率范围也很广（图 4-15A）。回波信号通过一组窄带滤波器，滤波器将信号分为一组窄带回波信号。这些信号被分别解调和压缩，然后再相加（图 4-15B）。相加之前分别解调和压缩信号意味着求和过程是非相干的，即信号不包含原始发射脉冲的频率和相位的信息。由于散斑图像是由发射脉冲的波长和声束的宽度决定的，因此不同的频带产生不同的散斑图像，这些散斑图像在组合时被平均。最终结果是降低斑点的振幅和显著性。在不进行解调的情况下将回波信号叠加在一起，只需重新生成原始回波信号及其散斑图。

频率合成可与上述的一些组织谐波成像技术结合使用。例如，在差分组织谐波成像（图 4-14）中，处理回波的两个频率分量 f_2-f_1 和 $2f_1$ 可以通过带滤波器分离，然后分别解调和压缩，然后再相加。虽然这仅能够减少少量的斑点，但值得一试。在功率调制组织谐波成像中，除了保留二次谐波外，还保留了一些非线性的基波信号。这些可以用同样的方法处理，从而减少斑点。

十、非相干成像

（一）振幅解调

由 B 型系统发射的超声波脉冲由标准发射频率（如 5MHz）的几个振荡周期组成。反射界面的回波形式相同。图 4-16A 所示为单个界面反射产生的典型回波信号。它由零基线上方和下方的振荡组成。

回波可以被描述为一个调制了的正弦波，这意味着回波中正弦波的振幅会发生变化。在单个回波中，振幅从脉冲开始时的零变化到最大值，然后在脉冲结束时又回归到零。该信号的发射频率称为射频信号。这个信号的振幅即是它的调制，决定了 B 型成像中每个点的亮度。为了形成 B 型图像，提取该信息就非常关键。这一提取过程又被称为"解调"。

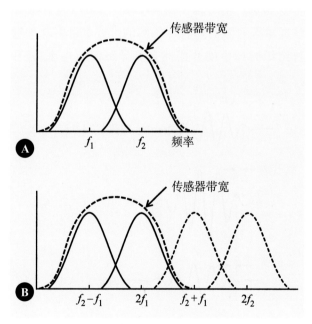

▲ 图 4-14 差分组织谐波成像
A. 发射脉冲由两个频率 f_1 和 f_2 组成，适合传感器带宽。B. 组织内的非线性传播会产生谐波，但也会混合 f_1 和 f_2 频率。返回的回波包含谐波 $2f_1$ 和 $2f_2$，但也包含和频（f_2+f_1）和差频（f_2-f_1）。频率 f_2-f_1 和 $2f_1$ 充分占有了传感器的带宽，而频率 f_2+f_1 和 $2f_2$ 超出转换器的带宽，因此未被检测到

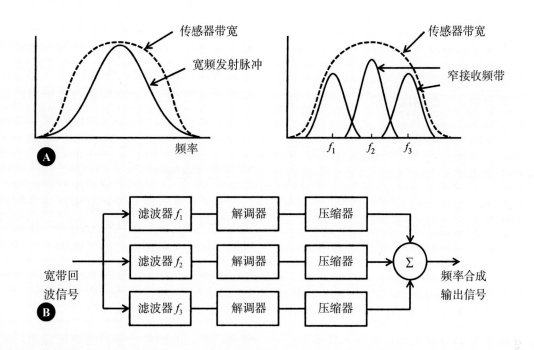

▲ 图 4-15　A. 在频率合成中，使用包含宽频范围的短脉冲。宽带接收回波信号通过带通滤波器分为多个窄带，在上述情况下，使用的是 3 个频带。B. 这 3 个回波信号在被相加形成频率复合信号之前分别被解调和压缩

解调的简单方法如图 4-16B 和 C 所示。射频信号首先被校正（图 4-16B），即波形的一半被反转，以便所有的半周期都在基线的同一侧对齐。校正后的信号通过低通滤波器进行平滑处理，低通滤波器去除高频振荡并保持缓慢变化的包络，即调制（图 4-16C）。在 B 型图像线中，由于组织内的反射和散射，射频回波信号振幅随时间连续变化。连续 RF 信号可以被解调以用于提取脉冲的亮度信息。

这里描述的是一种简单的解调技术。在商业超声成像系统中，更多地利用了调制回波信号中的相位信息，采用了更为复杂的技术。这使得组织内的反射和散射信息得到更真实的体现。

解调过程去除了发射频率及其相位相关的所有信息，只保留振幅信息。在解调之后，回波信号不再可能相干地组合，不论是相长干涉或相消干涉。然而，将两个亮信号加在一起，仍然会导致亮度增加。解调之后的所有信号和图像形成过程被称为非相干过程。本章后面将描述几种非相干图像形成过程。

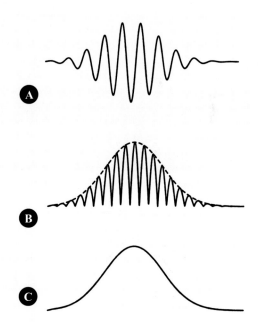

▲ 图 4-16　对回波信号进行解调，以消除发射频率的变化并恢复调制信号，即回波振幅信息。回波振幅信息决定了 B 型图像中每个点的亮度

A. 来自单个目标的回波信号是名义发射频率下几个周期的脉冲，可以描述为调制正弦波；B. 调制可先通过对脉冲进行校正来提取，如将所有半周期设为正；C. 应用低通滤波器去除发射频率分量，留下调制信号

（二）回波动态范围

如第 2 章所述，当超声脉冲入射到界面或散射体上时，一些入射回波强度会被反射或散射回换能器。对于大界面处的反射，如可能在器官边界处遇到的大界面，反射强度范围小于组织 – 组织界面入射强度的 1% 到几乎组织 – 空气界面入射强度的 100%。虽然从小型散射体接收到的回波强度主要依赖于散射体的大小和超声波长，但通常比从大型界面接收到的回波小得多。因此，从不同目标检测到的回波振幅范围非常大。

图 4-17 显示了不同目标的典型回波在传感器上产生的相对电压。在该图中，以分贝表示回波振幅，参考电平是来自组织 – 空气界面的电平。需要注意的是，因为目标回波都比组织 – 空气界面的弱，所以它们的分贝水平是负的。另外，任何两个振幅之间的电压比为 10 时，其差值为 20dB（见附录 A）。该图显示，如果来自组织 – 空气界面的回波给出 1V 的换能器电压，则来自血液的回波产生的电压约为 10μV。虽然传感器会产生一些小的信号，但这些信号可能会在背景电噪声中丢失，从而无法检测到。传感器处信号的动态范围定义为不引起信号失真的最大回波振幅至可与噪声区分的最小回波振幅之比。动态范围以分贝表示。

组织内散射产生的微弱回波提供了有关器官实质的信息，而来自大界面的强回波提供了有关器官大小和形状及其他组织特征的信息。为了帮助诊断，B 型图像应同时包含这两种类型的回波。图 4-17 显示的回波振幅范围约为 60dB（从 –80dB 至 –20dB，与软组织 – 空气界面比），包括来自典型组织界面（如肝脏 – 脂肪）的回波，以及由于组织内散射产生的回波。

不过，如果没有进一步的处理，就不能显示这个回波振幅范围。显示器可显示的最亮电平与最暗电平的比率通常约为 20dB。因此，如果调整 B 型系统的增益让显示器上以白色峰值表示来自肝脏 – 脂肪界面的回波信号，那么来自肝脏 – 肌肉界面的回波将显示为可用的最暗灰色。所有来自组织散射的微弱回波都将显示在黑色水平，不可见。或者，如果增加增益以显示组织散射的微弱回波（如图 4-17 中 –80dB）为深灰色，肝脏内回波呈白色峰值。那么振幅较大的回波（如来自血液 – 脑、肝脏 – 脂肪界面的回波）也会在白色峰值处显示，从而无法分辨。

（三）压缩

为了使来自器官界面和器官实质的回波在 B 型图像中同时显示，有必要将感兴趣回波的 60dB 范围压缩为显示器上可用亮度水平的 20dB 范围。如图 4-18 所示，使用非线性放大器实现压缩。

与用于总增益的线性放大器不同，这种非线性放大器给小信号提供了比大信号更多的增益。因此，弱回波相对于强回波增强显著。该放大器的输出电压与输入电压的关系图是一条曲线（图 4-18A），而不是线性放大器的直线。在本例中，输入电压为 2 单位时，输出电压为 4 单位（增益为 2）；而输入电压为 6 单位时，输出电压为 6 单位（增益为 1）。通常，压缩信号范围的放大器具有对数特性，因此输出电压与输入电压的对数相关。使用这种放大器，组织内散射产生的微弱回波可以比界面产生的回波增强得多，这样两种回波得以同时显示。

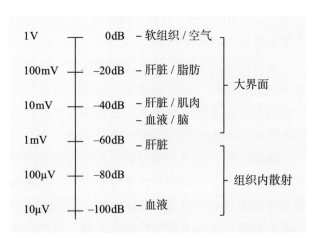

▲ 图 4-17　面 – 面反射产生的回波比组织内部散射产生的回波大得多，导致诊断相关回波的振幅范围较大。B 型图像需要显示来自组织界面的回波，同时显示来自组织内部散射的回波

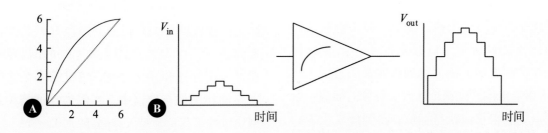

▲ 图 4-18　A. 为了压缩回波的动态范围，使用了具有非线性增益特性的放大器；B. 放大器对小回波的增益大于对大回波的增益，使得两者可以同时显示

实际上，需要压缩到显示范围的回波振幅范围取决于应用场景。例如，当试图识别肝脏的局部组织变化时，需要显示大范围的动态回波，以便使这些微弱的回波在图像中显得相对明亮。在产科工作中，可以通过缩小显示的动态范围来帮助解释图像中的形状，从而抑制微弱的回波，并清楚地识别羊水区域。

商用 B 型系统提供动态范围控制（有时标记为"压缩"）。这种控制基本上允许调整图 4-18A 中的曲线，以改变显示的回波振幅的动态范围。图 4-19 显示了改变动态范围控制对肝脏和右肾图像的影响。在图 4-19A 中，动态范围设置为 40dB，而在图 4-19B 中，动态范围设置为 80dB。在图 4-19A 中，来自界面（如图像顶部附近的界面）的回波比来自肝脏和肾脏内部的回波要亮得多。在图 4-19B 中，肝、肾内回波界面回波之间的对比度较小。这使得能够以更高的亮度水平显示组织回波，而不会使界面回波饱和。

十一、图像形成和存储

（一）扫描转换

本章迄今为止描述的各种处理步骤的结果是与特定扫描格式（如线性阵列、曲线或扇区）相对应的一组 B 型图像线。每条线由一系列代表回波信号振幅的数字样本组成，这些样本的范围包括传感器表面附近接收到的样本到最大成像深度的样本。B 型线以这种格式组装并存储在图 4-1 中所指的非相干图像形成器区域中。不过，在将其显示为 B 型图像之前，必须将其转换成与标准

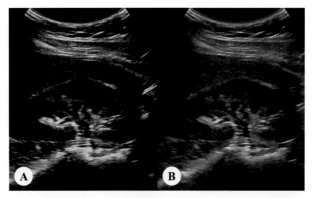

▲ 图 4-19　将"动态范围"设置从 40dB（A）提升至 80dB（B）会增加小回波的增益，如肝脏和肾脏内的散射。它们的亮度相对于来自大界面的回波有所增加，从而更容易检测组织的不规则性

显示监视器兼容的格式。

显示器将屏幕分割成一个由像素组成的矩形矩阵，每个像素显示一个亮度或颜色级别，与图像的一小部分相对应（图 4-20）。矩阵中的像素数通常符合众多显示标准之一，如 800×600 或 1024×768，其中这两个数字分别是指水平方向和垂直方向上的像素数。通过一个称为"扫描转换"的过程（图 4-21A），将 B 型线映射到矩形像素矩阵上。常用的扫描转换方法如图 4-21 所示。在图 4-21B 中，水平和垂直灰线表示像素的矩形网格，其中像素位于灰线的交叉处。B 型线由黑色斜线表示，沿该线的各个亮度样本由黑色圆点表示。在所示的情况下，B 型线穿过像素位置，但是样本落在其前后。像素位置的亮度值通过相邻采样值之间的线性插值来计算。在所示的示例中，像素位于样本 1 和样本 2 之间的 70%（红箭）。因此，分配给像素的亮度值将是样本 1 和样本 2 值之间的 70%。

对于大多数像素，B 型线不直接通过其位置，因此在两个方向上执行插值，称为双线性插值。如图 4-21C 所示，该像素的 4 个最邻近样本首先在范围方向上插值得到该像素的范围（红箭），从而给出像素位置（红点）每侧的插值。然后在红点处的采样间执行插值，得到像素位置的值（蓝箭）。

双线性插值是一种相对简单的方法，用于从 B 型线样本中计算像素亮度值。也可以使用更接近真实超声束轮廓的替代插值方法，但是这种方法需要更复杂的计算，因此增加了系统成本。

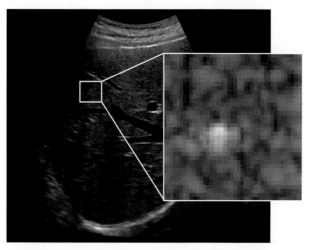

▲ 图 4-20　显示器将屏幕分割成一个个矩形矩阵的图像元素（像素），每个元素显示一个与图像的一小部分相对应的亮度或颜色

（二）写入和读取图像存储器

扫描转换处理在扫描期间对 B 型图像线进行实时执行，以像素格式生成连续的图像帧序列。在进一步处理和显示之前，可以将多个连续图像帧存储在图像存储器中。在图像存储器中存储 B 型信息的过程称为写入存储器。

要查看图像，必须按照与显示格式兼容的顺序将其读取到显示器。显示器屏幕由二维元素数组组成，每个元素在激活时都会发光。显示器一次以水平线或光栅扫描顺序对这些问题进行寻址，从屏幕左上角开始，然后在右下角完成。通过依次询问每个像素并与显示光栅同步，从图像存储器读取存储的图像。存储的数字值可以转换为模拟信号，以控制显示器的亮度或以数字格式发送。读取过程不会降低存储在内存中的信息，并且可以无限期重复（如果需要）。

（三）写入放大

有 2 种方法可以提高图像的部分放大率。第一种方法是使用传统的深度控制，但这涉及从显示中丢失图像更深的部分。因此，组织内部的特征不能通过这种方法放大。第二种方法在第 3 章中介绍过，即写入放大，允许显示远离传感器的选定感兴趣区域（region of interest, ROI）。用户通过调整屏幕上显示框的位置和尺寸来勾勒 ROI，图像设

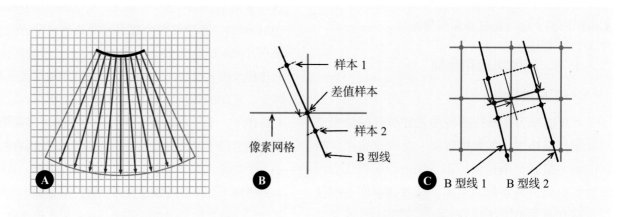

▲ 图 4-21　A. 波束形成和回波信号处理阶段产生一组对应于特定扫描格式的 B 型图像线，如曲线阵列。这些必须通过扫描转换映射到显示器的图像元素（像素）的矩形矩阵上。B. 在 B 型线通过像素位置的情况下，可以通过最近的 B 型线样本之间的线性互极化来计算像素样本值。C. 在 B 型线不通过像素位置的情况下，可以使用双线性插值来计算像素值

置为相对较大的深度。当 ROI 显示模式激活时，B 型系统只询问那些通过 ROI 的扫描线。对于这些线中的每一条，忽略来自传感器和 ROI 近侧之间的回波。在每个脉冲－回波序列中，系统等待回波到达选定框近侧标记的深度，并将后续的回波振幅信息大量写入存储器。最后，ROI 中的信息填充图像内存。

（四）读取放大

读取放大是放大部分图像的另一种方式。在正常读取期间，显示光栅会询问图像存储器的整个区域。如前所述，当成像深度大于成像宽度时，可能导致屏幕区域的使用效率低下，并且成像在显示器上显得很小。读取放大功能使用与写入放大功能类似的屏幕 ROI 框来寻址和读取由用户定义的存储图像的选定部分。选定区域将展开以填充显示屏。

读取放大与写入放大相比，其优点是可以应用于先前存储的感兴趣的总区域图像，并且放大区域以放大比例在图像四处移动来检查图像的不同部分。写入放大的缺点是，当使用大的图像放大率时，所显示的图像存储器像素的数目可能变得非常小，以至于单个像素变得非常明显。虽然使用写入放大可以获得更高质量的图像，但是需要在设置 ROI 框之后获取用于此的回波信息。读取放大相当于拍摄场景的广角照片，然后用放大镜检查其中的一部分。细节放大了，但摄影过程中的存在缺陷也会很明显。写入放大相当于使用光学变焦或相机上的长焦镜头拍摄场景的一小部分，图像质量和清晰度得到最大化，但场景的其他部分没有可用的信息。

十二、进阶图像模式

（一）实时显示

在大多数医学成像过程中（如 X 线、CT 和 MRI），图像采集和图像显示之间存在明显的时间延迟，因此诊断可能是基于几分钟前的信息。超声 B 型图像的形成通常需要 1/30s 的时间，因此，

如果连续重复则每秒可以形成 30 个图像。这个速率称为帧速率，以赫兹为单位。另外，图像采集和显示之间的时间延迟相对较短（几十毫秒）。这被称为"实时"成像，即患者内部情况的图像在发生时被用图像显示。该过程的实时性是超声成像的一个重要方面，再加上与患者接触的手持探头的使用，提供了一种高度交互式的检查形式。实时成像可以研究内部解剖结构（如心脏）的动态行为，并有助于识别正常解剖结构（如肠蠕动）和病理学（如胆囊结石的移动）。

显示器通常在 1/25s 内显示出一个完整的图像，每秒可显示 25 个图像。为了避免读写过程之间的冲突，缓冲存储器用来临时存储回波数据，以便两个过程可以彼此独立地进行。

（二）冻结模式

如果停止图像获取过程（写入），使得图像存储器中的数据保持不变，但是仍然被反复读取到显示器，这一过程被称为冻结。所有商用系统都有一个冻结按钮用于激活此模式。在对图像进行测量及制作硬拷贝记录时，使用冻结模式。通常情况下，换能器会在这种模式下停止发射超声波脉冲。

（三）电影存储

在实时扫描期间，多个连续图像帧可以存储在图像存储器中。大多数商用 B 型系统最多可以存储 2000 帧。在图像存储器中，每一个新的图像帧都存储在下一个可用的存储空间中，当数字 2000 被填满时，又循环回来覆盖数字 1 的内存。图像可以在感兴趣的动态事件或检查结束时冻结，并且可以实时查看最后 2000 帧，或者选择单个帧并做纸质打印。存储数据的数据部分可以存储为电影片段，作为患者报告的一部分。对于具有规则重复运动的心脏，所记录的帧可以显示为电影循环，重复心动周期，并允许在检查完成后进行诊断。

十三、后处理

（一）帧平均

当连续的 B 型图像形成并存储在图像存储器

中时，由于随机施加的电噪声，它们包含小的帧间变化。如果存储的帧以相同的顺序直接读取到显示器上，图像中不断变化的随机噪声模式可能会分散注意力，并掩盖显示微弱的回波。这种随机噪声效应可以通过图像的帧平均来降低。之后，随机噪声事件趋于平均，而恒定的超声图像特征得到增强，从而提高了图像的信噪比。帧平均不会减少散斑（见第 5 章），因为如果传感器没有移动，则每帧中的散斑图案是相同的。

从图像存储器向显示器读取图像的过程中，以光栅格式逐像素地从图像存储器读取最近的 B 型图像帧。这个实时图像包含明显的闪烁噪声模式。为了实现帧平均，构成显示器光栅图案的每个像素值被计算为最近几个帧中的每个对应像素（例如，行 10，像素数 35）的平均值。平均帧数通常在 1～5 的范围内，由用户选择。

帧平均在抑制随机图像噪声方面是有效的，这使得研究产生微弱回波的解剖区域更容易，如弱散射或深层组织。不过，平均效果会减慢对图像变化的时间反应，从而导致运动目标（如心脏瓣膜）图像的模糊。长持久性（5 帧）有助于优化相对静止图像（如肝脏）的图像信噪比，而短持久性（零持久性为 1 帧）应用于快速移动目标（如心脏瓣膜）的图像。

（二）灰度转换曲线

除控制动态范围外，大多数现代 B 型系统允许进一步修改增益曲线，该曲线将回波振幅与显示的亮度水平联系起来。这种处理通常应用于存储的图像，因为它是从图像存储器读取到显示器的，所以属于后处理范畴。图 4-22 显示了一组常用的灰度曲线（也称为伽马曲线）。在图 4-22A 中，存储的图像亮度水平和显示的图像亮度之间存在线性关系，对比度平均分配给所有水平。在图 4-22B 中，低水平回波（如肝脏内回波）的对比度更高，有助于区分正常和异常组织区域。在图 4-22C 中，将更多的灰度分配给更高水平回波，以帮助诊断组织散射更强烈的器官，并给出更亮的图像。图 4-22D 显示了可用于增强中等水平回波对比度的灰度曲线。用户可通过大多数商用 B 型系统的设置菜单选择此类灰度曲线。作为针对特定临床应用的系统参数优化的一部分，系统还

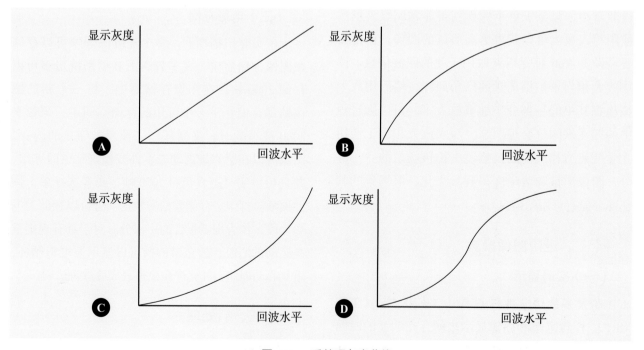

▲ 图 4-22　后处理灰度曲线
A. 线性；B. 低水平回波对比增强；C. 高水平回波对比增强；D. 中等水平回波对比增强

可以自动选择这样的灰度处理曲线。例如，如果用户在系统上选择血管应用设置，则所选择的灰度曲线可能不同于为一般腹部或肌肉骨骼应用优化所选择的灰度曲线。

（三）边缘增强与图像平滑

形成并存储在图像存储器中的 B 型超声图像可能包含许多缺陷，如由目标界面与超声束方向不同或显著散斑造成的器官边界模糊或不完整（见第 5 章）。通常会采用进一步的图像处理方法来减少这些缺陷，并提高图像的诊断质量。

当感兴趣的目标包括血管或解剖界面时，可以通过应用边缘增强使边界回波更清晰或更完整。血管壁等特征的回波模式包含应对图像亮度的突变。这些突变在图像中产生更高的空间频率。为了增强血管壁的外观和其他解剖特征，可以对二维图像进行空间高通滤波。这样可以使边界回波更加突出。一般情况下，用户可以选择不同级别的边缘增强，以适应特定的临床研究。

B 型超声图像常包含各种形式的图像噪声，如像素采样噪声和斑点噪声（见第 5 章）。通过对图像应用低通空间滤波器来抑制这些图像噪声，即具有与边缘增强滤波器相反特性的滤波器，其抑制图像上的亮度变化并具有平滑效果。这两种类型的空间滤波器的局限性在于，它们是均匀地应用于整个图像，因此不能同时应用。它们的参数由用户设置以适应与临床应用，并且不随图像的变化而改变。

（四）自适图像处理

自适图像处理现在广泛应用于商用 B 型超声成像系统中，可以对图像的不同元素同时应用边缘增强和图像平滑。这种处理通常逐帧地应用于存储的图像上，以便实时地适应图像的变化特征。

自适图像处理是对图像内容进行分析，并根据图像的局部特征进行处理的多阶段过程。每个扫描转换的图像被分解成一组帧，这些帧根据它们的比例分离图像特征。这是通过空间过滤来实现的，这样大、中、小尺寸的图像特征就会出现

在不同的帧中。对每一帧图像进行分析，分别识别有低对比度的噪声和高对比度的散斑区域。分析高对比度特征以识别器官边界等各向异性元素，并估计各向异性的方向，即图像中边界的方向。在对每一分解帧进行分析之后，采用逐区域的空间滤波。在没有各向异性特征的低对比度区域和高对比度区域，采用平滑的方法抑制噪声和斑点。对于器官边界等各向异性特征，沿边界方向进行平滑处理，并跨边界进行边缘增强。在过滤阶段之后，将分离的图像帧重新叠加在一起以形成最终处理的图像。

自适应图像处理在不降低图像内容的前提下，通过增强组织对比度和边界清晰度来改善 B 型图像的外观。它能实时适应不断变化的图像（Meuwly 等，2003 年）。

十四、显示、输出、存储和联网

现代超声系统有一个平板显示器，从而具有一些本地存储视频和图像的能力，它连接到成像网络，任何硬拷贝都可以使用高质量的公用打印机，并且所有数据都存档在一个大的中央数据存储库中。连接单独的打印机和录像机的独立超声系统的时代正在迅速成为过去。许多仍在使用的老式超声的系统采用老式技术，即录像机、热敏打印机、阴极射线管显示器等。本部分主要介绍基于平板网络的超声系统。旧技术的细节可以在本书的第 1 版中找到（Hoskins 等，2003 年）。

（一）显示器

近年来，人们已经从传统的显像管显示器转向平板显示器，如 LCD 或 LED 显示器。它们被广泛用作计算机和电视显示器，提供适合于超声系统实时视频数据的高质量图像。

（二）本地存储

现代超声成像系统常包含一台机载计算机。单个图像和图像序列可以存储在本地硬盘上，并根据需要检索和显示。较旧的超声系统倾向于以专有格式存储图像和视频数据，这很难将图像传输到成像网络或将数字图像合并到报告和幻灯片

中。现代系统可以应用几种常用的格式存储图像，如用于视频的 AVI 和 MPEG，用于单个图像的 TIFF 和 JPEG，以及用于网络的 DICOM 格式。它们也有电脑兼容的录音设备，如 USB 接口和 DVD 刻录机。

（三）成像网络集成

现代放射科以成像系统为基础，包括与成像网络相连的超声扫描仪。这个系统通常被称为图片存档和通信系统（picture archiving and communication system，PACS）。PACS 通常具有用于检查和报告图像数据的工作站、用于生成图像和报告硬拷贝的打印机，以及用于存档患者数据的大型储存器。大多数超声报告是实时进行的，操作员保存图像或剪辑视频，说明病变（如果存在）或测量值。患者病历中包含的检查图像的硬拷贝通常使用高质量激光打印机来完成，也有没有图像的硬拷贝，只包含病历中的报告。如果相关临床医生想要检查图像，他或她可以在本地终端、医院网络、病房或诊所进行查看。

与基于胶片的放射学相比，PACS 具有相当大的优势，包括快速访问整个医院的图像，减少对硬拷贝和硬拷贝存储的需求，减少图像丢失，从而减少因图像丢失而重复检查。

PACS 涉及的技术发展相对较快，因此最好在相关网站（如 Wikipedia）上找到进一步的最新信息。

声明

图 4-19 在 Hitachi Medical Systems，United Kingdom 协助下获得。

习题

不定项选择题

1. B 型中的 "B" 表示什么？

A. 无聊（boring）

B. 声束（beam）

C. 体积模量（bulk modulus）

D. 亮度（brightness）

E. 波束形成（beam forming）

2. TGC 的目的是什么？

A. 增加超声波的发射功率，使其能传播到更深的深度

B. 考虑到较深处的回波衰减，增益随着深度的增加而减小

C. 确保所有深度回波的增益恒定

D. 确保增益在一天的任何时候都保持不变

E. 考虑到较深处的回波衰减，增益随深度增加

3. 以下哪项不是 B 型超声系统一部分？

A. 接收波束形成器

B. 发射功率控制

C. 振幅处理

D. 多普勒增益

E. PACS 系统

4. 解调是指什么？

A. 对接收到的超声信号进行压缩

B. 从接收到的超声信号中去除发射频率成分

C. 添加连续帧以减少噪声

D. 发射超声信号的压缩

E. 低频成分的去除

5. 如果未使用信号压缩，则 B 型图像显示什么？

A. 骨等强反射体回波，但组织散射无回波

B. 只有脂肪的回波

C. 只有血液等微弱反射物的回波

D. 什么都没有

E. 只有骨的回波

6. 血液的回波振幅比肝脏的低多少分贝？

A. 0dB

B. 100dB

C. 1000dB

D. 10dB

E. 30dB

7. 关于编码激励的正确表述是什么？

A. 它涉及三次谐波频率下的数据采集

B. 发射脉冲比平常长并形成一个代码

C. 它将接收到的回波分成不同的频带

D. 它会导致穿透深度增加

E. 这样可以减少斑点

8. 关于通过组织的高振幅脉冲传播的正确表述是什么?

A. 波形随着距离的变化而变化,形成压力的急剧变化

B. 频率成分在第二次谐波时随振幅增加而变化,但其他谐波不随振幅增加而变化

C. 谐波能量主要位于束轴上,但不太靠近换能器表面

D. 在二次谐波和高次谐波处,频率成分随振幅的增加而变化

E. 谐波能量主要位于换能器表面,而在较大深度处不多

9. 谐波处理可能涉及什么?

A. 基频发射和接收回波线性成分成像

B. 基频发射与二次谐波成像

C. 基频发射与三次谐波成像

D. 以基频和2倍基频进行发射,并使用这两种频率进行成像

E. 发射频率为基频的2倍,接收频率相同

10. 谐波处理有助于什么?

A. 消除胎儿成像中的斑点

B. 通过消除腔内的噪声来提高心脏病学中的图像质量

C. 减少因浅层脂肪层折射伪影引起的光束畸变

D. 提高帧速率

E. 改善视野

11. 将接收回波分成不同的频带,然后合成图像称为什么?

A. 谐波成像

B. 空间滤波

C. 频率合成

D. 复合成像

E. 编码激励

12. 复合成像包括什么?

A. 仅使用当前图像,但添加来自图像不同部分的数据

B. 将帧添加到一起,在不同方向时获取的每个帧

C. 使用不同的传感器收集图像并将其添加到一起

D. 收集不同频率的图像并将其添加到一起

E. 将以前的帧添加到一起,每个帧使用不定向获取

13. 扫描转换用于什么?

A. 将扇区扫描线转换为像素的方形阵列

B. 将线性阵列图像转换为扇区图像

C. 更改临床应用程序预设

D. 改变传感器频率

E. 解调回波信号

14. 成像数据的插值包括什么?

A. 调整发射功率以确保可以看到来自深层组织的回波

B. 去除信号的高频成分

C. 在真实回波之间创建附加回波

D. 填充位于超声束线之间的B型图像中的像素值

E. 平均帧以减少噪声

15. 关于空间过滤的正确表述是什么?

A. 这可以依次在每个帧上执行

B. 仅当存在多个帧时才能执行此操作

C. 这是在射频信号上执行的

D. 典型的空间滤波操作是平滑和边缘增强

E. 这是在显示最终处理的数据之前对其执行的

16. 写入对焦包括什么?

A. 放大写入存储器的图像以研究小细节

B. 增加传感器频率

C. 将图像更快地写入图像存储器

D. 提高成像系统假定的声速

E. 在写入图像存储器之前，对选定的感兴趣区域进行更大范围的成像

17. 关于后处理，以下哪项陈述是正确的？

A. 它的目的是降低图像质量

B. 图像过滤是后处理的一个例子

C. 它是为了提高图像质量而设计的

D. 波束形成是后处理的一个例子

E. 帧平均是后处理的一个例子

18. 关于帧平均（持久性）的正确表述是什么？

A. 减少图像中的随机电子噪声

B. 增加帧速率

C. 减少斑点

D. 应用于快速移动的目标

E. 用于在像素之间插值

19.B 型散斑可通过以下什么方式减少？

A. 谐波成像

B. 空间滤波

C. 频率合成

D. 复合成像

E. 编码激励

20. 关于灰度转换曲线（伽马曲线）的正确表述是什么？

A. 将存储的像素级别与显示的图像亮度关联

B. 用于控制不同深度的增益

C. 用于在像素之间插值

D. 可用于增强低电平回波

E. 在存储到图像存储器之前应用

简答题

1. 说明总增益和发射功率如何影响 B 型图像，以及操作员应如何优化其设置。

2.5MHz 传感器用于成像以 0.7dB/（cm·MHz）的速率衰减的组织区。解释扫描系统如何补偿衰减，以及操作员如何设置 TGC。

3. 解释传感器接收到的回波动态范围的含义，说明必须能够显示大范围的动态回波的原因。

4. 说明有必要压缩传感器接收到的回波的动态范围的原因，扫描系统如何实现这一点，以及动态范围设置如何影响 B 型图像。

5. 描述操作员在选择超声波发射频率时必须进行的权衡，说明编码激励的帮助。

6. 说明组织谐波图像是如何形成的。

7. 说明组织谐波成像的好处。

8. 解释"插值"的含义，以及在超声图像形成中使用的位置。

9. 解释术语"写入放大"和"读取放大"的含义，说明写入放大的缺点。

10. 说明帧平均（持久性）的优点和局限性。

参考文献

[1] Averkiou MA. 2001. Tissue harmonic ultrasonic imaging. *Comptes Rendus de l'Académie des Sciences Paris*, 2: Serie IV, 1139–1151.

[2] Averkiou MA, Mannaris C, Bruce M, Powers J. 2008. Nonlinear pulsing schemes for the detection of ultrasound contrast agents. *155th Meeting of the Acoustical Society of America*, Paris, 2008, 915–920.

[3] Chiao RY, Mo LY, Hall AL et al. 2000. B-mode blood flow (B-flow) imaging. *IEEE Ultrasonics Symposium*. 1469–1472.

[4] Chiao RY, Hao X. 2005. Coded excitation for diagnostic ultrasound: A system developer's perspective. *IEEE Transactions on Ultrasonics, Ferroelectrics, and Frequency Control*, 52, 160–170.

[5] Chiou SY, Forsberg F, Fox TB, Needleman L. 2007 Comparing differential tissue harmonic imaging with tissue harmonic and fundamental gray scale imaging of the liver. *Journal of Ultrasound Medicine*, 26, 1557–1563.

[6] Hoskins PR, Thrush A, Martin K, Whittingham TA. 2003. *Diagnostic Ultrasound Physics and Equipment*. London: Greenwich Medical Media.

[7] Meuwly JY, Thiran JP, Gudinchet F. 2003. Application of adaptive image processing technique to real-time spatial compound ultrasound imaging improves image quality. *Investigative Radiology*, 38, 257–262.

[8] Nowicki A, Klimonda Z, Lewandowski M et al. 2006. Comparison of sound fields generated by different coded excitations – Experimental results. *Ultrasonics*, 44, 121–129.

[9] Pedersen MH, Misarids TX, Jensen JA. 2003. Clinical evaluation of chirp-coded excitation in medical US. *Ultrasound in Medicine and Biology*, 29, 895–905.

[10] Whittingham TA. 2005. Contrast-specific imaging techniques; technical perspective. In: Quaia E (Ed.), *Contrast Media in Ultrasonography. Basic Principles and Clinical Applications*. Berlin: Springer. pp. 43–70.

第5章 B型超声成像特性、局限性与伪像

Properties, limitations and artefacts of B-mode images

Kevin Martin 著

葛喜凤 崔立刚 译

迄今为止，B型超声成像过程一直假定建立在理想组织基础上的理想成像系统。如第2章所述，真正的超声波有明显的宽度和组成结构，并且随着距离探头的远近而改变。同时，超声脉冲波也占据一定的长度。声速和声衰减系数在各组织中并非完全一致。超声波实际的特性可导致图像的不完美，这些本质上就是成像过程的所有伪像。不过，主要与成像系统相关的因素（声速宽度、脉冲长度等），通常被认为是系统的局限性，因为它们受到系统设计的影响。那些由于靶组织声特性而引起的伪像（如声速和衰减量的改变）才被认为是传播伪像。

一、系统成像过程中局限性

对于特定B型超声系统，从图像性能方面进行特征评估，无外乎以下三个方面：空间分辨力、幅度分辨力和时间分辨力。简单来说，空间分辨力决定能分辨的最小靶目标。幅度分辨力决定能够探测到的最小及最大散射或反射回波信号强度。时间分辨力决定能够显示的最快运动。不过，分辨相邻两个靶目标或清晰显示靶目标的能力，可能取决于以上一个或多个方面性能。

（一）空间分辨力

B型超声图像是根据靶组织的回波信号特征按比例显示的二维图像，旨在忠实展示靶组织的大小、形状和相对位置。理想情况下，某个点目标在图像中将显示为一个明亮的点。然而，这意味着超声波束宽度和脉冲长度均为零。如第2章

所述，真实的超声声束由于衍射而具有一定的宽度。而为了定义其频率，超声脉冲必须有一定的传播时间。因此，点目标在实际成像系统中产生的图像表现为一个模糊的点或条纹。也意味着两个相邻靶点的模糊图像可能会重合而不能被区分。图5-1显示了含有一系列纤细纤维丝靶点的仿体声像图，纤细的靶点在图中并没有表现为细小的点，甚至最下方的两个细线图像几乎融合。

1. 轴向分辨力

当一个靶目标被真正的成像系统成像，在轴向方向上的图像分布由超声脉冲长度决定。图5-2A展示了典型的发射脉冲形状。它包含所发射频率超声波的几个周期。从纤细靶目标返回的回波脉冲振幅很小，但与发射脉冲形状类似（图5-2B）。当超声波系统接收到回波信号，如第4章所述，系统解调产生亮度信号。亮度信号源于回波，其在轴向方向上的形态遵循图5-2C所示回波信号的包络线分布。

轴向分辨率定义为超声波轴向方向上图像能够区分显示两点时，两点间的最小间距。图5-3A显示了声束轴向方向上间距大于脉冲波长L的两个细线的回波信号形态。从第一条细线到第二条细线间声波往复路程是两者间距的2倍，因此两者的回波信号可以很好地区分。两组回波信号不重叠，图像彼此分离。

当两条细线的距离为L/2时，如图5-3B所示，从第一条细线到第二条细线的往返路程恰好为L。细线2的回波信号前缘与细线1的回波信号后缘

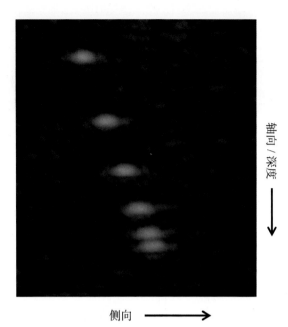

轴向 / 深度

侧向

▲ 图 5-1　含有一系列纤维丝仿体的 **B** 型图像展示了图像的发散，低位两个细线的图像几乎融合

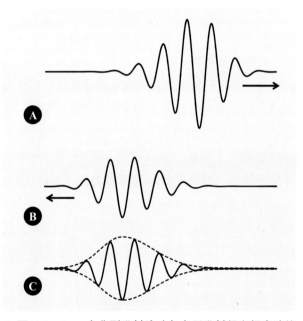

Ⓐ

Ⓑ

Ⓒ

▲ 图 5-2　**A.** 一个典型发射脉冲包含所发射频率超声波的几个周期；**B.** 接收到的回波脉冲与发射波形状类似，但是小得多；**C.** 图像中轴向回波亮度的分布形态代表了回波脉冲强度的包络

紧邻。因此，两个细线轴向方向上的回波形态开始融合。当两个细线靠得更近时（图 5-3C），两者的回波在图像中不能被区分。当两者间距接近 L/2 时，图像上刚好可以区分。因此 B 型超声系统的轴向分辨力接近发射脉冲长度的一半。如果两

个目标间距小于此，则图像上无法将两者分开。

2. 侧向分辨率

图 5-1 的声像图中显示细线具有一定的宽度和厚度。如第 3 章所述，B 型图像由一系列相邻的回波线汇集而成。如前所述，声束轴向方向上细线的回波强度将呈现在回波线上，因为声波垂直细线传播。如果超声声束的宽度为零，则回波只表现为单一细线。然而，由于声束有一定的宽度，导致回波也会出现在构成图像的相邻回波线上。图 5-4A 描记了与声束轴心距离不同位置的回波振幅分布图，即声束侧方形态特征图。它本质上是单一细线在声束不同位置时，超声系统显示的发射 / 接收回波强度分布图形。当纤细靶目标位于声束轴上时，反射最强，远离中央轴位置则反射变弱。B 型超声图像线的位置通常对应于声轴的位置，所以当纤细靶目标位于声束边缘时，会在声束轴线的位置显示为一个弱回波（图 5-4B）。通常，形成图像的声束彼此紧邻，声束能量剖面足以相互重叠，因此从单一纤细靶目标产生的回波信号也会出现在几个相邻的回波线中。

图 5-5 显示了单一靶目标如何出现在几个相邻的回波线上。线阵排列的探头阵列对纤细靶目标成像，这样的探头阵列存在确实的侧向声束宽度。由于声束彼此重叠覆盖纤维靶目标，因此靶目标回波出现在每一声束轴位置上。然而，成像系统假定声束宽度为零，所以将每一个回波显示在声束轴对应的回波图像线上。

在声束位置 1，声束右侧边缘截获了靶目标，产生了一个弱回波，却显示在与声束轴对应的图像线 1 上。在声束位置 2，靶目标依然远离轴线，但距离声束轴的位置更近，产生较强的回波，显示在图像线 2 上。在声束位置 3，靶目标位于声束轴，产生的回波最强，显示于图像线 3。在声束位置 4 和 5，目标逐步接近声束低强度区，回波逐步变弱，显示图像线 4 和 5。因靶目标而产生跨越图像的回波强度分布，与同一深度声束的宽度和形状相似。

成像系统的侧向分辨率定义为在相同的范围

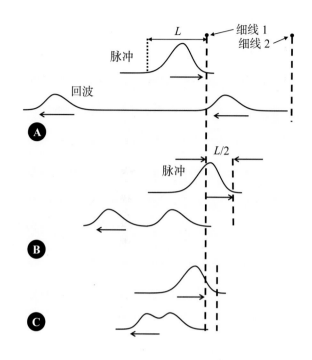

▲ 图 5-3　**A.** 脉冲长度为 **L**，沿声束轴线的细线目标间距大于 **L**，往返两个目标回波间的距离是两者间距 **2** 倍，两者的回波信号易于区分；**B.** 当目标间距是 **L/2** 时，两者的往返回波距离为 **L**，两者的回波开始融合；**C.** 目标的距离变得更近时，图像中不能区分两者回波

或深度上，完全相同的两个靶点能够被图像区分时，两者间的最小距离。图 5-6A 显示侧向回波信号强度沿着一条线依次通过两个纤细靶目标的分布。两者的间距大于声束宽度，可以分辨为两个不同的图像。当两者距离变近，如果距离等于声束宽度，它们的回波信号强度分布开始相接（图5-6B）。继续接近时，两者回波信号叠加，彼此的回波强度相似，图像不可分辨（图 5-6D）。在临界的距离时两者刚好可以分辨（图 5-6C），此时间距约为 1/2 声束宽度，也就是所测量的侧向分辨率。因此，最佳的侧向分辨率为声束宽度的一半。

　　如第 2 章和第 3 章所述，声束宽度随距离探头的距离而改变。它在聚焦区最窄，在其他深度则变宽。因此，侧向分辨率可能随深度改变。通过多点发射聚焦和扫描动态接受聚焦可以获得较小的侧向声束宽度，进而减小图像侧方播散。如第 3 章所述，目前商业领域应用的图像处理技术，允许在全部深度范围进行发射脉冲聚焦，而无须

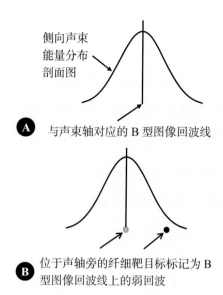

▲ 图 5-4　**A. B** 型图像回波线与声束轴相对应，但侧向回波能量向两侧扩展分布；**B.** 位于声轴旁的纤细靶目标被声束边缘区域扫查显示，形成 **B** 型图像上的弱回波

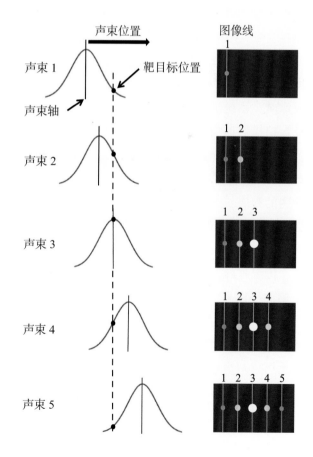

▲ 图 5-5　声束能量分布重叠处的靶目标回波在图像上将显示在每一条声束回波线上。该靶目标在图像侧向方向上的播散显示情况取决于靶目标深度处的声束宽度

在不同传播深度进行多次发射聚焦，从而避免了相关的时间延迟。

3. 层厚

侧向分辨率指分辨扫描平面内相邻两个靶目标的能力。超声声束在与侧向分辨率垂直的方向上有一定的宽度，称为"层厚"。层厚是指与扫描平面相垂直方向上的声束宽度（俯仰平面），其厚度随扫描范围而变化。传统阵列探头表面贴附圆柱声透镜，因此在层厚方向上的聚焦区固定（图5-7）。由于探头孔径在俯仰平面上的功能有限，因此聚集相对较弱，层厚通常大于扫描平面内的声束宽度，后者可以通过大孔径和电子聚焦实现。

层厚效应在扫查小的含液性区域时最容易被发现，如囊肿和扫查血管长轴断面（图5-7）。囊肿内的液体均匀一致，没有可以散射或反射超声波的介质。因此，它在图像上应该显示为黑色无回声区。其周边组织，包含许多小的介质和界面，产生连续的回声。理想成像系统即层厚为零时，小囊肿表现为周围有回声组织内的清晰无回声。然而，当一个小囊肿由真正的成像系统进行成像时，系统层厚与囊肿直径相似或大于囊肿直径，扫描层面会覆盖邻近组织，在囊肿的同一深度产生回波。这些回波将显示在图像中囊肿的内部，看起来它们就像位于靶目标内一样，形似囊肿内的碎屑。这种伪像通常称作"层厚伪像"，当血管直径等于或小于层厚时，进行血管长轴扫查时也可出现（Goldstein 和 Madrazo，1981 年）。

传统阵列探头由单排阵元及固定声透镜组成，在俯仰平面上的声束宽度固定。操作者几乎不能通过调节减少这种伪像，唯一能做的就是选择聚焦位置与目标深度相匹配的探头。使用多排阵元探头可以减少层厚伪像（见第 3 章）。目前商业化的多排阵列探头已经出现，通过电子聚焦或可变孔径技术可以减小层面厚度。

（二）图像对比

空间分辨率是成像系统性能的一个重要方面，一般通过系统对小的、高对比的靶目标（如尼龙

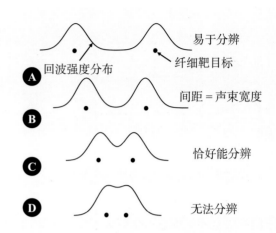

▲ 图 5-6　A. 同一深度，间隔大于声束宽度的纤细靶目标的侧方回波信号强度分布，两者容易分离，在图像中易于分辨；B. 当目标间距等于声束宽度，两者的侧方回波信号彼此相接；C. 当两者的临界间距约等于 1/2 的声束宽度时，两者恰好能够被分辨；D. 如果间距继续变小，两者的回波信号重叠，不能被分辨

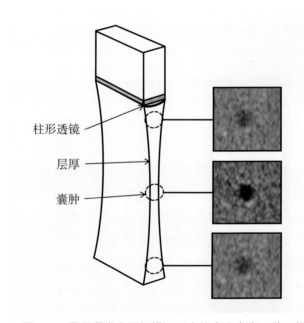

▲ 图 5-7　层厚通常大于扫描平面内的声束宽度，并可能导致图像中小的囊性结构内部出现回声，在聚焦区以外的区域更明显

丝线）的成像能力进行评估，即一个目标产生的回波明显高于周围组织。对比分辨率则描述成像系统区分较大的目标组织与周边组织的能力，此时整体区域显示的明亮度差异很小。组织间大界面的回波强弱由界面反射系数决定（见第 2 章）。组织内散射回波强弱多变，取决于组织类型和组

织状态。这些回波显示时的绝对亮度值受到增益设置、频率等影响，通常无直接的诊断价值。然而，使用相对亮度鉴别图像中的组织是超声诊断的一个重要方面。不同器官（肝脏、脾脏和肾脏）整体相对回波强度有助于各个器官的识别，并能反映病理改变。对诊断更有价值的是，局部小的回波亮度变化通常与该部分组织病理变化有关。

成像系统能够清晰显示的亮度最小变化受限于图像噪声，即图像中不同部分亮度的随机波动。对于所有成像系统而言，一些噪声来自图像检测和运算电路中的电子处理过程。在超声成像系统，也存在噪声，其中最重要的一种噪声类型为斑点噪声。

1. 斑点

斑点在 B 型超声图像中呈现为明显的颗粒状结构，特别是在均一的实质组织内（图 5-8）。人们很容易认为颗粒状结构代表组织内真实的结构，然而事实并非如此，这些颗粒随机产生，并且源自组织内小尺寸结构散射回波的相干叠加。它们在空间上随机分布，其散射回波强度也是随机的，导致图像亮度的随机变化。斑点能够显著限制邻近组织回波亮度真正变化的检出，阻碍显示精细解剖细节。

如前所述，相距超过大约 1/2 声束宽度（侧向和俯仰两个方向）和 1/2 脉冲长度的界面或散射体的回波能够表现为图像中不同的亮度区域。然而，比上述距离更近的目标在图像中不能被分辨。或者说，位于同一容积内的目标，即由这三个径线所决定的取样容积内的目标不能够被分辨。图像中任何一点的亮度都是取样容积内散射体回波相干叠加的结果。

由于相干叠加，我们认为最终产生的回波信号大小由不同回波的振幅和相位叠加决定。图 5-9 显示了 2 个相干叠加回波的例子。图 5-9A 中，回波 1 是由靶目标散射产生的回波信号从右向左返回探头，回波的整体形状显示了轴向的取样容积范围。如果第二个回波来自位置更偏右的散射体，恰好比回波 1 落后半个波长（λ/2），此时回波 1 的波峰恰好遭遇回波 2 的波谷，相互抵消产生低振

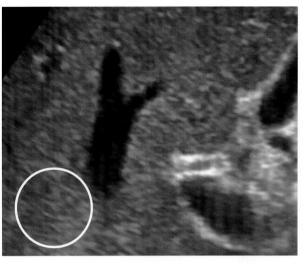

▲ 图 5-8　取样容积内小散射体产生的回波具有随机分布的振幅和相对相位。这些回波相干叠加导致图像中的亮度随机波动（如圆圈内所示），称为斑点

幅的回波。图 5-9B 中，第二个回波同样由相对回波 1 位置更靠右的散射体产生，比回波 1 滞后一个波长。此时两个回波的波峰和波谷重合，形成相长干涉，回波振幅加大。单个回波振幅由每一单个散射体的散射强度决定，相对相位由散射体与探头的距离决定，以及是否产生一个正向或反向的回波，即是否呈现正向或负向反射系数。

图 5-9 从相邻两个散射体产生叠加声波的模拟可以扩展到沿声束轴方向扫描线上的全部散射体。图 5-10A 显示了扫描线上散射体的散射强度和信号分布（正向或负向）。散射体的间距随机分布，但通常远小于单个散射体反射回波的长度（图 5-10B）。因此，散射体的回波彼此重叠，产生如图 5-10C 所示的连续回波信号。这一连续回波信号中，每个回波的峰值与产生回波的散射体位置一致。可以看出，连续回波信号的振幅与散射强度和散射体的信息并无关联。如果回波相长，则振幅变大，而发生回波相消时则振幅很小，但本质上这些变化随机分布。一维（1D）模拟仅描述了沿声束轴线散射体之间的相互作用。由于取样容积在侧向和俯仰方向上也有一定宽度，取样容积内声束轴线之外每一深度的散射回波也对同一深度的回波振幅有影响。不过，本质上最终的回波图像仍然是随机的。

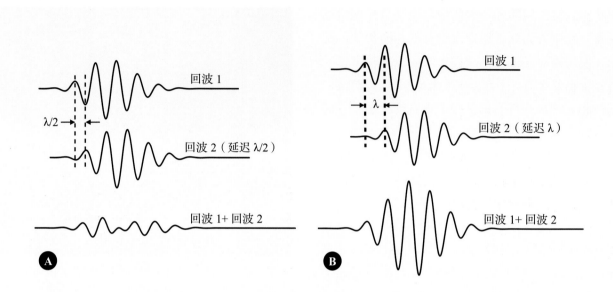

▲ 图 5–9　**A.** 时间上相差半个波长（λ/2）的 **2** 个回波信号叠加，导致相消干涉，回波振幅减低；**B.** 时间上相差一个波长（λ）的 **2** 个回波信号叠波，导致相长干涉，回波振幅增加

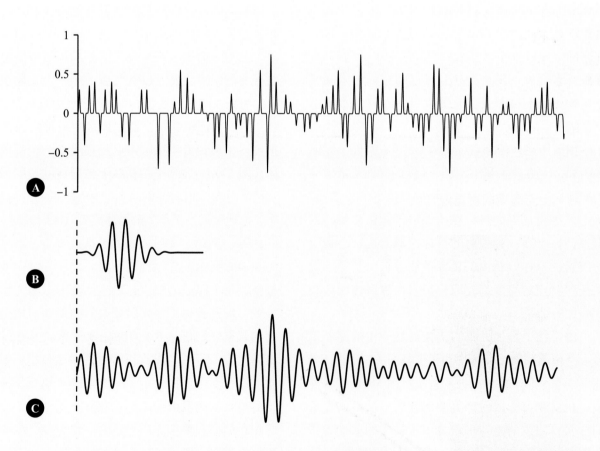

▲ 图 5–10　**A.** 沿声束轴方向模拟的散射体分布线显示散射体间距及散射强度随机分布；**B.** 不过，散射体间距通常远低于从单个散射体反射回波的长度；**C.** 扫描线上的散射体产生连续回波信号，由于每个散射体产生的回波彼此随机发生相互作用，回波信号的幅度也随机变化

我们可能注意到，在一维模拟中回波振幅的变化与单个脉冲的长度变化相似，即轴向取样容积。在二维 B 型图像中，斑点模式的形式往往与取样容积的大小相关。例如，如果侧向声束宽度大于脉冲长度，斑点模式表现为在侧向方向上明显分布的条纹，长度与声束宽度类似，轴向方向上与脉冲长度相似。在声束聚焦区，声束宽度很小，这样的条纹也短得多。图 5-11 显示了 B 型图像中斑点分布的例子。可以看出，在聚焦区斑点相对细小。聚焦区之外，声束扩散导致斑点模式呈侧向条纹分布。声束宽度对斑点模式分布的影响在相控阵探头更显著。相控阵探头的孔径较小，无法实现深部图像的有效聚焦，使得这一部分的侧向分辨率可能很差，导致明显的侧向条纹形式的斑点分布。

2. 对比分辨力

对比分辨力指图像系统分辨组织区域与周边组织亮度不同的能力。由于斑点引起如此大的随机亮度变化，对比分辨率必须根据亮度变化的统计数值来定义。这些可以通过病变或周围组织亮度的平均值和标准偏差来描述。平均值是某一确定区域的平均亮度水平。标准偏差（σ）是描述亮度变化程度的典型方法。较大的标准差意味着随机亮度变化大。

对于指定病变的对比度可以定义为病变与周围组织平均亮度差与周围平均亮度的比值（Szabo，2014 年）。

$$对比度 = \frac{病灶平均亮度 - 周围组织平均亮度}{周围组织平均亮度} \quad （公式 5-1）$$

然而，发现病变的能力，即病变能否被清晰地显示在图像中，也将受到声噪声水平，如斑点的影响。考虑到这一影响，另一个有用的测量是对比与噪声之比（contrast-to-noise ratio，CNR）。CNR 定义为病变和周围组织平均亮度差值与周围组织亮度的标准差（σB_B）之比。

$$CNR = \frac{病灶平均亮度 - 周围组织平均亮度}{周围组织亮度标准差} \quad （公式 5-2）$$

如果亮度平均值的差值低于周围组织亮度标准差，则病变无法显示。病变显示能力也受到病变相对于典型斑点径线大小的影响。如果病变径线显著大于斑点，病变更容易被发现。很显然，如果周围组织斑点亮度的标准差减小，病变也将更容易发现。

对比分辨力也可受其他来源的噪声影响变得更糟。例如，对于一个低回声病变，如囊肿，旁瓣和栅瓣可能导致囊肿内出现回声，减少与周围组织的对比。此过程类似于侧向分辨率。当声束轴穿过囊肿时，旁瓣和栅瓣可能重叠相邻组织，产生弱回波显示在声束轴线上，即出现在囊肿内。厂商通过探头制造设计和波束形成技术减少这种旁瓣对病变对比度的影响。

3. 斑点抑制

超声成像技术的发展已经帮助降低斑点的影响，包括一些专门致力于减少斑点的技术（Chang 和 Yoo，2014 年）。从前文对于斑点的描述和图 5-11 可以看出，减小取样容积的体积可以获得更细小（如更小的尺寸）的斑点分布模式，对图像干扰更小。随着探头技术和系统灵敏度的提高，超声厂家已经在不损失穿透力的情况下采用更高频率超声成像。更高的频率可获得短脉冲，减小

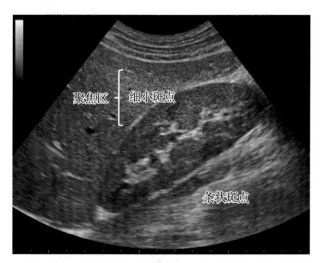

▲ 图 5-11　在肝脏和右肾图像中，聚焦区的斑点相对较细小。聚焦区之外，斑点的模式显示为明显的侧方条纹

声束宽度，从而得到小尺寸斑点分布模式。

复合扫描成像也能够抑制由于斑点导致的图像亮度变化。复合扫描成像时，如第 3 章所述，每个连续图像帧中超声束的方向改变，最多可从 9 个不同的方向扫描最终产生一组彼此重叠的图像。图像中每一点的取样容积方向在每一帧中略有不同，导致每一帧的斑点模式分布也不同。这些图像叠加时，随机斑点分布被整体平均，使得斑点分布导致的亮度变化整体减少，但增强了图像内真正的信息特征。注意，这种方式有效叠加了每一图像回波信号的包络，而不是回波的射频信号（见第 4 章）。如果每张图像叠加回波射频信号，则将如斑点形成方式一样，只会产生另一种斑点分布。

如第 4 章所述，复合频率也可用于减少斑点。在这种技术中，使用短脉冲发射，这意味着它包含一个宽带频率范围。将返回的宽带回波信号通过滤波器分为三个窄频带，并形成三个独立的 B 型图像。每张图片中使用不同的频率产生不同的取样容积和散射形式，因此形成不同的斑点分布。当三个图像彼此叠加后，通过平均的方式减少斑点。然而，随着回波频率范围降低，它们的空间脉冲长度增加，导致轴向分辨率部分降低。

（三）运动

显示快速运动的结构，如心脏瓣膜，要求图像成像率（帧频）很高。为了平滑地显示瓣叶运动，系统需要在瓣叶从关闭到开启位置之间获取一定数量的图像（图 5-10）。因为瓣叶开放可能仅需 20~50ms，那么每 50 毫秒则需要采集高达 10 帧图像，即帧频为 200Hz。

对于肝脏及其他腹部器官而言，很低的帧频就能顺利获得图像。这些脏器超声成像时，组织和探头之间的相对运动主要由患者的呼吸或操作者平缓在患者皮肤表面移动探头引起，这些运动都可以暂时停止。因此，腹部超声成像时帧频可以小于 10Hz。如第 3 章所述，经典的声束形成模式中，帧频受到声波传播至图像最深方位置并返回探头的双向往返时间限制。

设想线阵探头成像时，图像由 N 条扫描线组成，扫描组织最大深度为 D（图 5-12A）。每条超声扫描线的形成都要求超声脉冲抵达深度 D，并在下一次脉冲发射之前返回探头。

往返深度 D 的时间，即每条扫描线的形成时间 T_L=2D/c，c 即组织内声速。

形成 N 条扫描线的总时间：NT_L=2DN/c。这就是每帧形成时间 T_F 或形成完整 B 型超声图像的时间。帧频 FR=1/TF，如下所示。

$$FR = \frac{c}{2DN} \text{Hz} \qquad （公式 5-3）$$

例如，最大成像深度 10cm，扫描线数是 256 条时，能够达到的最大帧频即 1540/（2×0.1×256）= 30Hz。

帧频方程表明，增加深度 D 或扫描线数 N 使帧频降低，而减小 D 或 N 则增加帧频。因此，对感兴趣区组织超声成像时将成像深度按最小要求调节后将有助于避免帧频过低。如果可以调节，选择窄视野成像可减少扫描线 N 的数量，从而提高帧频（图 5-12B）。

一些超声成像技术会带来帧频损失。例如，编码激励和一些谐波成像技术需要沿着每个声束

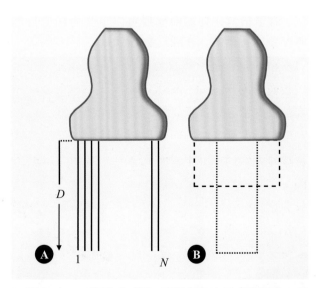

▲ 图 5-12　A. 帧形成时间，即帧频取决于成像深度 D 和扫描线 N 的数量；B. 根据最低要求减小成像深度或宽度，可以最大化提高帧频

方向发射不止一个脉冲（见第 4 章）。空间复合成像需要叠加不同声束角度方向上的多帧图像，最终形成复合图像，引起总体帧频降低。

庆幸的是，新的波束形成技术，如平行波束形成、合成孔径连续成像和平面波成像技术（见第 3 章）可以实现帧频的显著提高，使帧频损失得到避免，并允许对图像进行进一步处理（Bercoff，2011 年）。

二、伪像

B 型图像形成的过程中，成像系统对于超声在组织中的传播做了几个假设。

- 声速恒定。
- 声束轴直线传播。
- 组织衰减是常数。
- 超声脉冲只能传播至位于声束轴线上的靶目标，并返回探头。

以上假设中，靶目标组织中声波传播的明显变化就可能产生可见的图像伪像。根据发生的条件不同，大部分伪像可分为声速伪像、衰减伪像或反射伪像。

（一）声速伪像

1. 距离错误

如前所述，B 型图像是关于声界面和声散射体位置的比例图，在经过患者身体的声束切面内，每一回波信号显示的位置与它在声束切面内产生的位置相对应。每一回波的定位取决于位置、声束的方向及目标与探头之间的距离范围。

目标距离 d 由往返所用时间 t 计算而来，t 即从脉冲发射到回波自靶目标返回被接收之间的时间。在这个计算中系统假定 $t=2d/c$，其中声速 c 为恒定的 1540m/s，所以 t 的改变只是距离 d 变化的结果。然而，如果位于探头和目标之间介质的声速 c 大于 1540m/s，同一深度位置回波返回探头的时间将早于预期（即 t 减小）。系统假设 c 仍为 1540m/s，所以显示目标的位置比实际更接近探头。相反，c 小于 1540m/s，回波到达时间拖后，

显示其位置则比实际位置更远。这样的距离显示错误可能导致不同形式的图像伪像，取决于探头和靶目标之间组织声速的改变。

- 目标偏倚。
- 界面扭曲。
- 尺寸错误。
- 声束散焦。

图 5-13A 展示了目标偏倚，探头和目标之间的平均声速大于或小于 1540m/s。由于回波提早或延迟抵达探头表面，某一独立目标则会显示距离探头位置太近或太远。实际中，可能由于皮下脂肪层较厚，脂肪的声速可以低至 1420m/s，大约比设定的软组织平均声速 1540m/s 低 8%。对于均一的脂肪层而言，所有深方的靶目标都会比真实位置显示得更远离探头，但这个错误不易被察觉，因为所有目标受到同样的影响。

2. 边界扭曲

光滑界面浅方存在不均一脂肪区域时，由于声速改变导致的距离深度显示错误表现的可能更明显（图 5-13B）。此时，浅方存在脂肪组织的光滑界面将比其他部分显示的位置更深，导致肉眼可见的界面不规则表现。

3. 尺寸错误

局部声速显著偏离 1540m/s 时，将导致软组织肿物的显示或测量错误。例如，如果肿物内声

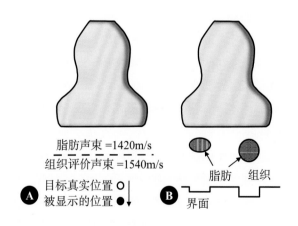

脂肪声束 =1420m/s
组织评价声束 =1540m/s

脂肪　组织

A 目标真实位置 ○
　　被显示的位置 ●
B 界面

▲ 图 5-13　A. 浅层脂肪声速较低，导致其深方的所有目标显示比实际位置更远离探头；B. 浅层脂肪组织导致深方光滑界面发生明显可见的扭曲

速小于 1540m/s 的 5%，则轴向直径的显示将比实际大 5%。大多数情况下，5% 的显示差异不会被察觉。不过，如果出于准确测量的目的，5% 的错误也需要纠正。

4. 相位偏离

如第 3 章所述，通过计算脉冲和回波的运行时间，使激活孔径中不同晶片的声波聚集于一点，实现发射和接受脉冲的电子聚焦。应用电子延迟确保每个晶片的发射脉冲同时到达焦点，而晶片接收从焦点返回的脉冲时，先进行相位校准再进行叠加。脉冲发射时，时间延迟的目的是产生弧形波前阵面，使之聚焦于一个点（图 5–14A）。传输时间的计算则基于声速在软组织介质中的平均声束 1540m/s。目标测试研究表明，介质中声速并非 1540m/s 时，声波无法完成聚焦（Dudley 等，2002 年；Goldstein，2004 年）。

真实组织中的声速围绕设定的软组织平均声速（1540m/s）的确存在百分之几的小变化（见第 2 章），导致每个阵元脉冲运行的计算时间与真实值存在差异。如果声速通过的组织中存在声速变化，将会产生波前扭曲变形及散焦（图 5–14B）。当声速经过皮下脂肪时，这种效应最显著，导致深层组织的分辨率减低。这种效应通常被称为相位偏离，是超声成像系统最终性能的主要局限性。特别是在高频成像时，信号相位的时间误差更大（Flax 和 O'Donnell，1988 年；Trahey 等，1991 年）。完整解决相位偏离需要有效获取显示图像平面内所有区域的声速，以便对探头阵元与图像中所有靶点之间的每个路径声速进行修正。已经提出许多解决方案来减少相位偏离，但真正实现非常困难。

目前已有商业化的相位偏离部分解决办法，基于使用替代值代替设定的平均声速值。一种方法中，首先确定组织内的一个强反射目标，把它作为一个信标。系统继而使用不同设定声速形成几个版本图像。根据能够最清晰显示信标的图像，系统可以自动识别该图像所设定的声速值（McGlaughlin，2007 年）。另一种替代方法是提供

声速调节，操作者可以调节不同成像声速以获得最佳的图像。

许多肥胖患者具有明显的浅层脂肪，导致发射和接收声束散焦。对于这类患者，一种市场上可以获得的解决办法是使用双层模型模拟脂肪和软组织计算阵元脉冲传输时间和接收延迟（Gauthier 和 Maxwell，2007 年）。这种设计设定浅层脂肪声速为 1450m/s，深层组织的声速为 1540m/s，但计算时脂肪层的厚度并非严格测量，而是设定了一个固定值。肥胖患者超声检查时，医生可以选择这种模式进行扫查。

5. 折射

如第 2 章所述，超声波斜行入射到声速不同的两个组织间界面时，由于折射声束出现偏转。超声波以声束的形式传播，传播方向即声束轴，当声速发生改变时，可能出现声束轴偏离。将超声扫描线上的回波信息改写存储为图像信息时，B 型超声系统沿扫描线把回波信息转化成像素点并设定声束轴沿直线传播，每一回波像素点显示的位置与它们返回探头的时间相对应。因此，通过折射声束接收的回波，系统认为来自未发生偏转的声束轴，将其图像显示在声束轴线上（图 5–15），与它们的正确位置偏离。

某些情况，经过腹部浅方肌肉横断面扫查显示腹主动脉时可见折射伪像。腹部肌肉内侧缘存在倾斜界面，超声束在此发生折射指向腹部中央。因为腹壁肌肉双侧对称分布，对称的折射返回探头可能形成两个并排的主动脉图像（Bull 和 Martin，2010 年）。

6. 侧方声影伪像

侧方声影伪像最常见于囊肿侧缘，表现为囊肿边缘向远端延伸的狭窄阴影。图 5–16A 为临床实例，显示表皮样囊肿两侧边缘分布的垂直阴影。对这种现象已经提出很多解释，其中最相关的原因是囊肿内的声速与周围组织声速不同，即最有可能由于折射引起（Ziskin 等，1990 年；Steel 等，2004 年）。囊肿内声速高于或低于周围组织时都可以出现侧方声影，实性组织内的病灶和骨也有侧

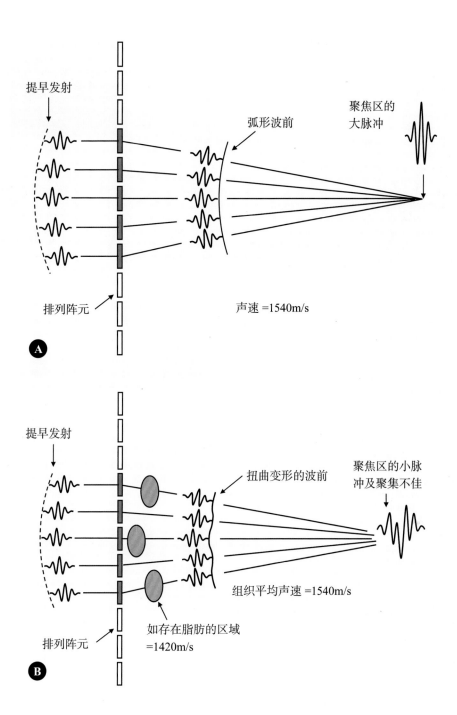

▲ 图 5-14　**A.** 自阵列探头中央孔径向两端逐一延迟发射脉冲，实现发射聚焦。延时设计确保在声速为 **1540m/s** 的均一介质中产生弧形波前阵面，使之聚焦于一点。**B.** 当脉冲通过不同组织，其声速并非 **1540m/s**，如脂肪，导致波前扭曲变形，最终聚焦区聚焦不佳，产生一个振幅较低的长脉冲。这种效应即相位偏倚

方声影的报道。囊性结构周围壁引起的衰减也可能参与形成侧方声影。

图 5-16B 展示邻近的声束（以射线表示）通过一个内部声速低于周围组织的囊肿边缘。声束进出囊肿后发生折射。囊肿边缘类似光学透镜，

导致经过它的声束汇聚。使得折射声束与刚好通过囊肿外侧的无偏移声束之间留下声束稀疏区（也可能位于周围声束内）。这个声束稀疏区减低了局部的脉冲回波敏感性。因为成像系统假定所有回波来自声束传播方向，因此局部表现为声影。

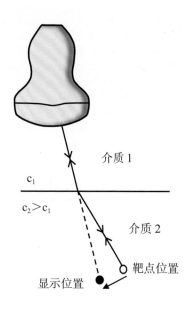

▲ 图 5–15　显示通过折射声束接收的回波图像仿佛来自直线传播的声束，因此偏离了正确位置

侧方声影也可以发生在声速高于周围组织的囊肿或病变边缘。在这种情况下，折射使通过囊肿的声束发散（图 5–16C），在囊肿边缘处的折射角度最大，此处也可能发生全反射（见第 2 章）。同样，局部产生的声束稀疏区导致脉冲回波敏感性下降，显示为传输方向上的声影。

（二）衰减伪像

B 型超声成像序列的每个脉冲回波周期中，发射脉冲和回波在通过组织时均发生衰减，导致与浅层相似的深层靶目标回波变弱。如第 4 章所述，时间增益补偿根据目标深度的振幅改变进行相应的纠正。大多数系统采用恒定的增益补偿比例（单位为 dB/cm），这一补偿是针对当前使用发射频率在典型均一组织中的衰减。此外，操作者通常可以通过调节按钮做进一步补偿调节，这些按钮用于调节图像中特定深度的增益。

时间增益补偿伪像可能出现在应用增益补偿后，补偿与靶目标的实际衰减不匹配的情况。不匹配情况可能源于操作者的不适当调节或系统设定衰减补偿与实际存在大的偏差。时间增益补偿（time-gain compensation，TGC）对图像中的每一扫描线作用一致，不适当的 TGC 设置会使均一组

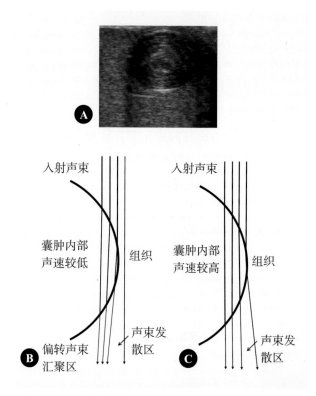

▲ 图 5–16　A. 侧方声影伪像最常见于囊肿外侧边缘，表现为向后方延伸的狭窄阴影。本例为一个表皮样囊肿。B. 侧方声影伪像可能源于超声束通过囊肿的边缘，囊肿内声速略低于周围组织。由于折射声束偏转汇聚（类似光线通过一个光学透镜），偏转声束与恰好邻近囊肿边缘的声束之间出现声束稀疏发散区，形成局部脉冲回波信号敏感性降低或声影。C. 侧方声影也可以出现在内部声速高于周围组织的囊肿或病变边缘。在这种情况下，声束通过囊肿时产生发散，囊肿边缘发散程度最大，甚至还可能发生全反射

A 经 Elsevier 许可转载，引自 Clinical Ultrasound, Sidhu P., In: Allan PL, Baxter GM, Weston MJ (Eds.), Diseases of the testis and epididymis, London: Churchill Livingstone, Copyright 2011.

织图像中出现横跨分布的亮带或暗带（图 5–17A）。在某些情况下，这些表现也可能代表异常。

由于局部组织衰减出现较大偏差而导致的 TGC 伪像更令人感兴趣，因为这些伪像通常具有诊断价值。声影出现在局部高衰减区域的远端，与声影旁的区域相比，声影区域的回波减少。这是由于 TGC 设置弥补了低衰减率的毗邻组织，而高衰减区后方没有得到足够的回波补偿，低补偿区回声亮度减低。最鲜明的声影实例见于高反射和高衰减的钙化区域，如胆囊结石或血管斑块（图

5-17B）。声影也可能发生在强衰减组织的后方，如乳腺病变。声影也可作为高衰减病变非常有用的诊断征象。

与声影相反，囊肿后方回声增强发生在低衰减区后方。此时，囊肿深方的回波补偿假定囊肿导致的声衰减与周围同水平组织引起的声衰减一致。因为含液囊肿引起的衰减明显低于周围组织，囊肿深方组织得到过补偿，展示得更明亮。后方回声增强（图 5-17C）可以作为含液性病变或低衰减病变有用的诊断提示。

（三）反射伪像

1. 镜面反射

第 2 章中已经介绍，当超声波遇到在两种不同介质间的大界面时，反射声强的百分比取决于两种介质声阻抗的差异。界面两侧的声阻抗差值越大，发生的反射越强。从探头接收界面反射回波的振幅不仅取决于界面的反射系数、介质中的衰减，也取决于声束入射角度和界面的光滑程度。

当反射发生在大而光滑且径线大于声束宽度的界面时，将发生镜面反射，即反射的超声波均沿一个方向传播。当入射角等于零（法线入射），经由大而光滑界面的反射声波将沿入射声束同一路径返回探头，被探头接收（图 5-18A）。当入射角不为零（图 5-18B），声束反射至法线对侧沿反射角反射，反射角等于入射角。因此，当声束以 10° 或更大角度入射到大而光滑的界面时，反射声波可能无法返回探头，导致探头没有收到

回波信号。

当界面粗糙或不规则，并且径线等于超声波波长或更小时（图 5-18C），将发生漫反射。此时入射脉冲沿很广泛的角度反射（散射），即使入射角很大，探头也能接受到反射回波。

图 5-18D 和 E 显示镜面反射的例子，图像显示跟腱长轴。在这个方向，肌腱长纤维类似镜面反射体。上图显示跟腱跟骨附着处（圈）的纤维弯曲远离入射声束，使得反射回波振幅下降。下图中，调整声束角度，使入射声束接近法线方向发射向跟腱纤维。此时，反射回波振幅明显增大，肌腱纤维显示为更高的回声。上图中的肌腱回声减低可能被误认为局部肌腱病。

2. 镜像伪像

镜像伪像的产生也是源于大而光滑的界面发生镜面反射，反射系数大时最明显（如组织 – 气体界面）。如果反射声波遇到了散射体，则散射体的回波可以沿着前面的路径反向返回探头（即通过反射界面），被探头接收（图 5-19A）。在发生折射的情况下，B 型超声系统假定所有回波应来声束直线传播上的点。因此，反射的回波被显示在原声束线方向上，位于强反射界面的远端。此时的显示效果就是散射体位于反射界面另一侧的镜面伪像，类似于传统的光学镜面成像。镜像伪像常见于膈肌的后方，图 5-19B 显示了一个邻近膈肌的肝脏病变。图像中真正的病变（以 "÷" 标记）位于膈肌的前方，它是声束直接通过肝脏遇到病

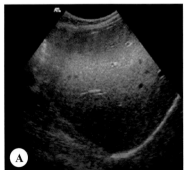
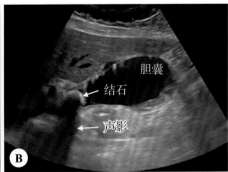
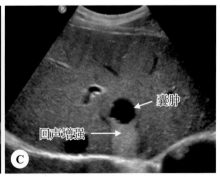

▲ 图 5-17　**A.** 不正确的时间增益补偿设置可能导致图像亮度分布不均一；**B.** 高反射体或高衰减体后方回波失落产生声影，如本例胆囊颈部结石；**C.** 低衰减的含液性结构后方出现补偿过度导致回声增强，如本例肝囊肿
图片由 Hazel Edwards, East and North Herts NHS Trust, United Kingdom. 提供

灶之后形成。而病变的第二个图像是经由膈肌反射的声束形成。经过这条路线获得的图像显示在与发射声束同一方向的膈肌深方，其他膈肌反射后带来的肝脏回波显示在伪像病灶周围。

3. 混响伪像

脉冲和回波在强反射界面之间多次反射形成混响伪像，最常见于声束近乎法线方向入射到表浅界面的情况。如图 5-20A 所示，最初由探头发射的脉冲在界面处反射，在正确深度显示真正的界面图像。不过，返回声波的能量可能在探头表面发生再次反射，返回反射界面，类似探头发射了一个较弱的脉冲波，然后以二次回波的形式

返回（混响）。因为第二次声波返回的时间是初次回波的 2 倍，B 型超声系统显示其深度位置为初次回波位置的 2 倍。这个过程可以继续产生更多的弱回波，回波显示位置为反射界面深度的倍数。由于 TGC 用于增加往返传输时间较长声波的显示，这些弱回波可通过 TGC 加强显示。由界面第一次返回的声波，可能在返回探头之前被更浅方的界面反射，形成连续的弱回波返回探头，这些弱回波形成的图像位于强反射界面的深方。

每一条混响图像能够通过探头适当加压观察其移动，从而与真正的界面进行鉴别。当操作者

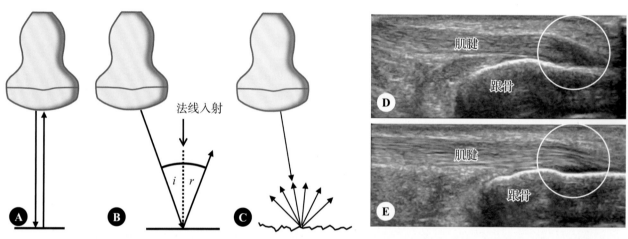

▲ 图 5-18　A. 大而光滑的界面处发生镜面反射，只有接近垂直入射才能接收到强反射回波（声束垂直入射界面）。**B.** 当入射角（*i*）不为零，界面反射后的声波可能不会返回到探头，反射角（*r*）等于入射角（*i*）。**C.** 大而粗糙的界面发生弥漫反射，反射波可能在较大范围的角度被接收，回波也更有可能返回到探头。**D.** 在跟腱跟骨附着处（圈内）出现低回声区，由于此处跟腱纤维弯曲成角远离探头。**E.** 肌腱纤维更接近与声束垂直，局部回声增强。D 中的跟腱局部回声减低可能被误认为局部跟腱病

图片由 Hazel Edwards, East and North Herts NHS Trust, United Kingdom. 提供

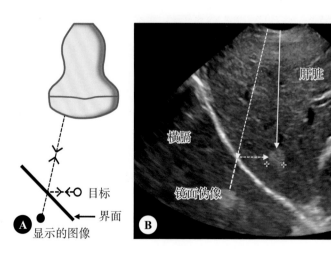

◀ 图 5-19　**A.** 镜像伪像可以在一个强反射界面处发生，发射和接收声波经过了界面的反射。经过这条路径获得的图像显示在界面的深方，类似镜子产生的反射。**B.** 本例肝脏超声图像中真正的病变，被"÷"标记，在肝脏内直接成像，显示在横膈前方。由于镜像伪像，病变的第二图像出现横膈后方

图由 Hazel Edwards, East and North Herts NHS Trust, United Kingdom. 提供

手持探头缓慢压向组织表面时，真实界面回波以同样的速度朝向探头方向移动。由于第一次混响经过的路径是真实回波的 2 倍，探头移动 1cm 就会导致图像中混响伪像发生 2cm 的变化。因此，混响回波以真实界面移动速率的 2 倍朝向探头移动。

混响伪像常出现于充满液体的区域，如膀胱，因为声束在探头和膀胱前壁及其他界面之间的多重反射形成（图 5-20B）。因为这些液性区域内部回波缺失，所以混响伪像更为明显。混响伪像也可能出现在其他回波较弱的组织区域。

4. 彗星尾征

除了大界面和探头之间的多重反射外，混响伪像也可以发生在小的高反射目标或异物内，导致物体的远端出现沿声束方向分布的长条纹样或系列回波。因为外形类似彗星尾，这种伪像被称为彗星尾征（Ziskin 等，1982 年）。如图 5-21A 所示，超声脉冲在目标的两个高反射表面之间混响传播，产生很长系列的回波，这些回声返回探头，在目标的远端显示成扩展的拖尾。图 5-21B 显示扩张的胆囊，壁上分布小的胆固醇结晶体，这些胆固醇结晶后方出现短的彗星尾征，展示其内在的钙化属性。图 5-21C 为子宫腔内的宫内节育器（intrauterine contraceptive device，IUCD）声像图。脉冲波在节育器上表面和下表面之间发生多重反射，生成节育器的多个重复图像。

植入物与周围软组织的声阻抗差异越大，越可能显示更明显的彗星尾征伪像，类似 IUCD 的情况。较软的材料，如木质，产生不明显的彗星尾征（Ziskin 等，1982 年）。如果组织内出现气体，

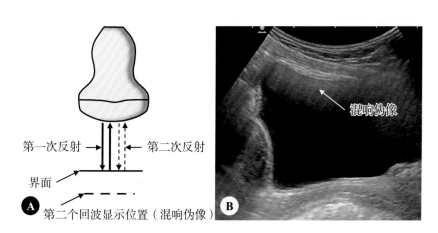

◀ 图 5-20　A. 回波被平行于探头的强反射界面反射回探头时，部分在探头表面反射回界面，形成混响伪像。第二次回波显示的深度是界面深度的 2 倍。B. 混响最常见于充满液体的区域，如本例所示的膀胱

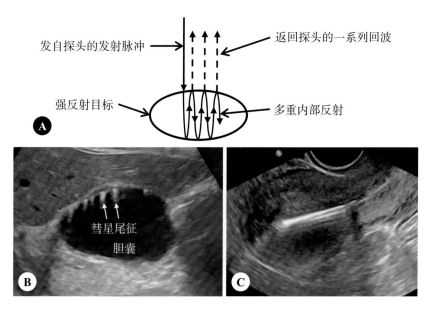

◀ 图 5-21　A. 高反射异物体的表面发生多重内部反射，产生一系列的密集回波称为彗星尾征；B. 胆囊壁上小的胆固醇结晶体后方可见彗星尾征伪像；C. 脉冲波在宫内节育器表面发生多重反射而形成多个图像

图片由 Hazel Edwards, East and North Herts NHS Trust, United Kingdom. 提供

也存在大的声阻抗差异。胸部超声成像中，彗星尾征的出现与发生肺水肿相关（Lichtenstein 等，1997 年）。正常胸壁声像图中，胸壁组织与肺内气体之间的界面呈现强反射。然而肺水肿发生后，胸壁之下可能出现一层薄薄的液体，夹在胸膜和小叶间隔之间（Picano 等，2006 年）。肺表面发生的强反射使超声脉冲在液体区往返传播，产生多个彗星尾征。彗星尾征也可见于其他气体与组织交界分布的情况，如肠壁与肠腔内气体之间、脓肿内出现气体（Tickman 等，1983 年）。

声明

图 5-20 在 Hitachi Medical Systems，United Kingdom 的协助下获得。

习题

不定项选择题

1. 下面哪项描述了空间分辨率？

A. 真实值和测量值的差异

B. 可显示两个事件的最小时间间隔

C. 图像中可显示两个点目标间的最小距离

D. 血流速度真实值和测量值之间的差异

E. 回波可以探查到的最大深度

2. 下列哪项陈述是正确的？

A. 轴向分辨率描述了沿声轴方向的空间分辨率

B. 时间分辨率描述了沿声轴方向的空间分辨率

C. 层厚决定了与声束平面相垂直平面内的空间分辨率

D. 层厚决定了与扫描平面呈 90° 切面的空间分辨率

E. 侧向分辨率描述了与扫描平面呈 90° 切面的空间分辨率

3. 轴线分辨率主要取决于什么？

A. 层宽

B. 发射频率

C. 变焦

D. 脉冲长度

E. 声束宽度

4. 以下哪项陈述是正确的？

A. 轴向分辨力与发射频率无关

B. 当发射频率增加，轴向分辨力增大（即变差）

C. 轴向分辨力在 5.5MHz 时最佳

D. 轴线分辨率一般为脉冲长度的一半

E. 当发射频率增加，轴向分辨力变小（即改善）

5. 关于扫查平面内的侧向分辨率，

A. 由脉冲长度决定

B. 约等于声束宽度的一半

C. 频率增加时变差

D. 通过聚焦可以改善

E. 所有深度位置均一样

6. 关于层厚的正确表述是什么？

A. 约 1mm

B. 由脉冲长度决定

C. 影响小囊肿的图像

D. 在扫查平面内小于声束宽度

E. 通过多排探头可以降低

7. 关于对比分辨率的正确表述是什么？

A. 是轴向分辨率与侧向分辨率的差异

B. 受到病变与周围组织亮度不同的影响

C. 受到斑点的影响

D. 可能受到栅瓣的影响

E. 显示器设定设置可调节

8. 关于斑点的正确表述是什么？

A. 斑点来自组织内超声散射干涉

B. 斑点径线与组织内结构大小相关

C. 频率增加斑点径线减低

D. 频率增加斑点径线增加

E. 斑点是幅度放大器引起的电子噪声

9. 关于伪像的正确表述是什么？

A. 当实际与假定的图像形成过程不符合时，在图像或测量上的错误

B. 当成像区域内的声速不恒定时可以出现

C. 当成像区域内的衰减不恒定时可以出现

D. 当声束不沿直线传播时可以出现

E. 见于老旧超声机器

10. 如果组织内的声速低于 1540m/s，则说明什么？

A. 从靶目标返回的声波在图像中的位置比实际远

B. 从靶目标返回的声波在图像中的位置比实际浅

C. 从靶目标返回的声波在图像中的位置与实际一致

D. 衰减更高

E. 衰减更低

11. 关于超声折射的正确表述是什么？

A. 在不同声速组织界面处声束发生偏移

B. 可以导致靶目标回波位置偏离

C. 是由于声能吸收导致的声束衰减

D. 在超声图像中总是发生

E. 与液体结构后方的亮度增加有关

12. 充满液体结构的后方亮度增加是由于什么？

A. 液体与周围组织的衰减无差别

B. 液体比周围组织的衰减增加

C. 发射能量设置过高

D. 液体比周围组织的衰减减少

E. B 型超声增益设置过高

13. 镜面反射见于什么情况？

A. 典型见于实质组织内

B. 见于目标径线显著小于波长

C. 见于目标径线显著大于波长

D. 见于目标径线类似于波长

E. 常见于组织界面，如肌腱、韧带和血管壁

14. 关于镜面伪像的正确表述是什么？

A. 探头放置方向相反时出现

B. 声束在界面发生部分反射时出现

C. 发射能量增加过多时出现

D. 二维图像增益过多时出现

E. 常见于膈面

15. 关于混响伪像的正确表述是什么？

A. 可能由回波在两个组织反射界面之间往返运动所致

B. 常见于实性区域，如肿瘤

C. 常见于液性区域，如膀胱

D. 可能由回波在探头和反射界面之间往返运动所致

E. 可能由折射而发生声束方向改变所致

简答题

1. 说明何为侧向分辨率，声束宽度如何影响侧向分辨率。

2. 说明阵列探头的层厚通常大于扫查平面内的声束宽度的原因。

3. 说明何为轴向分辨率，以及轴向分辨率与发射脉冲长度的关系。

4. 描述超声图像中斑点的成因，以及声束特性对斑点的影响。

5. 说明传统声束形成技术的线阵探头中，增加图像深度如何导致帧频减低。

6. 相控阵探头进行胎儿股骨扫查成像，股骨成水平方向位于图像内，股骨的中心位于图像中央。皮下脂肪的声速为 1420m/s，其他区域声速为 1540m/s。说明脂肪层如何影响股骨的长度测量。

7. 解释胆囊结石后方声影的形成原因。

8. 存在与皮肤平行分布、位于皮肤深方数厘米的光滑大界面时，描述凸阵探头扫查时的超声图像表现。

9. 说明混响伪像如何产生，以及操作者如何鉴别真实回波与混响伪像。

10. 描述镜面反射的成因，以及哪一种解剖结构特征常产生这种效应。

参考文献

[1] Bercoff J. Ultrafast ultrasound imaging. In: Minin O (Ed.), *Ultrasound Imaging – Medical Applications*. −1, InTech, 2011. Available at: https://www.intechopen.com/books/ultrasound-imaging-medical-applications/ultrafast-ultrasound-imaging

[2] Bull V, Martin K. 2010. A theoretical and experimental study of the double aorta artefact in B-mode imaging. *Ultrasound*, 18, 8–13.

[3] Chang JH, Yoo Y. 2014. Speckle reduction techniques in medical ultrasound imaging. *Biomedical Engineer Letter*, 4, 32–40.

[4] Dudley NJ, Gibson NM, Fleckney MJ, Clark PD. 2002. The effect of speed of sound in ultrasound test objects on lateral resolution. *Ultrasound in Medicine and Biology*, 28, 1561–1564.

[5] Flax SW, O'Donnell M. 1988. Phase-aberration correction using signals from point reflectors and diffuse scatterers: Basic principles. *IEEE Transactions on Ultrasonics, Ferroelectrics, and Frequency Control*, 35, 758–767.

[6] Gauthier TP, Maxwell DR. 2007. Tissue aberration correction. Philips Medical Systems white paper. Eindhoven: Philips Medical Systems.

[7] Goldstein A. 2004. Beam width measurements in low acoustic velocity phantoms. *Ultrasound in Medicine and Biology*, 30, 413–416.

[8] Goldstein A, Madrazo BL. 1981. Slice-thickness artifacts in gray-scale ultrasound. *Journal of Clinical Ultrasound*, 9, 365–375.

[9] Lichtenstein D, Meziere G, Biderman P et al. 1997. The comet tail artifact – An ultrasound sign of alveolar-interstitial syndrome. *American Journal of Respiratory and Critical Care*, 156, 1640–1646.

[10] McGlaughlin GW. 2007. Practical aberration correction methods. *Ultrasound*, 15, 99–104.

[11] Picano E, Frassi F, Agricola E et al. 2006. Ultrasound lung comets: A clinically useful sign of extravascular lung water. *Journal of the American Society of Echocardiography*, 19, 356–363.

[12] Sidhu P. 2011. Diseases of the testis and epididymis. In: Allan PL, Baxter GM, Weston MJ (Eds.), *Clinical Ultrasound*. London: Churchill Livingstone.

[13] Steel R, Poepping TL, Thompson RS, Macaskill C. 2004. Origins of the edge shadowing artifact in medical ultrasound imaging. *Ultrasound in Medicine and Biology*, 30, 1153–1162.

[14] Szabo TL. 2014. *Diagnostic Ultrasound Imaging: Inside Out*. Oxford UK: Academic Press/Elsevier.

[15] Thickman D, Ziskin MC, Goldenberg NJ et al. 1983. Clinical manifestations of the comet tail artifact. *Journal of Ultrasound in Medicine*, 2, 225–230.

[16] Trahey GE, Freiburger PD, Nock LF, Sullivan DC. 1991. In vivo measurements of ultrasonic beam distortion in the breast. *Ultrasonic Imaging*, 13, 71–90.

[17] Ziskin MC, Follette PS, Blathras K, Abraham V. 1990. Effect of scan format on refraction artifacts. *Ultrasound in Medicine and Biology*, 16, 183–191.

[18] Ziskin MC, Thickman DI, Goldenberg NJ et al. 1982. The comet tail artifact. *Journal of Ultrasound in Medicine*, 1, 1–7.

第6章 B型成像中的测量
B-mode measurements

Nick Dudley 著

王心怡 译

测量在超声检查的许多领域具有重要作用。很多早期的超声测量源于产科，最初使用的是 A 型超声。测量的范畴在之后的常规超声操作中迅速扩展，近年来发展已相当可观。最常见的测量是排畸所用的颈部透明层厚度，以及评估胎龄和胎儿发育情况所用的顶臀径、头围、腹围和股骨长。

超声心动图检查中的测量操作由来已久，早期测量所用的 M 型超声图像一直沿用至今。超声心动图的成像是一个动态过程，M 型超声的优势在于图像中能够同时包含距离和时间信息，因此可以测量整个心动周期中心内结构的大小变化。电影回放显示和影像工作站的出现使 B 型超声成像中的时态信息唾手可得，因此获取面积和容积的变化更加便捷，如评估左心室射血分数。

腹部和小器官的多数超声检查是定性的，但有时也需要进行测量，涵盖从胆囊壁厚度和胆总管直径（毫米级）的测量到肾脏和肝脏（厘米级）的测量。

血管超声检查方面，测量在诊断动脉瘤等血管病变中已应用多年。血管内径通常需与多普勒结合评估血流，此时精确度就非常重要。因为内径测量的微小误差会导致血流评估出现严重问题，这对小血管尤为明显。不过，当今的高分辨率超声系统能够提供微小距离的测量功能，如测量内膜厚度。

后文将介绍测量系统的操作和应用。由于临床测量在开发和使用时通常会忽略测量不确定度，本章接下来还将探讨误差可能的来源，以及增强精确度和再现性的实用方法。

一、测量系统

数字电子技术和软件操控使测量系统兼具复杂性和灵活性。早期的超声，尤其是数字扫描转换器出现之前，只能在扫描仪上进行简单的轴向测量。也就是在 A 型超声上依据测量目标调整声束的方向，而后在操作过程中识别合适的信号并放置标记。超声扫描仪读取上述位置间的时间间隔，然后依据假想的声速将其转换成距离。其他的测量值，如水平面内的测量，只能在打印出的 B 型超声图像上用由轴向距离算得的比例系数和直尺测算得出，如果是非线性测量就只能使用平面仪甚至是用线测得。

这些早期的测量方法不仅难度大，而且还需要极其细致的操作，但早期超声从业者进行这种操作的价值是不言而喻的，因为当时提出的一些正常值与现在认可的数值十分接近并仍在使用。这些事实反映出开拓者们严谨和奉献的精神。

（一）卡尺系统

从简单的直线测距到较复杂的容积测量都可以用超声卡尺系统完成，测量值通常能够由超声扫描仪算得。

由于图像是存储在扫描转换器中的，因此如第 4 章所述，测量应基于图像数据在存储器中的正确储存。每台超声扫描仪使用一个假想的声速来计算声束的轴向距离，通常为 1540m/s，然后依据探头的几何形状使用多种算法计算图像存储器中每个回波的最终位置。

接下来，操作者使用电子卡尺系统从一个像素中心测量至另一像素中心，得到扫描转换器所存储图像中的距离。生成的距离以两个卡尺中心之间的像素数表示，再依据像素大小转换为毫米或厘米。超声扫描仪会根据探头的几何形状和所选设置来计算像素大小。

最常见的卡尺控件是轨迹球，但有些小型或老旧的扫描仪没有这种先进装置。轨迹球可以快速调整卡尺，所以是最为用户友好的装置。但是有些轨迹球过于灵敏，并不容易精确控制。对于直线测量，这样虽然烦琐却并不影响准确性，但是在非线性测量时就会产生明显误差。许多轨迹球系统可以用软件进行调节，如此一来就能调节其灵敏度以迎合用户了。

线性测量（即测量两点间的直线距离）是最早出现的测量类型，也是最常用的一种。

（二）非线性距离、周长和面积

非线性距离的测量，包括不规则周长，可以通过边缘描画完成。操作者将卡尺固定在被测量结构的一端或某个点，然后用轨迹球描画轮廓。在描画过程中，系统会根据轨迹球的移动绘制出一条线，而后测算线上点与点之间的线性距离并求和，从而算出描画长度。

某结构的周长是指围绕其外周一圈产生的距离，多被用于产科测量（如胎儿腹围）。周长的测量方法有很多，需要根据被测结构的规则性进行选择。周长的描画与其他非线性距离相同，可使用多种方法进行拟合或绘制。

如今多数系统带有的椭圆拟合选项可以测量周长和面积（图 6-1A），这对于测量真正的椭圆形结构非常快速有效。首先将卡尺放置在椭圆形结构长轴或短轴（或圆形的任一直径）的两极，之后用轨迹球调整另一个轴的长度使椭圆形的大小与被测结构一致。在大多数扫描仪中椭圆的大小和位置可以调节以匹配被测结构。一旦确定了

椭圆的大小，系统会使用一个精确或近似的公式（Ramanujan，1914 年）来计算周长。

另一个方法曾多次被用于制订胎儿生长图的相关研究，也是英国医学超声协会推荐的方法（Loughna 等，2009 年）。该方法需测量椭圆的两个正交直径（d_1 和 d_2），如胎头双顶径和顶枕径，然后通过方程计算周长。

$$周长 = \pi \times (d_1 + d_2)/2 = 1.57 \times (d_1 + d_2)$$

（公式 6-1）

只要长轴和短轴的长度差别不太大就能得出很好的近似值。需要注意的是，有些制造商提供"交叉法"测量，此时可能需要将卡尺置于两个正交直径的末端，计算周长通常使用的是精确或近似公式而非周长方程。

某些制造商提供了另一种选择，即操作者在被测结构周围依次移动和固定卡尺，从而绘制出一系列的点（逐点测定法见图 6-1B），之后系统用直线或曲线（取决于制造商）连接这些点并计算周长。这样操作比描画边缘用时短，但是比椭圆拟合耗时。这是测量非椭圆结构的一个实用方法。

横截面积也可以通过结构的轮廓计算得出。无论用何种方法计算周长，将所含像素数乘以每个像素的面积便可得出总面积。虽然有人认为面积测量的精确度和再现性比周长好（Rossavik 和 Deter，1984 年），但是面积测量却不常用到，它通常与体积的计算联合使用。

（三）体积

通过二维图像估算体积时，最常见的方法是用三个线性测量值进行计算（图 6-2）。这一方法需采集两个相互垂直切面的图像，如矢状面和横断面，并测量三个正交直径。计算体积时将三个径相乘，再依据被测形状乘以一个常数 k。通常会将被测形状假设为近似球体，此时对应的 k 值为 0.52。如果不能近似为球体，则可能要从众多患者的测量值中算出更合适的常数。这时就要通过另一种方

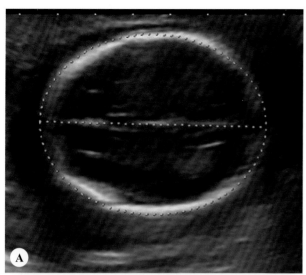

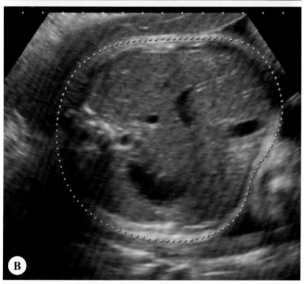

▲ 图 6-1　非线性测量图示
A. 椭圆拟合；B. 描画 / 绘制

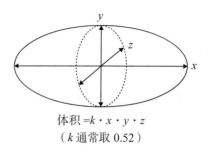

体积 = $k \cdot x \cdot y \cdot z$
（k 通常取 0.52）

▲ 图 6-2　通过三个正交测量值估算体积

（四）自动化测量

图像处理计算机为自动化测量提供了机会。自动化测量不是一个简单的过程，计算机需要执行人类眼 – 脑系统的某些操作才能确定结构的边界和边缘。心脏科和产科所用的测量系统已经研发成功，而以往这些检查都需要大量的测量操作。

相对简单的自动化测量的应用已经有一段时间，如相邻表面间距离的测量（Wendelhag 等，1997 年），近期研究者在致力于开发胎儿超声中较为复杂的自动化测量（Rueda 等，2014 年），但是商业化测量系统的实用性和应用都非常有限（Carneiro等，2008 年；Yazdi 等，2014 年）。机器学习的快速发展可能会促进自动化识别正确成像切面及自动化测量的发展（图 6-3）（Zhang 等，2017 年）。

3D 超声为自动化测量体积提供了机会（Artan等，2009 年；Shibayama 等，2013 年）。超声心动图中矩阵阵列探头的广泛应用、血液和心肌的强烈对比可能会加速自动化测量系统的应用。需要注意的是自动化测量与其他方法，如 MRI 的一致性相差较大（Shibayama 等，2013 年；Furiasse 和 Thomas，2015 年）。尽管如此，先进的、基于知识的合适算法似乎不仅节约了时间，测值还与专家的测量结果相仿（Tsang 等，2016 年）。包括产科在内的许多领域正在使用自动化体积测量。

（五）计算

超声扫描仪具有测量并存储测量值的功能，即系统能够根据操作者的测量结果计算其他参数，如膀胱容积、胎儿体重和心脏容积。

法与精确的体积进行比较，如测量膀胱容积时超声测值可以与完全排空膀胱后收集的尿量进行比较。这种方法还可以测量妊娠囊体积和心室容积等。

某些制造商提供单图像测量法（例如，估测膀胱容积时仅需在一个切面测量高度和宽度）。该方法在很大程度上依赖于与扫描切面相垂直的切面的假想形状，因此使用时应当极其小心（Bih 等，1998 年）。

现在已经可以使用三维（3D）超声进行体积测量。早期的案例包括出生体重预测（Lee 等，1997年）、左心室容积和功能的评估（Kuhl 等，1998 年）、新生儿脑室容积测量（Kampmann 等，1998 年）。

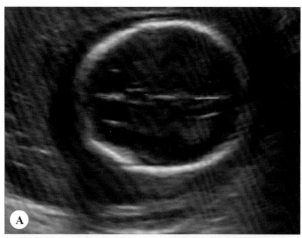

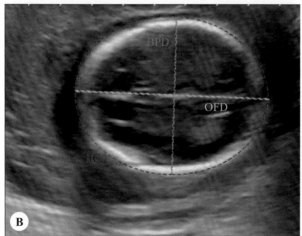

▲ 图 6-3　A. 从胎儿头颅的正确切面中自动化识别出的中线；B. 自动测量胎儿头围（从双顶径和枕额径测量）

HC. 头围；BPD. 双顶径；OFD. 枕额径

当选定测量功能时，操作者接下来需要完成测量并将其存储在合适的文件名下。超声扫描仪可能会允许对每个参数进行多次测量并自动取均数。存储好测量值后，系统将使用编程公式计算结果。

二、测量误差

许多原因会导致测量值与真实值之间出现差异。测定值与真实值的差异称为"观测误差"。任何测量中都需要考虑到两种误差：随机误差与系统误差。很多误差是以上两种的组合，只是不同情况下可能其中一种占主导地位。随机误差与系统误差都会影响精确度，而再现性很大程度上取决于随机误差。

大多数仪器制造商会指定测量的精确度，但其指标通常不符合临床要求。Axell 等（2012 年）报道称，制造商将线性测量的误差设定在 3%～5% 范围内，但产科要求的误差范围则更低。

（一）随机误差

随机误差本质上是偶然发生的，通常是由于观察者直接造成或使用了精度不足的系统造成。例如，假设一个结构的真实直径是 9.5mm，卡尺增量是 1mm，观察者将永远无法获得真实的测量值。通常经过反复测量能够显示这些误差，可能会得到数个分布于真实值上下的测量值。将这些测量值取均数后可以减少误差并得到接近真实值的数值。

随机误差通常遵循正态分布或高斯分布，其特征是均数和标准差。均数指的是所有测值的平均数，而标准差则表示测量值在均数附近的分布程度。变异系数（CoV）常被用于衡量随机误差，它是标准差与均数的比值，用百分数表示。

表 6-1 显示的是在同一测试对象上进行的两组跟踪测量。虽然两组的均数相同，但是产生的随机误差不同。CoV 反映出观察者 2 的测量值变化范围较大。可以设想在临床情境下仅进行一次测量的潜在后果会很有意思，两名观察者首次测量的差值高达 13mm。因此，进行多次测量并取均数十分重要。

（二）系统误差

系统误差通常在趋势和相对值上是一致的。超声可能存在与观察者和仪器相关的系统误差。

1. 始终将卡尺置于某结构边缘以内的超声医师获得的测值会系统性小于将卡尺准确放置于边缘的医师。

2. 假设将某台超声扫描仪的声速错误校准为 1600m/s，所有按均速 1540m/s 测量的轴向测量值会系统性增大接近 4%。

系统误差不会通过重复测量体现出来，但是可能会通过观察者之间比较或测量合适的测试对象时发现，具体取决于误差的来源。如表 6-1 所

表 6-1　2 名观察者对测试对象的周长进行 10 次测量获得的测值		
	观察者 1	观察者 2
	317	330
	317	325
	318	323
	321	315
	325	316
	321	318
	323	318
	319	322
	318	321
	322	314
均数	320	320
变异系数	0.9%	1.6%

示，测试对象周长的真实值是 314mm，而两组测量均有 6mm 的系统误差。

与超声成像过程相关的某些系统误差是不可避免的，但可以通过仔细选择扫描仪和测量方法将它降至较低水平。

（三）复合误差

当测量值为某种复合值时，如比值或容积估测，单个测量值中的相对误差会被叠加，导致结果产生更大的相对误差。乘积或比率中的相对误差近似等于每个变量中相对误差的总和。例如，假设胎儿 AC 和 HC 的测量相对误差是 3%，那么 AC/HC 这一比值的相对误差接近 6%。

三、超声系统中误差的来源

（一）人为误差

导致人为误差的原因很多，包括培训不足或不当、缺乏经验、缺乏地方性认可的标准或未遵循地方性规程操作。以上原因会导致在非标准切面测量或卡尺放置不正确。误差常在倾斜面测量时产生，而非在长轴或短轴切面，其结果是导致数值被高估。已有大量研究分析了胎儿测量中人为误差的频率、量级和影响（Sarmandal 等，1989 年；Chang 等，1993 年；Dudley 和 Chapman，2002 年）。

未重复测量或未取均数即确认测量值，以及测量设备相关的误差（如过度敏感的轨迹球）可能都属于人为误差。不易操控的测量系统将阻碍超声医师进行重复测量，这也会增加误差的可能性，甚至可能增加误差的规模。

使用基于证据的标准和协议、加强培训和审核、认真挑选检查设备将会减少人为误差。

（二）图像像素大小和卡尺的精确度

超声图像是由像素组成的（见第 4 章）。图像中能够表示的最小距离是一个像素，因此所有测量的固有不确定度为 ±1 个像素。例如，某图像为 512 个像素的正方形且图像深度设置为 20cm，则每个像素代表 20cm 的 1/512，即 0.39mm。

另一个缺陷可能是卡尺增量，所有的卡尺系统都有一个有限的卡尺增量，它可能会大于一个像素的大小（如 1mm）。事实上，卡尺增量不会小于像素大小，因为卡尺每次至少移动一个像素。

在测量微小结构时，使用深度 / 缩放或写入缩放键将实时图像放大非常重要。放大图像中的像素尺寸会变小，从而能够降低固有不确定度。上述误差本质上是随机的。

（三）图像分辨率

如第 5 章所述，超声图像的空间分辨率有限，因此所示结构的边缘可能会模糊或被放大，导致卡尺放置不准确。调节焦点位置可以将侧向声束宽度所致的误差降到最低，从而将被测区域的分辨率调至最佳。

测量结果常会与正常值范围或既往测值做比较，因此分辨率的影响不太大。不过，如果测量所用的超声扫描仪与制订参考值的机器性能有显著差异，则可能会产生误导。有评估和记录表明测量胎儿股骨长时曾经出现这种情况，Jago 等（1994 年）报道过使用新旧程度不同的扫描仪测量胎儿股骨长出现了系统性差异。相差 2mm 的声束宽度造成股骨长测值相差大约 1mm。需要注意的是，焦距设置不当在任何扫描仪上都会产生如此大的差异。

由于横向分辨率通常不如轴向，所以非轴向测量更容易产生误差。然而，较低的轴向分辨率或高回波结构中的混响也会导致远场结构边缘模糊，因此某些结构（如胎儿颈透明层）应在其近场边缘测量（前缘至前缘）。

增益的设置对分辨率的影响显著。但是随着技术进步，在现代化的设备上调节增益已经很容易，所以这不再是问题。建议尽可能使用高频超声，从而总体上提高分辨率。

（四）速度 / 距离校准

由于测量是在扫描转换器存储的数字化图像上进行的，所以将回波准确地置于图中很重要。测值取决于用于计算回波轴向原点的假定速度和计算图像中扫描线位置的算法。回波位置的任何误差都会导致测量误差。

如果回波位置正确，测量准确与否很大程度上就取决于将卡尺间的像素数转换为真实距离的内置换算系数的准确性。不同探头的几何形状、缩放或深度的设置都需要一系列转换系数。为适应日趋增大的探头差异、实现连续可变的缩放设置，用于进行上述转换的电子设备或软件必须经过精心设计和测试。

不正确校准的后果是在所有测量中会产生系统误差，更微妙的是在缩放设置不同的情况下测值不同。购买仪器前和调试时严格测试卡尺的精度可以避免设备的固有速度误差。

（五）超声波的传播

超声扫描仪通常将声速假定为 1540ms，这相当于人体软组织中的平均声速。软组织中的真实声速在此均数上下波动约 5%，这就可能会导致图像的轻微形变（见第 5 章）及测量误差。

这些形变的临床影响取决于被测物体的解剖结构。如果某器官内的声速并非 1540ms，则该器官的测量值可能不准确，但只要与其他患者该器官内的声速相同，患者之间就不会有误差。当测量跨越结构边界时，不同结构对总距离的影响各不相同，所以测量值与正常值范围的比较或患者之间的比较就可能会受到不利影响。大多数临床情况下只在单一结构内部进行测量，如果还包含其他结构，通常两者的大小或声速差异不大，如测量某器官直径时将血管包含在内。

声束成型技术的发展使声速矫正能被应用于实时图像。成像组织中的平均声速可以根据先验知识进行假设或根据回波时间算得，图像构建使用的是基于该值的聚焦延迟，而非常用的 1540m/s。如此便能显示更准确的图像并提高测量的绝对精度。超声扫描仪仅能将声速矫正用于聚焦而非距离校准，因此声速矫正不会产生系统测量差异，即测值不会受到影响。

发生形变的另一个原因是折射，即声束经过声速不同的组织时改变了方向。由于近场组织或结构本身都可能导致结构内部的形变，所以折射的潜在临床效应较大。第 5 章对形变有更具体的描述。

产科检查时需要始终考虑到折射引起的测量误差。产妇腹中线周围的折射可能导致物体明显拉长（图 6-4）。

（六）周长和面积测量中的误差

周长和面积测量会受到上述所有误差的影响。描画测量对人为误差尤为敏感，因为操作卡尺控件很难描画出准确的轮廓。各种偏差的加入会使测量周长的过程产生系统误差和随机误差。在临床操作中，结构的轮廓并不总是完整且明确可见的，这也可能会导致误差产生。

许多原因会引起描画过程中系统误差被放大。不能准确地操纵轨迹球及操作者不够仔细都会增加误差。系统测距时描记线上点的间距也很重要，如果两点相距太远，则会缩短距离；如果两点间的距离太近，则会包含每个小的偏差，导致测值

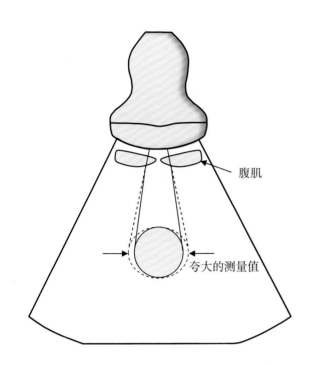

腹肌

夸大的测量值

▲ 图 6-4　近探头表面的肌肉产生的折射效应

实线显示超声波的真实路径（因腹部肌肉发生折射）和被测结构的真实位置。虚线显示假定的超声波路径和发生折射后被测结构所在位置。折射导致测量值被夸大

增大。有记录显示误差可高达 15%（Dudley 和 Griffith，1996 年）。理想的点数取决于轨迹球的敏感性和被测距离，而这些都是仪器在设计时就决定的。对于妊娠晚期胎儿 AC 的测量，每厘米 1 个点可能较为合适。

在临床情况下很少能够重复测量 10 次，而且为患者采集优质图像比为测试物体采集要困难得多，所以实际误差通常比表 6-1 中所示更大。据报道，周长和面积测量在临床观察者间的 CoV 分别是 3% 和 5%（Sarmandal 等，1989 年；Owen 等，1996 年）。

某些替代方法可以弥补操作者过度灵敏所引起的误差。如果被测结构呈椭圆形且轮廓清晰可见，用椭圆拟合就可以进行准确和再现性好的测量。前文提及了点对点法，其优势在于对任何形状都能做出准确和再现性好的测量，在临床实践中只要使用了足够多的点，该方法就能给出最准确和可重复的结果。

当边缘描画不稳定时，描画线内外的偏差将

会从实际面积中或增加或剔除，所以测值反而更可靠。此时平均误差通常小于 1.5%，CoV 小于 0.5%。

（七）体积测量中的误差

测量体积的通常需要将许多测值结合，所以也会产生复合误差。如果体积是三个径线的乘积，而每个径线潜在测量误差为 5%，那么体积测值的潜在误差就接近 15%（忽略任何关于形状的假设）。

体积的测量受多种因素影响，如确定不规则结构的最大径及测量多个面积，所以可能存在较大的人为误差。然而在许多情况下，尤其是当使用的测量值仅来自单个扫查平面时，最大的误差可能是由计算所用的假设引起。由于被测结构的形状因人而异，计算所用"常数"的有效性就会降低。

解决形状问题的方法之一是为不同的形状开发不同的常数，有人建议将其用于膀胱容积的测量，而 Bih 等（1998 年）已为多种形状的膀胱开发出了各自的常数。

（八）误差总结

在可控的情况下，如可细致测量的测试对象，误差总结见表 6-2。临床操作中，误差取决于多种附加因素，如图像质量、被测结构的形状、合并数量计算时所用的假设等。当精心采集图像、认真测量数值并采用合适的方法时，误差有可能达到类似于表 6-2 中所示的水平。然而，临床测量的误差可能是这些数值的 2～3 倍，计算后得出参数（如体积）的误差率可能高达 100%。

四、测量结果的判读

测量完成后要对结果进行判读，这时就需要了解所有误差可能的来源和严重程度，而这些经常被忽视。当测量不受操作者灵敏性影响或不依赖于形状假设时最不容易出现误差。临床情况下的误差受多种因素影响，包括易获得性和测量位置的正确性。临床实践中如果遇到形态典型且再现性好的结构就很容易完成测量，判读也有信心。误差的大小还应当考虑到正常生理学变异。正常

表 6-2　每种测量中的误差和决定因素		
测量类型	误差的决定因素	误差的近似大小
线性	像素大小	0.1～0.5mm
	卡尺增量	0.1～1mm
	分辨率	0.1～5mm
椭圆（周长和面积）	椭圆拟合及计算	1%
点对点（周长和面积）	点对点计算	1%
	点数	1%～5%
描画（周长）	操作者的灵敏性	2%
描画（面积）	操作者的灵敏性	1%

值范围在 50mm 时，测量不确定度为 5mm 是微不足道的，但如果正常值范围是 5mm 就明显不同了。相对于大结构，绝对精确的测量通常对于微小结构更重要（例如，测量颈透明层时相差 0.1mm 对预测唐氏综合征风险的意义完全不同）。

仪器之间误差大小的差异、操作者间的差异、检查机构之间的差异会限制临床超声测量的价值。了解和减少这种差异将会更充分地发挥超声测量的潜力。为了从设备的精密度和准确性中获取最大价值，评估和减少人为误差是非常重要的。

（一）正常参考值的使用

测量值的判读通常涉及正常参考值范围或图表，这会在读取或记录测量值时再次引入潜在的人为误差。了解这些数值是如何得出的很重要，包括使用了什么技术、结果的不确定度有多少、系统误差和随机误差是否已经排除。

与正常值范围相比，正常数据推导值的系统误差可能会很大，尤其是在曾经使用的超声仪器不如现今的情况下。如果最初的研究中心没有评估这些误差，数据的价值就会受影响。以下示例说明了由此产生的不确定度。

在制订胎儿 AC 正常值范围时，Chitty 等（1994年）发现使用外周描记法比从两个正交直径计算出的周长平均高出 3.5%，Tamura 等（1986 年）同样发现两种方法的测值相差 3.1%。以上测量发生于 20 世纪 80 年代晚期—90 年代早期。而 Dudley 和 Chapman（2002 年）发现在临床环境下两种方法的测值仅相差 1.5%，但即使是在单中心研究中，超声医师间的测量差异也有 0.5%～2.1%。这种差异在测试环境下已得到了再现（Dudley 和 Griffith，1996 年），它是与操作者灵活性和卡尺控件灵敏度相关的系统误差。

评估正常值范围和图表应当依据习惯和仪器进行，并且应当与患者的测量值进行比较。这种操作在正常数据样本量很大时并不难，如产前筛查。评估胎龄图表时可以绘制多个测量值，例如，每个胎龄收集 20 个数据并评估它们在正常值范围内的分布。正常情况下它们应当以均数为中心分布，并且大多位于正常值范围内。如无法获得大量的正常数据，就需要先根据患者所在人群的可能构成做细致评估，之后再考虑测量值相对于正常范围应落在哪个区间内。

（二）测量包

目前大多数超声扫描仪配备"测量包"，这类软件包不仅能提供大量的测量方法，还包含程序化的图表和自动计算功能，从而辅助数据判读。现有的测量包包括胎儿生长图、胎儿体重估测和膀胱容积计算等。尽管这些图表和算法是基于已发布的数据，但是数据的来源却很可能是制造商选定的。因此，很多制造商不仅提供预安装的图表，还为用户提供导入个人偏好的数据的功能。

使用软件包后，超声医师不再需要手动计算或从图像中读取数据，也就排除了人为误差的一个潜在来源。超声设备的购买者应当在选择图表和算法时做出积极的决策，并确保在仪器投入临床使用前进行彻底的测试。

结论

许多临床超声检查项目需要使用测量功能。卡尺系统通常很灵活，可以提供一系列的测量和计算。

大多数测量存在误差，只是程度各不相同。

它们可能源于仪器、超声波在组织中的传播特性及设备的操作者。在挑选和使用设备的所有阶段都严格把控就能将这些误差最小化。

选择设备很重要，购买前全面评估测量控件和软件包可以最大限度地减少系统误差和随机误差。然而，一台设备未必同时具备可靠的测量功能和高品质的成像功能。在验收测试时应当将系统误差和随机误差量化，以便从所选的正常参考值和报告政策中体现出来。任何程序化的图表和算法均应得到当地的认可。

测量技术非常重要。当地认可的操作方法应当以书面方式清晰呈现，并且被所有操作者悉知。良好的操作应包括选择合适的探头和频率、合理使用图像缩放功能、测量区域焦点的正确设置、尽可能避免任何因折射造成的图像变形、准确而仔细地放置卡尺。测量方法应当适用于所选的参考值范围。重复测量和使用均数能够最大程度减少随机误差。

在测量值判读时，临床医师应当始终注意结果的不确定度，以及正常生物学变异的大小。如果以上数值都不大，那么判读就有把握，否则应当谨慎。

为减小误差，应遵循以下步骤。

1. 购买精确校准且再现性好的仪器。

2. 尽可能培训员工并评估是否达到国家标准，至少要通过培训和审核确保本地一致性。

3. 使用合适的测量方法。

4. 适当调节缩放 / 深度、放大率和焦点位置，使被测结构在可见范围内显示得大而清晰，以克服像素和分辨率的不足。

5. 重复测量以增加确定性。多次测量的测值一致时能增强把握度并减少随机误差。

习题

不定项选择题

1. 通常假定人体组织中的平均声速是多少？

A. 1600m/s

B. 3×10^{8}m/s

C. 1540m/s

D. 1450m/s

E. 330m/s

2. 超声扫描仪计算距离的依据是什么？

A. 深度 / 比例设置

B. 分辨率

C. 增益

D. 焦距

E. 探头的几何形状

3. 规则形状的周长测量通常使用什么？

A. 线

B. 用单一直径计算

C. 直尺

D. 椭圆拟合

E. 目测

4. 体积估测最好依据什么？

A. 单次测量和适当的常数

B. 面积的总和

C. 两个垂直的测量值以及对形状的假设

D. 三个垂直直径和适当的常数

E. 多次测量值的总和

5. 随机误差可能存在什么情况？

A. 总是大于真实值

B. 在真实值上下分布

C. 是扫描仪校准不当所致

D. 是随机反射所致

E. 是人为误差所致

6. 系统误差可能存在什么情况？

A. 在真实值上下分布

B. 总是大于真实值

C. 方向和大小一致

D. 是随机反射所致

E. 是人为误差所致

7. 如果将测量结果代入公式中，如估计胎儿体重，会出现什么样的情况？

A. 最终合并误差可能比单个误差要小

B. 声速的差异被平均化

C. 误差是估测值，所以并不重要

D. 最终合并误差可能比单个误差要大

E. 结果是可重复的

8. 以下哪些是人为误差的潜在来源？

A. 缺乏被认可的标准方法

B. 缺少培训

C. 卡尺放置不正确

D. 反射

E. 扫描仪校准不当

9. 如果某图像显示为 512 个像素的正方形矩阵，为测量一个微小结构（如颈透明层、胆总管、内膜厚度、瓣膜小叶厚度），当深度为 5cm 时像素大小近似为多少？

A. 0.01mm

B. 0.1mm

C. 5mm

D. 0.5mm

E. 100mm

10. 以下哪项可能会影响报告的测量准确性？

A. 调焦

B. 增益

C. 缩放

D. 读写放大

E. 重复测量

简答题

1. 说明确定轴向和横向的线性距离要使用的信息。

2. 说明周长的定义，以及测量方式的种类。

3. 描述两种主要的误差类型。列举造成人为误差三个可能的原因。

参考文献

[1] Artang R, Migrino RQ, Harmann L, Bowers M, Woods TD. 2009. Left atrial volume measurement with automated border detection by 3-dimensional echocardiography: Comparison with Magnetic Resonance Imaging. *Cardiovascular Ultrasound*, 7, 16.

[2] Axell R, Lynch C, Chudleigh T et al. 2012. Clinical implications of machine-probe combinations on obstetric ultrasound measurements used in pregnancy dating. *Ultrasound in Obstetrics and Gynecology*, 40, 194–199.

[3] Bih LI, Ho CC, Tsai SJ, Lai YC, Chow W. 1998. Bladder shape impact on the accuracy of ultrasonic estimation of bladder volume. *Archives of Physical Medicine and Rehabilitation*, 79, 1553–1556.

[4] Carneiro G, Georgescu B, Good S, Comaniciu D. 2008. Detection and measurement of fetal anatomies from ultrasound images using a constrained probabilistic boosting tree. *IEEE Transactions on Medical Imaging*, 27, 1342–1355.

[5] Chang TC, Robson SC, Spencer JAD, Gallivan S. 1993. Ultrasonic fetal weight estimation: Analysis of inter- and intra-observer variability. *Journal of Clinical Ultrasound*, 21, 515–519.

[6] Chitty LS, Altman DG, Henderson A, Campbell S. 1994. Charts of fetal size: 3. Abdominal measurements. *British Journal of Obstetrics and Gynaecology*, 101, 125–131.

[7] Dudley NJ, Chapman E. 2002. The importance of quality management in fetal measurement. *Ultrasound in Obstetrics and Gynecology*, 19, 190–196.

[8] Dudley NJ, Griffith K. 1996. The importance of rigorous testing of circumference measuring calipers. *Ultrasound in Medicine and Biology*, 22, 1117–1119.

[9] Furiasse N, Thomas JD. 2015. Automated algorithmic software in echocardiography: Artificial intelligence? *Journal of the American College of Cardiology*, 66, 1467–1469.

[10] Jago JR, Whittingham TA, Heslop R. 1994. The influence of scanner beam width on femur length measurements. *Ultrasound in Medicine and Biology*, 20, 699–703.

[11] Kampmann W, Walka MM, Vogel M, Obladen M. 1998. 3-D sonographic volume measurement of the cerebral ventricular system: *In vitro* validation. *Ultrasound in Medicine and Biology*, 24, 1169–1174.

[12] Kuhl HP, Franke A, Janssens U et al. 1998. Three- dimensional echocardiographic determination of left ventricular volumes and function by multiplane transesophageal transducer: Dynamic *in vitro* validation and *in vivo* comparison with angiography and thermodilution. *Journal of the American Society of Echocardiography*, 11, 1113–1124.

[13] Lee W, Comstock CH, Kirk JS et al. 1997. Birthweight prediction by three-dimensional ultrasonographic volumes of fetal thigh and abdomen. *Journal of Ultrasound in Medicine*, 16, 799–805.

[14] Loughna P, Chitty L, Evans T, Chudleigh T. 2009. Fetal size and dating: Charts recommended for clinical obstetric practice. *Ultrasound*, 17, 161–167.

[15] Owen P, Donnet ML, Ogston SA et al. 1996. Standards for ultrasound fetal growth velocity. *British Journal of Obstetrics and Gynaecology*, 103, 60–69.

[16] Ramanujan S. 1914. Modular equations and approximations to π. *Quarterly Journal of Pure and Applied Mathematics*, 45, 350–372.

[17] Rossavik IK, Deter RL. 1984. The effect of abdominal profile shape changes on the estimation of fetal weight. *Journal of Clinical Ultrasound*, 12, 57–59.

[18] Rueda S, Fathima S, Knight CL et al. 2014. Evaluation and comparison of current fetal ultrasound image segmentation methods for biometric measurements: A grand challenge. *IEEE Transactions on Medical Imaging*, 33, 797–813.

[19] Sarmandal P, Bailey SM, Grant JM. 1989. A com-parison of three methods of assessing interobserver variation applied to ultrasonic fetal measurement in the third trimester. *British Journal of Obstetrics and Gynaecology*, 96, 1261–1265.

[20] Shibayama K, Watanabe H, Iguchi N et al. 2013. Evaluation of automated measurement of left ventricular volume by novel real-time 3–dimensional echocardiographic system: Validation with cardiac magnetic resonance imaging and 2–dimensional echocardiography. *Journal of Cardiology*, 61, 281–288.

[21] Tamura RK, Sabbagha RE, Wen-Harn P, Vaisrub N. 1986. Ultrasonic fetal abdominal circumference: Comparison of direct versus calculated measurement. *American Journal of Obstetrics and Gynecology*, 67, 833–835.

[22] Tsang W, Salgo IS, Medvedofsky D et al. 2016. Transthoracic 3D echocardiographic left heart chamber quantification using an adaptive analytics algorithm. *JACC Cardiovasc Imaging*, 9, 769–782.

[23] Wendelhag I, Liang Q, Gustavsson T, Wikstrand J. 1997. A new automated computerized analyzing system simplifies readings and reduces the variability in ultrasound measurement of intima-media thickness. *Stroke*, 28, 2195–2200.

[24] Yazdi B, Zanker P, Wagner P et al. 2014. Optimal caliper placement: Manual vs automated methods. *Ultrasound Obstet Gynecol*, 43, 170–175.

[25] Zhang L, Dudley NJ, Lambrou T, Allinson N, Ye X. 2017. Automatic image quality assessment and measurement of fetal head in two-dimensional ultrasound image. *Journal of Medical Imaging*, 4, 024001.

第7章　多普勒超声原理
Principles of Doppler ultrasound

Peter R Hoskins　著

薛　恒　译

超声系统可以探测动脉、静脉血管内及心脏内的血液流动。多年以来，在临床应用中主要使用两种成像模式，即频谱多普勒和彩色多普勒成像。前者显示取样门中血流速度随时间的波形变化，而后者通过二维图像显示感兴趣区内血流的方向和速度。无论哪种成像模式都是基于多普勒效应，因此两者可统称为"多普勒超声"。多普勒超声是本章主要讲解的主题，更多内容，如频谱多普勒和彩色血流将分别在第9章和第10章进行讲述。

目前各厂商都提供各种血流测量的其他先进技术，包括：高帧频多普勒技术；能够检测极微小血管（管径细至50μm）内血流信号的技术，从而帮助我们了解微循环的情况；向量血流技术，提供血流方向信息；使用非多普勒效应评估血流速度的技术。这些技术的细节将在第11章具体讲述。

最早使用多普勒超声来测量组织运动的研究可追溯到1957年，当时学者Satomura发表了测量心脏运动的研究。使用二维多普勒超声测量心脏运动的研究则最早是由McDiken等于1992年进行，当时这一技术被称作"组织多普勒成像"（tissue Doppler imaging，TDI）。尽管这项技术在文献和各种研究中频繁出现，而且目前绝大多数高端超声系统中也都配备这项技术，但在临床工作中这项技术的使用并不是十分广泛。第11章将具体介绍TDI技术。

一、多普勒超声系统

（一）多普勒效应

多普勒效应存在于我们日常生活的点滴中。例如，当救护车鸣笛驶来，我们会听到鸣笛音调的变化。多普勒效应是指由于观察者和声源之间存在相对运动，使得观察到的声音频率（f_r）与声源发射出来的频率（f_t）发生变化的现象（图7-1）。在图7-1A中，声源和观察者都是静止的，因此观察者听到的声音频率与声源的发射频率一致。在图7-1B中，声源发出声波的同时向观察者移动，这就造成声波前缘在向观察者移动的过程中被压缩，因此观察者接收到的频率比声源发射出来的频率更高。然而，如果声源远离观察者，这就导致声波前缘更加分散，观察者接收到的频率会低于发射频率（图7-1C）。这种观察者接收到频率的变化便称之为多普勒频移。频移的大小与声源和观察者之间的相对速度成正比。

无论是声源或者是观察者的运动均可引起多普勒频移。其中之一如果远离另一个运动，则观察者会收到比发射频率更低的频率。相反，无论声源向观察者运动，还是观察者向声源运动，观察者都会收到比发射频率更高的频率。

声波遇到流动血液发生散射，其中回到探头的成分称为背向散射。我们可以通过测量发射与接收声波频率的变化来评估血流的方向和流速。通常，探头是静止的，血流相对于探头存在运动（图7-2）。超声波从探头发出后与流动的血液相遇，回波频率的变化取决于血流是否静止、流向

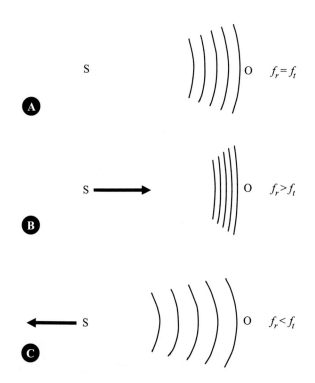

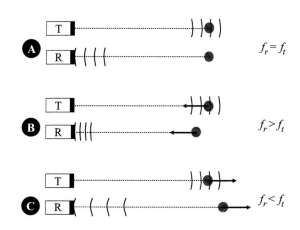

▲ 图 7-2　血液流动时发生多普勒效应

探头发出的声波与血液相遇，之后经过散射，一部分声波返回到探头。探头中负责发射（T）与接收（R）声波的元件是不同的。A. 探头与血流均不运动，探头接收的频率与发射的频率一致；B. 血流流向探头，血流遇到更多的声波，探头接收的声波频率比发出的频率更高；C. 血流远离探头，血流遇到更少的声波，探头接收的声波频率比发出的频率更低

▲ 图 7-1　多普勒效应是声源（S）移动后，与静止的观察者（O）发生相对运动所导致的

A. 声源和观察者都是静止的，因此观察者听到的声音频率与声源的发射频率一致；B. 声源靠近观察者移动，后者接收到的频率比声源发射出来的频率更高；C. 声源远离观察者移动，后者接收到的频率比声源发射出来的频率更低

探头还是背离探头。超声波遇到红细胞发生散射，其中回到探头的散射声波将会被探头所探测到。散射声波由于血液的流动而发生频率的变化，即发生了多普勒频移。由于超声波从探头发出遇到血液后又回到探头，因此多普勒频移发生了两次（这也是为什么公式 7-1 中存在 2 这个常数）。

所探测到的多普勒频移（f_d）即为发射频率（f_t）与接收频率（f_r）的差。多普勒频移 f_d 的大小取决于超声波的频率，声波在组织内传播的速度（c），以及血流速度（v）（图 7-3）。具体多普勒公式如下。

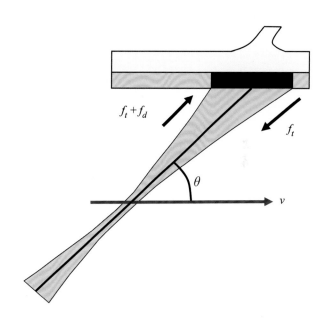

▲ 图 7-3　超声声束由线阵探头发出，黑色区域代表正在工作的区域

超声发出声波的中心频率为 f_t，遇到速度为 v 的血流。声束与血流方向的夹角是 θ。接收到回波的频率出现了多普勒频移 $f_{d'}$，因此探头收到的声波频率为 $f_t + f_d$

$$f_d = f_r - f_t = \frac{2 f_t v \cos\theta}{c} \qquad （公式 7-1）$$

多普勒频移的大小同时还取决于声束方向与血流方向之间夹角 θ 的余弦值，这个角度又称为

声束角。通过改变声束角度或血流方向可以改变这一角度。大部分四肢血管的走行于皮肤表面平行，如果血管走行迂曲，则声束角就会改变。在

腹部，血管走行方向多变，这就导致了声束角的变化。超声医师可以通过改变探头在皮肤表面的角度来调整声束角。某一声束角及其余弦值的关系见图 7-4。通常推荐超声医师通过调整，减小声束角来获得尽可能大的多普勒频移。当声束和血管走行平行时，声束角为 0°，声束角的余弦值为 1，此时多普勒频移最大。最不希望出现的情况是声束角接近 90°，此时多普勒频移最小。在临床工作中，通常不可能调整到声束与血流方向完全平行，因此将声束角放宽到小于 60°，这样通常也能够获得高质量的频谱形态和准确的流速测值。

如果声束角是已知的，就可以通过多普勒公式，使用多普勒频移来推测血流速度的大小。通过公式 7-1 我们可以得到公式 7-2。

$$\nu = \frac{cf_d}{2f_t \cos\theta} \qquad (公式\ 7-2)$$

在存在病变的动脉中，管腔狭窄，血流速度加快。通过多普勒超声测量局部流速，便可以根据标准表估计管腔的百分比狭窄程度。

（二）多普勒显示

现代多普勒超声系统的显示模式包括以下几种。

频谱多普勒：血管内某一部位血流的所有速度信息通过频移 – 时间曲线的形式显示（图 7-5）。

与基线之间的垂直距离代表了多普勒频移的大小，而灰度代表了某一特定频率声波的振幅。

二维彩色血流成像：多普勒信号通过叠加在灰阶图像上的二维彩色图像表示（图 7-6）。彩色代表了每一像素上多普勒频移的平均值。

二维彩色血流成像的优势在于，超声医师可以观察到一大片组织内是否存在血流。而频谱多普勒则能够进一步观察某一小区域内血流速度随时间的变化。两者都是通过多普勒效应来获得血流的信息，因此从这个角度上来讲，两者都属于多普勒系统。两者相互补充，能够为超声医师提供大量有用的信息。

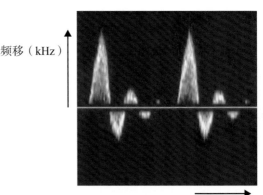

▲ 图 7-5　该频谱以时间为横坐标，多普勒频移为纵坐标，是取自股动脉的多普勒波形。与基线之间的垂直距离代表了多普勒频移，而灰度代表了某一特定频移的振幅

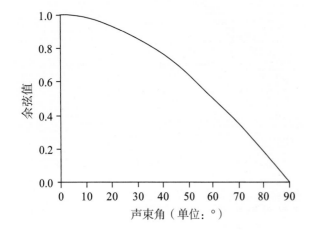

▲ 图 7-4　声束角与余弦值的对应关系

当声束角为 0° 时，余弦值最大，为 1；当声束角为 90° 时，余弦值最小，为 0

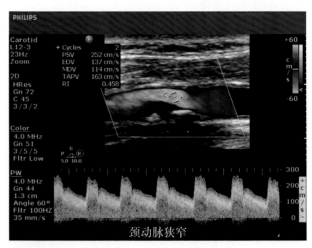

▲ 图 7-6　彩色多普勒超声

对每个点上的血流多普勒频率进行平均，并叠加在灰阶超声上进行显示。本例中同时还显示了频谱多普勒（图片由 Philips Medical Systems，Eindhoven，the Netherlands 提供）

（三）连续波多普勒及脉冲波多普勒

灰阶超声中，限制超声波必须以脉冲的形式进行传播，而在多普勒系统中并没有这样的限制。在连续波（continuous-wave，CW）多普勒超声系统中，超声波的传播是连续的。而在脉冲波（pulsed-wave，PW）多普勒超声系统中，超声波以短脉冲的形式传播。PW 系统的主要优势是可以知道多普勒信号来源的具体深度，而它主要的劣势在于探测多普勒频移存在上限，因此在评估高速血流中可能存在一定的局限性。

在 CW 系统中，存在各自独立的连续发射与连续接收声波的区域（图 7-7A）。通过发射与接收声波的重叠，可以推断多普勒信号来源的位置。而在 PW 系统中，可以使用探头的同一区域同时进行声波的发射和接收（图 7-7B）。多普勒信号来源的区域由取样门的深度和宽度所决定，可由超声医师进行控制并调整。

接收到的声波信号通过多普勒信号处理器处理，从中提取多普勒频移，并通过频谱多普勒或彩色多普勒的形式进行显示。

二、探头接收的超声信号

在考虑多普勒信号处理的细节之前，应该首先考虑探头接收超声信号的本质，这将会决定后续信号处理的过程。

当超声波由探头发出后，向深方穿过组织及动静脉血管。血管中的血液是流动的，但一些组织同样也是运动的。例如，动脉壁随着心动周期发生运动，心肌收缩发生运动，与心脏血管接触到的组织同样也会出现运动。因此，探头接收到的信号包括以下四种类型。

- 来自静止组织的回波。
- 来自运动组织的回波。
- 来自静止血液的回波。
- 来自流动血液的回波。

多普勒系统的任务是将血流的多普勒信号从静止组织和运动组织中分离并显示出来。表 7-1 显示了血流与组织信号的幅度，血流中的信号通

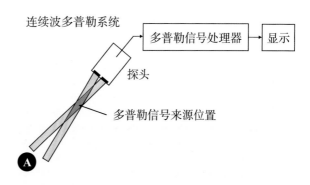

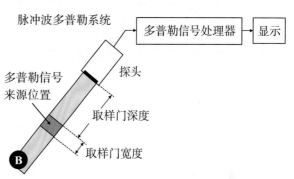

▲ 图 7-7　连续波与脉冲波多普勒系统示意图，两者均包括探头、多普勒信号处理器

A. 在连续波系统中，超声探头中存在各自独立的连续发射与连续接收声波区域。通过发射与接收声波的重叠，可以推断多普勒信号来源的位置。B. 在脉冲波系统中，可以使用探头的同一区域同时进行声波的发射和接收。多普勒信号来源的区域是由取样门的深度和宽度所决定的，可由超声医师进行控制并调整

常低于组织中的信号至少 40dB。动脉存在显著狭窄时，血流速度最高，可达到约 6m/s。

表 7-1　常见的速度及信号强度		
	运动速度范围	信号强度
血流	0～600cm/s	弱
组织	0～10cm/s	比血流高至少 40dB

组织运动最大的速度在心肌收缩期出现，可高达 10cm/s。通常来说，来自血流的多普勒信号虽然振幅低，但多普勒频移高；而来自组织的多普勒信号振幅高，多普勒频移低。由此我们可以区分真正的血流信号和周围组织运动的信号。

三、连续波多普勒信号处理

通过接收信号获取多普勒信号需要复杂的信号处理过程。具体可分为三个主要步骤（图7-8）："解调"是指从信号中分离出多普勒频移，"高通过滤"是指去除组织信号，"频率估计"是指计算多普勒频移和振幅。CW和PW在信号处理过程中存在重要不同。

（一）解调

血流产生的多普勒频移仅占声波发射频率的很小一部分。通过公式7-1我们可以得知，如果发射声波频率是4MHz，1m/s的运动将会产生5.2kHz的多普勒频移，仅占到发射声波频率的不到0.1%。在从组织和血流中返回的多普勒信号中提取多普勒频移信息的过程称为"解调"。这一过程并不会被操作者所感知，因为我们无法调整或改变这一过程。在解调的过程中，将会把接收到

的超声信号（图7-9B）与"参考"信号（图7-9A）相比较，参考信号与发射声波具有相同的频率。图7-9显示了CW系统检测小的移动目标的过程。首先将参考信号与接收信号相乘，这一过程也被称作"混合"，从而获得图7-9C的波形，该波形同时包括源自于目标移动所产生的低频多普勒频移成分，以及发射声波的高频成分。接下来，通过滤波过滤其中的高频成分，从而可获得多普勒频移（图7-9D）。解调的最终结果便如图7-9所示，去除了发射声波的高频成分，获得血流多普勒频移。

之前的这个例子仅包含了单一移动目标。在真正的临床工作中，超声感兴趣区内的血流速度不可能是完全相同的。真实的情况是，在感兴趣区内包含一定范围内的各种血流速度，其中靠近管壁的血流速度较低，而在管腔中央的血流速度较高。连续波超声的感兴趣区内除了血流以外，通常还会包括运动的组织，因此接收到的信号信息中同时包括血流和运动组织，就会获得各种流

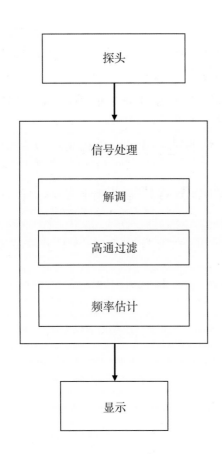

▲ 图7-8　多普勒信号处理过程具体可分为3个主要步骤，即解调、高通过滤和频率估计

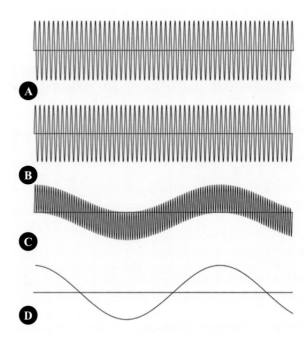

▲ 图7-9　连续波多普勒解调

A. 参考信号频率为 f_t；B. 接收到的信号 f_r 同时包括多普勒频移及参考信号频率，因此 $f_r=f_t+f_d$；C. 将参考信号与接收的信号相乘；D. 通过低通过滤将高频振荡去除，获得多普勒频移 f_d（本例中不包含杂波）

速。通过参考接收到的声波频率可以更好理解解调的过程（图 7-10）。从存在血流的感兴趣区接收的信号同时包括来自静止和缓慢移动组织的高振幅杂波信号，以及来自血流的多普勒频移（图 7-10A）。朝向探头的血流造成正向频移，而背离探头的血流造成负向频移。通过解调可以去除来自发射频率的高频成分，同时保留来自血流的多普勒频移和来自组织运动的杂波信号（图 7-10B）。在这一阶段，还不能够区分组织信号和血流信号。区分两者需要另外的一个步骤，即高通过滤。

从另一个角度来看，解调将高频信号（MHz）转化为低频信号（kHz），这样对于超声系统来说更容易进行量化及处理。这一点也是十分重要的，因为对于超声系统来说提高了计算效率。高速处理系统价格昂贵，提高了超声系统的成本。

（二）高通过滤

通过解调后的信号同时包含来自血流和组织运动的多普勒频移。如果不进行进一步处理，来自血流的多普勒信号将被大量来自组织的高振幅信号所淹没。为了能够正确估计来自血流的多普勒频移，必须将来自组织的多普勒信号去除。这一步骤在频谱多普勒中被称作为"碰壁式过滤"或"隔断式过滤"。

来自组织的信号称之为"杂波"。这一词汇来源于雷达学，是指由于树或房屋等静止物体干扰雷达探测移动的物体（如飞机）的现象。去除杂波可以使用一系列办法，但区分两者的基本原理是：来源于组织的信号频率低但振幅高，而来源于血流的信号频率高但振幅低。最简单的方式，也是大多数多普勒超声系统使用的方式，是利用频率过滤器。通过去除特定阈值频率的信号成分，能够去除来源于组织的多普勒频移（图 7-10C）。然而该方法会导致来源于低速血流的多普勒信号丢失。通常来说，操作者可以调整滤波频率，从而刚好去除来源于组织的信号。在心脏超声的应用中，通常设置较高的滤波（≥300Hz），因为心肌和瓣膜运动的速度都比较快（可高达 10cm/s），

这样才能够更好地检测高速血流信号。在产科方面，通常把滤波设置在较低的 50～80Hz 范围内，因为需要敏感地检测舒张末期的低速血流，后者在产科应用中十分重要。当进行过滤后，多普勒频移信号便更适合进行接下来的处理，即频率估计。

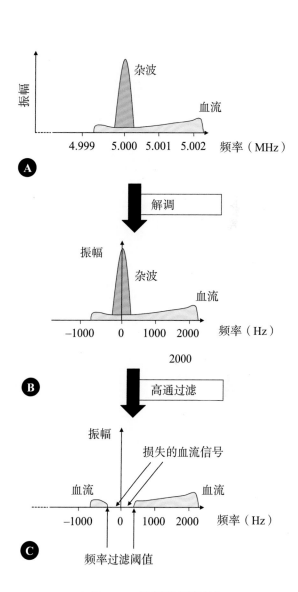

▲ 图 7-10 解调及高通过滤

A. 从存在血流区域接收的信号同时包括来自静止及缓慢运动组织的高振幅杂波信号，以及来自血流的多普勒频移信号。朝向探头的血流造成正向频移，而背离探头的血流造成负向频移。B. 通过解调，可以去除来自发射频率的高频信号，保留来自血流的多普勒频移及来自组织运动的杂波。C. 高通过滤能够去除杂波信号，不过这也导致流速很低的血流信号被去除了

（三）频率估计

当需要获得血流流速的信息时，我们需要一些评估频率的方法。因为 CW 并不能提供血流信号深度的信息，因此不能够使用彩色血流进行显示。CW 可以通过频谱多普勒的形式或者单一曲线的形式显示速度随时间的变化。

频谱分析器通常通过快速傅里叶变换（fast Fourier transform，FFT）计算多普勒信号中所有频率的振幅，每 5~40 毫秒即可完成一次频谱。在频谱显示中（图 7-5），亮度代表了某一特定多普勒频率的振幅或能量。由于频谱可以通过 FFT 快速获得，这就意味着我们可以快捷获得在取样容积内所有速度的详细信息。

在实时频谱分析出现之前，通常只能显示有关血流速度的少量信息。一个相对简单的电子设备，即"过零检测器"能够产生与平均多普勒频率平方根成正比的输出。但过零检测器对噪声十分敏感，而且其输出高度依赖于血管内的流速状态，因此现代多普勒系统中已不再使用。

四、脉冲波多普勒系统中多普勒信号的起源及处理

（一）多普勒信号

区分 CW 及 PW 是十分重要的，因为前者能够连续发射并接收超声波信号，而后者不能。如图 7-11 所示，目标点不断远离探头，探头连续接收回波。对于每一个时间点的连续脉冲，目标都在远离探头，因此在开始发射声波后过一段时间才会收到回波。也正是由于每一连续脉冲发射的过程中目标都在远离探头，回波信号在某一深度的振幅会发生变化（图 7-11）。在 PW 系统中，取样门的位置决定了获取多普勒信号的位置。多普勒信号包含在一系列来自取样门的连续回波中。这些收到的信号接下来将会被进一步处理。

（二）脉冲波多普勒信号处理

在 PW 系统中，解调、高通滤过与频率估计的步骤和 CW 多普勒基本一致。图 7-9 展示了

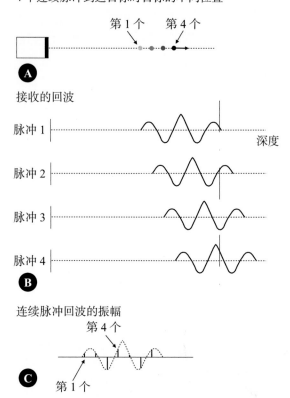

▲ 图 7-11　脉冲波回波信号

A. 目标持续远离探头。连续脉冲发射后在遇到的目标深度不断增加。B. 接收的回波以不断增加的深度显示。垂直实线 ❶ 代表固定的深度。每个连续脉冲声波在该位置的振幅不同。回波在固定深度振幅的不同即包含了多普勒频移，后者通过解调被提取。C. 将在 B 中垂直实线 ❷ 位置深度连续回波的振幅转换为随时间而改变函数

❶ 译者注：原文有误，已修改

❷ 译者注：原文有误，已修改

CW 多普勒系统中解调是如何进行的。图 7-12 则展示了 PW 多普勒系统中解调是如何进行的。尽管参考信号（图 7-12A）连续产生，但在每个超声脉冲中从取样门只获得一次的超声信号。通过"混合"（图 7-12C）和低通滤过的处理后获得多普勒信号。后者和 CW 多普勒频谱系统中解调输出的信号形状一致。这也就是为什么 CW、PW 多普勒产生并显示的多普勒信号看起来完全一致，并且无法相互区分。

以上多普勒频率检测的方式通常被物理学家称为"相位域"方法，而使用该方法的 PW 多普勒频谱系统则被称为"相位域系统"。此处的"相

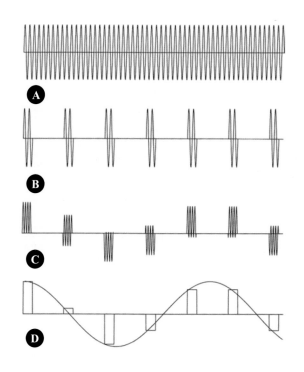

▲ 图 7-12 脉冲波多普勒解调

A. 参考信号频率为 f_r；B. 接收的超声信号包含通过电子取样门的连续回波；C. 接收的信号与参考信号相乘；D. 通过低通过滤去除高频振荡，最终得到多普勒频移信号 f_d（本例不包含杂波）

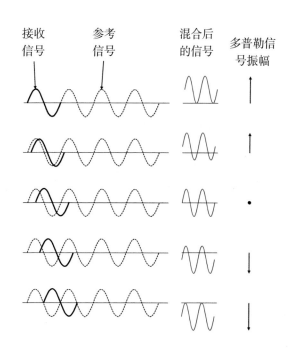

▲ 图 7-13 脉冲波多普勒是一种"相位域过程"

接收的超声信号在连续 5 个脉冲中与参考信号进行比较。图中同时显示了参考信号与接收信号相乘后的波形，以及最终通过低通滤波后的多普勒信号。最初的多普勒信号与参考信号完全同相位，因此检测到的多普勒振幅是正向最高值。之后接收信号与参考信号逐渐偏离，直到第 5 个波的时候，两者呈"反相位"，检测到的多普勒振幅达到负向最高值

位"是指在解调过程中接收到的声波与参考声波的相关性。我们将通过对解调过程的进一步分析来讲解相位。图 7-13 显示了参考信号与接收的信号相乘后的振幅，以及检测到多普勒信号的振幅。当参考信号与接收信号"同相位"时，检测多普勒信号达到最大正向振幅，而当两者相位逐渐偏离时，检测到的多普勒振幅逐渐下降。当两者完全"反相位"时，检测多普勒信号的振幅即解调振幅达到负向峰值。

对于 PW 多普勒，通过快速傅里叶变换的方法可以获得估测多普勒频移并显示，与 CW 多普勒中所使用的方法一致。

在彩色血流成像中，多普勒频移估计器必须计算二维图像中每一像素的平均多普勒频移。为了保证彩色血流成像的实时性（通常需要高于每秒 10 帧），估测器计算频率的速度必须很快，需要在 1～2ms 内完成。可行的方法是使用快速傅里叶变换计算平均频率并给这一值编码颜色。但在实际工

作中并不使用这种方法。更推荐的解决方法是使用称作"自相关器"的设备。该设备可以直接计算平均频率，比快速傅里叶变换的方法更为快速有效。

（三）混叠

CW 多普勒与 PW 多普勒在血流速度显示方面的主要区别在于是否能够评估高速血流。考虑到每个波长内有足够数量的超声脉冲，通过解调后的 PW 也可以准确评估多普勒频移。但如果脉冲重复频率（pulse repetition frequency，PRF）太低，则无法准确评估多普勒频移，这一现象便称为"混叠"。混叠是 PW 多普勒系统的特点，CW 多普勒是不具有这个特点的。这一现象可以通过图 7-14 进一步解释。真正的多普勒信号在图 7-14A 中，如果 PRF 足够高（图 7-14B），多普勒系统可以通过足够数量的取样来获得正确的频率。当 PRF 降低到一定程度时，将能够保证获得足够的取样，此时如图 7-14C 所显示，每一周期 2 次取样，称

为"Nyquist 极限"（Nyquist limit）。换言之，能够检测到的最大多普勒频移为脉冲重复频率的一半，即 $PRF = 2f_{d(max)}$。当 PRF 进一步下降时（图 7-14D），多普勒系统便不能够正确计算频率了。

（四）脉冲波多普勒系统是否能测量多普勒效应

PW 多普勒系统是否真的使用了多普勒效应，是否应该被称作"多普勒"系统在文献中存在一定争议。当然，争议并不影响其在临床中的应用，如果读者没有兴趣，可以自行跳过本部分的内容。

多普勒效应可以认为是一种超声波扩大或扩张。对于 PW 多普勒系统，由于多普勒频移，每个回波都会出现扩大或扩张。但是，PW 多普勒系统并不测量这种变化，因此严格来讲，并不存在真正的多普勒频移探测器。换言之，CW 多普勒

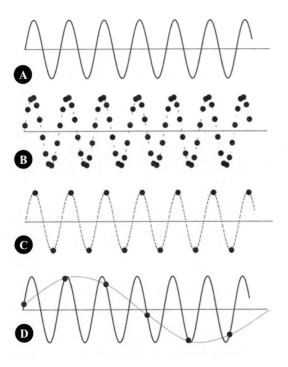

▲ 图 7-14 混叠

A. 来源于连续波多普勒系统单一频率（f_d）的多普勒信号；B. 脉冲波多普勒，当脉冲重复频率（PRF）$> 2f_d$ 时，每个周期中多普勒信号取样充足，因此能够正确检测多普勒频移；C. 脉冲波多普勒，当 $PRF = 2f_d$ 时，每一周期中取样 2 次，能够正确估计多普勒频率；D. 脉冲波多普勒，当 $PRF < 2f_d$ 时，每个周期中取样次数小于 2 次，检测到的频率（虚线）比真正的多普勒频率（实线）要低

根据多普勒效应工作，而 PW 多普勒根据多普勒效应的伪像工作。PW 多普勒测量回波的变化率从而估计目标速度，使用的是和 CW 多普勒同样的等式（公式 7-1）。从定量角度上来讲，这些考虑对于 CW、PW 多普勒的临床应用都不太重要。有兴趣的读者可以进一步参考 Evans 和 McDicken 在 2000 年编写的教科书，以及 Jensen 在 1996 年编写的教科书中的例子。

五、时域系统

另外一种计算移动物体，如血液的方法是利用目标移动的距离除以所使用的时间。这便是在时域 PW 多普勒系统中使用的方法。图 7-15 中显示了移动目标的位置，以及 2 个连续超声脉冲相应的回波。对于第二个超声脉冲，能够在距离探头更远的位置定位目标及其回波。对于目标速度的估计将通过下面的几个步骤完成。

（一）估计目标运动的距离

如第 1 章所述，估计回波的深度是通过机器

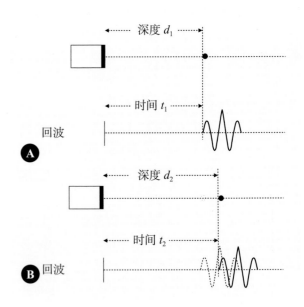

▲ 图 7-15 通过时域方法估计速度。一个目标正在远离探头。通过 2 个连续脉冲能够推断目标的位置和回波

A. 第一个脉冲（时间 t_1）；B. 第二个脉冲（时间 t_2）。通过目标的深度差并除以 2 个脉冲之间的时间间隔，便可计算目标移动的速度❶

❶ 译者注：原文有误，已修改

自动计算得到的。假定声波传播速度为 1540m/s，通过声波传播的时间便可得知。第一个脉冲和第二个脉冲的深度分别如下。

$$d_1 = \frac{ct_1}{2}, \quad d_2 = \frac{ct_2}{2} \qquad （公式 7-3）$$

式中存在常数 2 是因为超声波传播的距离是目标深度的 2 倍。两个连续脉冲过程中目标移动的距离 d_m 即可通过两者相减获得。

$$d_m = d_2 - d_1$$
$$d_m = \frac{c(t_2 - t_1)}{2} \qquad （公式 7-4）$$

时域系统中，通过接收连续回波的时间差来估计目标移动的距离，这一方式被称作"互相关"，将在之后的内容中讲述。

（二）计算目标移动所需要的时间

目标移动所需要的时间与两个连续回波的时间间隔相等，后者又称为"脉冲重复间期"（pulse repetition interval，PRI）。如图 7-15 所示，PRI 是第一个和第二个脉冲传播的时间差。

$$PRI = t_2 - t_1 \qquad （公式 7-5）$$

PRI 是 PRF 的倒数。

$$PRI = \frac{1}{PRF} \qquad （公式 7-6）$$

例如，如果 PRF 是 1000Hz，那么 PRI 便是 1/1000s，即 0.001s 或 1ms。

（三）计算目标的移动速度

目标的移动速度是通过其移动的距离和所需要的时间进行计算的。

$$\nu = \frac{d_m}{PRI} \qquad （公式 7-7）$$

将公式 7-4 和公式 7-5 带入公式 7-7，得到公式 7-8。此时，血流速度能够通过测量连续回波的时间差获得。

$$\nu = \frac{(t_2 - t_1)c\,PRF}{2} \qquad （公式 7-8）$$

（四）市售时域多普勒系统

相位域系统使用的是解调数据，而时域系统需要通过射频数据进行计算。由于使用射频数据较解调数据需要的计算量更大，因此时域系统较相位域系统更加昂贵。尽管市售时域多普勒系统早在 20 世纪 90 年代便被推出用于血流成像，还有一些组织多普勒系统也基于时域系统进行处理，但由于成本高，大家都更倾向于选择相位域多普勒系统。

六、其他特点

如图 7-8 所示，频谱多普勒和彩色血流系统的基本步骤是类似的，因此两者具有类似的特点。表 7-2 列举了两者的一些共性，在各自的章节中还有详述。

表 7-2 多普勒系统的共同特点	
特 点	**描 述**
混叠	可以检测到的最高多普勒频移等于 PRF/2
角度依赖	多普勒频率的估计依赖于声束与运动方向夹角的余弦值
多普勒斑点	接收到多普勒信号的变化造成频谱和彩色系统中出现"斑点"
杂波突破❶	组织运动产生多普勒频移，如果超过壁滤波则会被显示
低多普勒频率丢失	如果血流速度引起的多普勒频率太低（低速或由声束角太过接近 90° 所致），低于壁滤波，则不会被显示

PRF. 脉冲重复频率

❶ 译者注：又称闪烁伪像

习题

不定项选择题

1. 多普勒效应是指由于声源与观察者出现相对运动而导致什么变化？

A. 声速

B. 声速及其方向

C. 频率

D. 振幅

E. 波长

2. 如果声源发出的频率为 f，观察者向声源运动，则会听到什么？

A. 频率比 f 更高的声音

B. 频率与 f 一致的声音

C. 频率比 f 低的声音

D. 两种频率的声音，频率为 f 的声音和频率为 $2f$ 的声音

E. 没声音

3. 如果声源发出的频率为 f，观察者相对于声源是静止的，则会听到什么？

A. 频率比 f 更高的声音

B. 频率与 f 一致的声音

C. 频率比 f 低的声音

D. 两种频率的声音，频率为 f 的声音和频率为 $2f$ 的声音

E. 没声音

4. 声波频率为 f，如果血流远离探头，则接收到回波的频率将会存在什么情况？

A. 低于 f

B. 高于 f

C. 等于 f

D. 包含两种频率，分别是 f 和 $f/2$

E. 没有回波

5. 多普勒超声中，多普勒频移是指什么？

A. 发出与接到声波波长的差别

B. 发出与接到声波频率的差别

C. 发出与接到声波振幅的差别

D. 发出与接到声波声速的差别

E. 发出与接到声波声束角的差别

6. 多普勒超声中，关于多普勒频移的正确表述是什么？

A. 与声速成正比

B. 和目标物速度成反比

C. 和目标物速度的平方成正比

D. 和目标物速度成正比

E. 和声束与目标物之间夹角的余弦值成正比

7. 根据多普勒等式，当发生什么时可造成多普勒频移为 0？

A. 目标速度为 0

B. 声束方向与运动方向一致

C. 声束方向与运动方向呈 45°

D. 声束方向与运动方向垂直

E. 目标速度为 1m/s

8. 血流所产生的多普勒信号的频率范围通常是什么？

A. 0～15Hz

B. 0～15kHz

C. 0～15MHz

D. 0～15GHz

E. 在人耳听觉范围内

9. 频谱多普勒所显示的是什么？

A. 特定面积内的最大多普勒频移

B. 多普勒强度随时间的变化

C. 特定面积内的平均多普勒频移

D. 多普勒频移随时间的变化

E. 多普勒强度随频率的变化

10. 彩色多普勒显示的是什么？

A. 特定面积内的最大多普勒频移

B. 多普勒强度随时间的变化

C. 特定面积内的平均多普勒频移

D. 多普勒频移随时间的变化

E. 多普勒强度随频率的变化

11. 关于杂波信号的正确表述是什么?

A. 在多普勒取样容积内静止组织所产生的回波

B. 来自血流的回波

C. 在多普勒超声应用中提供有用的血流信息

D. 可通过低通过滤去除

E. 可通过高通过滤去除

12. 关于频谱分析的正确表述是什么?

A. 建立在傅里叶变换或其衍生算法之上

B. 只能估计平均多普勒信号

C. 建立在自相关器或其类似设备的基础上

D. 只能估计最大多普勒频率

E. 估计多普勒信号中的多普勒频率成分

13. 关于阶段过滤的正确表述是什么?

A. 是为了保留杂波

B. 是为了去除组织中的高振幅信号

C. 去除低速血流中的多普勒信号

D. 如果设置过高会抑制真实血流

E. 如果设置过高会有助于保留真实血流

14. 关于脉冲波多普勒的正确表述是什么?

A. 是连续声波的传播

B. 允许操作者控制多普勒信号在组织中的取样深度

C. 是脉冲声波的传播

D. 只能使用单一成分探头发射

E. 只能使用阵列探头发射

15. 混叠是指什么?

A. 能够估测的多普勒频移存在上限

B. 如果每个波长的多普勒信号中超过两次取样，则会发生

C. 是使用连续波多普勒评估多普勒频移时的特点

D. 如果每个波长的多普勒信号中不足两次取样，则会发生

E. 是使用脉冲波多普勒评估多普勒频移时的特点

16. 为了克服混叠，可采取的方式包括什么?

A. 使用更高的频率

B. 使用更低的频率

C. 将速度标尺提高

D. 减小声束角

E. 增加声束角

简答题

1. 解释超声的多普勒效应。

2. 说明显示多普勒超声信息的两种主要方式。

3. 说明使用多普勒超声评估速度时，角度依赖性的含义。

4. 说明在频谱多普勒中"多普勒信号处理器"的作用，以及其主要的三个构成成分。

5. 描述连续波多普勒和脉冲波多普勒超声的两个不同点。

6. 解释多普勒超声中的解调。

7. 说明多普勒超声中壁滤波的作用。

8. 解释在多普勒超声中混叠的含义。

参考文献

[1] Evans DH, Jensen JA, Nielsen MB. 2011. Ultrasonic colour Doppler imaging. *Interface Focus*, 1, 490–502.

[2] Evans DH, McDicken WN. 2000. *Doppler Ultrasound: Physics, Instrumentation, and Signal Processing*. Chichester: Wiley.

[3] Jensen JA. 1996. *Estimation of Blood Velocities Using Ultrasound*. Cambridge: Cambridge University Press.

[4] McDicken WN, Sutherland GR, Moran CM, Gordon LN. 1992. Colour Doppler velocity imaging of the myocardium. *Ultrasound in Medicine and Biology*, 18, 651–654.

[5] Satomura S. 1957. Ultrasonic Doppler method for the inspection of cardiac function. *Journal of the Acoustics Society of America*, 29, 1181–1185.

第 8 章　血流动力学
Blood flow

Abigail Thrush　著

王　润　译

随着彩色血流成像技术的发展，使用该技术协助诊断血管性和非血管性疾病的研究越来越多。理解血流的物理性质是解读彩色血流图像和多普勒频谱的必要条件，例如，在彩色图像上观察到血管内的反向血流信号可能是由疾病导致，也可能是生理性流动。血流速度或多普勒频谱形态的变化协助疾病的定位和定量诊断。缺乏对正常和血管疾病的了解，可能导致误诊或遗漏对临床有用的信息。血液是一种非均匀、发生在弹性管道中的复杂搏动性流体，然而通过简化，把它看作刚性管道中的恒定流体模型，可以帮助理解血流的性质（Caro 等，1978 年；Nichols 和 O'Rourke，1999 年）。

一、血管壁结构

超声可以观察由疾病导致的动脉壁结构发生的变化。

动脉壁分为 3 层：内膜是有弹性膜覆盖的单层内皮；中膜是由平滑肌及弹性组织构成；外膜是由胶原纤维和弹性纤维构成的结缔组织。超声可显示颈动脉内中膜，超声测值正常内中膜厚度为 0.5～0.9mm。动脉疾病使血管壁增厚，最终可能导致血管流量减少或形成动脉栓子。静脉与动脉壁结构相似，但中膜更薄。血管不只是运输血液的管道，同时也可应答神经和化学刺激来调节血流量。

二、层流、扰动流和湍流

静息状态下正常动脉内血流为层流，血液分层后平行移动，每层血液包括其内血细胞以不同速度移动。血流速度显著增加（如出现狭窄），层流可能被打破，继而出现湍流。在湍流中，血细胞以不同的速度随机地向各个方向移动，但总体流动方向朝前。维持湍流需要的能量更多，即流量相同时需要的压力差更大。湍流可出现在重度狭窄的远心端，如图 8-1 所示的湍流频谱。由于湍流的速度范围较大，因此频谱增宽，此征象可以提示病变的存在。图 8-2 是层流向湍流的转化示意图。"扰动流"是指区域内血流呈漩涡样循环流动或血流反向的状态。漩涡常见于动脉粥样硬化斑块的远端，可相对血管壁静止或向血管远端短距离移动后消散。出现扰动流并不意味血管存在病变，在正常分叉部位亦可显示，如颈动脉分叉处出现的反向血流是生理现象（图 8-3 和图 8-8）。

三、流速剖面

血管内任意一点移动速度并不相同。实际上，同一血管断面的速度在某一区间内变化，最典型的表现是管腔中央流速高而靠近管壁流速低。这种横断面的血流速度变化被称为流速剖面，其形态可能影响彩色及频谱多普勒成像结果。

均质、稳定（即非搏动性）流体的流速剖面是各点流速相同的直线形，自储水器进入刚性长管道后（图8-4）变成抛物线形（Caro等，1978年）。这种变化是由于管壁对邻近的液体施加黏性阻力，使得液体流速保持相对稳定，在血管横断面产生流速梯度。管腔直径和液体流速决定了流速剖面从直线形到抛物线形变化的距离，其长度通常是管径的几倍。身体不同部位血管的流速剖面存在微小的差异，例如，降主动脉流速剖面为典型的直线形，而股浅动脉中段倾向于抛物线形。然而血流是搏动性的，流速剖面的实际形状更加复杂。如图8-5所示，流速剖面可在彩色多普勒

图像中显示，管壁边缘的血流速度更低。

（一）正常血管的流速剖面

由于动脉血流具有搏动性，它的流速剖面时刻发生变化。血流的方向和速度取决于血管两端的压力差。自心脏产生的压力脉冲，沿动脉及其分支向下传导，通过远心端血管回弹的压力波来调节。

血管远端的阻力可使舒张期血流反向，如处于静息状态的下肢，这种改变在图8-6多普勒频谱可以显示。这种血流方向的改变在流速剖面图中也可以显示，图8-7显示的是正常股总动脉和颈总动脉在心动周期不同时刻预测流速剖面（Evans和McDicken，2000年），舒张期反向血流仅在股总动脉中可见。图8-7A显示血管中央血流方向可与靠近管壁的血流方向不同。这种心动周期中血流方向的变化可以通过彩色多普勒成像观察，颜色从红到蓝或者从蓝到红的变化取决于血流相对于探头流动的方向。

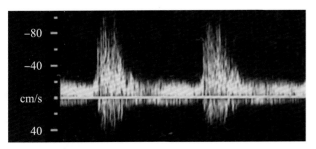

▲ 图 8-1 湍流频谱

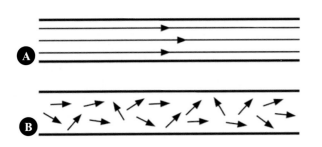

▲ 图 8-2 层流向湍流的转化示意
A. 层流；B. 湍流

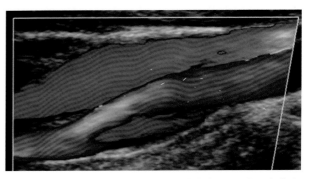

▲ 图 8-3 彩色多普勒显示颈内动脉窦部（图片下方蓝色区域）血流反向，颈静脉位于颈动脉上方

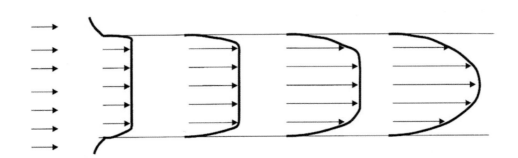

▲ 图 8-4 刚性长管道中流速剖面从直线形变为抛物线形

经 Oxford University Press 许可转载，引自 Caro CG et al., *The Mechanics of the Circulation*, 1978, Oxford: Oxford University Press.

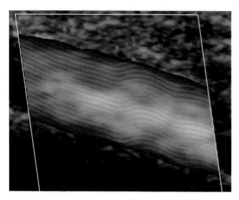

▲ 图 8-5 正常股浅动脉的彩色血流成像：管腔中央流速高（黄色），靠近管壁流速较低（蓝色）

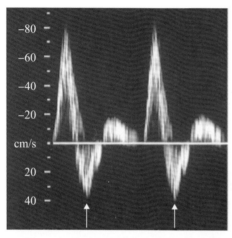

▲ 图 8-6 正常股浅动脉的速度波形（箭示反向血流）

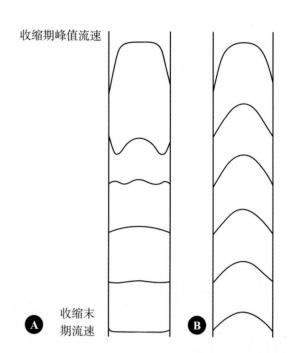

收缩期峰值流速

收缩末期流速

▲ 图 8-7 **A.** 股总动脉的流速剖面；**B.** 颈总动脉的流速剖面，根据平均速度计算
经 Wiley-Blackwell 许可转载，引自 Evans DH, McDicken WN. 2000. *Doppler Ultrasound: Physics, Instrumentation, and Signal Processing*. Chichester: Wiley

流速剖面形状也会影响多普勒频谱的宽度。例如，在抛物线形流速剖面中，较大取样容积可同时采集靠近管壁的低速血流和管腔中央的高速血流，相比于取样容积小时仅采集管腔中央血流的频谱，前者频谱明显宽于后者。

（二）血管分叉及弯曲部位的流速剖面

动脉沿长轴多次分出属支，这种血管分叉对于流速剖面也有影响。已有研究者对正常颈动脉分叉部位的流速剖面进行过深入研究（Reneman 等，1985 年），图 8-8 为研究中的流速剖面示意图。图中显示颈内动脉起始段流速剖面为非对称型，朝向分隔壁的高速血流信号和朝向外侧壁的反向血流信号（距离颈外动脉较远的一侧壁）。该剖面是由搏动性血流经过管径不同的血管所致，

并取决于分叉部位的几何结构。反向血流常在正常颈动脉分叉的彩色多普勒图像中见到（图 8-3）。

血管弯曲的程度也可影响流速剖面的形状，峰值流速可能偏离中心，偏移朝向弯曲部位内侧壁还是外侧壁取决于流速剖面是直线形还是抛物线形，如图 8-9 所示为弯曲管道内直线形流和抛物线形流的流速剖面。

（三）血管狭窄部位的流速剖面

血管病变也能改变流速剖面。如果动脉管腔狭窄，通过该狭窄段时管腔内血流速度加快，越过狭窄部位后管径再次增加，可能产生如图 8-10 所示的反向血流束（Caro 等，1978 年）。彩色多普勒超声在明显狭窄的管腔内可显示流速增加和狭窄远端的反向血流信号（图 8-11）。需要注意的是，正常和异常血流方向都可能与血管壁不平行。

四、狭窄部位的流速变化

血流经过狭窄部位常发生流速改变，频谱多

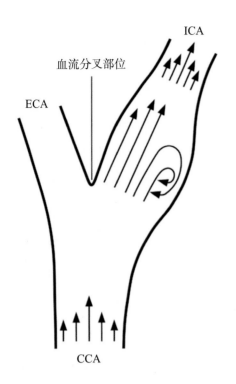

▲ 图 8-8　正常颈动脉分叉的速度模式图

ECA. 颈外动脉；ICA. 颈内动脉；CCA. 颈总动脉

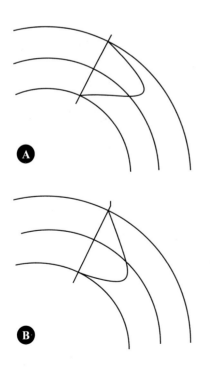

▲ 图 8-9　管道弯曲时抛物线形流（**A**）和直线形流（**B**）
的形态变化

经 Oxford University Press 许可转载，引自 Caro CG et al.,
The Mechanics of the Circulation, 1978, Oxford: Oxford
University Press.

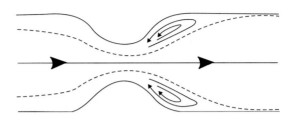

▲ 图 8-10　血流通过狭窄处后迅速增宽引起反向血流

经 Oxford University Press 许可转载，引自 Caro CG et al.,
The Mechanics of the Circulation, 1978, Oxford: Oxford
University Press

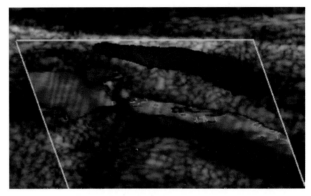

▲ 图 8-11　彩色血流成像显示从左向右的血流经过狭窄部
位时速度增加，并在狭窄远端观察到反向血流信号（蓝色）。
动脉上方静脉呈蓝色

　　普勒超声可以定性和定量测量确定狭窄的程度。
恒定流体 Q、刚性管道的截面积 A 和流速 V 的关
系如下。

$$Q = V \times A \qquad （公式 8-1）$$

　　如果管道没有分流或者侧支，管道内血流应
该是相对恒定的。因此任意一点的血流平均速度
取决于该处管腔的截面积。图 8-12 所示为当管道
截面积改变（A_1，A_2）而血流恒定（Q）时的情况。

$$Q = V_1 \times A_1 = V_2 \times A_2 \qquad （公式 8-2）$$

　　该等式说明血流速度的改变与管腔截面积变
化的关系。

$$\frac{V_2}{V_1} = \frac{A_1}{A_2} \qquad （公式 8-3）$$

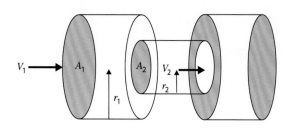

▲ 图 8-12　通过管道的恒定血流 Q，当管径截面积从 A_1 减小到 A_2 时，血流速度从 V_1 增加到 V_2（r 表示半径）

　　该等式实际上描述的是刚性管道的恒定流，因此不能直接应用于弹性动脉中的搏动性血流。然而它为如何解释狭窄部位的流速变化提供参考。

　　图 8-13 展示了从一个简化的理论模型中得到的关于狭窄部位血流和流速随管径减小程度变化的关系（Spencer 和 Reid，1979 年）。管径狭窄小于 70%～80% 时，流量未发生明显改变，当管径继续减小，狭窄程度开始限制血管流量（血流动力学显著狭窄）；该图像同时说明狭窄部位的流速随管径减小而逐渐增加，与管径狭窄程度较大时才出现流量变化相比，较小管径变化即可引起流速改变。因此检测血管狭窄时，流速比流量更加敏感。实际上，当流量下降到一定程度流速开始减低，血管中可见滴流。上述管径减小与流速的关系来自简单恒定流模型，临床用于量化狭窄程度的标准是通过将多普勒测量值与血管造影结果对比后产生的。图 8-14 显示在股浅动脉狭窄部位测量的血流速度增加。

五、血流阻力

　　血流阻力常用于描述驱动血流向前通过血管床需要多大的力量。血流流动取决于血管两点之间的压力梯度和前向阻力。Poiseuille 定律描述两者之间的关系。

　　压力梯度 ＝ 流量 × 阻力　　　（公式 8-4）

　　血流阻力指数由下式得出。

　　阻力 ＝ 速度 × 长度 × 8/（π × 半径⁴）（公式 8-5）

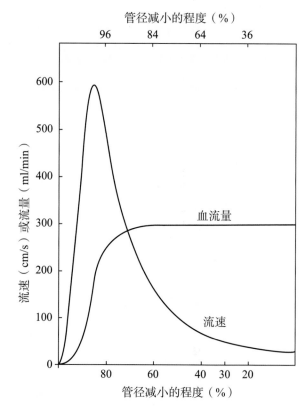

▲ 图 8-13　在平滑、对称性狭窄的模型中，狭窄程度变化时流量和流速的变化

　　因此，当压力差不变，血流阻力增加可能使流量减小。同样该等式主要用于描述刚性管道中的非搏动性血流，不可直接用于动脉中的搏动血流，但其表明流量不仅取决于血管的压力差，还受到阻力的影响。该等式同样表明阻力与管径关系密切（半径的四次方），即管径减小时阻力明显增加。在正常的血液循环中，血流阻力主要来源于微动脉，不同器官的阻力不同。例如，与静息状态下的肌肉相比，正常脑、肾和胎盘的血流阻力较低。小动脉或微动脉的阻力可能在疾病状态下发生改变。例如，胎盘发育异常可能使胎盘变为一个血流阻力较高的器官，血液难以通过胎盘，最终导致胎儿营养不良、缺氧及发育迟缓。疾病引起动脉狭窄，如股浅动脉，通过动脉的阻力增加、血流量减少，导致患者在行走或休息时出现肢体疼痛。

　　在身体不同部位观察到的血流波形取决于血管的外周阻力，即由该血管供应的血管床。例如，颈内动脉向大脑供血，血流阻力较小，因此颈内

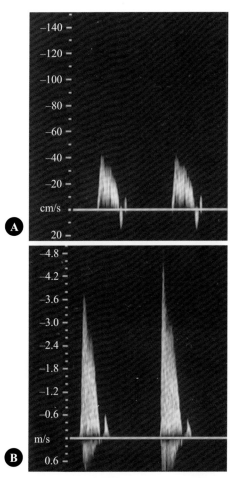

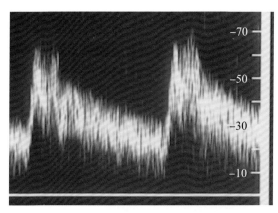

▲ 图 8-15　正常颈内动脉的多普勒频谱

▲ 图 8-14　在血管近端（A）与显著狭窄部位（B）显示血流速度自 40cm/s 增加到 2.2m/s

动脉舒张期血流为持续的前向血流（图 8-15）。肾动脉血管床阻力较低，因此波形与颈内动脉相似。然而，在下肢血管的外周阻力较高，为下肢供血的股浅动脉表现为典型的高阻力波形，舒张期可见反向血流（图 8-6）。

六、影响动脉血流的生理和病理变化

通过改变小动脉内径、即改变外周血管阻力可对组织灌注进行调节。例如，运动时腿部肌肉对血液需求增加，通过扩张小动脉、降低外周血管阻力，使血流量增加。这种变化使得动脉波形发生改变如图 8-16A 所示，（与图 8-6 相比）舒张期完全是前向血流。

动脉疾病可引起血流阻力的明显变化，其中管径减小对血流阻力变化的影响较大。多普勒频

谱的形态会受到测量远端阻力增加的影响。波形变化可能预测观察血管的远端是否闭塞。例如，图 8-17 所示为颈内动脉闭塞时颈总动脉的波形，该频谱加速时间（从收缩期开始到收缩期峰值流速）变短，舒张期正常前向血流消失（图 8-15）。

动脉闭塞远端频谱存在其他异常表现。股浅动脉病变较重时，小动脉可以尽可能扩张以减少外周阻力，最大化获取有限的血流以维持组织灌注。图 8-16B 所示为在闭塞的股浅动脉远端获得的频谱，具有特征性的低阻波形，收缩期加速时间更长，舒张期流量增加。图 8-16B 中闭塞远端血管获得频谱的速度低于图 8-16A 中正常血管运动后充血的流速。侧支即血液绕过狭窄或闭塞血管的替代途径，也会影响病变近端和远端的频谱形态。由于侧支影响血流阻力，所以良好的侧支循环可改变狭窄远端血管频谱的形态，表现为与狭窄严重程度不一致。

七、静脉血流

静脉将血液输送回心脏，为了完成这项任务，静脉拥有薄而强壮的二叶瓣膜防止血液回流，一般多见于远心段静脉。心动周期、呼吸（图 8-18）、姿势改变和小腿肌肉泵可增加静脉回流。中心静脉系统的流量和压力受心动周期中右心房容积变化的影响，在靠近胸腔的近心端静脉，如上臂静脉和颈部静脉，可以观察到这种搏动效应。与之相反，由于下肢和前臂静脉的顺应性削弱了压力变化造成的影响，其血流模式在心动周期中未发生明显变化。静脉瓣膜的存在和呼吸时腹内压的

变化也掩盖了心动周期对远端静脉血流的影响。

膈肌与肋骨的运动改变胸腔容积，也有助于静脉回流。吸气时胸腔扩大，胸腔内静脉容量扩张，回流进入胸腔的血流增加。呼气时血液回流量减少。吸气时腹腔发生的情况与胸腔相反，膈肌下移使腹腔内压力增加，促使血液进入胸腔。当膈肌上抬时，腹腔压力下降，促使大腿静脉血流进入腹腔。呼吸对血流的影响可以在多普勒频谱中显示，近心端深静脉（如股总静脉）发生时相性变化。在血管疾病诊断中也常用呼吸运动增强血流变化。

姿势的改变会导致静脉系统的静水压发生明显变化。当一个人仰卧时，踝和右心房的静脉压差相对较小。然而当站立时，在右心房和脚踝之间静脉血液呈柱状，血液必须克服由此产生的压力梯度才能回流到心脏，通过小腿肌肉泵及静脉瓣膜的辅助来完成这个过程。小腿的肌肉单元含有深静脉和静脉窦，它们是血液的贮存器。当小腿的深层肌肉收缩，压迫静脉使血液从腿部流出，在此过程中静脉瓣膜阻止血液回流。同时形成小腿浅静脉和深静脉之间的压力梯度，使血液从浅静脉系统流向深静脉系统。如果浅、深静脉系统之间的瓣膜失去功能，就会发生反流，导致小腿肌肉泵效率降低、肌肉收缩和松弛后静脉压力高于正常，可能最终形成静脉溃疡。

彩色和频谱多普勒成像可以协助诊断静脉功能不全，表现为挤压小腿后出现静脉出现离心的反向血流信号（图 8-19）。静脉流出道梗阻是远端血流的呼吸期相性消失。

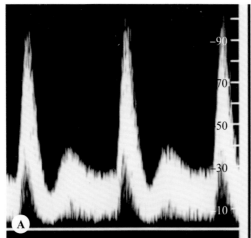

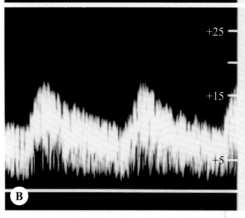

▲ 图 8-16　A. 运动后正常下肢足部动脉的多普勒频谱，显示多个时相的充血性血流。B. 闭塞血管远端的足部动脉频谱，显示低容量单向血流。充血性血流收缩期峰值流速为 95cm/s（A），高于阻塞远端的峰值流速 15cm/s（B）

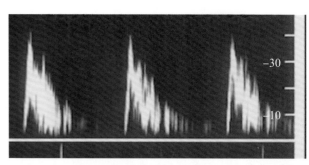

▲ 图 8-17　颈内动脉闭塞时颈总动脉频谱显示为高阻波形

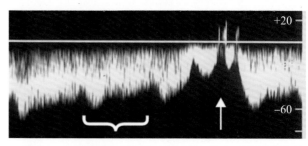

▲ 图 8-18　多普勒频谱显示呼吸（箭）及心动周期（括号）对锁骨下静脉的影响

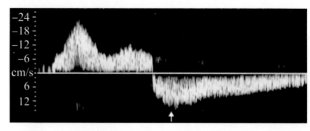

▲ 图 8-19　瓣膜功能不全导致的静脉反向血流，反流束如箭所示

习题

不定项选择题

1. 下列关于血流状态的描述，哪一项正确?

A. 大部分正常动脉的血流是湍流

B. 湍流是不同层次的血流相互滑动

C. 湍流需要较大的压力差来维持血液的流动（与层流相比）

D. 颈动脉分叉部位的反流提示血管异常

E. 正常动脉中的血流大部分是层流

2. 关于血管的流速剖面变化描述正确的是什么?

A. 血管横断面流量随位置的变化

B. 血管横断面流速随位置的变化

C. 血管横断面血液黏稠度随位置的变化

D. 血管横断面位置随流速的变化

E. 沿血管长轴不同位置随流速的变化

3. 关于流速剖面的描述下列哪项是正确的?

A. 在抛物线形流中，最大流速位于管腔中央

B. 抛物线形流速剖面在血管转弯处中心会发生偏移

C. 在直线形流中，所有的血细胞以相近的速度移动

D. 在较长、直的管道中，恒定血流的流速剖面是抛物线形

E. 在较直的血管中，搏动性血流的流速剖面是抛物线形

4. 关于狭窄，以下选项正确的是什么?

A. 病情较轻时（管径狭窄率<50%），流量增加

B. 病情较轻时（管径狭窄率<50%），流量减少

C. 病情较重时（管径狭窄率>75%），流量增加

D. 病情较重时（管径狭窄率<75%），流量减少

E. 血管闭塞时（管径狭窄率100%），流量增加

5. 泊肃叶定律说明血流阻力与下列哪个选项呈反比?

A. 长度

B. 半径

C. 半径的平方

D. 半径的四次方

E. 流速

简答题

1. 简单描述层流、湍流和扰动流的特点。

2. 写出可能发生反流的 3 个部位。

3. 简单描述流量和最大流速随狭窄程度增加时发生的变化。

4. 简述影响静脉回流至心脏的因素。

拓展阅读

[1] Oates C. 2001. *Cardiovascular Haemodynamics and Doppler Waveforms Explained*. Cambridge: Greenwich Medical Media.

[2] Thrush A, Hartshorne T. 2010. *Vascular Ultrasound, How Why and When* (3rd edn). Edinburgh: Churchill Livingstone Elsevier.

参考文献

[1] Caro CG, Pedley TJ, Schroter RC, Seed WA. 1978. *The Mechanics of the Circulation*. Oxford: Oxford University Press.

[2] Evans DH, McDicken WN. 2000. *Doppler Ultrasound: Physics, Instrumentation, and Signal Processing*. Chichester: Wiley.

[3] Nichols WN, O'Rourke MF. 1999. *McDonald's Blood Flow in Arteries* (2nd edn). London: Edward Arnold.

[4] Reneman RS, van Merode T, Hick P, Hoeks APG. 1985. Flow velocity patterns in and distensibility of the carotid artery bulb in subjects of various ages. *Circulation*, 71, 500–509.

[5] Spencer MP, Reid JM. 1979. Quantification of carotid stenosis with continuous-wave (C-W) Doppler ultrasound. *Stroke*, 10, 326–330.

第 9 章　频谱多普勒超声
Spectral Doppler ultrasound

Abigail Thrush　著

沈伟伟　译

一、频谱的显示

实时多普勒频谱（图 9-1）可以显示动脉和静脉血流。图中坐标轴的横轴表示时间，纵轴表示多普勒频移或者速度测量。亮度（或颜色）与出现的每个多普勒频率分量的幅度有关，即以特定速度流动的血液的相对比例。图 9-1 所示基线对应的是多普勒频移为零或速度为零。频谱包含了有关血流速度、血流方向及血流搏动程度的信息。按照惯例，阳性多普勒频移（血流方向朝向探头）绘制在基线上方，阴性多普勒频移（血流方向背离探头）绘制在基线下方，但是操作者也可以根据需要对其进行调节。在声束通道上的动脉和静脉血流都可以显示，如果两者同时出现，通常情况下，这些血管内的血流方向是相反的，动脉和静脉的多普勒波形会显示在基线的相反两侧（图 9-1）。一条血管的多普勒信号会包含一定范围的多普勒频移，一部分是由于感兴趣区的血管内的血流速度有一定范围，另一部分是由于"固有频带展宽"，本章稍后将对这一现象进行介绍。

二、多普勒超声系统

通过对多普勒信号进行频谱分析，可以显示为频谱多普勒。多普勒信号可以通过持续单一的连续波多普勒或脉冲波多普勒系统获得，也可以由多普勒超声与成像相结合的系统（称为双功系统）获得。后续将分别介绍这些系统的优缺点。

（一）连续波多普勒

连续波多普勒探头至少包括两个元件：一个持续性发射超声波，一个持续性接收超声波。血液移动产生的多普勒信号的频率通常在可听范围内，因此可以经过放大和滤波以消除由缓慢移动的血管壁产生的信号后，输出到扬声器。早期的多普勒系统只包括音频输出，这种方式在应用于外周血管的简易便携式多普勒设备中仍然采用。但是，对多普勒信号进行频谱分析可以获取更多有用的信息。连续波多普勒持续性的检测血流，因此不会产生混叠伪像（图 7-14 和图 9-2）。然而，较大范围的敏感区域（图 7-7）意味着 CW 很难识别多普勒信号的来源。

（二）脉冲波多普勒

脉冲波多普勒设备和连续波多普勒设备类似，但是 PW 探头是被规律的短脉冲激励，而不是持续激励。通过使用距离选通来达到检测组织内特定深度信号的目的。系统仅在发送脉冲之后的限

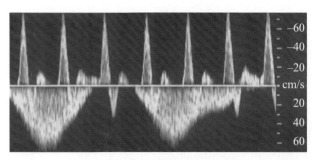

▲ 图 9-1　频谱多普勒展示动脉血流位于基线上方（负值，因此血流方向为背离探头），静脉血流显示在基线下方（正值，因此血流方向为朝向探头）

定时间内接收返回信号。因此，多普勒信号是从人体明确的特定范围内获取的，称之为取样容积（图 9-3）。距离选通打开的时间长度称为取样门长度或取样容积长度。操作者可以通过改变取样门的范围和长度来控制取样容积的深度和长度。因此，PW 在允许操作者选择多普勒信号起源方面具有极大的优势。但是，如果血流采样不足，PW 则会出现混叠伪像。图 9-2 中可以看到高速血流到达屏幕的顶端，并显示为相反方向的血流（见第 7 章）。

（三）双功系统

最初的连续波多普勒和脉冲波多普勒仪都是在没有图像和血管定位的情况下使用的，仅是通过检测到多普勒信号提示有血管的存在。随着超声成像技术的发展，多普勒超声与成像结合在一起，被称为双功超声，从而能够更好地对血管进行定位。双功多普勒超声可以精确放置取样容积，如在图 9-3 显示的那样在血管的中央取样。还可以使用角度校正光标来计算声束入射角度，即声束路径与血管之间的角度，继而通过多普勒方程来计算血液的速度。

如第 3 章所述，双功超声仪使用多排压电元件阵列，独立产生二维成像声束、彩色成像声束

和频谱多普勒声束。这种多元件的探头包括凸阵探头、线阵探头和相控阵探头，能够进行彩色成像和频谱多普勒测量。当将二维成像与多普勒超声相结合时，最佳声束入射角度会存在冲突。理想情况下，应使用与血管成直角的声束对血管壁成像，而最佳的频谱测量则是在声束平行于血管时进行。因此两者之间必须进行协调。线阵探头能够通过波束形成器对声束进行偏转，将声束转向与探头表面垂直路径的左侧或右侧 20°~30°，这就允许多普勒声束与二维成像声束之间存在一定角度，从而可以在平行于皮肤的血管（如四肢和颈部的血管）中进行二维成像和多普勒记录。凸阵探头和相控阵探头一般不具有偏转声束的功能，因此必须通过倾斜探头来实现二维成像和频谱多普勒之间的适当折中。倾斜探头能够获得合适的声束入射角度。在心脏超声中，一些平面的血流和声束路径之间的声束入射角度接近零度，即两者是平行或几乎平行的，从而可以检测到较大的多普勒频移频率。

三、频谱分析

血流中所获取的多普勒信号，可以通过被称

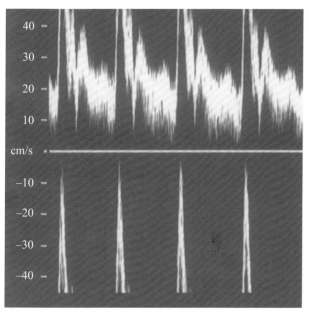

▲ 图 9-2　频谱多普勒显示由多普勒信号采样不足导致的信号混叠（高速血流环绕，导致其不正确显示）

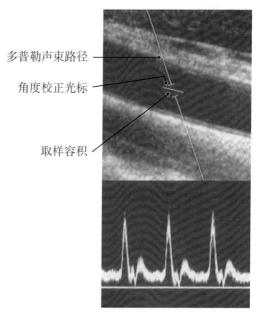

多普勒声束路径
角度校正光标
取样容积

▲ 图 9-3　血管超声图像中显示的多普勒声束路径、取样容积大小和角度校正光标

为傅里叶变换的数学过程来分析其中的频率成分。频率成分的范围与血流的速度范围有关。图 9-4 展示了如何通过展示连续的频谱形成声像图，其中纵轴显示多普勒频率，横轴显示时间。每 5～40 毫秒产生一个完整的频谱，每一个频谱都会形成多普勒频谱图像上的下一条垂直线。每一个点显示的亮度与每个频率成分相对的幅度有关，同时也反映了每个频谱背向散射信号的能量。通过角度校正光标测量声束入射角度，可以将纵轴的频率范围转换为速度范围。在声束平行或几乎平行于血流的情况下，如心脏超声和经颅多普勒测量，超声系统假定声束入射角度为零，而不再使用角度校正光标来测量角度。

四、频谱多普勒调控及如何优化

（一）增益

血液产生的超声背向散射的振幅要明显低于周围组织返回信号的振幅。由于接收到的超声背向散射信号很小，因此在进行分析之前需要对其进行放大。增加频谱多普勒增益会增加显示屏

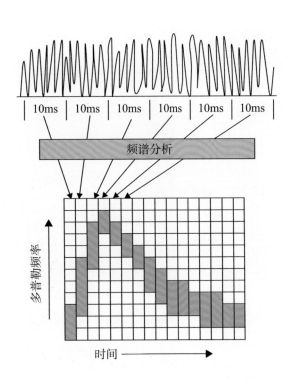

▲ 图 9-4　多普勒信号的频谱分析产生连续频谱的原理

上频谱的亮度。但是，增益在增加多普勒信号振幅的同时也增加了背景电子噪声。如果多普勒信号与背景噪声振幅近似，那么无论增益增加多少，也只能获得一个质量不佳的多普勒图像（图 9-5A）。在这种情况下，有必要使用较低的发射频率（超声脉冲衰减较少）或者较高的发射功率。如果增益设置过高，多普勒系统会出现过载，将不再能够将正向和反向血流准确地区分开，此时就会产生伪像，在声像图的反向通道中出现了真实多普勒频谱的镜像（图 9-5B）。这不是真正的反向血流，而是可以通过调低多普勒增益来消除的伪像。改变多普勒增益也可能会影响检测到的峰值流速。增加增益可能会使有效多普勒声束变宽，从而导致波束边缘出现较小的声束入射角度，从而检出更高的频率。

图 9-5C 显示了从流动装置获得的多普勒超声图，其中增益随时间的增加而增加。在图像的左侧，增益较低的地方测得的最高流速为 128cm/s，在中央区测得的流速为 140cm/s，在右侧增益设置很高的地方测得的流速为 147cm/s。在图像的最右侧增益设置得过高，多普勒信号表现为饱和的白色，并且可以看到噪声出现。图 9-5D 显示了颈动脉频谱同样的状况，从左向右随着增益的增加，所测得的流速也增加。图 9-5D 中央区域所设置的增益是合适的。

（二）发射功率

提高输出功率会增加发射声波的振幅，从而使返回到探头的信号振幅增加。探头的输出功率是由超声仪的发射功率控制的。在一些超声设备上，可以使用相同的方式控制改变三种模式的输出功率：二维成像、频谱多普勒成像和彩色血流成像。但是，增加输出功率也会增加患者对超声的暴露。因此，只有在无法通过优化其他控制（如增益）来获取最佳的多普勒频谱时，才需要增加发射功率。输出功率的变化应通过超声图像上显示的机械指数和热指数（见第 16 章）的变化反映出来。

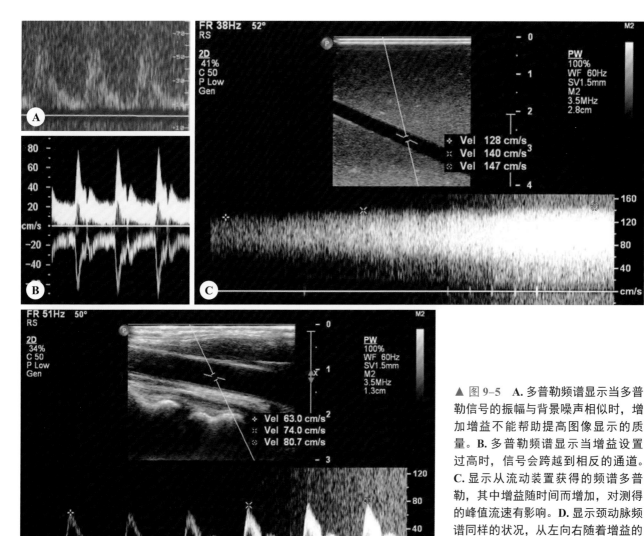

▲ 图 9-5　**A.** 多普勒频谱显示当多普勒信号的振幅与背景噪声相似时，增加增益不能帮助提高图像显示的质量。**B.** 多普勒频谱显示当增益设置过高时，信号会跨越到相反的通道。**C.** 显示从流动装置获得的频谱多普勒，其中增益随时间而增加，对测得的峰值流速有影响。**D.** 显示颈动脉频谱同样的状况，从左向右随着增益的增加，所测得的流速也增加。中央区域所设置的增益是合适的

（三）发射频率

由于高频超声的衰减比低频超声的衰减更大（见第 2 章），因此需要选择适当的多普勒发射频率来确保声波有足够的穿透力。所需要的频率取决于所要分析的血管的深度。所选择的探头决定了多普勒发射频率。超声设备通常使用宽频探头技术，这意味着可以在不同频率范围内操作，而不会造成太多效率降低。例如，探头可以将 5MHz 的中心频率应用于二维成像，而将 4MHz 的较低频率应用于多普勒测量，以保证从血液中有足够的背向散射信号返回。如果来自血液的背向散射信号较弱，则可以通过将发射频率降低 1MHz 或 2MHz 来提高声束的穿透性。如果仍然不能保证

足够的穿透力，那么就需要选择较低频率范围的探头。

（四）脉冲重复频率（标尺）

在脉冲波多普勒超声中，超声脉冲的发射频率称为脉冲重复频率，可以由操作者自行控制。在某些设备上 PRF 调控称为标尺。一些（但不是全部）超声仪在显示屏的侧面会显示用于产生多普勒频谱的 PRF 的实际值。根据要检测的血流速度，PRF 通常可以设置在 1.5～18kHz。大多数超声仪都有特定应用程序的预设，如果选择这些预设，则会将控制条件（如 PRF）设置为合适的起始值。但是，在扫描过程中可能需要更改这些值

来获得最佳的频谱显示。如果 PRF 设置的太低，则会发生混叠伪像，如图 9-2 显示的那样，高出的部分频率错误地显示在了反向通道中。为了防止混叠的发生，PRF 必须达到需要检测的最大多普勒频率的至少 2 倍，即 PRF=$2f_{d\,max}$（见第 7 章）。混叠可以通过增加 PRF 来消除。但是，PRF 存在上限，因为超声仪通常一个时间段内只允许一个脉冲存在，以防止返回信号的来源混淆。如果 PRF_{max} 代表 PRF 的上限，那么可以测量的最大速度 v_{max} 可以由以下公式给出（公式 7-1）。

$$\frac{PRF_{max}}{2} = \frac{2v_{max}f_t\cos\theta}{c} \qquad （公式 9-1）$$

也可以被写作以下公式。

$$v_{max} = \frac{PRF_{max}c}{4f_t\cos\theta} \qquad （公式 9-2）$$

对于感兴趣区的深度 d 和声速 c，具体如下。

$$PRF_{max} = \frac{c}{2d} \qquad （公式 9-3）$$

前面的公式中的 2 是由于脉冲必须到达目标，并从目标返回而产生的。这就给出了最大可检测速度。

$$v_{max} = \frac{c^2}{8df_t\cos\theta} \qquad （公式 9-4）$$

这表明在测量位置较深时，或声束入射角度较小时（从而使 $\cos\theta$ 值趋近于 1），可检测到的最大速度将降低。一旦达到最大 PRF，可以通过降低使用的发射频率，或使用较大的声束入射角度（获取较小的 $\cos\theta$ 值），来消除混叠。

当测量非常高的血流速度时，尤其深处的血管，如体型较大患者的髂动脉狭窄，一些超声仪会允许选择"高 PRF"模式，这种模式下允许在给定的时间内出现一个以上的脉冲。较高的 PRF 可以测量较高的速度，但也会引起范围模糊，即多普勒信号起源的不确定性。

如果使用过高的 PRF 来检测流速较慢的血液，频谱显示的标尺将无法充分利用，识别多普勒频率变化的能力也会降低。因此，重点是将 PRF 设置为使多普勒波形几乎充满显示器，又不会由于发生混叠而产生环绕。

（五）基线

基线表示零多普勒频移，即零速度，因此基线可以作为显示正向血流（朝向探头）和反向血流（背离探头）的界限。基线的位置可以由操作者调节，以获取最佳的频谱显示，具体取决于正向和反向流速的相对大小。例如，不存在相反方向流动的情况下，可以降低基线的位置以防止正向多普勒频移信号的混叠。

（六）倒置

操作者可以使用倒置按钮将多普勒频谱显示倒置，从而使背离探头的血流显示在基线上方，而朝向探头的血流显示在下方，并通过在垂直标尺上把基线上方数据显示为速度负值来表明。通常情况下，操作者倾向于将动脉血流显示在基线上方。

（七）滤波

多普勒中不仅包含了来自血液背向散射的低振幅高频率信号，还包含来自血管壁等缓慢运动组织的高振幅低频率信号。这些不想要的频率可以通过高通滤波器消除。顾名思义，高通滤波器可以在消除低频信号的同时保存高频信号。但是，在选择频率界值时需要采取折中的策略，重要的是不要将低速动脉或静脉血流的频率滤除。图 9-6 显示了设置在三个不同水平的高通滤波器。第一种情况（A）表示滤波器设置得太低，未能移除由缓慢移动的血管壁产生的搏动。在第二种情况（B）中，已经正确设置滤波器来消除血管壁搏动。在第三种情况（C）中，滤波器设置得过高，舒张期血流被消除，给人以错误的波形印象，可能会导致误诊。PRF 和壁滤波通常是有关联的，因此提高 PRF 会自动增加壁滤波。

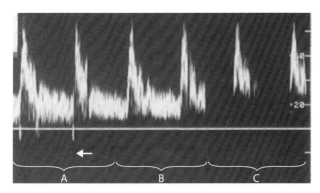

▲ 图 9-6　多普勒频谱显示设置不同高通滤波器时频谱的变化

A. 滤波器设置过低，显示血管搏动（箭）；B. 滤波器设置合适，不显示血管搏动；C. 滤波器设置过高，消除了包括舒张期血流的低速血流

（八）取样门的大小和位置

操作者可以自行选择"距离选通"或"取样容积"的大小和位置，可选择的长度通常在 0.5～20mm。"门大小"或"取样容积长度"可能会影响多普勒频谱的外观。检查时注意选择合适的取样容积长度，具体取决于操作者希望只获取血管中心处的流速还是获取整个血管内的流速。

（九）声束偏转角度

声束入射角度可以通过改变探头相对于血管的方向来改变，如通过倾斜探头。线阵探头具备偏转多普勒声束的功能，可以将声束向左侧或右侧进行 20° 以内的偏转。通过延迟激发阵列中连续的晶片，可以实现超声声束的电子偏转。这类似于第 3 章中描述的用于声束聚焦的方法，但是使用的是不同的延迟序列。图 9-7 展示了如何通过激励脉冲之间的延迟，导致每个晶片产生的子波相互干扰，从而使波前不再平行于探头表面。延迟方式的不同可以使声束向左侧或右侧偏转。当使用线阵探头检测平行于探头表面的血管流速时，有必要以这种方式偏转声束。这种情况下能够获取小于 60° 的多普勒声束入射角度，而声束仍垂直于血管壁，保障二维最佳的成像效果。但是，偏转角度的多普勒波束相较于垂直于探头表面的波束灵敏度低，这可能会导致噪声，或者多普勒信号振幅较低，因此需要增加增益。多普勒声束的入射角度应优化

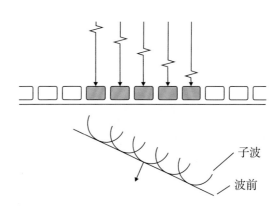

▲ 图 9-7　线阵探头产生的多普勒声束可以通过延迟激发阵列中连续的晶片，实现声束偏转

到≤60°，一方面是为了获取良好的多普勒信号，一方面是为了最大限度地减小速度测量中的误差。

为了从测得的多普勒频移频率中计算出血流的速度，必须知道多普勒声束与血流方向之间的声束入射角。使用双功超声仪，操作者可以将角度光标与血管壁（如二维图像上所示）或血流方向（如彩色血流图像上所示）排成一行。明确声束入射角度后，超声仪可以将多普勒频移频率转换为速度，并在频谱波形一侧显示速度刻度。错误放置角度校正光标会导致速度测量中的重大错误。

（十）聚焦深度

许多超声设备的多普勒声束是进行聚焦的，聚焦可以是固定的，也可以是可调节的，这取决于不同的超声设备。在一些设备中，当操作者移动取样容积位置时，多普勒声束聚焦深度会随之改变。

（十一）灰度曲线

灰度曲线中包含了检测到的不同振幅的信号所对应的亮度。每个频率下检测到的相对振幅信号与以不同速度运动的红细胞的相对比例有关。多普勒频谱可以使用不同的灰度曲线显示，甚至可以显示为彩色。

五、影响频谱多普勒显示的因素

多普勒频谱波形的形态及从中获取的速度测量都可用于疾病诊断。但是，频谱也可能受疾病

以外的其他因素影响（Thrush 和 Hartshorne，2010年）。对于操作者而言，理解这些影响是非常重要的，可以帮助我们正确解读显示的多普勒频谱。

（一）流速剖面

在给定的时间点，通过一条血管的流速剖面可能呈平坦形或者抛物线形，或介于两者之间（见第 8 章）。如果多普勒声束的宽度和取样容积的长度足以覆盖整个血管，即完全辐照血管断面，那么将会检测到流经血管整个宽度的信号。在一个平坦形血流剖面中，所有血液都以类似的速度运动，因此速度谱显示为流速分布范围较窄（图 9-8A）。但是，完全辐照到抛物线形流速剖面的频谱展示血管中的流速分布范围较宽（图 9-8B）。

（二）血管接受的声束不均匀

多元阵列探头通常会产生非常窄的声束。当阵列探头沿一段血管的长度对齐时，在垂直面（垂直于扫描平面）的声束宽度是很重要的。如果在这个维度上的声束很窄，那么声束就不会发射到整个血管，因此将不会检测到靠近血管侧壁速度较慢的血液（图 9-9A）。因此，对于抛物线或近抛物线形的血流，多普勒频谱不能真实反映较低速度流动血液的真实相对比例。

（三）取样容积大小

取样容积的大小和位置也会影响检测到的血管内的血流速度的比例。较大的取样容积能够检测到前壁和后壁附近的血流，但是，垂直面中较窄的声束宽度意味着将无法检测到靠近侧壁的血流。如果仅需要测量血管中央的快速流动，则应选择较小的取样容积（图 9-9B）。在需要评估频带增宽的程度时，如评估病变血管内的紊流所致的频带增宽，使用较小的取样容积也很重要。

（四）固有频带展宽

多普勒声束是由阵列中压电单元的亚组产生的（图 9-10），从而产生多普勒孔径。这意味着实际上由于形态的不同，辐照到血流的多普勒声束会产生不同的入射角度。如图 9-10 所示，最左边的压电单元产生较大的角度（θ_3），最右边的压电单元产生较小的角度（θ_1）。检测到的多普勒频移与声束入射角度的余弦（$\cos\theta$）成正比，因此最右侧的压电单元会检测到最高的多普勒频移，而最左侧的压电单元会检测到最低的多普勒频移。整体效果是检测到的多普勒频移范围扩大了，这是由波束形态造成的，而不是由血流引起的。这种效应被称为固有频带展宽（Thrush 和 Evans，1995

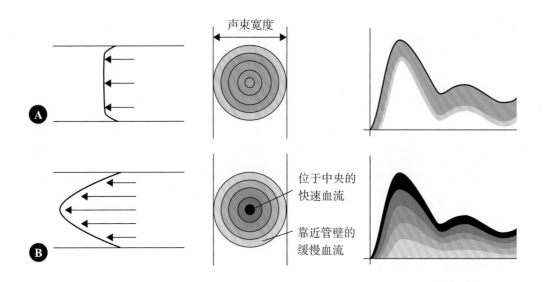

▲ 图 9-8　多普勒频谱中显示的速度取决于血管内的流速剖面，理想情况下平坦形（A）和抛物线形（B）血流的速度剖面及所形成的多普勒频谱示意

年；Hoskins，1996 年；Hoskins 等，1999 年）。这可以通过对单个移动目标（如由电动机以恒定速度驱动的线）进行超声速度测量来证明。图 9-11 显示了使用 5MHz 线阵探头探查运动的线的多普勒频谱，由此可见，多普勒频谱显示了移动线的速度分布，而不是单一速度。当移动线（不同于血液）以恒定速度运动时，频谱显示检测到的速度扩展是由于固有频带展宽，即是由超声系统引起的，而不是检测到的运动。频带展宽的程度取决于所用的声束入射角度，较大的声束入射角会产生较大程度的固有频带展宽。图 9-12 显示了 Acuson 超声仪使用 7MHz 探头，取样容积设置在深度 2～3cm 处，在一定范围的声束入射角度内对移动的测试物体获得的多普勒频移的分布，可以看出，随着入射角朝向 90° 方向增加，固有频带展宽也随之增加。这种频带展宽效应可能会导致速度测量错误，或在评估动脉疾病中窄流或湍流的速度范围时出现误差。

（五）仪器调节

如果使用了不适当的低 PRF，会导致信号的混叠，从而改变波形的外观（图 9-2），并导致对峰值流速的低估。

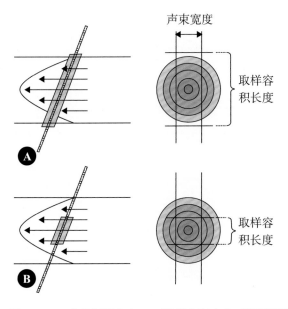

▲ 图 9-9　**A.** 声发射不完全；**B.** 取样容积大小对检测到的多普勒信号的影响

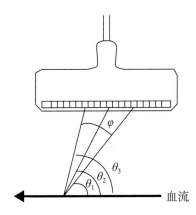

▲ 图 9-10　用于产生多普勒声束的线阵阵列探头，一系列压电单元产生不同的入射角度。由中心声束产生的角度 θ_2 被用于速度的测量

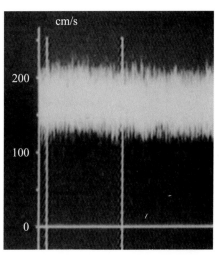

▲ 图 9-11　从移动的测试线获取的多普勒频谱，尽管测试线是以恒定速度运动的，但多普勒频谱显示出一定的速度范围

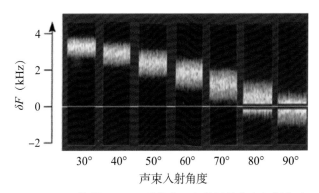

▲ 图 9-12　使用 **Acuson** 系统在一定范围的声束入射角度内对恒定速度移动的测试线获得的多普勒频移 δF（**kHz**）
经许可转载，引自 Hoskins PR et al. 1999. *Ultrasound in Medicine and Biology*, 25, 391–404.

高通滤波器用于消除由缓慢移动的血管壁产生的不需要的低频信号。但是，如果将壁滤波设置得过高，那么波形形状可能会发生很大变化（图 9-6），例如，壁滤波可以消除舒张期的低频血流信号。如果将增益设置得过高，则会出现频谱的镜像（图 9-5B）；增益设置得过低，则有可能无法充分显示所有检测到的速度。

六、病变对频谱多普勒显示的影响

（一）检测到的多普勒频移变化

当血液流经狭窄区域时，血液的速度会增加（见第 8 章），并且通常使用流速的测量或流速比值来量化血管的狭窄程度。速度比是将狭窄部位近端正常血管中的流速，与狭窄处的最高流速进行比较。严重的狭窄或闭塞可能导致血流减少，表现为病变部位近端或远端出现不典型的流速减低。

（二）频谱带宽改变

紊流或湍流会导致频谱带宽的增加，这可以用作病变的指标。但是，由于超声仪存在固有频带展宽的特性，因此对频谱带宽的解读应当谨慎。

（三）波形的改变

频谱多普勒的波形依赖于被检测的血管。例如，给颅内供血的颈内动脉的波形（图 8-15）与给四肢供血的股动脉的波形（图 8-16）存在很大的差异。病变近端或远端不同测量点出现的波形也不同，因此可以对提示病变的存在和可能的部位提供有用的指示信息（见第 8 章）。

七、伪像

部分引起多普勒伪像的原理与超声成像伪像的原理是相同的，包括超声声束未按照预期的路径走行，或者声波衰减。可导致如下伪像。

声影：由于高反射界面或导致衰减的结构（如肠气或钙化的血管壁）覆盖了血流，导致多普勒信号缺失。

多重反射：多重反射发生在强反射界面的表面，如骨组织或者气体的表面，导致在血管外部检测到多普勒信号。这种伪像会同时影响频谱多普勒和彩色血流。例如，在锁骨下动脉穿过肺部成像时，经常会看到这种情况，导致出现位于肺部的第二根血管，也就是所谓的镜像。

折射：超声声束以小于 90° 角通过两种不同声波传播速度的介质交界处时，会发生折射。这可能会导致图像和多普勒取样容积的配准失准，但操作者可能难以识别这种伪像。

其他的一些伪像与多普勒频谱的形成有关。这些伪像包括以下几种。

混叠：这是由于血流采样不足引起的（图 9-2），可以通过增加多普勒 PRF 来纠正。

角度依赖：检测到的多普勒频移取决于声束与血流之间夹角的 $\cos\theta$ 值。夹角越大，检测到的多普勒频移越小，可能会形成一个质量很差的频谱。当夹角接近 90° 时，多普勒频率会非常小，可能会被高通滤波器滤掉。

固有频带展宽：这是由于超声声束和血管之间的几何关系造成的（图 9-10 至图 9-12）。

距离模糊：当一个时间段内存在一个以上声波脉冲时，则会出现距离模糊，例如，为了检测深处的高速血流而使用较高的 PRF，此时将无法确定多普勒信号的起源。

多普勒频谱倒置镜像：此种情况见于增益设置过高（图 9-5B）。

八、测量及潜在的误差来源

（一）流速

血流速度的测量通常用于对疾病程度的量化。双功超声成像可以计算多普勒声束与血流之间声束入射角度（θ）。因为已知多普勒声束的发射频率（f_t）和声波在组织中的速度（c）[设定为常数（1540m/s）]，所以可以通过多普勒方程从测得的多普勒频移频率（f_d）中估算出血流的速度（v）。

$$v = \frac{f_d c}{2 f_t \cos\theta} \qquad \text{（公式 9-5）}$$

多普勒取样容积内血流速度表现为一定范围，这是由于红细胞以不同的速度行进所导致的。固有频带展宽导致测得的速度范围进一步分散。因此，在测量速度时必须选择使用最大多普勒频率还是使用平均多普勒频率。收缩期峰值流速，即收缩期的最大流速，以及流速比可以用于量化血管疾病（Thrush 和 Hartshorne，2010 年）。速度比通过狭窄处的最大峰值流速 v_{sten} 和邻近狭窄处的正常血管内 v_{prox} 计算所得，表示如下。

$$速度比 = \frac{v_{sten}}{v_{prox}} \qquad （公式 9-6）$$

超声仪还可以通过找到给定时间点检测到的所有速度的平均值来计算平均流速。除了在给定的时间点进行速度测量外，许多超声设备还能够提供随时间平均的速度测量。例如，对多个完整的心动周期中的速度进行平均，称为时间平均流速（time-average velocity，TAV），这可以用于估计血流量。

（二）声束入射角度导致的流速测量误差

要想把检测到的多普勒频移转换为速度测量，需要估算声束入射角度。需要将角度校正光标与血流方向平行放置，操作时任何不正确放置都会导致估算的声束入射角度错误，而后导致速度测量的错误。由于速度计算取决于 $\cos\theta$，因此，对于较大的入射角，由于光标错误放置而产生的误差会更大。图 9-13 展示了在角度校正光标的放置出现 5° 误差时，随着声束入射角度的增加，速度测量中的误差百分比的变化。理想情况下，应将入射角度控制在 60° 或以下，以最大限度地减小由于角度校正光标的位置不正确而导致的误差。然而，估算入射角并不总是那么简单，特别是在有疾病的情况下。

1. 相对于血管壁的流向

血流的方向可能并不平行于血管壁，尤其是在狭窄的情况下。因此，将角度校正光标设置为平行于血管壁可能会导致估算真实入射角度时出

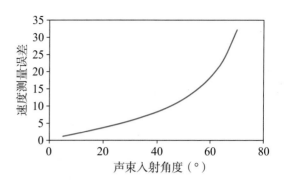

▲ 图 9-13　曲线图显示在角度校正光标的放置出现 5° 误差时，随着超声角度的增加，速度测量误差的百分比变化

现较大的误差，进而导致速度计算时的误差。如果狭窄处可以显示清晰的血流通道，那么可以将角度光标与血流通道对齐。但是，由狭窄引起的最大速度可能恰好位于狭窄处远端，而在该处的血液流动方向可能不太明显。

2. 最大流速的位置和彩色图像的血流方向

彩色血流成像的出现使人们能够更好地评估血流的方向，特别是在二维图像上血管腔显示不清楚的情况下。彩色图像也可用于识别最大速度的部位，尽管这可能会产生误导，因为彩色图像显示的是相对于多普勒声束方向的平均血流速度，而不是实际的血流速度。由于速度的测量具有角度依赖性，因此在彩色血流图像上显示最高速度的点可能并不是真正最高速度的位置。相反，最大流速出现的位置可能是在声束入射角最小的地方。如果在成像区域内血流的方向相对于多普勒声束发生了变化，那么在彩色血流图像的不同部位将出现不同的声束入射角度。理想情况下，应同时使用彩色和频谱多普勒评估狭窄时的速度变化来确定最大流速的位置。

3. 声束成像平面外角度

需要牢记的是，辐照在血管上的超声声束是三维的，而不是声像图上所显示的二维平面。因此，应将探头平行于适当长度的血管，在声像图上显示为血管的长轴切面（图 9-3）。这样可确保声束和血流之间的角度在非成像平面中接近于零，从而将误差降至最低。

4. 多普勒声束孔径产生一系列声束入射角

用于产生多普勒声束的多元探头使用较宽的孔径，意味着声束会产生一系列的入射角度（图9-10）。理想情况下，如果要测量最大流速，应该使用声束边缘产生的最小角度（θ_1）来估算速度。但是，现在使用的大多数超声仪器都是使用声束中心点发射声束的角度（θ_2）来计算流速，这就可能导致对流速的高估。因为速度测量值取决于$\cos\theta$，所以该误差的大小也与角度有关，声入射角越大，误差越大。图9-14（Hoskins等，1999年）展示了使用超声仪在一定范围的入射角内，对移动测试线的最大速度进行测量所形成的点。图中的实线显示了测试线的真实速度。可以看出，超声设备会高估移动线的速度，并且随着声入射角的增加，这种系统性的高估会变得越来越大。

速度测量的误差还可能取决于声束在屏幕上的位置。当声束位于探头的边缘时，用于形成声束的元件数量可能会比位于图像中心时少，这可能会导致由固有频带展宽造成的不同程度的测量误差。图9-15A和B显示了在流量恒定的流动装置的同一点进行的2次测量，可以看出，在靠近探头边缘处声束进行测量，获取的速度测量值（111cm/s）比在中心区域声束进行测量获取的速度测量值（140cm/s）低。可以看出，与中心区域产生的多普勒声束相比，探头边缘产生的多普勒

声束的灵敏度也较低，并且需要更大的增益，从而导致在显示时出现噪声。图9-15C和D中可以看到相同的效果，在颈动脉的同一点测量收缩期峰值流速，当在边缘区域（C）和中心区域（D）分别进行测量时，所测得的流速分别为68cm/s和90cm/s。为了使这些测量差异最小化，理想情况下，应该在感兴趣区的中心区域进行测量。声束频带展宽产生的误差也可能随取样容积深度的变化而变化，因为这可能导致有效孔径的变化。

固有频带展宽造成的误差可能很大，并且不同型号和厂家的设备之间可能会存在很大的差异（Fillinger和Baker，1996年；Alexandrov等，1997年；Kuntz等，1997年）。遗憾的是，超声设备厂家几乎没有提供有关速度测量中可能出现误差的数据。

（三）声束入射角度优化

二维和彩色血流成像可以用于估计感兴趣区内血流的方向，以便能够适当地偏转频谱多普勒声束。通过将角度校正光标与估计的血流方向对齐，可以测量声束入射角度。在某些临床环境中，如心脏或经颅多普勒超声中，使用的声束入射角度通常为零或接近零，那么由于角度校正光标未对准而导致的误差很小（图9-13）。在这些情况下，通常假定入射角度为零，而不再进行测量。进行速度测量时有许多可能的陷阱，并且没有哪一种估算声束入射角度的方法是完全可靠的。各种可能性及其优缺点将具体讨论。

1. 速度比测量

理想情况下，在狭窄近端及狭窄处进行流速测量的角度应该相似，那么两个速度就会具有相似的系统误差，这样在计算两者速度比值时就能抵消掉角度造成的误差。

2. 绝对速度测量

在进行绝对速度测量时，关于声束入射角度的选择有两种观点。

• 固定设置声束入射角度为60°：这样可以保证角度校正时出现的任何误差仅导致适度的速度

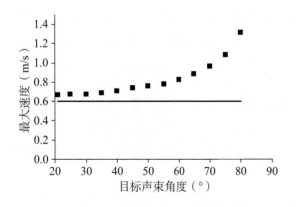

▲ 图9-14 由固有频带展宽导致的速度测量误差

图像中的点表示超声仪在不同的声束入射角度下测得的移动测试线的最大速度，实线显示测试线的真实速度（图片由PR Hoskins提供）

测量误差（图 9-13），并且可以确保由固有频带展宽引起的测量误差保持恒定。

• 始终选择尽可能小的声束入射角度：这样可以确保角度校正时的任何误差在速度测量中产生的误差尽可能小。固有频带展宽导致的误差也会最小。但是，不同声束入射角度下进行的速度测量误差也会不同。这就使得在不同角度进行的测量之间的比较不可靠。

Oates 等（2009 年）在英国《关于颈动脉超声检查报告的联合建议》中，建议多普勒角度在45°～60° 范围内，以最大限度地减小声束入射角度对速度测量的影响。需要在狭窄部位及狭窄部位远端的几个点测量血流速度，以确保获得最高流速。多年以来所建立的多普勒标准是在并未完全了解所有可能的误差来源的情况下形成的。对于同一血流，不同型号的超声系统可能会产生不同的结果。尽管存在这些误差来源，但在过去 20 年中，速度测量已成功地用于量化血管疾病。对速度测量误差来源的深入了解可以提高测量的准确性。

（四）流量的测量

流量是具有潜在价值的生理参数，可以通过双功超声系统测量。将从多普勒频谱获得的时间平均流速与从二维图像中获得的血管横截面积相乘，可以计算流量。

假设血管是圆柱形，估算横截面积的方法是测量血管的直径（d）来计算面积 A，计算公式如下所示。

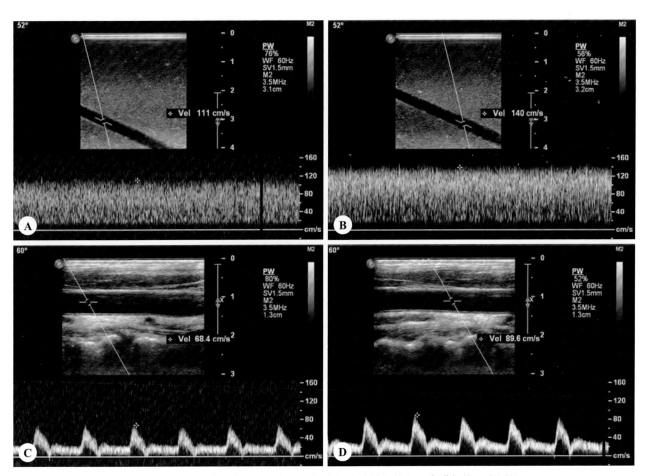

▲ 图 9-15　频谱多普勒显示在流量恒定的流动装置的同一点进行的 2 次测量
A 和 B. 在靠近探头边缘的位置（A）进行测量，获得的速度（111cm/s）比放置在中心区域（B）进行测量获得的速度（140cm/s）低；C 和 D. 显示了在颈动脉的同一点测量收缩期峰值流速时出现相同的效果，在探头的边缘区域（C）声束和中心区域（D）声束分别进行测量，测得的流速分别为 68cm/s 和 90cm/s

$$A = \frac{\pi d^2}{4} \qquad （公式 9-7）$$

在一些超声设备中，可以通过描绘血管横截面的周边轮廓计算面积，但是这种方式依赖于血管外壁显示清晰并且操作者手稳，因此容易出错（见第 6 章）。图 9-16 显示了如何从图像中获得血管直径，以及如何通过将取样容积放置在血管的整个宽度上测量血流速度，并从图像中计算声束入射角度。尽管流量测量相对容易操作，但测量 TAV 和横截面积时的误差都会造成流量测量的误差（Evans 和 McDicken，2000 年）。这些误差使得单独一次流量测量绝对值的价值有限，但是对流量的连续测量可能会提供有关流量变化的有用信息。流量显著变化有诊断意义的情况下，如对血液透析时所创建的动静脉瘘的评估，此时流量测量是非常有价值的。

1. 血管直径测量的误差

由于流量的测量取决于直径的平方，因此直径测量的任何误差都会导致流量测量的相对误差，是直径测量相对误差的 2 倍。直径测量的准确度取决于图像的分辨率和测量卡尺的精度。在使用直径测量值计算横截面积时，假定血管腔是圆形的，而在存在疾病的情况下往往并非如此。在心动周期中，动脉管腔直径存在大约 10% 的变化，因此理想情况下应进行多次直径测量并计算平均值。

2. TAV 测量的误差

血管受声束辐照不完全会导致对管壁附近低速血流的低估，从而导致平均流速测量的误差（图 9-9）。即使将取样容积设置为覆盖近侧管壁和远侧管壁，由于没有对成像平面外的血流进行取样，也会存在误差。血管受声束辐照不完全会导致 TAV 或流量的测量值被高估达 30%。如果高通滤波器设置得过高（图 9-6），也会导致对平均速度的高估，因为滤除了低速血流。混叠由于不能正确评估信号中的高速信号，因此会导致对平均速度的低估。

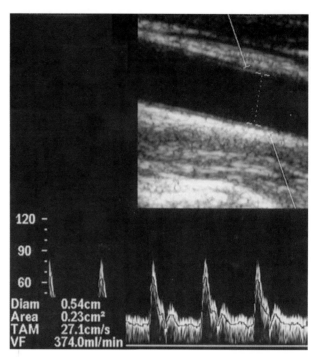

120 —
90 —
60 —
Diam 0.54cm
Area 0.23cm²
TAM 27.1cm/s
VF 374.0ml/min

▲ 图 9-16　图像和频谱多普勒显示时间平均流速（TAM）和流量（VF）测量

（五）波形分析指标

当血管出现明显病变时，频谱多普勒波形形状会发生改变。并且波形可以提示病变是位于获取多普勒信号部位的近端还是远端（见第 8 章）。多年以来，一些学者已经建立了多种量化评估波形形状的方法（Evans 和 McDicken，2000 年），现代超声仪具备计算各种指标的功能，可以帮助识别波形形状的变化。

1. 搏动指数

搏动指数（pulsatility index，PI）可用于量化评估不同测量部位脉搏波的阻尼。定义为波形中频率或流速的最大值 S 减去最小值 D（可能为负值），再除以平均流速 M（图 9-17）。

$$PI = \frac{(S-D)}{M} \qquad （公式 9-8）$$

除了严重病变之外，阻尼流动的搏动指数也会低于正常搏动波形。

2. 阻力指数

阻力指数定义如下（图 9-17）。

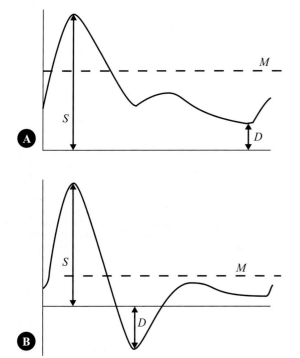

▲ 图 9–17　显示阻力指数和搏动指数计算的数值测量
A. 仅具有正向血流的波形；B. 具有一段反向血流的波形。
S. 收缩期峰值流速；D. 舒张期流速；M. 平均流速

$$\text{RI} = \frac{(S - D)}{S} \qquad （公式 9-9）$$

3. 频带宽度

多年来，为了对频谱中存在的频率范围进行定量评价，提出过多种有关频带宽度（spectral broadening，SB）的定义（Evans 和 McDicken，2000 年），其中一个定义如下。

$$\text{SB} = \frac{(f_{\max} - f_{\min})}{f_{\text{mean}}} \qquad （公式 9-10）$$

操作者在使用这些指标时，了解超声系统如何计算这些值是非常重要的。频带宽度增加提示动脉存在病变，但是超声仪也会导致某种程度上的频带宽度增加。

（六）手动测量与自动测量

双功超声系统允许操作者选择手动描记心动周期内的最大流速，或者系统自动描记最大流速。

手动描记麻烦又费时，自动测量可以更快地完成测量，但是在存在噪声的情况下可能测量不准确。噪声可能包括随机的背景噪声、电脉冲或来自其他血管的信号，这些都可能导致对流速的错误估计。因此，应该在多普勒频谱旁显示自动描记包络线，以便可以识别大的偏差，并可以对测量的准确性做出判断。自动跟踪最大速度还可以自动测量收缩期峰值流速并计算多种指标，实时显示在屏幕上。

习题

不定项选择题

1. 收缩期峰值流速测量中的误差可能是由于什么？

A. 声束入射角度小

B. 取样门过大

C. 增益设置过大

D. 角度校正游标放置不正确

E. 滤波设置过低

2. 关于混叠的正确表述是什么？

A. 是由于测量流速时使用的取样率不正确

B. 会影响脉冲波多普勒的测量

C. 会影响连续波多普勒的测量

D. 在进行深处测量时更容易发生

E. 不会影响收缩期峰值流速的测量

3. 以下什么情况可以消除混叠？

A. 降低多普勒脉冲的脉冲重复频率（标尺）

B. 增加声束入射角度

C. 使用较低的发射频率

D. 调节基线

E. 使用"高 PRF 模式"，即在一个时间段内发射不止一个脉冲

4. 流量测量通常使用什么？

A. 收缩期峰值流速测量

B. 舒张末期流速测量

C. 收缩期峰值流速和舒张末期流速测量

D. 时间平均流速测量

E. 时间平均最大流速测量

5. 血管受声束辐照不完全是因为什么？

A. 增益设置过高

B. 取样容积设置过小

C. 血管宽于成像平面外的多普勒声束宽度

D. 脉冲重复频率低

E. 发射频率低

6. 关于固有频带展宽的正确表述是什么？

A. 由用于形成多普勒声束的孔径（一组电子元件）的大小造成的

B. 可以通过降低高通滤波来减小

C. 可以通过使用较小的声束入射角度来减小

D. 可能导致收缩期峰值流速测量的误差

E. 可能会导致时间平均流速测量中的误差

简答题

1. 说明与连续波多普勒相比，脉冲波多普勒的优缺点。

2. 解释混叠的含义，消除混叠的办法，以及混叠没有办法消除的情况。

3. 说明取样容积的长度，以及取样容积的大小和位置影响多普勒频谱显示的方式。

4. 解释固有频带展宽，以及它可能会影响的测量方法。

5. 说明在进行速度测量时，如何测量声束入射角度，讨论进行速度测量时应使用多大的声束入射角度，以及这一点非常重要的原因。

参考文献

[1] Alexandrov AV, Vital D, Brodie DS, Hamilton P, Grotta JC. 1997. Grading carotid stenosis with ultrasound. An interlaboratory comparison. *Stroke*, 28, 1208–1210.

[2] Evans DH, McDicken WN. 2000. *Doppler Ultrasound: Physics, Instrumentation, and Signal Processing*. Chichester: Wiley.

[3] Fillinger MF, Baker RJ. 1996. Carotid duplex criteria for a 60% or greater angiographic stenosis: Variation according to equipment. *Journal of Vascular Surgery*, 24, 856–884.

[4] Hoskins PR. 1996. Measurement of maximum velocity using duplex ultrasound systems. *British Journal of Radiology*, 69, 172–177.

[5] Hoskins PR, Fish PJ, Pye SD, Anderson T. 1999. Finite beam-width ray model for geometric spectral broadening. *Ultrasound in Medicine and Biology*, 25, 391–404.

[6] Kuntz KM, Polak JF, Whittemore AD, Skillman JJ, Kent KC. 1997. Duplex ultrasound criteria for identification of carotid stenosis should be laboratory specific. *Stroke*, 28, 597–602.

[7] Oates CP, Naylor AR, Hartshorne T et al. 2009. Joint recommendations for reporting carotid ultrasound investigations in the United Kingdom. *European Journal of Vascular Surgery*, 37, 251–261.

[8] Thrush AJ, Evans DH. 1995. Intrinsic spectral broadening: A potential cause of misdiagnosis of carotid artery disease. *Journal of Vascular Investigation*, 1, 187–192.

[9] Thrush AJ, Hartshorne TC. 2010. *Vascular Ultrasound: How, Why and When*. London: Churchill Livingstone.

第 10 章　彩色血流成像
Colour flow

Peter R Hoskins　Aline Criton　著

谢海琴　译

一、背景

在 1982 年彩色多普勒被引入之前，多普勒超声一直是一种少见的成像方法。在此技术中，血流信号经彩色编码后叠加在 B 型图像上，实现血管内流动模式的快速可视化，可直观显示动脉及心腔内的高速射流。此后，大家很快意识到，可视化血流模式（如心内喷流的存在）具有很大价值快速凸显。此外，它大大加快了频谱多普勒检查中多普勒取样容积的放置，从而减少了扫描时间。

在引入商业彩色血流系统之前，先描述几种方法，以提供显示血流模式的图像。这些通常依赖探头在皮肤表面手动扫查，建立二维（2D）图像。这些使用电子或机械扫描声束的系统不是实时的，每秒最多只有几帧。Evans 和 McDicken（2000 年）、Wells（1994 年）和 Cobbold（2007 年）对此进行回顾。Hoskins 和 McDicken（1997 年）、Evans（2010 年）和 Evans 等（2011 年）总结了彩色血流超声技术和应用。

如第 3 章所述，传统的波束形成涉及单线方法，易导致帧频受限。局部和全区域波束形成的引入，提高了帧频，并开辟了更灵敏的多普勒技术的可能性。在撰写本文时，绝大多数涉及彩色血流超声的临床实践都是基于经典声束形成的超声系统的血流成像。第 11 章介绍了可商用的其他技术，其中包括多普勒组织成像、B 血流、高帧频彩色血流和矢量血流技术。本章将集中介绍彩色血流超声成像，重点介绍经典声束形成。

（一）术语

"彩色血流"术语最初仅指超声系统，其中的二维超声图像用彩色编码表示血流的平均多普勒频率。许多年来，其他参数也已用彩色显示，如能量多普勒信号。为了提供一致的术语，本章采用以下描述。

- 彩色血流：血流成像。这是本章使用的通用术语，包括以下三种模式。
  - 彩色多普勒：血流平均多普勒频率成像，以彩色显示叠加于 B 型上。
  - 能量多普勒：能量多普勒信号是以血液背向散射显示颜色。
  - 方向性能量多普勒：显示能量多普勒信号成像，包括朝向和背离探头血流速度的单独彩色编码。

（二）2D 图像制作

2D 彩色血流图像的制作包括 B 型图像形成的元素和脉冲波多普勒技术。与 B 型图像形成一样，通过发射超声波脉冲和处理回波系列，图像的建立基于一次单线路。但是，不同于 B 型图像形成中回波振幅信息被处理形成图像，2D 彩色血流图像的制作中回波被解调以产生多普勒频移信号。在第 9 章描述的脉冲波频谱多普勒系统中，多普勒信息仅从单个取样容积中获得。在彩色血流系统中，图像的每一行由相邻多个取样容积组成。

由于彩色血流是一种脉冲波多普勒技术，每一行的脉冲波多普勒频移信息从几个发射脉冲中获取。与频谱多普勒不同的是，它依赖于快速傅里叶变换来提取现有频率的整个频谱，彩色血流成像采用一种"自相关"技术，此技术在第 7 章已阐述。它测量每个取样容积内的平均频率，然后在显示器上显示彩色编码。为了测得的平均多普勒频率，至少每一条线路需要发射两个脉冲。但是，为了更准确地评估检测到的平均频率，需要使用更多脉冲，一个典型的彩色扫描仪可能使用了大约 10 个脉冲。与 B 型图像中最少一个脉冲相比，彩色图像生成每条线路需要几个脉冲，这意味着彩色图像中相同数量扫描线的帧频比 B 型图像要低得多。例如，如果每条彩色线使用 10 个脉冲，每条 B 型线使用 1 个脉冲，则彩色图像的最大帧频将是 B 型图像的 1/10。因此，在彩色图像的大小（扫描线数）、频率估计的准确性（每行脉冲数）与图像更新速度（帧频）之间存在一种折中。为了让超声医生了解血流的搏动性质，机器最好保持每秒 10 帧以上的帧频。如果使用整个视野，可达到最大的彩色帧频就只有每秒几帧。为了提高彩色帧频，彩色编码血流仅显示在 B 型图像中称为"彩色框"的有限感兴趣区域。减少深度和扫描线的数量，使得每个彩色帧发送的超声脉冲波更少，因此有利于更高彩色帧频的使用。彩色框的宽度和深度由操作者控制，通过减小取样框的大小和深度来提高帧频。通常，在外周动脉应用中，帧频为每秒 10～15 帧，而在静脉应用中，帧频可能低于每秒 5 帧，因为此处每条彩色线需要大量脉冲来测量相对较低的多普勒频移。对于血管位置深的腹部和产科，也可导致低帧频。图 10-1 显示了典型彩色框的形状和相对尺寸。

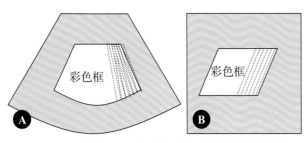

▲ 图 10-1　扇形（A）和线阵（B）探头的彩色框形状
在彩色框内，图像构建基于一系列彩色线。每行由一系列相邻取样容积组成

（三）相域和时域技术

彩色血流技术的共同主题是彩色图像由血液的运动获取。有两种基本的仪器，取决于是通过分析相移还是时移来确定运动的存在（见第 7 章）。很少商业仪器采用时域方法，可能因为计算机要求更高，因此实现成本更高。几乎所有现代商用彩色血流系统都采用自相关检测的相移方法，以下部分将引用此种方法。

二、彩色血流系统组件

彩色血流系统将独立处理接收的 B 型和彩色血流回波（图 10-2）。此外，频谱多普勒显示可通过操作者选取的单一取样容积获取。对于产生的每条彩色线，发射和接收少量脉冲（通常 2～20 个）。每一行被分成很多部分，每部分代表不同的取样容积。来自所有取样门的多普勒信号被同时处理。此种情况不同于只考虑一个取样门的脉冲波频谱多普勒。图 10-3 显示了彩色血流加工的基本组件。接下来将介绍各组件的功能。

1. 多普勒发射

彩色血流成像采用脉冲回波技术。现代彩色血流系统不使用 B 型图像中的相同脉冲，而是单独使用低频脉冲（表 10-1）。

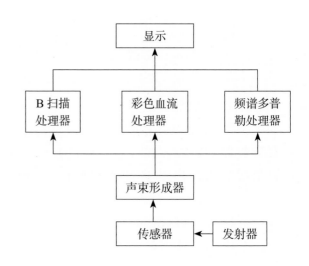

▲ 图 10-2　彩色血流系统组件
对于一个彩色血流系统，三种类型的信息被处理，即 B 型、彩色血流和频谱多普勒

2. 探头

原则上，用于 B 型成像的任何探头都可用于彩色血流。商用彩色血流扫描仪通常使用线性、曲线或相控阵探头。机械扫描系统是可用的，但存在的更大问题是由于产生的振动可被彩色血流系统捕捉，所以须仔细设计，以减少错误的颜色显示。

3. 声束形成器

此系统组件与第 3 章详细讨论的 B 型声束形成器组件相同。声束形成器控制与聚焦和声束通过组织产生二维彩色图像有关的所有方面。

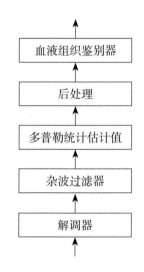

▲ 图 10-3　彩色血流处理器组件

4. 解调器

解调器提取多普勒频移（见第 7 章）。这个过程对用户不可见，没有相关的用户控件。

5. 杂波过滤器

杂波是指来自静止和缓慢移动组织的信号。如第 7 章所述，来自组织的信号比来自血液的信号高 40dB。如果感兴趣的是移动的血液，就有必要尽可能去除杂波信号，因此彩色血流系统存在杂波过滤器。杂波过滤器类似于频谱多普勒的壁滤波。早期的彩色血流系统采用相对简单的杂波过滤器，不能检测低速血流（图 10-4）。现代彩色血流系统检测低速血流与复杂杂波过滤器的使用相关（图 10-5）。

6. 平均频率估计器

实时扫描的要求意味着评估多普勒频率的时间必须比频谱多普勒短得多；通常彩色血流为

应　用	B 型频率（MHz）	彩色频率（MHz）
外周血管	7～12	4～6
腹部 / 产科	2～5	2～4
经颅	1.5～2.5	1～2

表 10-1　典型 B 型和彩色血流发射频率

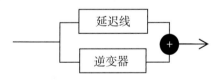

- 运动目标指示器

- 延迟线取消器

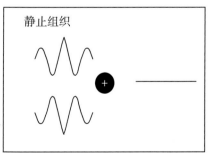

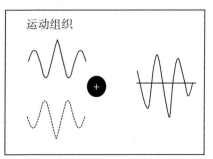

▲ 图 10-4　简单杂波过滤器

之前接收的回波延迟并添加到当前接收的回波中。如果组织是静止的，连续的回波将抵消，然而，如果存在血流或组织运动，连续回波不会抵消。这个简单的方法也被称为"延迟线取消器"或"移动目标指示器"

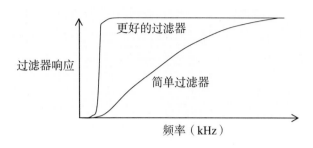

▲ 图 10-5　杂波过滤器响应作为多普勒频率的函数
理想的过滤器完全抑制杂波，并允许多普勒频率通过。图 10-4 简单延迟线取消器会抑制低频率多普勒，从而阻碍低速显示；但是，同时也抑制更高的血液速度信号。更复杂的杂波过滤器能更好地显示低频率行为

0.2～2ms，而频谱多普勒为 5～40ms。在 1982 年引入彩色血流系统时，当时所用的处理能力不可能采用 FFT 方法。这意味着计算整个多普勒频谱，然后提取平均频率。Namekawa 等（1982 年）和 Kasai 等（1985 年）实现了一种简单计算算法，称为"自相关"，可直接计算平均频率，这一突破导致了实时彩色血流系统进入商业应用。除了计算彩色血流的时间短外，用于生成每条线的脉冲数也比频谱多普勒少得多；彩色血流脉冲数为 2～20 个，而频谱多普勒为 80～100 个。用于生成每条彩色线的脉冲数称为"合奏长度"。

自相关器同时提供三种参数的估计值。

- 功率：与多普勒信号振幅的平方成正比。
- 平均多普勒频率：平均或平均多普勒频率。
- 方差：与多普勒信号的变异性相关的一个量。它定义为多普勒信号振幅的标准差的平方，估计超过合奏长度。

自引入自相关技术以来，有许多不同的技术用于估计可在彩色血流图像上显示的单一数量。其中一些技术已成为估计平均频率的替代方法。其他技术已用于估计不同的参数，如最大多普勒频率。对这些技术的描述超出了本书的范围，Evans 和 McDicken（2000 年）、Evans（2010年）对此进行了回顾。大多数现代彩色血流扫描仪采用的技术被称为"2D 自相关"或它的变体。Loupas 等（1995 年 a，1995 年 b）介绍了 2D 自相关技术，是基本自相关技术的延伸。

7. 后处理器

即使在血液或组织速度不变的情况下，估计平均多普勒频率也会随机发生一定程度的变化。在彩色血流图像上，这种变化表现被称为"色斑"的斑点图案。产生斑点的原因与传感器接收的回波振幅变化有关，这种变化是取样容积内每个红细胞的详细位置从一个脉冲到下一个脉冲的变化。这也是 B 型图像和频谱多普勒波形上存在斑点图案的原因。此斑点图案可遮盖显示颜色的变化。但是，可通过对多帧进行平均来降低噪声程度。这与 B 型成像中使用的帧平均技术相同，并产生持久性效果。

8. 血液 - 组织鉴别器

对于图像的每个像素，评估 B 型的回波亮度水平和彩色血流图像的平均多普勒频率均是可行的。但是，只能在最终的复合图像中显示其中一个。血液组织鉴别器的功能是确保仅在真实血流区域显示颜色，而不是在运动组织中。有几种方法可以鉴别血液信号与组织信号。

- B 型振幅阈值：如果 B 型图像的振幅很大，很可能信号来自某个区域的组织。基于 B 型数据振幅的阈值用于抑制图像中 B 型振幅超过阈值区域的颜色显示（图 10-6 和图 10-7）。

- 多普勒信号振幅阈值：在相对于探头运动缓慢的组织区域，多普勒频率在组织中表现为高振幅低频率。杂波过滤器的作用是消除这些信号。经过杂波过滤器后，来自血液的信号比来自组织的信号强得多。使用多普勒振幅的简单阈值来确定指定的像素内是否显示血液或组织信号（图 10-6 和图 10-7）。

- 快闪过滤器：组织或探头的快速运动产生多普勒频移，可显示为彩色区域，这些被称为"快闪伪像"。阈值方法通常不足以消除这种快闪。基于检测多普勒信号水平的快速变化，如探头相对于患者的位移、呼吸运动、心脏搏动和肠道蠕动所产生的变化，制造商已开发了更复杂的消除方法。

三、彩色血流模式

自相关器的三个输出（平均频率、方差和功

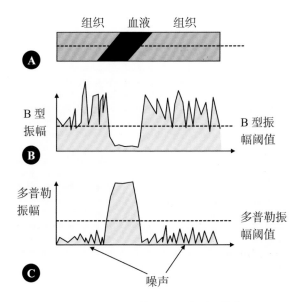

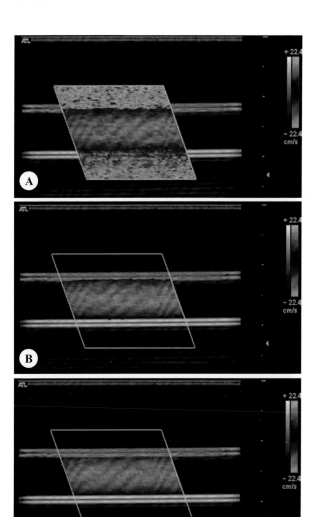

▲ 图 10-6　血液 – 组织鉴别器操作

A. 显示一条通过组织和流动的血液区域的图像扫描线。B. B 型回波振幅与深度：对于高于阈值的振幅值，不显示颜色；对于低于阈值的振幅值，显示颜色。C. 多普勒信号振幅与深度：对于高于阈值的振幅值，显示颜色；对于低于阈值颜色数据的振幅值，不显示颜色

▲ 图 10-7　血液 – 组织鉴别器操作

彩色多普勒图像从一个模拟血液流经管道的流模中获得。A. 目前无血液 – 组织滤波器，整个彩色框填充颜色，由均匀颜色的流动区域和周围随机噪声的区域组成。B. 应用彩色增益的多普勒振幅阈值去除无流动区域大部分颜色；然而，管道中存在一部分溢出管道外的"出血"现象。C. 使用颜色写入优先级的 B 型振幅阈值去除"出血"

率）可以用彩色编码单独或相互结合显示。这将产生很多可能的彩色模式可供选择。实际上，只有少数是合理的（图 10-8）。

1. 彩色多普勒

最早的商业彩色血流系统集中于此模式，每个像素的平均频率用彩色编码。虽然原则上任何颜色都可用于显示，但是大多数制造商采用红色表示正向血流，蓝色表示反向血流（图 10-9）。

如果单独显示方差，它显示为绿色，与表示平均频率的红色或蓝色一起，以产生一个复合显示。这种选择在早期的彩色血流仪上被广泛使用，人们认为这种差异与狭窄的动脉或心脏瓣膜产生的湍流有关。图 10-10 显示了心脏射流，在射流中可看到绿色。这种模式在心脏以外很少被使用。

2. 能量多普勒

能量多普勒的显示是早期彩色血流系统的一个特点。然而，使用与彩色多普勒相同的仪器设置，它与彩色多普勒图像相比无明显改善。只有当对能量多普勒（Rubin 等，1994 年）进行优化处理时，它才流行起来，这主要是提高了彩色多普

勒的灵敏度。优化的第一步与噪声显示有关。在彩色多普勒中，如果彩色增益设置过高，则图像上出现噪声，其外观为多色马赛克，其中血管感兴趣区的真实图像很难被观察到。但是对于能量多普勒，噪声显示为一个低级别的均匀色调，有利于血管感兴趣区的观察。因此，优化的第一步是降低用于区分血流信号与噪声信号的阈值水平。第二步认识到能量多普勒不随血流时间变化，所以没有必要有良好的时间分辨率。因此，对于能

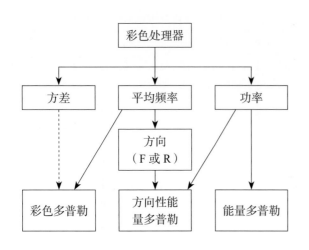

▲ 图 10-8　计算量与彩色血流显示模式之间的关系

彩色血流系统估计的 3 个参数分别是多普勒平均频率、多普勒功率和方差。彩色多普勒图像显示的是平均频率，如果需要，可在其中添加方差。能量多普勒图像是多普勒功率的显示。对于方向性能量多普勒，从平均频率获得血流方向，并对能量多普勒图像进行彩色编码

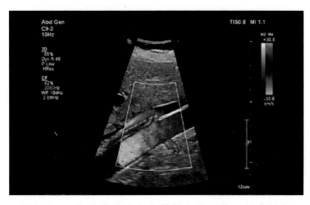

▲ 图 10-9　主动脉的彩色多普勒血流图像，具有红色和蓝色标尺

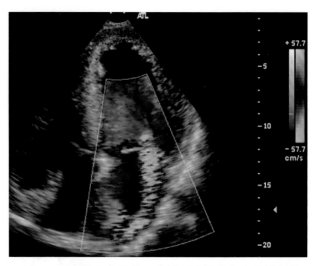

▲ 图 10-10　混合方差的三尖瓣反流的彩色多普勒图像。绿色区域与高方差相关

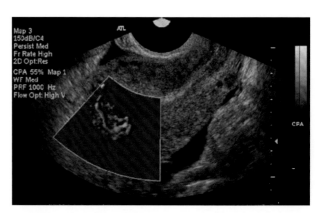

▲ 图 10-11　动静脉瘘的能量多普勒图像，在整个彩色框中都有颜色填充

量多普勒，连续获得帧（余辉）的平均值明显高于彩色多普勒。这一平均过程的作用是降低彩色噪声水平，因此更容易区分低信号水平的小血管。为了充分增加灵敏度，第一批使用能量多普勒的制造商在整个彩色框中显示颜色，如图 10-11 所示，在红色噪声上可见黄色的小血管。此模式的缺点是底层的组织解剖看不见。现在，大多数制造商更喜欢在 B 型图像上显示叠加的能量多普勒图像（图 10-12）。一种常用的彩色量程是"热体量程"，它显示的颜色（黑色、红色、橙色和黄色）随多普勒功率的增加而出现颜色变化。

3. 方向性能量多普勒

此模式血流的方向信息是从平均频率数据中获取，并用能量多普勒数据进行彩色编码（图 10-13）。此模式将灵敏度增加的能量多普勒与定向能力的彩色多普勒相结合。

四、彩色控件

彩色图像的显示受大量的仪器设置影响。值得一提的是，在大多数现代的彩色血流系统中，设置的默认值是由制造商通过特定的临床应用预先编码的，操作者可从应用程序列表中打开。操作者必须为每个患者单独进行少数控件调整。以下列表中，控件分成三类：影响彩色图像获取的控件、影响多普勒信号提取与频率估计的控件和

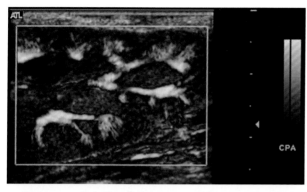

▲ 图 10-12 术中获取的叠加于 B 型图像上的肾脏能量多普勒图像

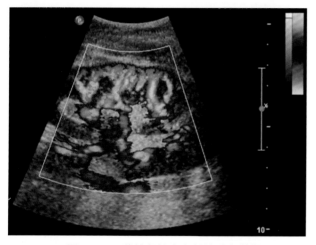

▲ 图 10-13 移植肾的方向性能量多普勒

影响彩色血流信号显示的控件。本部分最后将描述在临床实践中如何使用控件。

（一）影响彩色血流图像获取的控件

1. 功率或声学输出

用于生成彩色血流图像的超声波脉冲振幅通常可在较大范围内调整。随着功率的增加仪器的灵敏度提高，为了使患者暴露在安全范围内，最好也使用其他控件，如彩色增益，以获得预期的图像质量。

2. 脉冲重复频率

脉冲重复频率是探头每秒发射的脉冲总数。它主要受限于最大深度；对于较小的深度，发射 - 接收时间较短，可获得更高的 PRF。在各种系统预设（如动脉或静脉）中，选择的 PRF 值将取决于感兴趣区的预期速度，但 PRF 可能需要由操作者更改，如为了防止混迭或检测低速血流。在现代系统中，没有一个控件标有"PRF"。相反，PRF 通常由各种控件自动确定，包括彩色框大小和速度量程。

发射的脉冲总数分为 B 型图像、彩色血流图像和频谱多普勒。当关闭频谱多普勒，减少彩色取样框深度和大小时，彩色图像的 PRF 达到最大值。此时，彩色图像出现最大帧频。

3. 转向角度

此控件应用于线阵系统，该系统可根据 B 型扫描线将彩色声束转向不同的方向。大多数系统提供三个角度（如 -20°、0°、+20°），但有些系统提供此范围之内的五个或更多角度选择。在彩色血流成像中，需偏转彩色声束，因为很多外周血管平行于皮肤走行，超声波声束垂直于皮肤将获得零多普勒信号。但是，在这种情况下提供血管的最佳 B 型成像。通过声束转向和探头角度结合，通常有可能获取一个范围为 40°～70° 的声束 - 血管夹角，将产生足够的彩色血流图像，以及很好可视化 B 型下血管壁。能量多普勒图像对声束 - 血管夹角的依赖程度要小得多，通常没有必要使声束偏离 0°。

4. 焦点深度

出于帧频的考虑，彩色血流图像通常只有一个发射的聚焦深度。在某些系统中，默认值自动设置在显示视野的中心；在其他情况下，需要根据感兴趣的深度手动设置此值。

5. 框大小

彩色框的深度和宽度由使用者设置。框深度直接影响 PRF。取样框深度可能越接近表面，PRF 和帧频越高。更高的帧频也可通过限制彩色框的宽度实现，因为这减少了所需的多普勒线的数量。

6. 线密度

彩色图像的线密度（图像上每厘米多普勒线数）没有必要与 B 型图像相同。减少线密度增加帧频；但是，降低彩色图像的侧向空间分辨率。

7. 门长度

门长度将决定发射脉冲的周期数，因此改变取样容积的大小，提高灵敏度，但降低了轴向分辨率。

8. 景深

减少图像深度有利于使用更高的 PRF，从而实现更高的帧频。

（二）影响多普勒频率提取与估计的控件

1. 过滤器阈值

通常将过滤器阈值频率设置为总频率量程的一定比例范围，而不是绝对值，如200Hz。这代表随频率量程的增加，杂波过滤器的水平也会增加。观察低速血流须将频率量程设置为低值。

通常有三个或四个杂波过滤器选项可供选择。选择过滤器水平太低，将出现缓慢移动组织的杂波信号。

2. 合奏长度

"合奏长度"术语指用于合成每条彩色线的脉冲数。如果血流在沿一条扫描线测量多普勒时是稳定的，则估计平均频率的可变性会随合奏长度（每个估计的脉冲数）的增加而减小。准确评估低速血流需低变异性。在心脏病学中，主要感兴趣区为高速血流，而在放射学中，可能对低速静脉血流更感兴趣。因此，合奏长度部分取决于所选应用，放射学应用中的合奏长度比心脏病学的更长。低速的可视化最好通过调整速度量程来实现，因此在很多系统中，合奏长度直接与速度量程相关。例如，10个脉冲合奏的完成时间使用低PRF比高PRF需要更长的时间。随速度量程的降低能更好可视化低速血流，增加合奏长度将导致帧频的减低。

3. 基线

如果混迭是一个问题，那么解决这个问题的方法之一是移动基线，以呈现更高的正向速度。这与频谱多普勒中使用的技术是相同的。

4. 余辉或帧平均

余辉是指多普勒频移估计值从当前帧和以前帧的平均值。如果血流在平均周期内是稳定的，那么强帧平均将减少彩色噪声，更好地可视化真实血流模式。如果帧平均在整个心动周期内保持不变，则快速变化的血流模式就不能正确显示。一些商业系统试图通过自动调整帧平均水平来克服这一问题。例如，如果测量的速度很高，那么余辉就会很低，从而使动脉内高速搏动血流模式可视化。当流速较低时，余辉将较高，允许（通常）静脉内较少搏动血流被观察到。

（三）影响彩色血流信号显示的控件

1. 彩色增益

如果多普勒信号振幅高于阈值（图10-6），将显示颜色。阈值的水平可通过使用颜色增益控制来调节。如果增益太低，则不显示颜色；反之，如果增益设置太高，则噪声可能在整个图像显示为马赛克图案。此控件为每个患者以类似的方式调整频谱多普勒增益。图10-14显示增益过高、正确或过低时颈总动脉的血流。

2. 颜色写入优先级

此控件确保具有高B型回波值（可能来自组织）的像素不显示颜色。颜色写入优先级使操作者能调整B型回波振幅阈值，高于该阈值不显示颜色，低于该阈值显示颜色数据的颜色。

3. 功率阈值

这是一个计算功率值的阈值，如果功率低于该阈值，则不会显示颜色。

4. 快闪过滤器

这是去除探头或组织运动中颜色快闪的过程。制造商提供的细节很少，然而一种可能性是，快闪过滤器是基于检测多普勒信号水平非常快速的变化。这些可通过探头对患者的运动、呼吸、心脏搏动和肠管蠕动产生。操作者通常可选择开启或关闭快闪过滤器。

（四）使用控件

操作者从预先设置的菜单中选择探头和应用。这为所选应用程序提供了与典型患者相关的默认值。为了操作者熟悉解剖结构，通常使用B型开始检查，然后进入彩色血流检查。操作者调整彩色框大小以覆盖所需的区域。使用线阵探头，操作者还可以偏转彩色取样框，以优化多普勒的入射角度。选择模式（多普勒或能量），调整量程和基线，以显示血流速度范围。调整彩色增益，使血管内尽可能填充颜色，但同时避免组织中过多的噪声。彩色多普勒的进一步改进是调整探头的

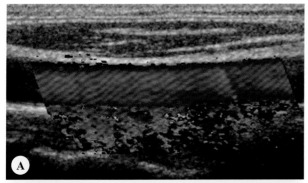

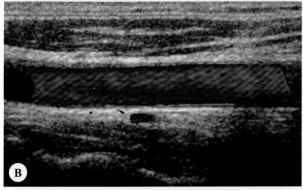

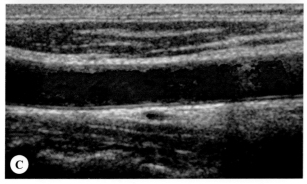

▲ 图 10-14　不同彩色增益设置的颈总动脉血流
A. 增益过高，组织内出现噪声；B. 增益正确，动脉内显示颜色；C. 增益过低，动脉内颜色填充不完全

倾斜度和转向角，以确保获得远离 90° 的多普勒角度。这避免了颜色的丢失，颜色的丢失是由于杂波过滤器对获得接近 90° 低多普勒移位作用而导致。这种有限的控制调整序列，通常是一种颜色所需的血流或多普勒组织检查，但如果需要，用户可以改变其他控制。

五、彩色血流的特点

1. 穿透

穿透深度是多普勒信号与噪声可区分的最大深度。通过提高输出功率，可简单地提高穿透力。

高输出功率被认为对患者有害（见第 16 章）。对于最深在的目标，由于组织内衰减，返回的超声波信号少，检测到的多普勒信号振幅较小。在这种情况下，多普勒系统的任务是区分真正的多普勒信号与噪声，良好的机器设计使用低噪声部件。一种改进信号检测的标准信号处理方法，是通过某种形式的平均将大量测量数据组合起来。在这个过程中，信号的大小与随机取消的噪声相比较大，因此信号更容易从噪声中被检测出来。对于多普勒系统，平均可涉及使用较大的合奏长度或帧平均；但是，两者均以较低的帧频为代价完成的。

2. 低速度的显示

如前所述，决定低速度可视化最重要的组成部分是杂波过滤器和 PRF。通过增加合奏长度、使用余辉、减小 PRF 和杂波过滤器，可以优化机器设置以检测低速度。这可通过选择临床方案和调整"速度量程"自动执行，但某些系统允许操作者直接在隐藏菜单中使用这些控件。

3. 小血管的血流显示

在小血管中显示血流的第一要求是 B 型和彩色血流图像的空间分辨率足够。能量多普勒较彩色多普勒更能显示小血管中的血流。图 10-15 比较一个简单的血流测试装置中的彩色多普勒和能量多普勒图像，该装置由一个嵌入在模拟组织材料中的直径为 1mm 的血管组成。在理想情况下，血管内血流的图像应该是一条连续的彩色线。

图 10-15A 和 B 余辉设置为零。彩色多普勒图像不连续，几个位置显示为颜色丢失。这与自相关器产生计算平均频率的变化有关。较低的平均频率值将会触发血液组织鉴别器，导致颜色不被显示。计算多普勒功率比计算平均频率变化小，因此血管能量多普勒表现出较小的颜色丢失。

图 10-15C 和 D 中，彩色和能量多普勒的余辉增至最大值。随着余辉的增加，平均频率和功率均表现出较小的变异性，导致低于血液组织鉴别器阈值的值更少。

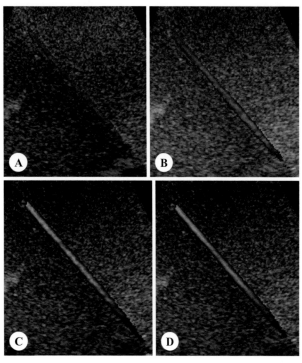

▲ 图 10-15　彩色成像模式与余辉的影响

图像显示的是使用 C5-2 曲线探头扫查直径 1mm 的小血管。当关闭余辉时，彩色多普勒显示颜色丢失（A）；能量多普勒显示一条连续的颜色线，无颜色丢失（B）。当余辉处于最大时，彩色多普勒（C）和能量多普勒（D）显示一条连续的颜色线，无颜色丢失

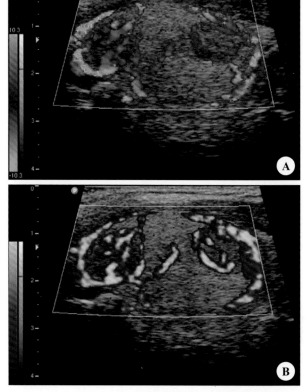

▲ 图 10-16　彩色（A）和能量（B）多普勒图像显示甲状腺结节。能量多普勒图像比彩色多普勒图像更清晰地显示解剖结构

从这个简单的例子可以看出，相同的仪器设置，能量和彩色多普勒两种模式穿透深度相似。在临床实践中，使用能量多普勒提高对小血管的检测能力，这是因为使用更高的帧平均，以及能量多普勒图像本身不容易混杂的性质，因为没有混迭效应，只有有限的角度依赖性（图 10-16）。

4. 复杂血流模式的显示

理想的彩色多普勒显示器将提供图像，图像中显示的颜色与扫描平面内血流速度有关。同样，能量多普勒图像提供一种显示，显示的颜色与是否存在运动的血液有关。有两种现象限制了该技术提供理想显示的能力：角度依赖和混迭。

多普勒频移主要由超声波声束方向上的血液运动产生；当计算多普勒频率时，这会导致余弦依赖于声束和运动方向之间的夹角（见第 7 章）。因此，彩色多普勒显示为一种角度依赖性，可采用图 10-17A 所示的流模来演示。图像左侧的血流朝向探头，显示为红色，图像右侧的血流背离探头，显示为蓝色（图 10-17B）。乍一看，图像给人的感觉是血流在图像中途改变了方向；然而，仔细考虑声束角度的变化，可使观察者确定血流始终都在一个方向上。由于较差的多普勒角度，杂波过滤器移除较小的多普勒频移，无法显示图像中央的血流。能量多普勒在不同的角度保持均匀的颜色（图 10-17C）；然而，当角度接近 90° 时，能量信号可能丢失。这可通过图 10-18 来理解，图 10-18 显示了不同多普勒角度接收的多普勒信号。当角度增加时，多普勒频率下降，但总体多普勒能量用曲线下面积表示，保持不变。接近 90° 时，由于杂波过滤器导致信号丢失，能量降低。方向性能量多普勒的角度依赖性与能量多普勒相似，其朝向和背离探头的差异用不同的颜色编码。由于角度依赖性，使用彩色多普勒显示迂曲的血管常常令人混乱（图 10-19），而相

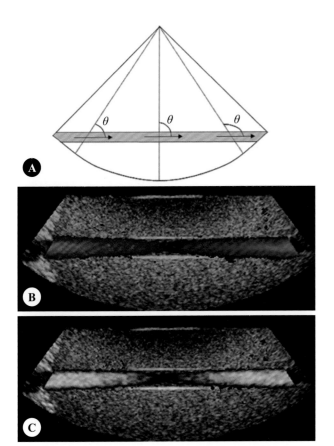

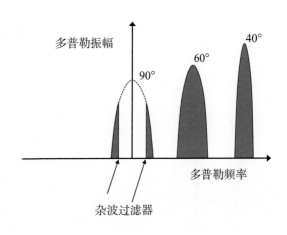

▲ 图 10-18　在恒定血流速度下，角度变化对多普勒频谱的影响

当角度从 40° 增大到 60° 时，多普勒频移减小，但多普勒信号的功率（曲线下面积表示）保持大致恒定。不过，在接近 90° 时，多普勒频率较低，可能被杂波过滤器去除，从而导致多普勒功率降低。在图中，90° 多普勒信号被部分去除

▲ 图 10-17　彩色和能量多普勒图像的角度依赖性

A. 在直管中，沿管所有点的流量都相同。对于扇形扫描仪，声束与运动方向之间的角度从图像的左侧到右侧发生变化。B. 彩色多普勒图像显示了整个管长度的颜色变化，90° 不显示颜色。C. 能量多普勒图像显示的颜色变化不大，但 90° 除外，90° 不显示颜色

应的能量多普勒图像具有均匀的色调且较少令人困惑。

　　血流速度的增加导致多普勒频移增加，达到了 Nyquist 极限（PRF/2）设定的最大值。对于超过 Nyquist 极限的频率变化，有两种混迭的后果：多普勒频率计算不准确和血流方向预测不准确。由于能量多普勒不估计多普勒频率，所以显示图像不会出现混迭。另一种理解此点的方法如图 10-20 所示，图中显示多普勒频移增大到一个临界速度。超过这个临界速度就会出现混迭。但是，在所有情况下，曲线下面积相等。然而，在计算方向信息时，方向性能量多普勒确实存在混迭。

　　角度依赖和混迭可在同一图像中发生。病变动

脉的血流模型可用于说明这些效果（图 10-21A）。在图 10-21B 和 C 中，狭窄区域内平均多普勒频率的增加呈现橙色，狭窄后区域出现射流和回流。血流的增加（图 10-21D 和 E）导致混迭，之前橙色的区域现变为绿色。相应的能量多普勒图像是均匀的颜色。在小流量时（图 10-21B 和 C），速度低的涡流区域存在间隙。使用较高的流量时，将填补间隙（图 10-21D 和 E）。最后一项研究表明，当使用能量多普勒显示血管充盈不完全作为血栓的证据时，应当谨慎。

5. 快速变化血流模式的显示

　　彩色多普勒图像真实反映血流模式改变的能力取决于帧频和余辉。如前所述，使用小的合奏长度、限制彩色框大小及（某些系统中）同时采集多条声束，使帧频最大化。显示低速血流，需要较大的合奏长度，从而降低相应的帧频。一定程度的余辉是可接受的，也是可取的，因为降低噪声的影响，并且小血管的可视化得到了改善。虽然可使用彩色血流图像来观察心动周期中血流的变化，但这项任务最好采用频谱多普勒。

　　在能量多普勒，没有血流动态特征的信息，并且将余辉设置较高，以最大程度降低噪声。

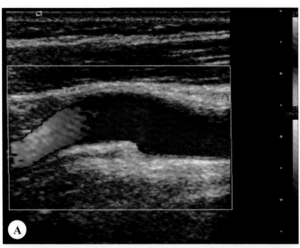

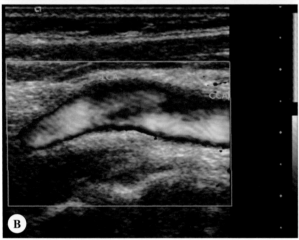

▲ 图 10-19　使用彩色多普勒和能量多普勒显示一条迂曲的颈动脉

沿颈动脉走行血流方向有较大变化。这导致彩色多普勒显示器（A）的显示颜色有较大变化，而能量多普勒显示器（B）的显示颜色仅发生轻微变化

六、伪像

B 型图像的许多特征适用于彩色血流图像，不论是 B 型还是彩色血流图像，超声脉冲在组织中的传播遵循相同的物理规律。本章前面已阐述了其中一部分伪像。本部分的目的是在一个位置列出所有主要的伪像。进一步提供有阅读价值的彩色血流伪像的论文包括 Hoskins 和 McDicken（1997年）、Nilsoon（2001年）、Kamaya 等（2003年）、Arning 和 Eckert（2004年）、Campbell 等（2004年）和 Rubens 等（2006年）。

1. 声影

每当超声波脉冲衰减时，多普勒信号的振幅

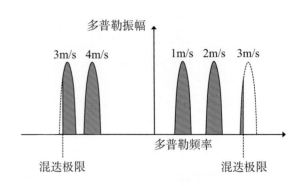

▲ 图 10-20　彩色混迭解释

当速度从 1m/s 增加到 2m/s 时，多普勒频移增加，但达到混迭极限（或 Nyquist 极限）时，速度约为 3m/s，在图中多普勒频率估计不准确。速度 3m/s 的多普勒信号由两部分组成，一部分是正向多普勒频率，另一部分是负向多普勒频率。由组合信号曲线下面积表示组合多普勒功率保持不变。因此，能量多普勒对混迭不敏感

会减小。因此，当出现干扰的高衰减区域或高反射区域（如钙化或肠道气体）时，彩色信号会丢失。这类似于在 B 型图像上产生声影。

2. 镜面伪像

镜面伪像图像可能是由声束从高度反射表面部分反射而产生的。

3. 角度依赖

显示的颜色取决于声束和运动方向之间的夹角（图 10-17 和图 10-19）。

- 彩色多普勒：显示的颜色取决于角度的余弦。
- 能量多普勒：除了接近 90° 以外的角度依赖性很小，如果速度过低，多普勒频率可能被杂波过滤器删除。
- 方向性能量多普勒：类似于能量多普勒，除了注意方向，背离探头的血流用不同的颜色编码。

4. 混迭

如第 7 章所述，可估计的最大多普勒频移等于 PRF/2。超过 PRF/2 的血液或组织速度将以相反的颜色显示。

- 彩色多普勒和方向性多普勒：两者都受混迭影响。
- 能量多普勒：不受混迭影响。

5. 丢失

这是由于计算的平均频率或功率的可变性造

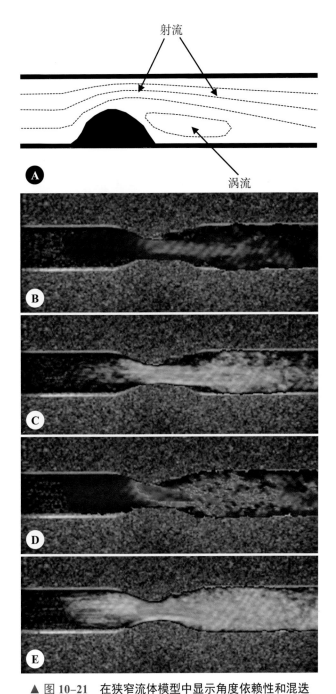

▲ 图 10-21 在狭窄流体模型中显示角度依赖性和混迭

A. 在流体模型中，有一个模拟的血管局部狭窄区。一种类似血流的液体从左往右通过管子泵出。当流体通过狭窄处时，速度随射流的形成而增加。狭窄后区域有涡流区、涡流丢失区和湍流区。B 和 C. 低流速。对于彩色多普勒图像（B），整个图像颜色发生变化；然而，能量多普勒图像（C）是一个均匀的颜色。射流清晰可见；涡流区流体速度较低，并且多普勒频移频率被杂波过滤器抑制，导致这个区域没有颜色。D 和 E. 流量增加了 1 倍，导致速度增加了 1 倍。彩色多普勒在狭窄最窄处和狭窄后区域出现混迭（D）。能量多普勒图像（E）不受混迭影响，保持均匀的颜色。目前涡流区域的多普勒频率足够高，以至于不被杂波过滤器抑制，彩色和能量多普勒图像不再显示流空

成颜色丢失。如果此值高，则估计的平均频率或功率可能低于血液组织鉴别器中使用的阈值。当发生这种情况时，系统不显示颜色。对于彩色血流，这种效果在低速和小血管中最为明显。

6 噪声

彩色图像上存在几种类型的噪声。

- 电子噪声：这是在彩色血流系统电子装置中产生的。如果彩色增益设置过高，则噪声在没有流动的组织区域中显示为彩色。

- 杂乱突破 1：运动组织（心脏搏动、血管壁搏动、肠管蠕动）产生可能高于杂波过滤器水平的多普勒频移，产生与组织区域内血流无关的彩色图案。

- 杂乱突破 2（快闪伪像）：在严重钙化区域可观察到带有长尾巴的随机彩色信号，如肾结石（Rahmouni 等，1996 年；Kamaya 等，2003 年）。这种伪像被认为是多普勒系统内的相位抖动引起的。当声波振幅特别高时，钙化这种相位抖动就会突破并出现假的彩色信号。伪像可通过颜色优先级调整消除。

- 音频：体内产生的声音与血液和组织产生的多普勒频谱是无法区分的。声音被检测到并在组织中显示为彩色区域。最明显的是在患者说话时对颈部进行扫查；声波通过邻近的组织，并被彩色血流系统检测到。病变动脉中湍流产生的"杂音"形式的声音也会在组织内产生彩色噪声。

- 闪烁伪像：当探头相对于组织发生运动时，在彩色血流图像上产生假的彩色区域。某些系统能够使用"闪烁过滤器"去除这些伪像。

- 斑点：自相关器估计的平均频率和功率的变化，会产生叠加于彩色和能量多普勒图像上的噪声；这种噪声称作"色斑"，使用余辉可减少这种斑点图案。

7. 血管组织边缘的彩色显示

理想的情况下，能量多普勒图像将显示为一个均匀的颜色至血管的边缘。对于彩色多普勒，血管边缘的血流速度很低，因此显示的颜色应该能展示这一点。在实际中，有许多原因导致不正

确的颜色显示。

• 部分容积效应：在血管的边缘，彩色取样容积部分位于血管内，部分位于组织内。这种效果将导致多普勒信号振幅的降低，从而导致能量多普勒图像上显示颜色的改变。对于彩色多普勒，它是位于取样容积那一部分的平均频率在血管中显示，因此显示的颜色不受影响（图 10-22）。

• 图像平滑：如果在彩色图像中存在任何平滑，则通过对相邻像素平均或插值，这会导致彩色多普勒和能量多普勒在血管的边缘出现假的颜色。

• 杂波过滤器和血液组织鉴别器：当速度（相应多普勒频移）较低，而组织信号强度较高时，这两种方法都可以防止血管边缘的颜色显示。

七、测量

这一简短部分涵盖了临床操作者偶尔从彩色血流图像进行测量，但值得注意的是，绝大多数定量测量使用频谱多普勒。在研究中，采用离线计算机分析对彩色血流图像进行定量分析被广泛应用；然而，这些技术尚未对临床实践产生影响。

1. 单点速度测量

某些彩色血流系统能够显示操作者选择特定位置的平均频率值。采用相同的角度校正技术将其转换为速度在频谱多普勒中使用。此信息偶尔对临床研究有用。例如，从彩色血流图像而不是频谱多普勒波形中获得的峰值速度估计动脉狭窄程度。

2. 血流模型的定量分析

如第 8 章所述，血流模式在疾病中变化很大。但是，很少有人尝试使用彩色多普勒图像来提供疾病中彩色血流模式的定量信息，因为目前还没有定量的方法被临床证明有价值。

3. 体积流量

体积流量的计算需要估计血管横截面积和平均速度。理想情况下，应估计整个心动周期的平均速度和横截面积，以考虑整个心动周期期间发生的动脉扩张。如果在纵向平面上通过血管成像获得彩色血流图像，就可从彩色血流图像中获得

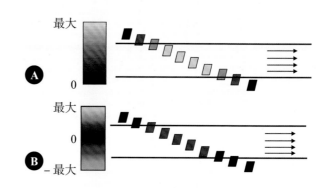

▲ 图 10-22　部分容积效应
在血管中，假定所有血液都以相同的速度移动。A. 能量多普勒，在血管的边缘颜色变化；B. 彩色多普勒，对显示的颜色没有影响

血管的速度剖面，从 B 型图像中获得直径。平均速度的估计需要假设血流在血管内是对称的（即同一半径的所有点具有相同的速度）。假设血管横截面为圆形，横截面积由测量直径中获得。测量面积和平均速度的乘积就得到体积流量。

该技术做了一些假设，如圆形血管，对称的血流模式，这限制其仅能在正常血管或相对健康的血管中使用。在实际中，很少需要测量体积流量，这种方法也没有得到广泛应用。

八、时域系统

第 7 章介绍了该技术的基本特征，其中指出了连续回波之间目标深度的变化。然后用深度变化除以脉冲重复间隔计算目标速度。时域方法最初由 Bonnefous 和 Pesque（1986 年）描述。它已被用于商业彩色血流系统，并用于某些系统上的组织多普勒。

时间延迟通过比较连续发射脉冲的回波模式，通过一种称为"交叉相关"的数学技术来计算。此过程通过一系列步骤或时移将一条回波线滑过另一条，比较每一步骤的回波线来执行此过程。对线的每一部分给出最密切相关的时移，并给出了相应目标如何在脉冲之间移动的测量。这种方法依赖于整体上详细的回波模式移动，但不改变其整体形状。然而，当组织或血液的某个区域移

动时，回波的形状会随着它远离原来的位置而改变。这与血液或组织移动时散射体相对位置的变化有关，也与红细胞相对于探头位置的变化有关。回波形状的变化被称为"去相关"，即经过一定的距离后，回波波形与原来的发生了很大的变化，导致超声仪无法测量当前回波与之前回波的时差。

与相域方法相比，时域方法具有一些性能上的差异。

- 混迭：在测量脉冲之间的时间延迟时，该技术不受混迭影响。速度检测的上限与前面描述的去相关有关。

- 准确性：对于相同的合奏长度，时域方法计算速度比自相关器更准确。因此，对于相同的精度，时域方法需要较小的合奏大小，从帧频或线密度上获得。但是，现在彩色血流系统使用"2D自相关"，该技术的精度与时域方法相当，因此该优势不存在。

时域技术计算沿声束的运动。换句话说，只有声束方向上的速度被计算。因此，时域技术取决于声束与运动方向的夹角。

习题

不定项选择题

1. 彩色血流出现在一个框内，而不是整个视野中，目的是什么？

A. 减少杂波过滤器值

B. 增加帧频

C. 使图像显示更好

D. 增加 B 型穿透深度

E. 降低帧频

2. 哪些不会导致帧频的增加？

A. 降低彩色框的深度

B. 减小彩色框的宽度

C. 降低彩色线密度

D. 通过降低彩色框的顶部来减小彩色框的垂直长度

E. 减少每行彩色脉冲数

3. 关于彩色血流的平均多普勒频率，正确表述是什么？

A. 估计最大频率而不是平均频率

B. 估计所有频率分量，然后进行平均计算，以获得平均频率

C. 直接估计平均频率

D. 使用傅里叶转换方法或变体估计平均频率

E. 使用自相关器或变体估计平均频率

4. 彩色血流处理器的组件是什么？

A. 发射声束形成器

B. 血液组织鉴别器

C. 光学相干估计器

D. 杂波过滤器

E. 解调器

5. 关于血液组织鉴别器的正确表述是什么？

A. 尝试将彩色血流置于真实血流区域

B. 选择在最终图像的每个像素上显示彩色血流数据还是 B 型数据

C. 尝试将 B 型数据放在真实血流区域

D. 尝试将彩色血流放在无血流区域

E. 尝试将 B 型数据放在无血流区域

6. 自相关器的输出有什么？

A. 平均频率

B. 方差

C. 最大频率

D. 功率

E. 弹性模量

7. 哪些多普勒模式存在混迭？

A. 彩色多普勒

B. B 型

C. 能量多普勒

D. 来自连续波系统的频谱多普勒

E. 来自脉冲波系统的频谱多普勒

8. 关于能量多普勒的正确表述是什么？

A. 彩色图像是平均多普勒频率

B. 血管末端颜色改变是由于部分容积效应

C. 彩色图像是最大多普勒频率

D. 显示的颜色高度依赖于声束与运动方向的夹角

E. 它不出现混迭

9. 关于彩色多普勒的正确表述是什么？

A. 彩色图像是平均多普勒频率

B. 血管末端颜色改变是由于部分容积效应

C. 彩色图像是最大多普勒频率

D. 显示的颜色不依赖于声束与运动方向的夹角，除外 90°

E. 它不出现混迭

10. 关于杂波突破的正确表述是什么？

A. 引起血管内多普勒频率的增加

B. 可通过增加杂波过滤器水平来减小

C. 引起组织中出现假的颜色

D. 不是彩色多普勒系统的问题

E. 只对能量多普勒有问题，对彩色多普勒没有问题

简答题

1. 描述三种不同的彩色血流模式，并说明每种模式下显示的数量。

2. 说明在彩色血流中，"彩色血流处理器"的作用及其五个组成部件。

3. 解释彩色血流通常显示在彩色框内而不是填充整个视野的原因。

4. 说明血液组织鉴别器的目的。

5. 说明彩色框深度与宽度增加对彩色帧频的影响和原因。

6. 描述彩色多普勒和能量多普勒的角度依赖性（即显示颜色对声束与运动方向之间的角度依赖性）和混迭特性。

7. 说明"杂波突破"的含义，以及会发生的时间。

8. 列举三种可能在彩色血流图像上看到的噪声。

参考文献

[1] Arning C, Eckert B. 2004. The diagnostic relevance of colour Doppler artefacts in carotid artery examinations. *European Journal of Radiology*, 51, 246–251.

[2] Bonnefous O, Pesque P. 1986. Time domain formulation of pulse-Doppler ultrasound and blood velocity estimation by cross-correlation. *Ultrasonic Imaging*, 8, 73–85.

[3] Campbell SC, Cullinan JA, Rubens DJ. 2004. Slow flow or no flow? Color and power Doppler US pitfalls in the abdomen and pelvis. *RadioGraphics*, 24, 497–506.

[4] Cobbold RSC. 2007. *Foundations of Biomedical Ultrasound*. Oxford: Oxford University Press.

[5] Evans DH. 2010. Colour flow and motion imaging. *Journal of Engineering in Medicine*, 224, 241–253.

[6] Evans DH, Jensen JA, Nielsen MB. 2011. Ultrasonic colour Doppler imaging. *Interface Focus*, 1, 490–502.

[7] Evans DH, McDicken WN. 2000. *Doppler Ultrasound: Physics, Instrumentation and Signal Processing*. Chichester: Wiley.

[8] Hoskins PR, McDicken WN. 1997. Colour ultrasound imaging of blood flow and tissue motion. *British Journal of Radiology*, 70, 878–890.

[9] Kamaya A, Tuthill T, Rubin JM. 2003. Twinkling artefact on color Doppler sonography: Dependence on machine parameters and underlying cause. *American Journal of Radiology*, 180, 215–222.

[10] Kasai C, Namekawa K, Koyano A, Omoto R. 1985. Real time two-dimensional blood flow imaging using an autocorrelation technique. *IEEE Transactions on Sonics and Ultrasonics*, 32, 458–464.

[11] Loupas T, Peterson RB, Gill RW. 1995a. Experimental evaluation of velocity and power estimation for ultrasound blood flow imaging by means of a two-dimensional autocorrelation approach. *IEEE Transactions on Ultrasonics, Ferroelectrics, and Frequency Control*, 42, 689–699.

[12] Loupas T, Power JT, Gill RW. 1995b. An axial velocity estimator for ultrasound blood flow imaging, based on a full evaluation of the Doppler equation, by means of a two-dimensional autocorrelation approach. *IEEE Transactions on Ultrasonics, Ferroelectrics, and Frequency Control*, 42, 672–688.

[13] Namekawa K, Kasai C, Tsukamoto M, Koyano A. 1982. Real-time blood-flow imaging system utilizing autocorrelation techniques. In Lerski RA, Morley P (Eds.), *Ultrasound' 82*. New York: Pergamon Press. pp. 203–208.

[14] Nilsoon A. 2001. Artefacts in sonography and Doppler. *European Radiology*, 11, 1308–1315.

[15] Rahmouni A, Bargoin R, Herment A, Bargoin N, Vasile N. 1996. Color Doppler twinkling artefact in hyperechoic regions. *Radiology*, 199, 269–271.

[16] Rubens DJ, Bhatt S, Nedelka S, Cullinan J. 2006. Doppler artefacts and pitfalls (reprinted from Ultrasound Clinics, vol 1, 2006). *Radiologic Clinics of North America*, 44, 805–835.

[17] Rubin JM, Bude RO, Carson PL et al. 1994. Power Doppler US: A potentially useful alternative to mean frequency based color Doppler US. *Radiology*, 190, 853–856.

[18] Wells PNT. 1994. Ultrasonic colour flow imaging. *Physics in Medicine and Biology*, 39, 2113–2145.

第 11 章　血流与组织运动成像技术进展
Advanced techniques for imaging flow and tissue motion

Peter R Hoskins　Aline Criton　著

傅　强　译

在前面的章节中已经介绍过，临床工作中超声及医用超声仪的应用主要基于 B 型成像、彩色血流成像和频谱多普勒。第 7 章、第 9 章和第 10 章已经介绍了用于血流测量和成像的"经典"多普勒技术。这些经典技术具有以下特征：具有独立的发射和接收声束系统；基于多普勒效应；应用单声束技术，对于速度评估存在角度依赖性。

本章将介绍多种商用超声仪配备的有关血流和组织运动成像和测量的技术，在某一或多个方面有别于前面章节中所介绍的经典技术。本章大致分为血流成像技术和组织运动成像技术进行介绍。表 11-1 总结了这些技术要点。

表 11-1　血流与组织运动测量及成像：各种成像模式的角度依赖性

	成像模式	角度依赖性
B 型血流成像	血流	无
向量血流成像	血流	无
高帧频彩色血流	血流	有
高帧频频谱多普勒	血流	有
微小血管成像	血流	有
组织多普勒成像	组织运动	有
管壁运动测量	组织运动	有

一、B 型血流成像

正如第 7 章所述，来自血液红细胞的背向散射信号振幅非常低，因此其在 B 型图像中显示为黑暗区域。然而，血管中血液仍存在微弱回声，并且这种微弱回声会随着血液流动而移动。如果调高 B 型图像的增益，有时会看到这些微弱回声。早期学者（Trahey 等，1987 年；Bohs 和 Trahey，1991 年）的研究中已通过分析移动的回声来估测血流速度。

B 型血流成像中，移动组织的回声得到增强。血管内不移动的部分或周围组织就显示为黑色区域，而运动速度较高的部分则显示为明亮区域（图 11-1A）。当实时观察或以视频的方式显示时，就能够感受到血液的流动。B 型血流成像方法基于成对编码脉冲，两个脉冲相位相反互补。此时，静止组织的回波信号彼此叠加相消。而由于血液运动引起成对脉冲的细微信号差异则都能够被显示。B 型血流成像技术具有速度依赖性，高速血流对应着成对脉冲更大的回声差异，因而显示得更加明亮。B 型血流成像可以单独显示（图 11-1A），也可以根据需要融合入二维图像，这样组织和血流具有相似的灰度，看起来更均匀一致（图 11-1B）。二维灰阶 B 型血流成像不是定量成像技术，因此无法进行血流速度估测。静态的 B 型血流成像模式，很难将血流与组织区分开来，最好是通过视频回放来观察，此时血液的流动使血管显示更为清晰。相对于彩色血流成像，B 型血流成像具有诸多优势，特别是血流的显示无角度依赖性，不受混叠效应影响，并且具有更高帧频。已有多项研究对比了 B 型血流成像与现有的超声成像模式在血管狭窄程度评估中的应用

（Bucek 等，2002 年；Clevert 等，2007 年）。

适当修改 B 型血流成像技术可获得彩色 B 型血流成像。通常需要发射两对超声脉冲来生成两个 B 型血流成像信号，然后使用彩色血流处理器编码，从而获得血流速度和方向的大致信息。这种方法估算的速度信息不如应用传统的 10～12 个脉冲测得的速度准确，但是血流速度和方向信息可以应用彩色编码叠加于 B 型血流图上（图 11-1C）。这种方法保留了 B 型血流成像的高分辨率、高帧频，同时还可以通过不同色彩更容易地区分血管与组织。

二、向量血流成像

传统的频谱多普勒和彩色多普勒成像系统均会受到角度依赖影响，即检测到的多普勒频移取决于声束和被检目标运动方向之间的夹角。应用频谱多普勒测量血流速度时，需要操作者调节取样角度才能进行血流速度评估。通常情况下，取样角度调节成与血管壁平行，也就是说通常假设血流方向与血管壁平行。向量血流成像时，无须手动调节角度就可以估算血流速度。

理解向量血流成像的关键是要认识到血流速度是一个向量。向量是既具有方向又具有大小的量，与仅具有大小的标量相对应。例如，质量、体积和温度都是标量，而速度、加速度和力都是向量。在超声描述中，"速率"和"速度"这两个量经常被混用；不过，从严格意义讲，速率是速度的大小，所以速率是一个标量，而速度是一个向量。向量存在 3 个分量，彼此成 90°；在 x、y、z 坐标系中，每个方向都有分量。因此，血流速度 V 有 3 个分量，即 V_x、V_y 和 V_z。图 11-2 显示的是一个血流速度向量，其中一个分量沿多普勒声束方向，第二个分量与声束在同一扫描平面内，但与第一个分量成 90°，第三个分量与扫描平面成垂直。常规频谱多普勒仅估算沿声束方向的速度分量，因而具有如前所述的角度依赖性。

获得 2 个速度分量最简单的方法是发射 2 个多普勒声束（图 11-3）。这种方法通常称为"向

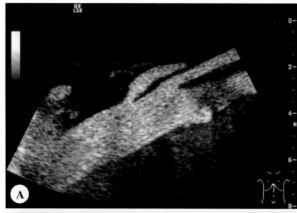

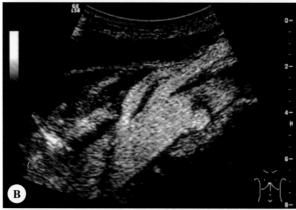

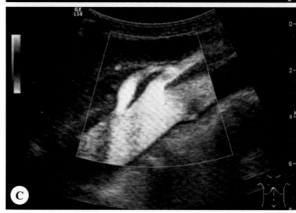

▲ 图 11-1　腹腔干 B 型血流成像

A. 去除组织背景；B. 保留组织背景；C. 保留组织背景的伪彩 B 型血流成像（图片由 Dr.Seeger，University Hospital Kiel，Germany 提供）

量多普勒"。每一多普勒声束分别测量沿声束方向的速度分量，将上述两个分量通过数学方法计算合成，就可以获得扫描平面内的真实速度。这些技术已经在频谱多普勒（Fox，1978 年）和彩色多普勒（Fei 等，1994 年；Hoskins 等，1994 年）文献中有所描述，并且 Dunmire 和 Beach（2000 年）、Jensen（2016[a] 年）等学者也进行了相应综述。

原则上，通过应用 1 个发射孔径和 2 个接收孔径就能够把向量多普勒技术应用在阵列式探头系统（图 11-4）。虽然目前市场上至少已有一家公司（Steel 等，2004 年）生产了这种系统的原型机，但这种方式仍尚未被商业化。

图 11-5 显示了不同血管的向量血流成像。目前，通过应用一种称为"横向振荡"（transverse oscillation，TO）的技术已经实现了向量血流成像技术的商业化（Jensen 和 Munk，1998 年；Jensen，2000 年；Jensen 等，2016 年 a）。由于血流速度的估算基于多普勒效应，就需要在超声声束方向上产生振荡。常规情况下不存在声束的横向振荡，

因此无法估计横向于声束方向上的速度。TO 技术涉及产生横向震荡，从而用来估算横向速度。TO 技术的实施在声束接收过程中发生，接收过程中的震荡产生 2 个声束，通过这 2 个声束就可评估横向速度分量。TO 技术中使用的发射声束与传统多普勒技术没有区别。这意味着与向量多普勒技术相比，TO 技术的优势在于观察视野更大，帧频更快。

向量血流成像带来许多新的可能性，包括提升血流容积的定量评估，提供新的关于血流模式评估的量化指标，这些将有助于诊断和量化动脉疾病。

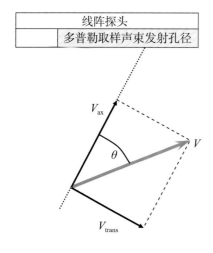

▲ 图 11-2　血流速度向量 V 分解为沿声束轴方向上的分量 V_{ax} 和垂直声束方向上的分量 V_{trans}

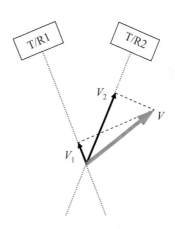

▲ 图 11-3　向量多普勒血流成像系统采用两组不同方向的发射与接收声束，每一组声束获得各自方向上的速度分量 V_1 和 V_2
T/R1. 发射 / 接收声束组 1；T/R2. 发射 / 接收声束组 2

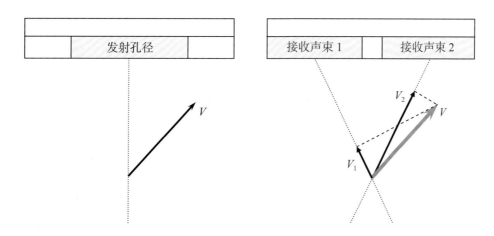

▲ 图 11-4　使用线阵探头实现向量多普勒的可行性示意图，一个发射声束后同时启动两个不同方向的接收声束，每一个接收声束就可获得各自方向上的速度分量 V_1 和 V_2

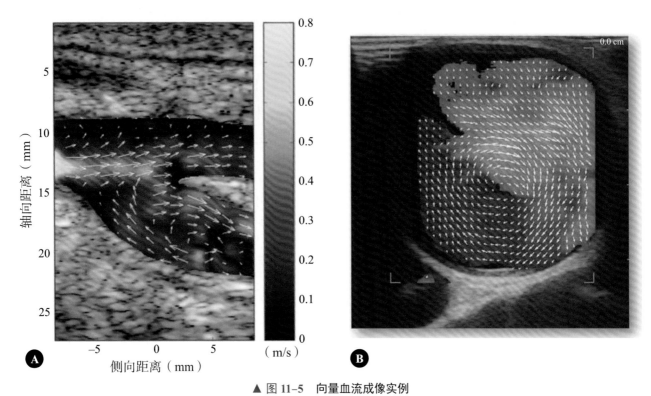

▲ 图 11-5　向量血流成像实例

A. 颈动脉分叉；B. 腹主动脉瘤内涡流 ［A. 经 World Federation for Ultrasound in Medicine and Biology 许可转载，引自 Udesen J et al. 2007. *Ultrasound in Medicine and Biology*, 33(4), 541–548, Copyright 2007；B. 引自 Jørgen Jensen, Technical University of Denmark, Lyngby, Denmark. ］

三、高帧频多普勒

常规彩色血流成像的一个主要问题是实现实时帧频显示。第 10 章已经介绍过，对于彩色血流图上的每一个像素，需要 2~20 个（通常为 10 个）超声脉冲来估算平均多普勒频率。与 B 型超声相比，这通常会导致帧频下降 10 倍。限制彩色显示区域（彩色取样框）有助于提高帧频；对于颈动脉和股动脉这些浅表血管，通常可以达到实时观察所需的帧频。但是，对于位置较深的动脉（如腹部血管），实现实时成像则比较困难。

若想获得非常高的帧率，需要应用第 3 章中介绍的平面波成像技术。对于最基本的平面波成像技术而言，不存在发射聚焦，仅对接收声波聚焦。使得帧频可提高至 10 000~20 000/s。

Jensen 等（2016 年 b）对彩色血流成像的高帧频技术进行了回顾。本部分重点介绍 Bercoff 等（2011 年）描述的技术，称作"极速复合多普勒"（ultrafast compound Doppler，UCD）。高帧频彩色血流的实现需要以下两个步骤。

• 构建 N_C 个复合图像组成的序列：从不同角度发射和接收 N_A 个平面波，获得一系列低分辨率图像。将这一系列低分辨率图像进行组合重建，最终形成一幅高分辨率的复合图像。此过程需要重复 N_C 次。

• 彩色血流处理：图像的每个像素都包含 N_C 个数据点。通过调制器、杂波滤波器、估算平均频率等步骤（见第 10 章）进行彩色血流编码处理。计算机会平行处理每个像素的数据。N_C 值通常大于 100，大致等同于频谱多普勒使用的脉冲次数，远高于常规彩色血流成像中的脉冲次数（一般为 2~20 次）。

用于生成每幅复合图像的角度 N_A 数量是决定彩色血流成像质量的关键。Bercoff 等（2011 年）研究结果显示，当应用 9 个不同偏转角度（$N_A=9$）发射时，可获得与传统彩色血流成像类似的图像质量，但帧速度高出其 7 倍。例如，如果常规彩色血流成像的帧频为每秒 30 幅，那么使用 UCD 技术后，获得相似图像质量时，帧频可高达每秒 210 幅。

应用 UCD 技术时，获取了相当大量的可被利用数据，这意味着可以根据图像质量改进的特定方面进行选择（表 11-2）。图 11-6 显示增加帧频时彩色血流噪声降低。应用更多不同的偏转角度扫描成像，会增加信噪比（同时提高血流速度估算精度），但会导致帧频降低。

表 11-2　临床应用场景中，极速复合多普勒成像较常规彩色血流成像的典型改善		
	常规彩色血流	对应的极速复合多普勒
帧频	20～40/s	200～400/s
灵敏度	—	比常规彩色血流成像高 40 倍
最低检测速度	5mm/s	0.5mm/s
显示最小血管直径	500μm	50μm

表 11-2 总结了临床应用中 UCD 相对于常规彩色血流成像的显著改进。成像帧频、最低可检测血流速度和最小可检测血管直径能力方面均有 10 倍的提升。不过，值得注意的是，并非所有的改进都能同时实现。

有人指出，UCD 图像中的每个像素都由大量的脉冲回波信息复合而成。每个像素的脉冲重复频率为几千赫兹。这足以针对每一像素产生高质量的频谱数据，这些数据信息存储在计算机中并可用于回顾分析。也就是说，操作者可以在获取数据后再选择需要显示频谱多普勒数据的位置，而不是像传统频谱多普勒那样需要先选择取样位置再获取数据。操作者可以在同一幅 UCD 图像中获得不同位置的频谱数据（图 11-7），并可以根据频谱数据进行各种参数计算，如阻力指数或搏动指数（见第 9 章）。由于 UCD 中的每个像素都能获取频谱数据，因此可以对图像中的每个像素自动估算出对应的阻力指数或搏动指数，并显示为彩色图像（Demene 等，2014 年）。

四、微小血管成像

应用传统的彩色血流成像，可以观察到的最小血管直径约为 0.5mm。已经研发出多种新技术，能够观察到直径低至约 50μm 的血管，使得在微小血管检测方面的能力较传统彩色血流成像提高了 10 倍。本部分简要介绍微小血管彩色血流成像技术，需要注意的是超声仪制造商并不愿在这方面提供太多的技术细节。

常规彩色血流成像中，杂波滤波器用于过滤大量杂波。滤波器为最简单的过滤形式，其运行是基于多普勒频率的大小。低于设定阈值的频率被过滤抑制掉，而高于设定阈值的频率则保持不变（实际应用时，杂波滤波器并没有跃阶响应，但存在以阈值为中心的滚降响应）。这样就过滤掉了大振幅的杂波信号。然而，一些低速血流信号也被过滤掉。微小血管处血流速度降低，对于直径小于 0.5mm 的微小血管，平均流速仅为 0.5～1cm/s，因此，常规彩色血流图中难以显示微小血管。

因此，对于微小血管的显示有赖于识别杂波和低速血流能力的提高。市场上的超声设备主要通过以下两种途径显示微小血管，一种是改进常规的彩色血流技术，另一种是高帧频多普勒技术。

改进常规的彩色血流声束形成器和处理器，可通过应用连续的低帧频能量多普勒技术提供组织的运动信息。这些组织运动数据随即可以作为自适应杂波滤波器的一部分实时应用，但是关于这方面具体实施细节仍然不清楚。

前文讨论了高帧频多普勒，以及相较常规多普勒显著增加的脉冲数量。与此同时，在二维图像基础上也获得了大量高帧频的多普勒采样数据。这样就能够设计出基于时间滤波和空间滤波的改进型杂波滤波器（Demene 等，2015 年），从而将可检测到的最小血流速度从约 5mm/s（常规彩色血流）降低到约 0.5mm/s（表 11-2），因此能够观察到约 50μm 的微小血管。大脑内微小血管的可视化促进了"功能超声"（类似 MRI）的发展，用于评估与血流变化相关的大脑活动（Mace 等，2011

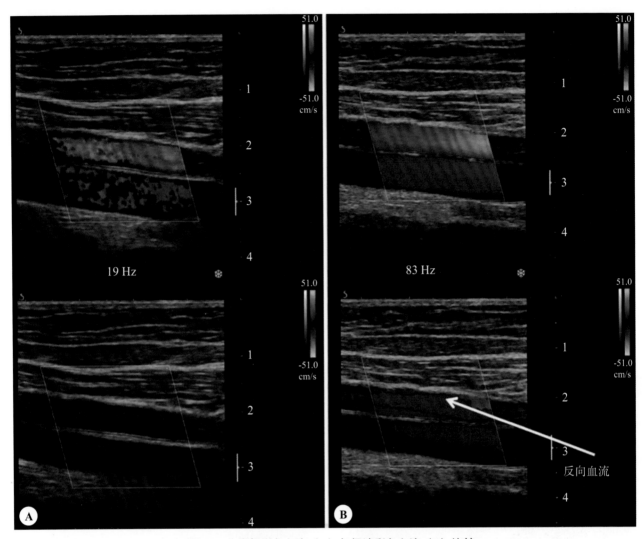

▲ 图 11-6　常规彩色血流（A）与极速彩色血流（B）比较

极速彩色血流成像时，噪声降低并且血流检测灵敏度提高（引自 SuperSonic Imagine, Aix-en-Provence, France.）

年；Demene 等，2018 年）。

五、组织多普勒成像

传统上，通过二维超声和 M 型超声观察组织运动。这些方法最常用于评估心脏瓣膜和心脏室壁运动。应用多普勒效应同样可以获得运动信息，也就是组织多普勒成像（Doppler tissue imaging, DTI）技术（McDicken 等，1992 年）。组织多普勒成像是对彩色血流多普勒进行了相关条件的设置。通过降低脉冲重复频率，即速度标尺来测量相对于血流速度更低的组织运动速度。降低检测灵敏度仅记录来自组织的运动信号而非来自血液的运动信号，使血液在 DTI 图像上显示为黑色区域。

由于不再需要抑制杂波（当检测到血流信号时才需要），杂波滤波器被关闭。脉冲长度（脉冲数目）同样减小。图 11-8 展示了心脏的 DTI 图像。现代超声诊断设备无须为了激活 DTI 而逐一调节彩色血流控件，只需通过一键激活 DTI，会调出灵敏度、速度尺度和其他条件默认设置。

除了可以实现实时二维成像外，组织多普勒成像也可获取 M 型超声数据。这类似于灰阶 M 型超声扫描。在 DTI M 型超声模式下，超声声束沿感兴趣的方向通过组织，不同深度组织的运动速度纵向显示于屏幕一条垂线上，并在屏幕横坐标方向随时间展开（图 11-9）（Fleming 等，1996 年）。计算出图像中每个像素点的运动速度后，就

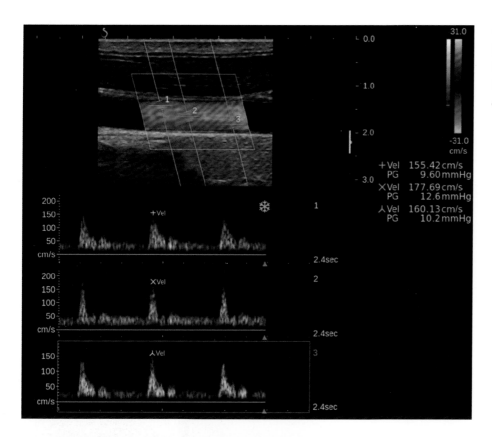

◀ 图 11-7　高帧频多普勒成像时，同时显示 3 个不同位置的频谱多普勒信息
引自 SuperSonic Imagine, Aix-en-Provence, France.

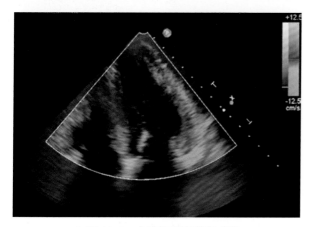

▲ 图 11-8　心脏组织多普勒成像

可以评估组织被拉伸或压缩的程度（应变）以及组织被拉伸或压缩的速度（应变率）（Fleming 等，1996 年；Abraham 等，2007 年）。在临床应用中，DTI 技术主要用于检查心脏（Abraham 等，2007 年），此外也可将其用于研究动脉血管运动。

尽管 DTI 技术已装备于商用超声仪有 20 多年，但其在临床实践中并未被广泛应用。在应用实时 DTI 时，会得到大量的速度信息，通常需要通过缓慢回放视频来评估室壁运动。DTI 模式会受到与应用脉冲波多普勒测量血流速度同样的限制，即可产生混叠，采样信息显示同样具有角度依赖性。

六、管壁运动测量

动脉的扩张和收缩源于血压从收缩期到舒张期的变化。一般来说，在心动周期中，动脉的直径变化率约 10%，所以对于直径 5mm 的颈动脉来说其直径的变化大约为 0.5mm（500μm）。尽管在二维图像或 M 型超声上可以很容易地观察到这种变化，但由于超声的空间分辨率接近于直径的变化，精确测量动脉直径变化是不可能的。管壁运动的测量有着悠久的历史，最早的报道可以追溯到 1968 年，在示波器上测量 A 型超声数据（Arndt 等，1968 年）。为了获得精准的管壁运动测量，需要应用射频数据。早期的应用包括射频数据跟踪技术（Hokanson 等，1970 年），因此有了"管壁跟踪"一词。现代超声通过相关技术对连续的 A 型超声数据进行比较，其管壁运动幅度测量精度可高达 1～10μm（Rabben 等，2002 年）。图 11-10 为颈动脉管壁运动幅度测量。管壁运动幅度测量

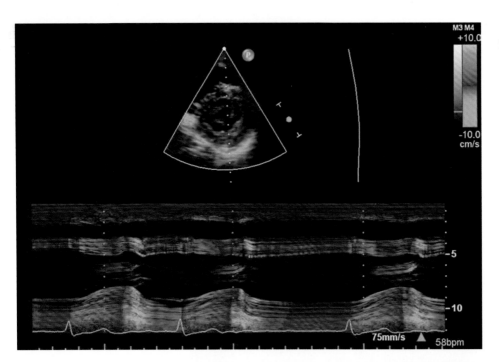

▶ 图 11-9　心脏组织多普勒 M 型超声扫描图

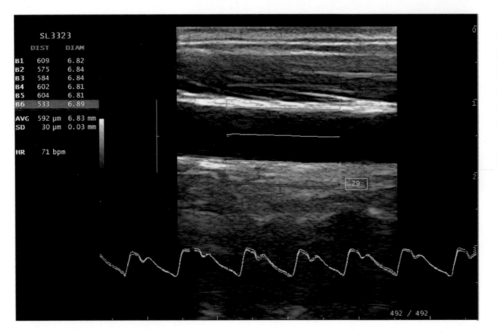

◀ 图 11-10　显示颈动脉管壁运动幅度

橙线表示颈动脉管壁的位置；蓝线表示颈动脉管壁移动最大范围（放大）。图像下方的描记线显示了颈动脉前后壁的时间－运动曲线（引自 Dr. Peter Brands, Esaote Group, Genoa, Italy.）

已用于评估动脉管壁僵硬度。

　　管壁运动可用来估计动脉管壁僵硬度。两个指标可以用于评估动脉管壁僵硬度：杨氏模量 E（见第 14 章）和压力应变弹性模量 E_p（公式 11-1 和公式 11-2）。通常血压 P 是通过臂式血压记进行测量，而直径 d、直径变化和动脉管壁厚度 h 可通过超声测量。有研究表明，衰老和糖尿病或动脉粥样硬化等疾病可以导致管壁僵硬（Hoskins 和 Bradbury，2012 年）。

$$E = \frac{d_d}{2h} \cdot \frac{(P_s - P_d)}{(d_s - d_d)/d_d} \qquad （公式 11-1）$$

　　其中下标 s 和 d 分别代表"收缩期"和"舒张期"。

$$E_p = \frac{P_s - P_d}{(d_s - d_d)/d_d} \qquad （公式 11-2）$$

临床实践中很少应用管壁运动测量功能，不过许多商用超声仪均配备了这个功能（图 11-10）。

习题

不定项选择题

1. 以下哪项技术能够显示血流速度相关信息？

　　A. 管壁运动显示

　　B. B 型血流成像

　　C. 向量多普勒

　　D. 组织多普勒

　　E. 彩色多普勒

2. 下列哪项技术测量值具有余弦依赖性？

　　A. 向量多普勒

　　B. 彩色多普勒

　　C. B 型血流成像

　　D. 能量多普勒

　　E. 组织多普勒成像

3. 应用线阵探头向量多普勒成像能够进行以下哪些测量？

　　A. 包含轴向和横向血流速度

　　B. 仅轴向血流速度

　　C. 仅横向血流速度

　　D. 包含三种速度分量

　　E. 不能进行速度测量

4. 相对于常规彩色血流，同样的图像质量情况下，高帧频彩色流成像帧频是怎样的？

　　A. 高出 1000 倍

　　B. 高出 100 倍

　　C. 高出 10 倍

　　D. 具有同样帧频

　　E. 降低 10 倍

5. 关于微小血管成像，不同成像技术可观察到的最小血管直径是什么？

　　A. 极速多普勒可观察最小直径为 0.5mm

　　B. 常规多普勒可观察最小直径为 0.5mm

C. 极速多普勒可观察最小直径为 50μm

D. 常规多普勒可观察最小直径为 50μm

E. 极速多普勒可观察最小直径为 5μm

6. 关于极速多普勒，以下哪些描述是正确的？

　　A. 声束发射采用平面波技术

　　B. 发射时沿阵列的步进发射声束形成

　　C. 通常每个像素包含 1000 多个多普勒数据

　　D. 可通过回放分析二维图像的任意点频谱多普勒信息

　　E. 通过在二维图像中叠加彩色血流以提高帧速度

7. 对比彩色多普勒，组织多普勒具有以下什么特征？

　　A. 因组织运动速度低，需应用低速标尺

　　B. 能够同时显示血流和组织运动

　　C. 因来源于组织的多普勒信号远高于血液，需要降低灵敏度

　　D. 来源于组织和血液的多普勒信号强度一样，灵敏度设置相同

　　E. 因组织移动速度高于血液，需要用高速标尺

8. 动脉管壁运动测量，一般需要的测量精度为多少？

　　A. 0.1～1μm

　　B. 1～10μm

　　C. 10～100μm

　　D. 100～1000μm

　　E. 1～10mm

9. 颈动脉管壁弹性模量的估算需要测量什么？

　　A. 只需测量动脉直径和血压

　　B. 只需测量血流速度和动脉直径

　　C. 只需测量血流量和血流速度

　　D. 只需测量动脉直径变化和血压

　　E. 只需测量动脉直径、直径变化及血压

简答题

1. 简述向量多普勒如何评估真实的血液速度和移动方向。

2. 简述如何实现 B 型血流成像。

3. 简述如何应用平面波技术实现高帧频彩色血流成像。

4. 简要描述如何应用高帧频多普勒显示微循环中的微小血管。

5. 简要描述组织多普勒较常规彩色多普勒做了哪些优化设置。

6. 简要描述如何用超声测量颈动脉管壁的弹性模量。

参考文献

[1] Abraham TP, Dimaano VL, Liang HY. 2007. Role of tissue Doppler and strain echocardiography in current clinical practice. *Circulation*, 116, 2597–2609.

[2] Arndt JO, Klauske J, Mersch F. 1968. The diam-eter of the intact carotid artery in man and its change with pulse pressure. *Pfluegers Archiv*, 301, 230–240.

[3] Bercoff J, Montaldo G, Loupas T, Savery D, Mézière F, Fink M, Tanter M. 2011. Ultrafast compound Doppler imaging: Providing full blood flow characterization. *IEEE Transactions on Ultrasonics, Ferroelectrics, and Frequency Control*, 58, 134–147.

[4] Bohs LN, Trahey GE. 1991. A novel method for angle independent ultrasonic–imaging of blood–flow and tissue motion. *IEEE Transactions on Biomedical Engineering*, 38, 280–286.

[5] Bucek RA, Reiter M, Koppensteiner I et al. 2002. B–flow evaluation of carotid arterial stenosis: Initial experience. *Radiology*, 225, 295–299.

[6] Clevert DA, Johnson T, Jung EM et al. 2007. Color Doppler, power Doppler and B–flow ultrasound in the assessment of ICA stenosis: Comparison with 64–MD–CT angiography. *European Radiology*, 17, 2149–2159.

[7] Demené C, Deffieux T, Pernot M et al. 2015. Spatiotemporal clutter filtering of ultrafast ultrasound data highly increases Doppler and ultrasound sensitivity. *IEEE Transactions on Medical Imaging*, 34, 2271–2285.

[8] Demené C, Mairesse J, Baranger J, Tanter M, Baud O. 2018 April 10. Ultrafast Doppler for neonatal brain imaging. *NeuroImage*. Available at: https://doi.org/10.1016/j.neuroimage.2018.04.016.

[9] Demené C, Pernot M, Biran V, Alison M, Fink M, Baud O, Tanter M. 2014. Ultrafast Doppler reveals the mapping of cerebral vascular resis-tivity in neonates. *Journal of Cerebral Blood Flow and Metabolism*, 34, 1009–1017.

[10] Dunmire B, Beach KW. 2000. Cross-beam vector Doppler ultrasound for angle–independent velocity measurements. *Ultrasound in Medicine and Biology*, 26, 1213–1235.

[11] Fei DY, Fu CT, Brewer WH, Kraft KA. 1994. Angle independent Doppler color imaging: Determination of accuracy and a method of display. *Ultrasound in Medicine and Biology*, 20, 147–155.

[12] Fleming AD, Palka P, McDicken WN, Fenn LN, Sutherland GR. 1996. Verification of cardiac Doppler tissue images using grey–scale M–mode images. *Ultrasound in Medicine and Biology*, 22, 573–581.

[13] Fox MD. 1978. Multiple crossed–beam ultrasound Doppler velocimetry. *IEEE Transactions on Sonics and Ultrasonics*, SU–25, 281–286.

[14] Hokanson DE, Strandness DE, Miller CW. 1970. An echotracking system for recording arterial wall motion. *IEEE Transactions on Sonics and Ultrasonics*, SU–17, 130–132.

[15] Hoskins PR, Bradbury AW. 2012. Wall motion analysis. In: Nicolaides A, Beach KW, Kyriakou E, Pattichis CS (Eds.), *Ultrasound and Carotid Bifurcation Atherosclerosis*. New York: Springer. pp. 325–339.

[16] Hoskins PR, Fleming A, Stonebridge P, Allan PL, Cameron DC. 1994. Scan–plane vector maps and secondary flow motions. *European Journal of Ultrasound*, 1, 159–169.

[17] Jensen JA. 2000. Algorithms for estimating blood velocities using ultrasound. *Ultrasonics*, 38, 358–362.

[18] Jensen JA, Munk P. 1998. A new method for esti–mation of velocity vectors. *IEEE Transactions on Ultrasonics Ferroelectrics and Frequency Control*, 45, 837–851.

[19] Jensen JA, Nikolov SI, Yu AC, Garcia D. 2016a. Ultrasound vector flow imaging—Part I: Sequential systems. *IEEE Transactions on Ultrasonics, Ferroelectrics, and Frequency Control*, 63, 1704–1721.

[20] Jensen JA, Nikolov SI, Yu AC, Garcia D. 2016b. Ultrasound vector flow imaging—Part II: Parallel systems. *IEEE Transactions on Ultrasonics, Ferroelectrics, and Frequency Control*, 63, 1722–1732.

[21] Mace E, Montaldo G, Cohen I, Baulac M, Fink M, Tanter M. 2011. Functional ultrasound imaging of the brain. *Nature Methods*, 8, 662–664.

[22] McDicken WN, Sutherland GR, Moran CM, Gordon LN. 1992. Colour Doppler velocity imaging of the myocardium. *Ultrasound in Medicine and Biology*, 18, 651–654.

[23] Rabben SI, Bjaerum S, Sorhus V et al. 2002. Ultrasound–based vessel wall tracking: An auto–correlation technique with RF center frequency estimation. *Ultrasound in Medicine and Biology*, 28, 507–517.

[24] Steel R, Ramnarine KV, Criton A, Davidson F, Allan PL, Humphries N, Routh HF, Fish PJ, Hoskins PR. 2004. Angle–dependence and reproducibility of dual–beam vector Doppler ultrasound in the common carotid arteries of normal volunteers. *Ultrasound in Medicine and Biology*, 30, 271–276.

[25] Trahey GE, Allison JW, von–Ramm OT. 1987. Angle independent ultrasonic–detection of blood–flow. *IEEE Transactions on Biomedical Engineering*, 34, 965–967.

第 12 章　三维超声
Three-dimensional ultrasound

Peter R Hoskins　Tom Macgillivray　著

王心怡　译

三维成像技术，如 CT、MRI 及 PET，将成为现代影像学专家耳熟能详的成像方法。超声成像的优势在于它的实时性，本书已经探讨过，它是以二维成像为基础的。操作者手持 2D 换能器进行扫查，必要时会在脑海中构建出人体立体结构的 3D 图像。然而，许多现代化的超声系统为操作者提供 3D 扫描选项，这些功能的临床应用（主要在产科和心血管领域）已经开始逐步确立。本章的目的是介绍 3D 超声技术，包括其临床应用和测量的实例。如需进一步了解 3D 超声的历史和技术，见 Fenster 等（2001 年）和 Prager 等（2009 年）撰写的综述。

术语

"1D" "2D" "3D" "4D" 这些术语中的 "D" 指的是 "维度"。"1D" 是指一个空间维度，即一条线；1D 换能器由一串元件构成。"2D" 是两个空间维度，即一个面；2D 换能器由元件矩阵构成。"3D" 指的是三个空间维度，即容积；3D 扫描代表采集的是 3D 容积数据。"4D" 指的是三个空间维度和一个时间维度；4D 扫描是采集一段时间内的数个 3D 容积数据，如心动周期内心脏的显示或胎动时胎儿的显示。表 12-1 列举了上述维度术语。

除了空间和时间维度，通过多普勒超声测量血流速度也存在争议。由于血流情况很复杂，所以计算血管内任何特定位置的流速通常要得到流速在三个方向（沿 x、y 和 z 轴）上的构成。正如

表 12-1　维度术语	
术　语	描　述
1D	线
2D	面
3D	容积
4D	一段时间内采集的包含多个容积数据的数据集

第 7 章、第 9 章、第 10 章所述，常规临床超声系统只能提供在传感器移动方向上的流速，3D 超声同样存在这一缺陷，也只能获得流速在声束方向上的构成。

一、3D/4D 超声系统

根据所用的超声传感器将这些系统分为两类。

• 2D 阵列传感器：操作者固定传感器后，声束由电子控制扫过 3D 容积。

• 常规超声传感器：仅在 2D 平面内控制声束，所以需要移动传感器才能获得 3D 数据。3D 容积数据是由多个 2D 扫描切面构建而成的。使用该系统通常需明确数据采集自何处，这样才能将 2D 切面重建回 3D 容积中的正确位置。这个问题有若干种解决方法，具体取决于所用的系统。

后文将介绍采集 3D/4D 数据常用的系统。

（一）徒手系统

徒手 3D 扫描采用的是常规超声换能器（图 12-1A），并且需要使用追踪装置对换能器进行定

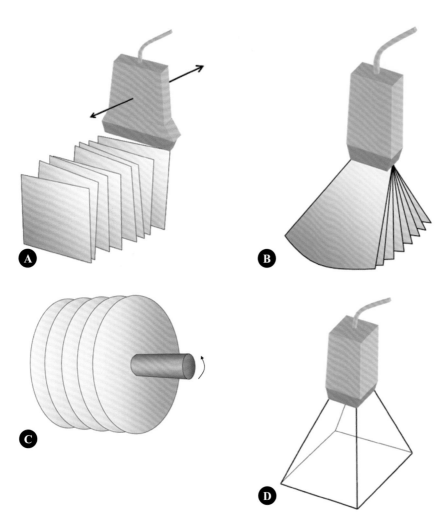

◀ 图 12-1　不同的 3D 扫描模式
A. 徒手 3D 扫描时操作者手持换能器扫过患者的皮肤，由一系列 2D 扫查切面建立 3D 容积数据；B. 机械控制的阵列实时 3D，其外壳内的线阵换能器机械性地来回扫查，由获得的 2D 切面建立一系列 3D 容积数据；C. 腔内换能器的 3D 超声，超声换能器回退时，将一系列假设彼此平行的 2D 扫描切面建立为 3D 数据集；D. 矩阵阵列 3D 超声，通过电子控制的声束在 3D 空间内形成一个金字塔形的 3D 容积数据集

位。扫查获得的是由一系列 2D 扫描切面在 3D 空间中精准定位后组成的 3D 数据集（图 12-2）。

　　追踪装置主要由换能器附带的靶点和数英尺之外的遥感器或接收器组成，遥感器或接收器用于追踪靶点在空间中的位置或方向。只追踪位置是不够的，因为换能器在空间中的某个位置可以有各种朝向，所以还需要明确方向。常用的追踪系统有光学式和电磁式。

　　• 电磁式系统：患者身边放置的小型发射装置产生磁场，超声换能器附带感应线圈并连有接收器。当线圈在磁场内移动时线圈中产生电压，接收器从中估测换能器在空间中的位置和方向。这类系统不需要视觉通路（即线圈和接收器之间的通路无障碍物），但可能会受到医院内其他仪器的干扰。

　　• 光学式系统：超声换能器上通常附带若干红外光源，如发光二极管（light-emitting diode，LED）（图 12-3）。LED 的位置由 2 台摄像机记录，处理装置整合这些图像后提供关于 LED 位置和方向的信息。这类系统要求换能器和追踪系统间有清晰的视觉通路。由于医院内的仪器会对电磁式系统产生干扰，所以光学式追踪系统在徒手扫描中更常用。

　　对于徒手系统而言，追踪的是靶点（LED 或线圈）的位置和方向，而非超声换能器。然而换能器与靶点是紧密连接的，所以徒手扫描所用的计算机系统才能由此估测出 2D 扫描切面的位置和方向。追踪系统必须进行校准方能完成这一工作，也就是必须为计算机系统提供充足的信息才能将靶点的位置和方向坐标转换为扫描切面的位置和方向坐标。最简单的校准方法是扫查钢板，通过平移和旋转来移动超声换能器，而较复杂的校准方法需要用到专用模型（Fenster 等，2001 年；

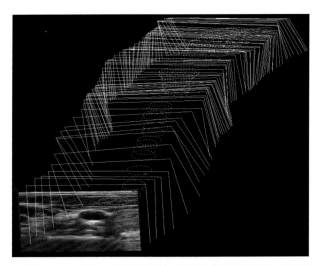

▲ 图 12-2　使用光学追踪系统进行定位后显示的一系列 2D 图像，同时还显示了操作者采集的动脉管腔的边界

Mercier 等，2005 年）。

　　徒手系统几乎能在后期将所有的超声系统转换成 3D 系统。由于对超声换能器的类型没有限制，所以基于线阵、相控阵和机械化驱动的换能器都可以经徒手系统转换为 3D 超声系统。

　　通常采集一个 3D 容积仅需数秒，但如果操作者移动换能器的速度太快，相邻两个 2D 切面的间距就会过大，3D 图像的某些部分也就不可见了。使用彩色血流会减慢帧频，此时同样需要放慢扫查速度。如果是应用于动脉扫查，血管壁会随心动周期搏动，因此采集数据时有必要使用心电门控确保每个心动周期只采集一帧 2D 图像。这样一来扫描速度需放缓至每秒 0.5～1mm，总体扫查时间通常为 1～2min。

　　追踪系统的设置、图像数据传输至外部计算机及 3D 数据的采集和分析都需要医学物理的支持。可供免费下载的图像采集处理软件能帮助减少这类需求，例如，英国剑桥大学就提供这种软件（Prager 等，2002 年）。

（二）机械控制的阵列系统

　　这类系统的外壳里充满液体，并包裹着一个线阵换能器。为患者检查时，由机械驱动器控制的线阵换能器在外壳内来回扫查。扫查获得 2D 切面，并可由此构建出金字塔形的 3D 容积数据（图

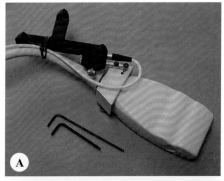

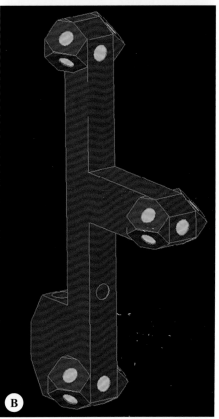

▲ 图 12-3　A. 线阵换能器附带的装置带有数个红外光源，追踪装置的 2 个摄像机可以检测出这些光源；B. 带有发光二极管装置的示意

12-1B）。此时，系统仍需明确 2D 扫描切面在 3D 容积中的位置，但仪器本身就能完成这一工作，无须操作者参与校正。每当换能器来回扫查一次就能产生新的容积数据，所以适合对运动中的目标进行扫查，例如，产科使用时可以实时获得胎儿肢体或面部的运动，如张嘴等。如果减小 2D 扇形角和 3D 扫描角，通常每秒可获得 5～10 个容积。增大扇形角和扫描角会得到更大的 3D 容积，但代价是会减少每秒获得容积的数量。这类系统通常

用于产科和常规放射学。

（三）腔内换能器的 3D 超声

由操作者手动或使用机械性回退系统撤回超声换能器时实现 3D 成像。这种方法通常用于经直肠扫描或血管内超声。在重建 3D 图像时，会假设所用的一系列 2D 扫描切面是彼此平行的（图 12-1C）。虽然经直肠成像时这是一个合理假设，但是对血管内超声就不一定适用了。因为有时血管的走行是弯曲的，并且操作者有时无法控制血管内的导管和换能器的方向。采集一个 3D 容积通常需要 5～10s。

（四）2D 相控阵换能器

这类矩阵换能器可以在一个 3D 空间内电子化地控制声束（图 12-1D）。操作者将换能器置于患者皮肤上，换能器会自动采集一系列 3D 容积数据。由于换能器的面积很小，所以是心血管检查的理想设备。通常每秒采集 10～20 个成人的容积数据，对于小儿则高达 20～40 个。矩阵阵列换能器并未被广泛商业化地应用，可能是其高昂的价格和高度复杂性所致。尽管（在本文撰写时）阵列换能器已被引入血管和腹部扫查，但其临床应用主要还是针对心脏。

二、可视化

3D 数据集无论是通过 MRI、CT 还是超声采集都存在一个问题，即可视化。为 MRI 和 CT 开发的可视化类型同样可用于超声。

（一）2D 显示

同时显示所有的 3D 原始数据会很混乱。事实上，3D 数据集通常会被视为一系列 2D 切面的集合。图 12-4 展示了一项胎儿 3D 研究中同时显示的 3 个正交（互相呈 90°）2D 视图和随后显示的 3D 结构的表面阴影视图。图 12-5 展示了直肠 3D 研究中同时显示的 3 个正交视图，以及用正交平面合成的图像。操作者可以控制 3D 容积数据中每个 2D 切面的位置。

该方法的其他版本还为操作者提供了选择 2D 切面位置和方向的功能。3D 技术的一个优势是可以将 2D 平面可视化，这是使用传统的 2D 成像无法达到的。

（二）表面阴影显示

使用这种方法可以使物体表面高亮显示。一个常见的实例是胎儿面部和身体的高亮显示，其目的在于观察面部特征和实时动作，如张嘴等

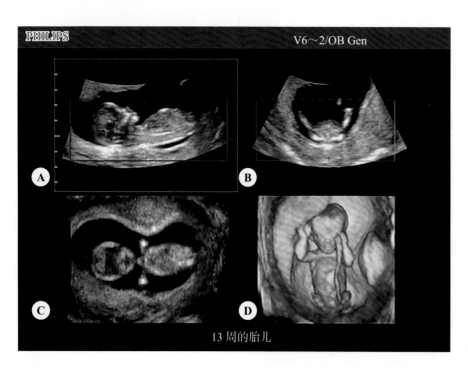

13 周的胎儿

◀ 图 12-4　A 至 C. 用 3 个正交 2D 切面显示 13 周胎儿的 3D 数据集；D. 展示胎儿的表面阴影视图

（图 12-6）。识别感兴趣结构的边界或表面最理想的方法是全自动图像处理，该方法快速且不需要用户干预。当边界足够清晰时，全自动边界识别是可行的。如果全自动识别不成功，则可以尝试半自动法，此时用户要手动输入结构表面的一些关键点；抑或是采用全手动法，即在 3D 图像的每个 2D 切面上指定多个点。当感兴趣结构紧邻液体时边界显示最清晰，如被羊水环绕的胎儿或是充满血液的心腔。胎儿或心脏组织的回波强度高于羊水或血液，所以胎儿或心脏的边界容易分辨。有些感兴趣结构的回波强度可能与周围组织相似，如肿瘤的边界就难以通过全自动法识别。鉴于以上原因，大多数 3D 超声的表面阴影显示只适用于心脏和胎儿。

　　一旦确定了表面，调整表面每个像素的显示灰度可以使显示对象看起来更逼真。方法之一是由结构表面的朝向决定灰度，这一简单的技术并不需要操作者干预。其他更复杂的技术，如虚拟光源照明需要操作者确定虚拟光源的位置。进行观察的常规操作是旋转阴影表面，而做记录或出报告仍然是依据静态图像。

　　表面阴影是为操作者提供某结构 3D 外形的绝佳方法。这一方法非常直观，正如生活中我们遇到立体结构时可围绕它四处走动，从而对其形状产生印象一样。表面阴影法就是在计算机中模拟此过程。

　　表面阴影显示的具体数学方法可能很复杂，而且已存在大量相关研究，有兴趣的读者可以从 Udapa 和 Herman（1999 年）的文章开始了解。该方法最关键的步骤在于边界识别，当不同类型的组织反差大且噪声低时，自动化法识别正确的结构会相当成功。目前，表面阴影法在以 CT 为代表的其他 3D 成像技术中常规用于显示各器官的阴影图像。表面阴影法在超声扫描中最适合应用于胎儿和心脏领域。

（三）立体化视图

　　显示方法之一是将 3D 物体投射到 2D 平面上，这适用于相对简单的结构。大多数解剖结构都存在些许弧度，还包含相互重叠或部分模糊的复杂结构（Fronheiser 等，2007 年）。常规的显示方法很难完全显示这些细节，所以存在不小的挑战。

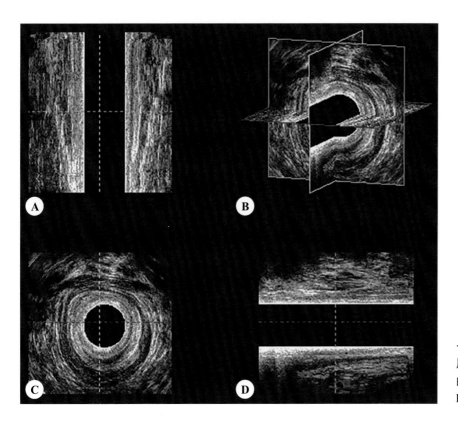

◀ 图 12-5　一项直肠相关研究中使用 3 个正交 2D 图像显示 3D 数据集。B 由 3 个 2D 图像合成（引自 BK Medical，Herlev，Denmark.）

然而，立体化视图通过产生深度感将物体可视化，为 3D 超声目标结构的显示提供了一种替代方法。这样不仅会增强对扫描的感知，也可以成为其他显示方法的补充。

立体化视图利用的是人类的视觉系统。人的双眼相隔一小段水平距离，所以左右眼感知同一景色的视角完全不同。大脑通过处理这些差异来产生立体的图像，从而能够感知深度。因此，通过给每只眼睛提供一个图像，从略微不同的角度观察超声扫描的物体就有可能提升观察效果。

制作和显示立体化视图的方法很多，包括使用偏振滤镜查看分离的左右图像对、通过红 / 绿眼镜观看的互补色图像对（类似于娱乐行业里观看 3D 电影的方法）、用液晶光学眼镜分别对双眼显示左右图像对（类似于虚拟现实技术），以及使用现代计算机屏幕，如透镜显示器和液晶显示器。

超声成像中的立体化视图要求感兴趣目标与周围组织有足够强的对比。某些解剖结构，如囊肿、心室、脓肿及低回声组织包绕的病变（如某些肿瘤和血肿），其超声图像对比强烈，所以适合使用立体化视图观察。乳腺肿瘤和心内结构（如二尖瓣）同样适合立体显示。在产科，立体化视图提高了胎儿头骨和脊柱等主要特征的可见性（Nelson 等，2008 年）。增强立体化视图可将不同来源的影像学数据（如超声、CT 和 MRI）与外科医生的视角相结合（Gronningsaeter 等，2000 年），所以能够应用于手术当中。

三、应用

（一）胎儿

使用表面阴影技术生成的胎儿面部照片被广泛应用是因为能帮助父母与孩子建立亲密关系（图12-6）。3D 成像还有助于器官结构的系统性检查和畸形检出，这通常被称为超声胚胎学（Benoit 等，2002 年）。

由于胎儿心率过快（每秒 2～3 次），所以胎儿心脏的 3D 实时检查非常困难。然而，一种在计算机中重建 3D 容积数据的新技术（Yagel 等，

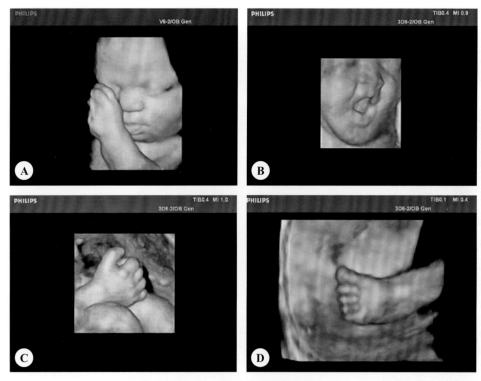

▲ 图 12-6 胎儿的表面阴影视图
A. 34 周时的面部和手；B. 32 周时张嘴的面部；C. 29 周时的手；D. 足

2007 年）已经出现。使用时应先缓慢扫查胎儿心脏 10~30s 并采集二维图像。接下来通过图像处理技术检测其中与收缩期峰值相对应的帧，如此便可估计每帧图像在心动周期内所处的时间点。之后，用 2D 切面构建出一系列 3D 容积数据，每个容积数据对应心动周期中不同的时间点。这一技术被称为时空图像相关技术（spatio-temporal image correlation，STIC），利用该技术还可获得 B 型 3D 彩色血流信号（图 12-7）。胎儿心脏 3D 超声的临床应用主要关注的是先天畸形的识别。

（二）成人心脏应用

心脏 3D 超声系统的使用已有 30 余年（Salustri 和 Roelandt，1995 年）。商业化系统的运行是基于经皮肤和经食管获取的 2D 数据，直到引入 2D 矩阵换能器才开启心脏 3D 超声的常规临床应用。利用心脏组织与血液回波强度差异生成的表面阴影图像为实时观察心脏 3D 结构提供了便利。图 12-8 展示的是心尖四腔心切面。3D 超声的临床应用包括心腔容积测量、先天畸形评估、瓣膜运动和血流动力学评估（Lang 等，2006 年；Morbach 等，2014 年）。

（三）经直肠扫查

2D 超声在直肠组织检查中的应用已经很完善，包括肿瘤的诊断和分期，以及直肠撕裂和瘘管的检出等。使用旋转 3D 换能器可能比 2D 换能器更有优势，因为它不仅能够进行 3D 体积测量，还可以对 3D 结构和解剖做出探查（图 12-9）。

（四）血管超声

3D 血管内超声（IVUS）主要用于实验室研究。研究者的兴趣在于观察斑块的体积和结构随时间的变化，抑或是介入术后斑块的改变（Kawasaki 等，2005 年；Cervinka 等，2006 年）。矩阵阵列换能器经皮肤扫查同样可以获得 3D 数据。

（五）其他应用

3D 超声技术还有许多其他用途，但主要是在科研层面，包括如腹部（肝脏、脾脏、肾脏）、食管、动脉和肌肉等领域。

四、测量

为发现和诊断疾病、检测疗效或监测孕期进展，通常需要从图像中提取测量值。3D 超声类似于 CT 或 MRI，其中进行测量的可能性比常规 2D 超声更广泛。

（一）距离

由于 3D 超声采集的是容积数据，所以可以测

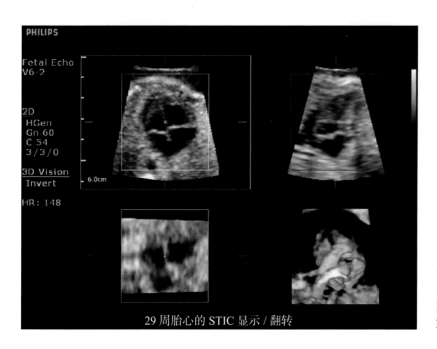

29 周胎心的 STIC 显示 / 翻转

◀ 图 12-7　使用时空图像相关技术（STIC）获得的胎儿心脏图像（图像由 **Philips Medical Systems, Eindhoven, Netherlands** 提供）

量扫查范围内任意方向的距离。测量也并非仅限于直线，而是可以在容积数据中通过任何路径测量。这时，操作者需要在一系列 2D 切面上手动选点来定义测量路径。这种类型的测量包括肿瘤长径测量或反映胎龄的胎儿身体测量。

（二）2D 形状

操作者使用 3D 超声时可以选取容积数据中任意方向或位置的 2D 切面，从而显示常规 2D 超声图像不可能显示的解剖结构，之后便可对结构或

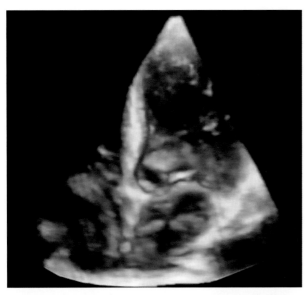

▲ 图 12-8　成人心脏的心尖四腔心切面表面阴影图像

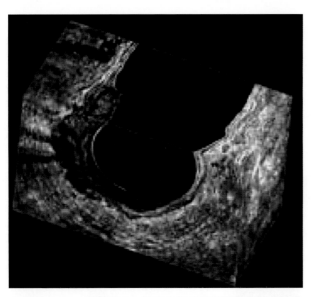

▲ 图 12-9　一项直肠 3D 研究中框式显示法展示的直肠肿瘤（图像由 BK Medical, Herlev, Denmark 提供）

病灶的形状和面积进行定量分析。IVUS 或腔内超声的图像通常是纵向观察，这样操作者就可以识别沿血管走形的斑块区域或沿着食管的肿瘤轮廓。这些区域有时在常规的 2D 视图会被忽略。

（三）3D 和 4D 体积

3D 超声最强的优势之一是测量体积的能力。3D 超声不需要像常规 2D 超声那样假设任何特定的几何形状，操作者在一系列扫描切面中识别出感兴趣目标的边界便可得出体积。例如，测量病变动脉内粥样硬化斑块的体积（Delcker 和 Diener，1994 年；Ainsworth 等，2005 年；Makris 等，2011 年）时，血管壁可能需要手动分割，但也可以使用自动化系统（图 12-10）。斑块体积的变化可用于评估他汀类药物（如阿托伐他汀）缩小斑块的疗效（Makris 等，2011 年；Lindenmaier 等，2013 年）。有关 3D 体积测量的更多细节详见第 6 章。

使用机械控制阵列或 2D 阵列换能器可以记录 3D 图像序列随时间的变化。测量心动周期中不同时间点的心腔容积能够为心内科提供有价值的信息（图 12-11）。其中，左心室容积可通过半自动分割法（即操作者用点标记物体的边界，计算机处理进行更详细的检索以完成分割）（Pedros

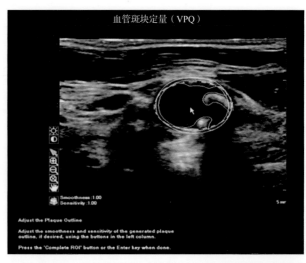

▲ 图 12-10　自动化分割动脉粥样硬化斑块用于体积计算（图像由 Philips Electronics UK Ltd., Guildford, United Kingdom 提供）

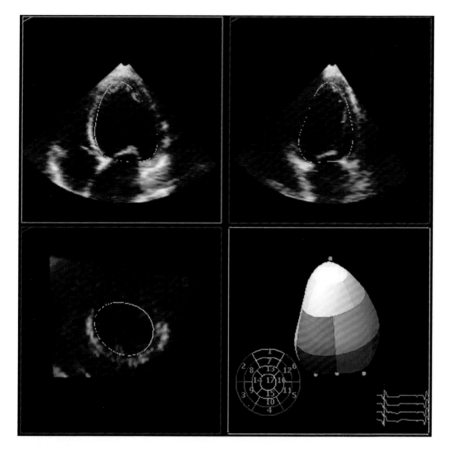

◀ 图 12-11　**3D 左心室容积定量**
使用半自动化法勾勒左心室内表面，便可得出心动周期中每个时间点的左心室容积

等，2016 年）得出，在固定时间间隔内重复这一过程不仅会得到一系列的容积测值，还能够分析如射血分数（即每次搏动时从心室射出血液的比例）、室壁增厚率、左心室整体和局部旋转度等额外参数。

习题

不定项选择题

1. 以下哪个换能器可用于 3D 超声？

A. 用电磁追踪技术将 2D 帧集合成 3D 容积数据的线阵换能器

B. 机械化控制的阵列换能器

C. 2D 阵列换能器

D. 机械回退式旋转换能器

E. 用光学追踪技术将 2D 帧集合成 3D 容积数据的相控阵换能器

2. 关于徒手 3D 超声的正确表述是什么？

A. 不能与线阵换能器一起使用

B. 原则上可以改装为任何常规 2D 超声成像系统

C. 仅用于相控阵换能器

D. 包含一个追踪系统，用于追踪换能器在空间中的位置

E. 在临床操作中已广泛使用

3. 关于机械化控制的阵列换能器的正确表述是什么？

A. 可提供实时 3D 影像（每秒数帧）

B. 使用 2D 阵列

C. 通过机械化装置来回扫查 2D 切面从而构建 3D 容积数据

D. 不能用于产科

E. 还需使用光学追踪系统

4. 下列哪项不使用任何机械化扫查手段就能创建 3D 容积？

A. 基于阵列换能器的徒手 3D 超声

B. 基于机械化扫查换能器的徒手 3D 超声

C. 机械化回退的腔内换能器扫查

D. 机械化控制的阵列换能器

E. 基于 2D 阵列的 3D 超声

5. 以下哪项仅使用电子声束控制法构建 3D 容积？

A. 基于阵列换能器的徒手 3D 超声

B. 基于机械化扫查换能器的徒手 3D 超声

C. 机械化回退的腔内换能器扫查

D. 机械化控制的阵列换能器

E. 基于 2D 阵列的 3D 超声

6. 正交平面显示什么？

A. 仅适用于 CT 和 MRI，3D 超声不使用

B. 或许能用于肝脏 3D 超声图像的显示

C. 即同时显示 3D 容积中互成 90° 的三个平面

D. 即同时显示 3D 容积中互成 90° 的两个平面

E. 即显示 3D 容积中的一个平面

7. 关于表面阴影的正确表述是什么？

A. 即突出显示某器官或胎儿的特定表面

B. 即同时显示正交 2D 图像

C. 当组织间对比度弱的时候效果最佳

D. 只能用于 2D 阵列换能器采集的图像

E. 在产科 3D 研究中广泛使用

8. 关于 STIC 的正确表述是什么？

A. 表示经胸超声波反向采集

B. 用于胎儿心脏的 4D 图像

C. 用于成人心脏的 4D 图像

D. 表示时空图像相关

E. 是用 50～60 个心动周期构建一个复合的心动周期

简答题

1. 阐述使用光学追踪系统的徒手 3D 扫描的基本操作原则。

2. 阐述 2D 阵列换能器如何用于 3D 成像，并阐述该方法与机械化控制的线阵换能器相比可能具有的优势。

3. 阐述如何使用腔内换能器采集 3D 数据集并列举两个应用的实例。

4. 阐述 3D 图像如何进行表面阴影显示并举出临床应用的实例。

5. 阐述测量某器官 3D 容积数据的一个方法。

参考文献

[1] Ainsworth CD, Blake CC, Tamayo A et al. 2005. 3D Ultrasound measurement of change in carotid plaque volume: A tool for rapid evaluation of new therapies. *Stroke*, 26, 1904–1909.

[2] Benoit B, Hafner T, Kurjak A et al. 2002. Three-dimensional sonoembryology. *Journal of Perinatal Medicine*, 30, 63–73.

[3] Cervinka P, Costa MA, Angiolillo DJ et al. 2006. Head-to-head comparison between sirolimus-eluting and paclitaxel-eluting stents in patients with complex coronary artery disease: An intravascular ultrasound study. *Catheterization and Cardiovascular Interventions*, 67, 846–851.

[4] Delcker A, Diener HC. 1994. Quantification of atherosclerotic plaques in carotid arteries by 3–dimensional ultrasound. *British Journal of Radiology*, 67, 672–678.

[5] Fenster A, Downey DB, Cardinal HN. 2001. Three-dimensional ultrasound imaging. *Physics in Medicine and Biology*, 46, R67–R99.

[6] Fronheiser PMP, Noble JR, Light E, Smith SW. 2007. Real time stereo 3D ultrasound. *IEEE Ultrasonics Symposium*, 2239–2242.

[7] Gronningsaeter A, Lie T, Kleven et al. 2000. Initial experience with stereoscopic visualization of three-dimensional ultrasound data in surgery. *Surgical Endoscopy*, 14, 1074–1078.

[8] Kawasaki M, Sano K, Okubo M et al. 2005. Volumetric quantitative analysis of tissue characteristics of coronary plaques after statin therapy using three-dimensional integrated backscatter intravascular ultrasound. *Journal of the American College of Cardiology*, 45, 1946–1953.

[9] Lang RM, Mor-Avi V, Sugeng L, Nieman PS, Sahn DJ. 2006. Three-dimensional echocardiography. The benefits of the additional dimension. *Journal of the American College of Cardiology*, 48, 2053–2069.

[10] Lindenmaier TJ, Buchanan DN, Pike D et al. 2013. One-, two- and three-dimensional ultrasound measurements of carotid atherosclerosis before and after cardiac rehabilitation: Preliminary results of a randomized controlled trial. *Cardiovascular Ultrasound*, 11, 39.

[11] Makris GC, Lavida A, Griffin M, Geroulakos G, Nicolaides AN. 2011. Three-dimensional ultrasound imaging for the evaluation of carotid atherosclerosis. *Atherosclerosis*, 219, 377–383.

[12] Mercier L, Lango T, Lindseth F, Collins DL. 2005. A review of calibration techniques for freehand 3–D ultrasound systems. *Ultrasound in Medicine and Biology*, 31, 449–471.

[13] Morbach C, Lin BA, Sugeng L. 2014. Clinical application of three-dimensional echocardiography. *Progress in Cardiovascular Diseases*, 57, 19–31.

[14] Nelson TR, Ji EK, Lee JH, Bailey MJ, Pretorius DH. 2008. Stereoscopic evaluation of fetal bony structures. *Journal of Ultrasound*

in Medicine, 27, 15–24.

[15] Pedrosa J, Barbosa D, Almeida N, Bernard O, Bosch J, D'hooge J. 2016. Cardiac chamber volumetric assessment using 3D ultrasound – A review. *Current Pharmaceutical Design*, 22, 105–121.

[16] Prager R, Gee A, Treece G, Berman L. 2002. Freehand 3D ultrasound without voxels: Volume measurement and visualisation using the Stradx system. *Ultrasonics*, 40, 109–115.

[17] Prager RW, Ijaz UZ, Gee AH, Treece GM. 2009. Three-dimensional ultrasound imaging. *Journal of Engineering Medicine*, Available at: https://doi.org/10.1243/09544119JEIM586.

[18] Salustri A, Roelandt JRTC. 1995. Ultrasonic 3–dimensional reconstruction of the heart. *Ultrasound in Medicine and Biology*, 21, 281–293.

[19] Udapa JK, Herman GT. 1999. *3D Imaging in Medicine*. Boca Raton, FL: CRC Press.

[20] Yagel S, Cohen SM, Shapiro I, Valsky DV. 2007. 3D and 4D ultrasound in fetal cardiac scanning: A new look at the fetal heart. *Ultrasound in Obstetrics and Gynecology*, 29, 81–95.

第 13 章　超声对比剂

Contrast agents

Carmel Moran　Mairéad Butler　著

朱　璐　译

所有种类的影像技术都使用对比剂来改变不同结构间的影像对比，提高影像技术的灵敏度。超声对比剂由充气微泡溶液组成，可大幅增加超声散射，用于超声信噪比不足以做出诊断的成像困难的患者、血管和器官。注射对比剂微泡后，观察超声图像中对比剂的实时动态变化，可明显提高超声成像的灵敏度和诊断能力。

超声对比剂最初在 19 世纪 60 年代由一位心内科医生首次使用，他将生理盐水作为心内超声对比剂来识别二尖瓣回声。生理盐水振荡后形成微泡，使血液的超声信号增加，增强图像内对比。现在静脉内注射振荡后的生理盐水仍在用于评估患者卵圆孔情况，但直到 19 世纪 80 年代中期，许多有潜力的超声对比剂才在临床医师的兴趣之下逐渐发展起来，其中有一些是现在对比剂商品的前体。超声对比剂的早期发展史请阅读 Ophir 和 Parker 发表的文献（1989 年）。

一、对比剂微泡

商业超声对比剂为充满气体的微泡，由一层薄的外壳或外层包绕（图 13-1）。与大小相似的内充液体或固体的微泡相比，充气微泡能在很大程度上增强超声散射，故静脉内注射时能增加血管腔内的超声信号幅度。无外壳包被的游离气体微泡会迅速溶解于血液，外壳的加入确保微泡能通过肺循环，到达靶器官。商业生产的对比剂微泡外壳必须有生物相容性，倾向于以脂质或蛋白质为基础（图 13-2 和表 13-1）。不同的外壳成分使微泡有不同的性能，如持续存在时间和对超声信号的反应等。

以 Levovist 和 Albunex 为代表的早期商业对比剂微泡常被称为第一代对比剂，它们内容物为

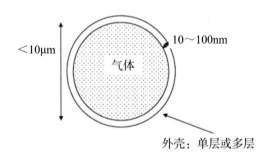

▲ 图 13-1　对比剂微泡图示，内容物为气体，被薄层外壳包被

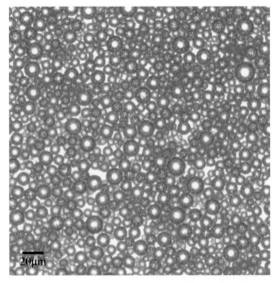

▲ 图 13-2　对比剂微泡的光学显微镜下图像（Definity/Luminity）

表13-1 商业超声对比剂示例

对比剂	制造商	外壳材料	气体	直径和浓度	电荷	证书、应用	制备	剂量
Definity（美国/加拿大）Luminity（欧洲）	Lantheus Medical Imaging Inc.	脂质：DPPA、DPPC、MPEG5000、DPPE	八氟丙烷	• 平均1.1~2.5μm • 98%<10μm • 每毫升6.4×10⁹个微球（每毫升150μl气体）	负	欧洲、美国批准用于超声心动图左心室显示不清晰时，提高心内膜边界的描绘质量	单个小瓶内装有脂质溶液，上方为气体；使用振荡仪迅速振荡45s；需冷藏	• 团注：10μl/kg，生理盐水冲洗 • 静脉注射：1.3ml，溶于50ml生理盐水，最初速度为4ml/min • 最大剂量：2次团注或1次静脉注射剂量
Sonazoid	GE Healthcare	脂质（HEPS）	全氟丁烷	• 平均2.6μm • 99.9%<7μm • 每毫升8μl气体	负	日本、韩国批准用于肝脏、乳腺局灶病变	2ml无菌水制备，振荡1min	• 0.12μl/kg团注，生理盐水冲洗
SonoVue	Bracco Diagnostics Inc.	脂质：聚乙二醇4000、DSPC、DPPG、棕榈酸	六氟化硫	• 99%<11μm • 每毫升8μl微球	负	欧盟批准用于心腔成像、大血管、小血管（肝脏）结构的多普勒成像	25mg干粉小瓶和5ml生理盐水玻璃注射器。生理盐水加入粉末，溶液手摇20s	• 2~2.4ml团注，生理盐水冲洗 • 儿科膀胱内：1ml
Optison	GE Healthcare	人白蛋白	八氟丙烷	• 平均2.5~4.5μm • 95%<10μm • 每毫升(5~8)×10⁸个微球（每毫升0.19mg气体）	轻微负	美国、澳大利亚、欧洲批准用于提高左心室内膜边界的显示质量	单个小瓶溶液，内为白色液体层和上方的气体。倒置小瓶，轻柔旋转	• 0.5ml不大于1ml/s • 最大剂量：10min内5ml；每位患者8.7ml

DPPA. 二棕榈酰磷脂酸；DPPC. 二棕榈酰磷脂胆碱；DPPE. 二棕榈酰磷脂酰乙醇胺；DPPG. 二棕榈酰磷脂酰甘油；DSPC. 二硬脂酰磷脂酰胆碱；HEPS. 氢化卵磷脂丝氨酸

空气，与更新一代的微泡相比不稳定，后者内容物为高分子量气体，如氟碳化合物（或六氟化硫），在血液中溶解度稍差，因此气体在血管结构内成像时间更长。

商业超声对比剂微泡平均直径范围为 2～5μm，与红细胞大小相当。在超声对比剂商业生产之前，有时临床会使用震荡后的生理盐水或染料作为对比剂。但这种方式生成的微泡一般较大（＞10μm），不能通过肺毛细血管床。

表 13-1 展示了最常用的商业对比剂，并没有列举所有的对比剂，但列出了成分、微泡大小、推荐的临床适应证和欧洲国家使用的剂量。

超声波作用下的微泡特性是复杂的，取决于许多因素，包括大小、外壳成分、超声波频率、超声波声压。这种特性导致成像有许多可能性，而不只是简单的超声波回波强度增加。

商业超声对比剂

微泡形式的超声对比剂存在时间有限，因此在使用之前需要活化，活化的方式一般为机械/手动振荡，或手动振荡后注射生理盐水。图 13-3 至图 13-6 展示了目前使用的 4 种对比剂和其活化需要的工具。

二、微泡和超声的相互作用

当超声波脉冲作用于一个微泡，微泡气体的可压缩性和微泡 - 周围组织间声阻抗差会使超声波发生强烈散射。

（一）微泡振动

超声波脉冲作用于一个气体微泡，使其发生振动：在周期的压缩（正）相压缩、稀疏（负）相膨胀（图 13-7）。

（二）微泡共振频率

当超声波频率与微泡共振频率相同时，散射和振动的幅度最大。共振频率是指微泡最容易发生振动的频率，这类似于用特定的频率摩擦一个高脚玻璃杯时它会"唱歌"。共振频率取决于

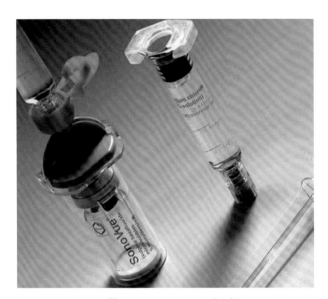

▲ 图 13-3　SonoVue 对比剂

针尖刺入药水瓶后，将生理盐水注入药水瓶，轻柔振荡溶液

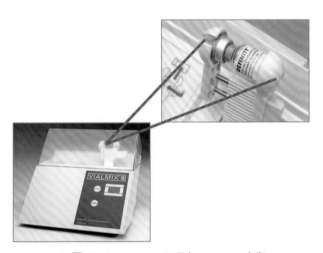

▲ 图 13-4　Vialmix 工具与 Definity 小瓶

在从小瓶中抽出药液前，将其放置于混合器中振荡 45s。这一迅速振荡过程使得小瓶头部的气体进入脂质溶液中

外壳特性和微泡大小。大小类似于红细胞的微泡，其共振频率位于临床诊断用的超声波频率范围内。虽然对比剂生产商常标注了微泡直径范围，但微泡实际直径范围可能从亚微米级到 10μm（表 13-1），因此发生共振的诊断频率范围较宽。

（三）微泡与声压

体内对比剂微泡在变化声压下的反应是十分重要的。大多数超声扫描仪并不直接显示声压，而是显示热、机械安全指数。机械指数定义如下。

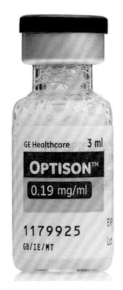

▲ 图 13-5 Optison 小瓶

Optison 的激活方式为轻柔倒转和旋转药瓶，使微泡重新悬浮，形成奶白色溶液

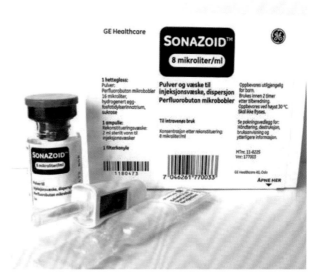

▲ 图 13-6 Sonazoid 的激活方式

小瓶内注射无菌水，并人工轻柔地旋转药瓶

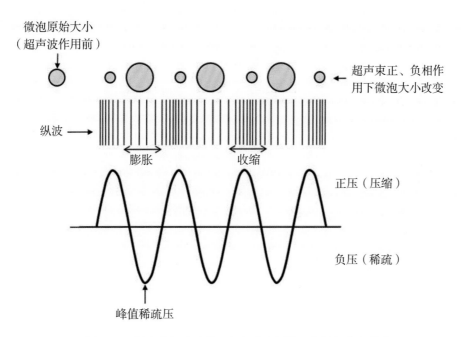

▲ 图 13-7 微泡在超声波的正相部分中压缩，负相部分中膨胀

$$MI = \frac{p_r}{\sqrt{f}}$$

（公式 13-1）

其中 p_r 为原位超声波峰值低压（也称为最大负压），f 为超声波频率。MI 描述了均一组织内发生空化效应的可能性，在第 16 章中有更详尽的叙述。低声压（$p_r < 0.1MPa$）、低 MI 时，大多数

微泡在超声波声场中对称地发生振动，微泡散射的超声信号频率与入射波相同，这称为线性行为（图 13-8 ）。

当声压增加（$p_r > 0.1MPa$），微泡收缩的程度小于膨胀，这是因为微泡内存在气体，于是微泡开始不对称地振动，这称为非线性行为。不对称的振动使散射信号的振幅和频率都发生了变化，

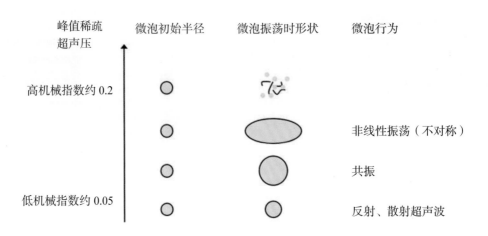

峰值稀疏　　　微泡初始半径　　微泡振荡时形状　　微泡行为
超声压

高机械指数约 0.2

　　　　　　　　　　　　　　　　　　　　　　　　非线性振荡（不对称）

　　　　　　　　　　　　　　　　　　　　　　　　共振

低机械指数约 0.05　　　　　　　　　　　　　　　反射、散射超声波

▲ 图 13-8　微泡与逐渐增加的声压的相互作用
声压增加时，微泡非线性振荡，最后破裂，释放游离气泡

既包含与入射波频率相同的波，也包括频率不同的谐波（见第 2 章）。二次谐波的频率为入射波的 2 倍。这种情况见于音乐：对于军号而言，最低的音符是基础频率（相当于入射超声束），吹号时嘴唇形状改变，吹奏出的音符发生变化，听到的音符是最初音符频率的 2 倍（二次谐波），下一个最高音符是基础频率的 3 倍（三次谐波）。入射超声束压力更高的部分带来微泡的非线性振动，产生的二次谐波信号形成对比图像。

当声压更高时（$p_r>0.4$MPa，MI>0.2，4MHz脉冲），微泡外壳可能出现裂纹或破裂，释放出气体（图 13-8），游离气泡会强烈地散射超声波，但会迅速溶解于血液中，因此可能仅见于一帧或二帧超声图像。

这种微泡和高声压超声波脉冲间强烈的相互作用会产生一种散射波，频率成分范围较宽。

这些现象发生时的特定声压取决于多种因素，包括外壳成分、微泡大小和微泡与其他结构（如细胞、血管壁）的接近程度。必须强调的是，虽然屏幕上显示的 MI 值表示的是扫描平面内产生的最大声压，扫描平面外和不同深度的声压变化范围很广。调整扫描仪的声输出功率会改变主要的声场相互作用，但并不代表不会发生其他的相互作用。

以上总结了微泡与超声波间相互作用的大量研究结果（Kollmann，2007 年）。

三、对比特异性成像技术

如前所述，微泡散射的超声波包括不同的频率，与入射波不同。尽管组织的散射信号也包括不同频率，但其产生的机制不同，在深部和更高声压下更容易产生（见第 2 章）。现有的对比剂微泡成像技术主要依赖于区分来源于组织和微泡的声波的不同频率成分。

简单说来，对比特异性成像技术可看作是低 MI 成像技术（此时的声压不会使得大多数对比剂微泡破裂）或高 MI 成像技术（此时的声压使得扫描平面内微泡破裂程度最大化）。在回顾这些成像技术之前，应先回顾基础和二次谐波成像技术，临床上对比剂成像最初是使用这两项技术。

（一）基波成像

在对比剂特异性成像技术发展起来之前，对比剂微泡成像的方法类似于常规 B 型超声，散射超声波带宽与透射超声波带宽相匹配。另外，对比剂剂量一般为若干毫升，而现在使用的剂量通常更小。较大剂量的注射会在血管或靶器官的深方或内部产生明显的（某些情况下持续时间长的）声衰减，心脏检查时尤为明显。然而，在彩色多普勒检查（尤其是如毛细血管这类的小血管成像）

时，对比剂的使用非常重要，因为这种情况下不使用对比剂时血流信号难以检测，注射对比剂会增强血液的背向散射信号，使其强于干扰信号，增加检查的诊断潜力。

（二）二次谐波成像

如前所述，当声压为中等程度（0.1～0.3MPa）时，诊断用超声波频率下，对比剂微泡的散射波为非线性，代表入射基础频率的谐波（包括次谐波，其频率是基础频率的数分之一）。二次谐波成像提取了入射波 2 倍频率的回波，并使其形成 B型超声图像。在中等程度声压下使用该技术，对比剂 - 组织信号比（对比剂背向散射信号与组织背向散射信号的比）明显增加。但这项技术有其限制，因为即使在这种程度的声压条件下，软组织内的超声波非线性传播会产生组织谐波（见第 2章）。组织谐波的产生在深部更显著，在声压增加时也更显著。二次谐波成像需要宽带宽探头，以保证接收的二次谐波信号能与基础频率的波区分开。因此使用更窄发射的频率带宽，减少回波带宽间的重叠（图 13-9）。发射和接收的带宽限制会导致空间分辨率的降低（见第 4 章）。

（三）低机械指数技术

低 MI 技术有 2 个明显的特征。第一，使用这种技术时，对比剂微泡不会破坏，从而可以产生明显的非线性谐波成分；第二，低 MI 下组织谐波产生的强度不如微泡谐波，提高了对比剂 - 组织信号比，即来自对比剂微泡的信号比来自组织的更多。低 MI 技术依赖于多个（2 个或更多）入射脉冲产生的散射信号。这些脉冲的振幅和（或）相位可以不同。因为要求多个脉冲，低 MI 技术已经证明其在微泡移动缓慢的血管中效果最好，在连续的声波作用时，微泡的移动很少。另外，多个入射脉冲会使帧频下降。但因为该技术 MI 值低（0.05～0.1），大多数微泡在连续的超声波作用下并不会破坏。该类技术常规用于腹部造影和心脏负荷成像。接下来的章节会介绍多种低 MI技术。

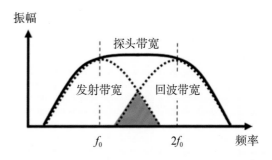

▲ 图 13-9　二次谐波成像中发射波和回波带宽的重叠（阴影区域）

（四）低机械指数：脉冲倒置（谐波成像）/相位倒置

使用脉冲倒置 / 相位倒置技术可以克服二次谐波成像的带宽限制，此时连续发射的脉冲的回波在探头的全带宽下被合并，以去除线性成分。这些技术中，2 个连续脉冲被发射，第 2 个脉冲与第 1 个相比被倒置（相位改变 180°），在接收时，两个信号叠加，线性信号之和为 0，也就是说，对正压和负压的反应相同。微泡对正压和负压的反应不同，因此接收的信号之和不为 0，因为对比剂微泡为非线性信号的主要来源，产生的图像会有高对比剂 - 组织信号比（图 13-10）。

（五）低机械指数：振幅调制 / 功率调制

与脉冲倒置成像的方式相似，振幅或功率调制中，脉冲的振幅发生改变，信号相位不变。探头发射 2 个（有时为 3 个）振幅不同的连续脉冲，振幅的顺序常为半振幅、全振幅、半振幅。低振幅脉冲比高振幅脉冲产生的谐波更少，高振幅回波减去低振幅回波，清除了散射信号的线性成分，留下非线性的散射信号（图 13-11）。

（六）低机械指数：脉冲反转振幅调制

脉冲反转振幅调制（pulse inversion amplitude modulation，PIAM）由前述的两种技术联合组成，连续声波脉冲的振幅和相位都不断变化。尽管这种方式需要更多的运算来形成一幅图像，但对于来自微泡的信号的检测非常敏感。

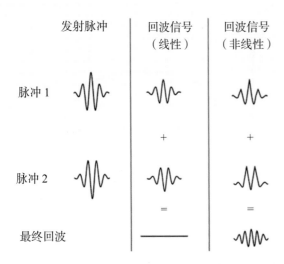

▲ 图 13-10　脉冲倒置成像

发射脉冲序列由 2 个脉冲组成，第 2 个脉冲（脉冲 2）为第 1 个脉冲（脉冲 1）的倒置。接收所有的散射回波信号，去除线性散射信号，留下非线性信号

（七）高机械指数技术：受激声波发射，闪烁成像，间歇成像

大多数腹部影像病例，使用低 MI 技术来观察血管与潜在病变内血流的动态灌注与廓清，这时对比剂微泡不会被破坏，停留在血管内持续更长时间。而高 MI 技术会破坏对比剂微泡。遵从严格的程序时，高 MI 技术可以用于观察不同器官的灌注。这种技术之前用于研究心肌灌注。首先使用低 MI 技术观察到微泡进入感兴趣区的血管内，然后发射一个或数个高 MI 脉冲（闪烁脉冲），微泡破裂，释放出游离气体，产生短期明显增强的背向散射信号（受激声波发射），扫查平面内的微泡破坏。观察并定量随后低 MI 下的血管动态再灌注，可量化灌注的程度。高 MI 脉冲直接由心电图触发，或者由造影条件预设好的时间序列触发，"间歇成像"的说法由此而来。虽然此技术最初是为了评估心肌灌注，但并未广泛应用。然而，使用对比剂评估大脑血流的新应用正在探索中（Bilotta 等，2016 年）。

四、实施造影扫查

首先使用非造影条件下的基础扫查，决定患

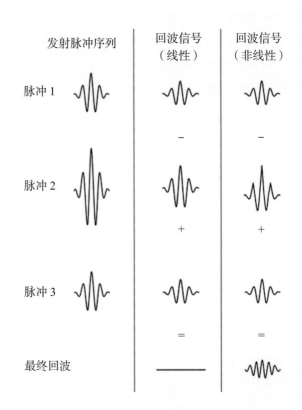

▲ 图 13-11　脉冲振幅 / 功率调制

发射脉冲序列由 3 个脉冲组成，依次为 1 个半振幅脉冲（脉冲 1）、1 个全振幅脉冲（脉冲 2）、1 个半振幅脉冲（脉冲 3）。接收时，因为半振幅散射脉冲主要为线性信号，全振幅散射脉冲含线性和非线性信号，随后的减法算法移除了全振幅脉冲中的线性成分

者是否需要造影以帮助诊断。如果必须造影，将超声扫描仪设置为造影条件，在无禁忌证的情况下准备并配置对比剂，注射入患者的股静脉。通常使用一个三通管来保证对比剂注射后能立即将生理盐水注射入患者体内。配置好的对比剂在 5～10s 内注入，速度不超过 1ml/s，随后立即以相同速度注射生理盐水冲洗。记录注射时间，全程扫查患者。使用低 MI 技术扫查时，扫描仪的输出功率保持为 MI<0.1，保证扫查期间微泡不破裂。大多数情况下，切换到低 MI 造影条件会使超声图像变得非常暗，有时图像上会保留少许解剖信息。这些图像由非线性信号转换而成，因此在没有对比剂的低输出能量条件下，组织产生的非线性信号很少。所以使用该技术时，扫查医师需要维持超声束的位置和方向不变。大多数高端超声扫描

仪在选择造影条件后会显示双幅图像，其一为在低 MI 条件下由全带宽探头形成的普通二维图像，另一为非线性信号形成的图像，可在观察血管动态灌注的同时观察解剖结构，这非常有益，保证扫查过程中维持正确的位置。

注射对比剂后，一般首先可以观察到靶器官供血血管。最初，超声束的强烈衰减会导致深部结构显示不清晰。随着对比剂逐渐分布到整个器官，深部结构可能重新变得清晰。病变及周围动态强化模式和分布已被证明有很高的诊断价值，尤其是肝脏病变（见 EFSUMB 指南，Claudon 等，2013 年）。造影期间存储静态和动态图像以便于回顾。根据对比剂使用的剂量和制造商的推荐，可以给予第二次或第三次注射，提供更多诊断信息。

使用仅通过局灶性肝脏病变检查许可的示卓安（Sonazoid），可在血管相和血管后相扫查肝脏，给出鉴别诊断，血管后相为注射后 10～15min，此时对比剂被肝巨噬细胞吞噬。

连续输液式注射常用于心脏负荷检查，维持对比剂的稳定输入。对比剂溶于生理盐水，置入输液泵，检查过程中连续输入。输液式检查通常比团注式检查消耗的时间更长。许多时候需要轻微振荡输液泵里的对比剂，保证溶液中的微泡均匀分布。

（一）机器设置

超声造影检查过程中，不改变任何设置是很重要的。选择造影成像模式后，增益调到较低水平，保证当对比剂到达扫描平面时，增强可被观察到。与常规 B 型模式成像一样，增益的设置对探头发射的声束无影响，而仅影响屏幕上显示的图像。大多数高端超声扫描仪都有造影程序，使用脉冲反转或振幅调制。启动造影功能后变为低 MI（低能量输出），造影过程中不应调节。更改能量输出会影响发射声束的振幅，可能改变微泡行为。另外，与 B 型超声一样，提高频率可提高分辨率，降低频率可提高穿透力。

（二）动态对比剂增强的量化

微泡增强的量化有一定难度，因为难以控制感兴趣区内的微泡数量。因此，当机器设置保持相同时，比较不同的造影检查或使用不同对比剂的造影检查是比较难的。但因为对比剂微泡是血池对比剂，可用做一些生理学参数的指标，如血流量、血流速度和灌注速率，虽然其准确性有待考量，理由如前所述。时间强度曲线是观察感兴趣区内对比剂增强的一种方法，其描绘出微泡发出的背向散射信号强度随时间的变化。这种曲线展示了感兴趣区内微泡浓度随血液流动的变化，可用于评估回波强度随时间的变化，其形态取决于靶器官和注射方式（团注或持续静脉注射）。团注可提供 2min 的增强，持续静脉注射的增强时间更长，因为微泡以稳定速率注入体内（持续静脉注射速率和团注给药方法见表 13-1）。图 13-12 展示了团注和持续静脉注射对比剂时典型的时间强度曲线。曲线数据可来源于器官或血管内的感兴趣区。团注或持续静脉注射对比剂过程中可测得背向散射信号强度。从时间强度曲线中可测得峰值强度、平均渡越时间、达峰时间等参数，这些参数可提供组织或病变灌注的有用信息。

五、对比剂的临床应用

与对比剂特异性成像方法联合使用的超声对比剂在临床诊断上的接受度持续增加。EFSUMB 出版了对比剂临床应用综述，列出了指南和推荐。虽然商业对比剂主要获得的是在肝脏、乳腺、心脏内膜边缘成像的许可证，但指南依然提供了目前未获得许可证的肾脏、脾脏、胰腺、经颅、泌尿系、心脏灌注方面的造影研究（Piscaglia 等，2012 年）。低 MI 技术推荐用于以上所有器官。另外，2017 年 SonoVue（表 13-1）取得了某些有限的儿科应用许可，EFSUMB 对此发表了一篇对比剂推广到儿科应用的意见论文（Sidhu 等，2017 年）。

（一）肝脏

对比剂对局灶性肝脏病变的检出与诊断如今技术成熟，肝脏是继心脏之后使用超声对比剂最多的器官。对比剂团注后，肝脏内可观察到 3 个不同时相，为动脉相、门静脉 - 静脉相和延迟相，分别发生于注射后 10～20s、30～45s、120s 以后。通过观察局灶性肝脏病变在这 3 个时相的增强模式，可以检出并做出分类诊断（图 13-13）。更多信息可见于 EFSUMB/ 世界医学和生物超声联合会（World Federation for Ultrasound in Medicine and Biology，WFUMB）指南（Claudon 等，2013 年）。

（二）肾脏

虽然有些对比剂获得了大血管成像的许可（SonoVue），目前并没有对比剂获得肾脏成像的许可，因此这是无许可证的应用。在团注后 10～15s，皮质首先增强，随后髓质增强。皮质血流丰富，可能导致声衰减，使得髓质增强信号减弱。目前造影还不能鉴别良恶性肾病变（图 13-14）。

（三）脾脏和胰腺

超声对比剂可用于脾脏（图 13-15）和胰腺（图 13-16）。胰腺还可用内镜超声造影进行评估，提高对于胰腺肿物的边界、大小和诊断的判断准确性，或用于研究钝挫伤（Dietrich 等，2012 年 b）。

（四）经颅超声

SonoVue 获得了经颅超声应用的许可。在团注后可使用彩色或双功多普勒超声，帮助识别阻塞或低流速的颅内血管。这在常规超声信噪比差的患者中特别有用，因为同时使多条血管显影，显示脑结构和血流区域。

（五）心脏

几乎所有的超声对比剂都获得了特定的心脏应用许可，如心内膜边界识别、左心室显示不清晰。心腔边界的识别和强化在负荷试验时特别有用，此时患者的负荷来源于身体（运动）或药物。在进行这些检查时，在特定的时间点超声扫查心

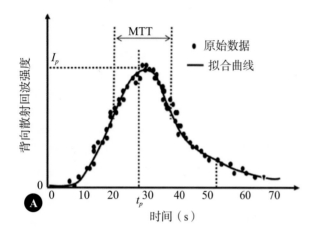

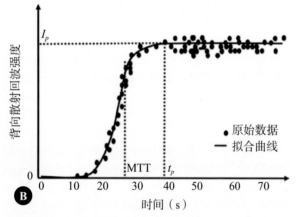

▲ 图 13-12 团注（A）和静脉注射（B）对比剂后的典型时间强度曲线显示了可测量的关键参数：峰值强度（I_p）、达峰时间（t_p）和平均渡越时间（MTT）

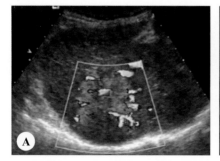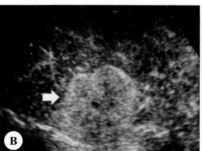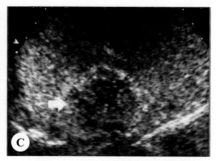

▲ 图 13-13 A. 肝转移瘤的彩色多普勒图像；B. 注射 SonoVue 2.4ml 后的造影动脉相图像，注意箭示肝转移瘤均匀增强；C. 随后门静脉 - 静脉相廓清（经许可转载，引自 Dr. Emilio Quaia, Edinburgh Royal Infirmary.）

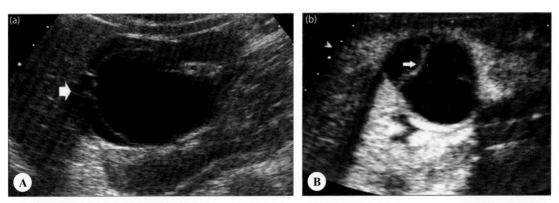

▲ 图 13-14　**A.** 常规 **B** 型超声图像展示了 **1** 个复杂性肾囊肿；**B.** 团注 **1.2ml SonoVue** 后的图像，使用低机械指数成像技术，箭示该囊性肾肿物内增强的分隔（经许可转载，引自 **Dr. Emilio Quaia, Edinburgh Royal Infirmary, Edinburgh.**）

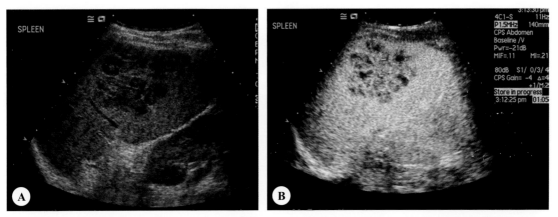

▲ 图 13-15　**A.** 常规超声图像提示 **1** 个可能的脾囊肿；**B.** 团注 **SonoVue** 后，低机械指数技术图像显示其为蜂窝样增强，提示脾脓肿（经许可转载，引自 **Dr. Paul Sidhu, King's College Hospital, London.**）

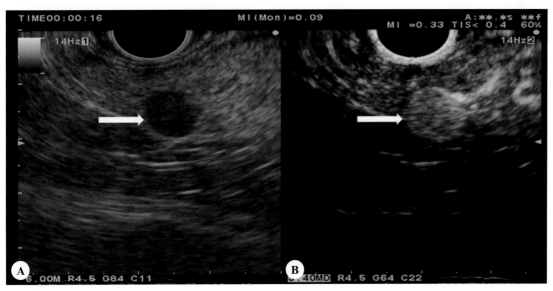

▲ 图 13-16　胰岛素瘤的内镜超声图像

A. 胰体见 7mm 低回声肿物；B. 注射 2.4ml 对比剂后，箭示该肿物在动脉相迅速均匀增强（经许可转载，引自 Dr. Ian Penman, Edinburgh Royal Infirmary. ）

脏，一般为静息时、低负荷时、峰值负荷时和恢复时，连续评价室壁运动。成像困难的患者，其室壁节段可能不清晰。注射对比剂可使心内膜边界变得清晰，便于整体评价室壁运动。这类检查实时进行，使用低 MI 成像技术。对比剂可团注，但静脉持续输注更常见（图 13-17）。另外，对比剂常用于识别心脏内附壁血栓（图 13-18）。

六、分子靶向对比剂

特异性生物标记物的靶向可由微泡表面的抗体抗原连接和特异性细胞标志物的靶向配体来达成。例如，靶向配体可特异性连接炎症标志物。

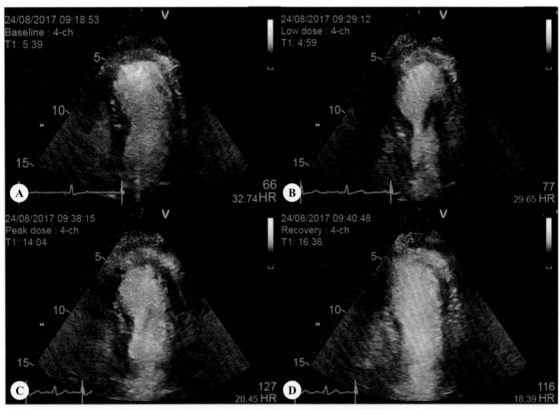

▲ 图 13-17　使用 SonoVue 的心脏负荷超声检查

基线（A）、低剂量多巴酚丁胺（B）、高剂量多巴酚丁胺（C）、恢复期（D）胸骨旁四腔心图像（经许可转载，引自 Dr. Patrick Gibson, Consultant Cardiologist, Royal Infirmary of Edinburgh.）

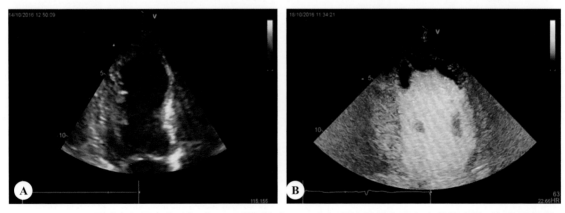

▲ 图 13-18　A. 两腔心切面心尖无运动；B. 对比剂（SonoVue）的注射证实了心尖处的血栓（经许可转载，引自 Dr. Patrick Gibson, Consultant Cardiologist, Royal Infirmary of Edinburgh.）

血管系统里的靶向微泡与目标细胞标志物接触，连接标记物，提供炎症区域的位置特异性成像。靶向连接特异性生物分子标志物的新型对比剂已有研制，并在临床上首次应用于某些人体试验。一种新生血管生成时表达的分子（VEGFR2）已被首次靶向应用于一项人体的前列腺研究（Smeenge 等，2017 年）。激酶插入区受体（KDR）靶向的超声对比剂首次应用于人体研究，对象为乳腺和卵巢肿瘤患者（Willmann 等，2016 年）。这些研究都证实了微泡靶向连接特定分子的潜力。

七、对比剂安全性

超声对比剂应用相关的主要风险为栓塞、过敏反应、毒性反应和声学空化作用带来的生物效应。Definity/Luminity 和 Optison 这两种商业对比剂的安全性已由大型多中心试验证实，试验表明严重不良反应的发生率低于其他影像学方法所需对比剂。但常规临床应用中确有发生声学空化作用的可能性。含气小体正常情况下在血液和软组织中并不出现，对比剂微泡注射入体内后成为空化效应的可能来源。空化效应曾被证实出现于高速液体射流、局部高温（＞1000℃）、声化学反应中。完整的微泡是否能在体内导致空化效应，这一问题仍需研究。WFUMB 总结了这些过程中的潜在生物效应，并做出了安全使用超声对比剂的推荐：①低 MI 下扫查；②使用更高频扫查；③减少暴露于超声波的总时长；④减少对比剂剂量；⑤在心脏造影时调整引起心脏负荷的时间（Barnett 等，2007 年）。另外，由于对比剂在说明书适应证之外的使用越来越广泛，须特别小心其在某些组织和器官（如眼、新生儿、脑）的应用，因为这些器官和组织的微血管结构的损伤可能导致严重的临床后果（Piscaglia 等，2012 年）。最近 EFSUMB 出版了一篇超声对比剂儿科应用的论文，为正面评价（Sidhu 等，2017 年），SonoVue 最近通过了儿科肝脏局灶性病变的使用许可。对比剂安全性的叙述见第 16 章。

八、造影成像中的伪像

第 5 章讨论了临床超声中最常见的伪像，本部分介绍与造影相关的伪像。

（一）传播伪像

超声成像假设软组织中的衰减始终一致，使用时间增益补偿滑动器在成像时进行校正。在衰减增加的区域之外，局部区域衰减增加时产生的声影（亮度减少）对于诊断有特别的意义，一个常见例子是血管内钙化斑块产生的声影。超声对比剂是超声波的强散射体，同样能产生强衰减。对比剂通过滋养血管到达一个器官时，器官的远场部分常从屏幕上暂时消失，因为微泡的高衰减性。在一段时间（取决于对比剂剂量、注射速率、机器设置和器官血流动力学）以后，对比剂开始廓清，图像的远场开始重新出现。这在团注时特别明显，此时大量散射体在 1～2s 内注射入体内。虽然常规扫查时声影伪像是有用的，但造影时的声影为一过性，目前并不认为其有用（图 13-19）。

（二）多重散射

在一个成像系统中，假设超声脉冲仅在声束轴线上传播至目标并返回探头。当对比剂进入该路径中时，会产生一系列不同的现象。首先，因

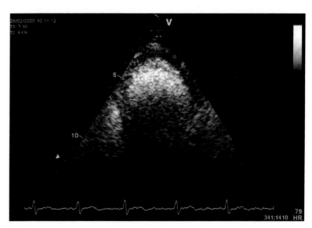

▲ 图 13-19　团注对比剂（SonoVue）造成的声影
该图为心脏两腔心切面，对比剂进入左心室时造成了超声波的明显衰减，心脏的远场难以显示。在若干心动周期后，对比剂开始廓清，整个心室变得清晰可见（图片由 Dr.Stephen Glen，Stirling Royal Infirmary，Scotland 提供）

为存在大量散射体，就可能产生许多散射，导致超声波返回的延迟，对比剂增强区域之外产生的回波会比其真实位置显示得更深。

（三）彩色开花

彩色多普勒成像时，在注射对比剂后会产生一种名为彩色开花的伪像。对比剂进入血管后，背向散射信号幅度增加，使得相应的多普勒信号大幅增强。信号的增强可扩展到血管宽度以外的区域，导致"开花"，可通过降低多普勒增益得到纠正（图 13-20）。

结论

超声对比剂是微泡，即由薄层外壳包裹的气体。这些微泡在超声束作用下膨胀和收缩，产生线性和非线性信号。超声扫描仪有造影特异性扫描模式，利用对比剂微泡产生的非线性散射，以区分微泡和组织产生的信号。超声对比剂在临床上可用于富血管器官，如心脏和肝脏，恰当地使用可提高超声检查的诊断能力。

声明

作者向提供基金的 Mairéad Butler 博士（由英国心脏病基金会支持）表示感谢。

习题

不定项选择题

1. 有关超声对比剂，下列说法正确的是什么？

A. 能帮助评估难以成像的患者

B. 为充气微泡

C. 为血池对比剂

D. 有电离辐射

E. 平均直径＜6μm

2. 超声对比剂在超声压力波作用下，会发生什么情况？

A. 因声阻抗的变化而反射超声波

B. 在超声束中对称地振荡

C. 在超声束中不对称地振荡

D. 在超声束作用下破裂

E. 提供血管壁动力学的信息

3. 二次谐波频率有助于显示超声对比剂，相关正确表述是什么？

A. 频率为基础频率的一半

B. 频率与基础频率相同

C. 频率为基础频率的 2 倍

D. 与基础频率无关

E. 频率为基础频率的 1.5 倍

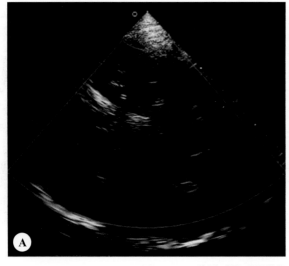 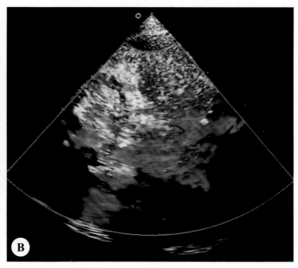

▲ 图 13-20　造影时的"开花"伪像，该患者颅骨声窗条件不理想

A. 非增强扫查；B. 对比剂团注后的伪像（经 Elsevier 许可转载，引自 *Seminars in Cerebrovascular Diseases and Stroke*, 5, Stolz EP and Kaps M, 111–131, Copyright 2005）

4. 超声波作用下对比剂的行为取决于什么？

A. 微泡大小

B. 微泡外壳成分

C. 超声波频率

D. 超声波压力

E. 机器设置的增益

5. 关于对比剂的安全使用，建议是什么？

A. 用更高频率扫查

B. 减少暴露于超声波的总时长

C. 使用最大的剂量

D. 低 MI 扫查

E. 用更低频率扫查

6. 关于脉冲反转振幅调制的正确表述是什么？

A. 一个序列中有多个脉冲

B. 使用不同频率的脉冲

C. 显示非线性回波

D. 使用不同声压的脉冲

E. 显示线性回波

简答题

1. 简述微泡的共振频率如何随着微泡大小变化。

2. 简述微泡对超声波的反应如何随着声压而改变。

3. 简述谐波成像的原理。

4. 说明谐波成像在使用对比剂时效果很好的原因。

5. 说明超声对比剂的主要风险与危害。

6. 总结对比剂可应用的临床领域。

参 考 文 献

[1] Barnett SB, Duck F, Ziskin M. 2007. Recommendations on the safe use of ultrasound contrast agents. *Ultrasound in Medicine and Biology*, 33, 173–174.

[2] Bilotta F, Robba C, Santoro A, Delfini R, Rosa G, Agati L. 2016. Contrast-enhanced ultrasound imaging in detection of changes in cerebral perfusion. *Ultrasound in Medicine and Biology*, 42, 2708–2716.

[3] Claudon M, Dietrich CF, Choi BI et al. 2013. Guidelines and good clinical practice recommendations for contrast enhanced ultrasound (CEUS) in the liver – Update 2012: A WFUMB-EFSUMB initiative in cooperation with representatives of AFSUMB, AIUM, ASUM, FLAUS and ICUS. *Ultrasound in Medicine and Biology*, 39, 187–210.

[4] Dietrich CF, Averkiou MA, Correas JM, Lassau N, Leen E, Piscaglia F. 2012a. An EFSUMB introduction into dynamic contrast-enhanced ultrasound (DEC-US) for quantification of tumour perfusion. *Ultraschall in Der Medizin*, 33, 344–351.

[5] Dietrich CF, Sharma M, Hocke M. 2012b. Contrast-enhanced endoscopic ultrasound. *Endoscopic Ultrasound*, 1(3), 130–136.

[6] Kollmann C. 2007. New sonographic techniques for harmonic imaging-Underlying physical principles. *European Journal of Radiology*, 64, 164–172.

[7] Ophir J, Parker KJ. 1989. Contrast agents in diagnostic ultrasound. *Ultrasound in Medicine and Biology*, 15, 319–333.

[8] Piscaglia F, Nolsoe C, Dietrich CF et al. 2012. The EFSUMB guidelines and recommendations on the clinical practice of contrast enhanced ultrasound (CEUS): Update 2011 on non-hepatic applications. *Ultraschall in Der Medizin*, 33, 33–59.

[9] Sidhu P, Cantisani V, Degannello A et al. 2017. Role of contrast-enhanced ultrasound (CEUS) in paediatric practice: An EFSUMB position statement. *Ultraschall in Der Medizin*, 38, 33–43.

[10] Smeenge M, Tranquart F, Mannaerts CK, de Reijke TM, van de Vijver MJ, Laguna MP, Pochon S, de la Rosette JJMCH, Wijkstra H. 2017. First-in-human ultrasound molecular imaging with a VEGFR2–specific ultrasound molecular contrast agent (BR55) in prostate cancer: A safety and feasibility pilot study. *Investigative Radiology*, 52(7), 419–427.

[11] Willmann JK, Bonomo L, Testa AC, Rinaldi P, Rindi G, Vallura KS, Petrone G, Martini M, Lutz AM, Gambhir SS. 2016. Ultrasound molecular imaging with BR55 in patients with breast and ovarian lesions: First-in-human results. *European Journal of Radiology*, 84(9), 1685–1693.

第 14 章　超声弹性成像
Elastography

Peter R Hoskins　著

孙　洋　译

"弹性成像"是一种提供组织硬度相关信息的技术。众所周知，病理性组织硬度高于周围正常组织，如肿瘤。触诊是评估组织硬度最早的方式之一；如果触诊发现硬块，那么该硬块则有可能为病理性组织。临床工作中，超声检查通过相似的流程发现病变；当组织受到外力发生形变时，可以使用超声系统评估组织对抗外力形变的能力。

基于两种不同的测量模式，超声弹性成像技术在本章分为两个部分介绍。

• 应变弹性成像：这种技术基于组织受力后形变，使用超声对受力组织的形变和应变进行评估。称为"静态"弹性成像。

• 剪切波弹性成像：这种技术基于剪切波产生后，使用超声对组织内剪切波速进行测量，由此估算出相应组织的弹性模量。称为"动态"弹性成像。

应变弹性成像所提供的信息主要为组织应变；使用应变弹性成像估测组织弹性模量难度较大，目前主要还在实验室研发阶段。剪切波弹性成像可以提供有关弹性模量的信息，但在技术上还需完善，尤其表现在重建二维图像方面。

本章主要关注已经商用的弹性成像模式，以此帮助超声医师和其他应用者在临床工作中使用该项技术。虽然其他弹性成像技术应用前景同样广阔，但目前尚未将其引入商业系统。这些技术在 Ophir 等（1999 年）和 Greenleaf 等（2003 年）的文献综述中有详细说明。其他弹性成像的文献综述还包括 Wells 和 Liang（2011 年）、Palmeri

和 Nightingale（2011 年）、Hoskins（2012 年）与 Dewall（2013 年）。

一、弹性理论

当组织受力后将会拉伸或者压缩。可以使用简单的材料（如橡皮筋或金属丝）来阐述此过程相关的术语和原理（图 14-1）。如果将重物连接到条带样材料上，材料条会拉长。如果重量增加，

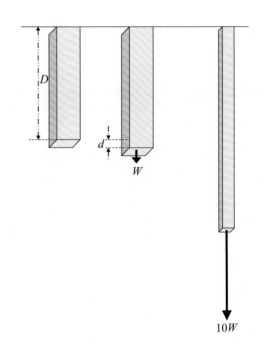

▲ 图 14-1　使用重力 W 拉伸一个简单的弹性材料

该材料的长度初始长度为 D。重力 W 将材料拉长了 d。在软组织中，材料是不可压缩的（密度保持不变），因此拉长会导致横截面积的减小。当拉伸程度较小的时候，这种截面积变化可忽略；但当施加较大的力时，材料的拉伸幅度增加，横截面积将明显减小

材料条则进一步拉伸。当重量过大时，材料条最终会断裂。

在图 14-1 中，重力 W 附着在材料条上，原始长度为 d。对于简单的材料（如橡胶），拉伸长度与增加的重量成比例。这种关系符合公式 14-1。

$$应力 / 应变 = 常数 \qquad （公式 14-1）$$

在图 14-1 中应力是外力 W 与材料横截面积 A 的比值。单位为 N/m^2，与压强的单位相同。

$$应力 = 力 / 面积 \qquad （公式 14-2）$$

在图 14-1 中，可以表达如下。

$$应力 = W/A \qquad （公式 14-3）$$

应变是长度变化 d 除以初始长度（无拉伸）D。应变没有单位。

$$应变 = \frac{长度（后）- 长度（前）}{长度（前）} \qquad （公式 14-4）$$

在图 14-1 中表达为：应变 $=d/D$。

公式 14-1 中的常数通常称为杨氏模量 E。公式 14-1 变为以下公式。

$$E = 应力 / 应变 \qquad （公式 14-5）$$

包括人体软组织等许多材料，其密度不会因拉伸或压缩而改变。因此，在图 14-1 中，材料的大幅度拉长将使得横截面积减小，即一个方向上的拉伸会通过另一方向上的收缩来补偿。

杨氏模量可以在张力测试系统中进行测量，使用已知的外力，牵拉窄条样材料，材料伸长度可以直接测量。外力逐渐增加，材料随之被拉伸直至其破裂。杨氏模量在拉伸的早期进行测量，即杨氏模量等于应力除以应变。

表 14-1 与表 14-2 分别展示了典型坚硬材料与柔软材料的杨氏模量。需要注意的是，两个表中的单位相差 100 万。Duck（2012 年）和 Sarvazyan（2001 年）这两篇文献中展示了已刊登的生物组织杨氏模量值的汇编。弹性成像的体模技术得到继续发展。聚乙烯醇冷冻凝胶（PVAc）（Dineley 等，2006 年）、琼脂和明胶组织模拟物（Madsen 等，2005 年；Manickam 等，2014 年）、油基凝胶组织

表 14-1　相对坚硬材料的杨氏模量值	
材　料	杨氏模量（GPa）
非人体材料	
钻石	1220
钢	200
木（橡木）	11
尼龙	1～7
硬橡胶	0.010～0.100
人体组织	
牙釉质	20～84
股骨	11～20

表 14-2　相对柔软材料的杨氏模量	
材料	杨氏模量（kPa）
非人体材料	
硅橡胶	500～5000
PVA 冷冻凝胶组织模拟物	35～500
琼脂 / 明胶组织模拟物	10～70
人体组织	
动脉	700～3000
软骨	790
跟腱	800
健康软组织 [a]	0.5～70
肿瘤浸润的软组织 [a]	20～560

a. 乳腺、肾脏、肝脏、前列腺

模拟物（Cabrelli 等，2017 年）等材料是最常用于制作体模的材料。

（一）应变弹性成像的普适原则

实验室或弹性成像估算弹性模量的步骤如图 14-2 所示。

施加已知外力：组织发生压缩或者伸长时，所承受的力或者应力须已知。

测量形变：测量材料的形变后，根据公式 14-4 计算应变。

估算杨氏模量：通过公式 14-5 估算杨氏模量。

除了最简单的情况（如图 14-1 的单个细条）外，很难实现这组看似简单的步骤。在人体中，杨氏模量的估算有许多复杂性。现阶段弹性成像的主要问题是组织所受的力或应力的信息无法获知。估算真实的组织应力很困难，这意味着应变弹性成像的核心是组织应变的估算，而不是杨氏模量的估算。

（二）应变和应变率

图 14-3 显示了理想均质组织，其中嵌入了两个病变，一个坚硬，一个柔软。该组织块受到均匀向下的力，引起组织块在垂直方向上的压缩，以及在水平方向上的扩张。类似于软组织的材料，体积压缩时其密度通常不会改变，组织在一个方向上的压缩会导致另一个方向上拉伸。在受到压缩的组织中，软病变的压缩程度大于周围组织，而周围组织的压缩程度则大于硬病变。应变是由压缩引起的形变（公式 14-4）。组织受力方向上的应变（在图 14-3 中为垂直方向）通常使用超声测量。由于坚硬的病变抗压缩能力强，因此通常与低应变值相关。应变值为零意味着病变非常坚硬。图 14-4 显示了图 14-3 中，软硬两个病变和参照区域压缩前后的状态。参照区域通常是已知或假定为正常的图像部分，可以与病变进行比较。应变比如下。

$$应变比 = 应变（参考区）/ 应变（病变）\tag{公式 14-6}$$

在临床实践中，当无法给出一个类似杨氏模量这种硬度评价指标时，有时也使用应变比代替。

（三）临床与研发中的弹性成像系统

在文献研究中，基于测量组织应变方式不同，把弹性成像分为不同种类。使用外部压缩装置（Ophir 等，1999 年；Greenleaf 等，2003 年）从而控制组织被压缩的比率与频率。已商用的系统使用探头或声辐射力来压缩组织。这些方法临床接受度较高，因为操作者可以单手进行组织压缩与成像，无须第二人使用另外的压缩装置进行组织压缩。下文将展示目前商业系统上的应变测量方法。

二、外部施力的应变弹性成像

商用的超声系统通常使用探头本身来压缩组织。早期的超声弹性成像系统及部分现在的超声弹性成像系统需要操作者手动使用探头对组织进行加压，同时超声系统记录此过程的图像。随着示踪组织运动能力的增强，非常小的移动也能被记录，如由探头滑动、呼吸与心脏搏动产生的组织震动。示踪灵敏度的提高使得操作者无须手动进行探头的加压。对于腔内弹性成像，探头的运动难以控制，操作者只能通过控制注射器，将水注入水囊使其的膨胀，从而对组织进行加压。

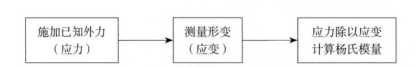

▲ 图 14-2 估算弹性模量的步骤

评估组织运动的方法主要有两种，一种是使用从射频（radiofrequency，RF）数据中提取回波信号，另一种是使用多普勒组织成像（Doppler tissue imaging，DTI）数据。

（一）通过 A 线进行应变的评估

图 14-5 显示了一个坚硬的病灶位于均匀的组织内。在病灶压缩前后 A 线均穿过病灶的正中。接收到的回波信号随深度变化的关系如图 14-6B 所示。超声系统评估组织受压后每一个点的位移（图 14-6C），与根据位移估算的应变（图 14-6D）。

这种估算组织位移的方法依赖于信号处理方法，该方法比较 A 线压缩前和压缩后的位置。这些方法的本质是搜寻演算法，这些算法可识别图像位置变化或形态改变。该方法假设组织仅简单的沿 A 线方向移动。但是，我们已经认识到，组织在受压时会向侧面扩散。为了解决这个问题，某些系统结合了搜索功能，可上下（轴向）搜索单个 A 线，以及相邻的 A 线（横向）。这有助于完善应变的估算和应变图的绘制。Yamakawa 和

Shiina（2001 年）、Shiina（2002 年）等阐述了关于搜寻演算法用于应变估算的更多细节。

图 14-7 显示了仿体中硬病变和软病变的典型图像。图 14-8 展示了一些临床实例。最终呈现出来的应变声像图可以用彩色或灰阶表示。A 线法应变弹性成像适用于实时使用，并且比直接显示应变的方法具有优势。另外，A 线法的压缩程度往往小于 DTI，有助于减少压缩过程中，病变移出声场的相关伪像。

（二）使用多普勒组织成像的应变评估

在使用 DTI 进行心脏成像的背景下，第 11 章阐述了几种应变评估的方法，弹性成像使用了同样的方法来评估应变。以下展示了应变评估的过程。图 14-9 展示了乳腺仿体中硬病变的弹性成像声像图。在这个示例中，灰阶声像图清晰地显示了病变（图 14-9A），但在临床工作中显示的病变没有如此高的清晰度。

评估组织声速：超声系统通过评估组织与探头的距离变化，评估组织运动速度。探头加压后

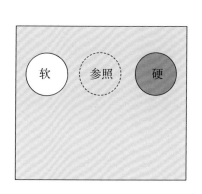
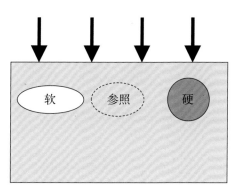

◀ 图 14-3　展示了应力对不同材料的影响，一软一硬两种病变嵌入在均匀介质中，介质的密度介于两者之间施加均匀的力会使得组织压缩。由于压缩前后密度不变，组织在垂直于受力方向扩展。硬病变几乎没有形变，但软病变的形变很大

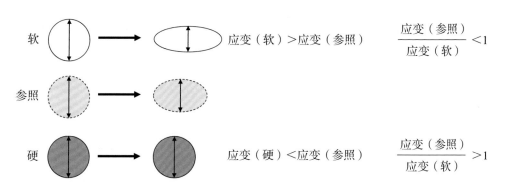

▲ 图 14-4　两个病变及参照区域的应变对硬度的依赖性

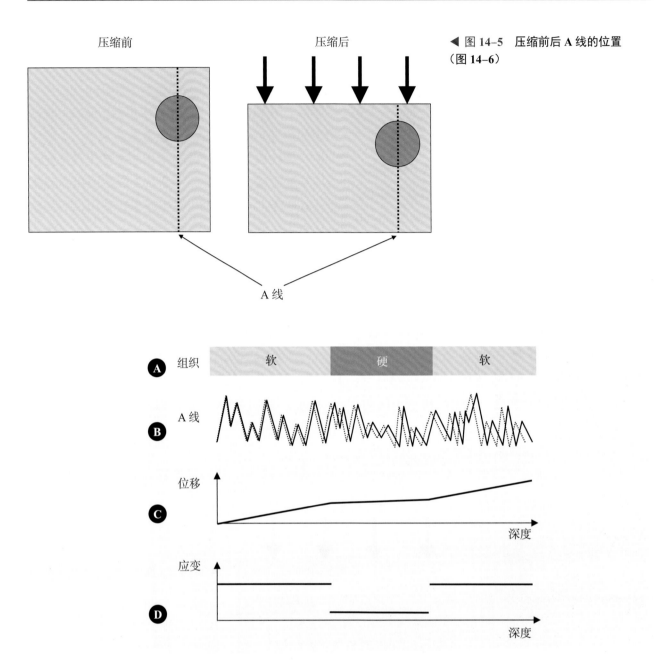

◀ 图 14-5　压缩前后 A 线的位置（图 14-6）

▲ 图 14-6　使用压缩前后 A 线位置评估组织应变的步骤

A. 理想的靶目标是由柔软组织包裹的坚硬组织；B. 展示了图 14-5 中压缩前（实线）与压缩后（虚线）A 线的位置；C. 根据 B 估计 A 线的位移；D. 根据 C 估算 A 线的应变

组织被压缩，超声声像图显示为组织向探头移动。同样，加压的探头松弛时，超声声像图显示为组织背离探头。这种位移是 DTI 构建声速声像图的基础（图 14-9B）。在探头加压或松弛的过程中，超声系统记录了一系列的 DTI 声像图。

评估速度梯度：在每张扫描线上，随与探头距离变化的速度可根据 DTI 数据进行计算。

评估应变：应变是根据速度变化图估算的

（图 14-9D）。与邻近组织相比，其内部的硬组织的应变值大大降低。还需注意应变图像上硬组织的顶部和底部出现的红色声晕，这是在估算应变过程中常见的伪像。

为了产生足够大的移动速度，必须将组织压缩数毫米，这比 A 线法所需的挤压力更大。这种方法会产生两个潜在的伪像：一是病变从成像平面移出，另一个是声晕伪像（图 14-9D）。

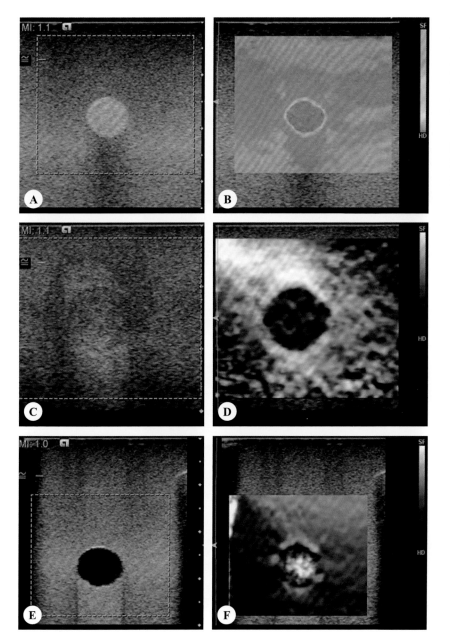

◀ 图 14-7 乳腺仿体内病变的应变声像图

A. 坚硬病变在灰阶图像显示为高回声；B. 坚硬病变在应变图像显示为低应变（红色）；C. 坚硬病变在灰阶图像显示为等回声；D. 坚硬病变在应变图像显示为低应变（黑色）；E. 液性组织在灰阶声像图中显示为无回声；F. 液性组织在应变图像显示为高应变（白色）

（三）通过应变图像评估弹性

如前所述，杨氏模量的估测需要了解组织的真实应力。通常这很难获得，但应变比有潜力代替杨氏模量作为表征弹性模量的指标。应变比的估测需将病变相邻"参考"区域中的应变进行比较（公式 14-6）。在图 14-10 中，感兴趣区位于弹性体模的硬病变中，选择相邻的"参考"区域处于病变相同的深度。两个感兴趣区中，应变值随组织压缩时间改变的关系也分别显示。当组织压缩程度到最大时，应变值也达到最大，可以从该时间点进行应变比的测量。在图 14-10 的示例中，应变率的值为 10，表示病变的硬度是周围组织的 10 倍。图 14-11 显示了前列腺病变的应变图像中应变率的测量；此时应变率的值为 28，表明病变非常坚硬。

（四）随深度改变的应变值

当探头从外部压缩组织时，整个图像内组织受到的力并不均匀。探头施加的外力随着深度增加而减少。这意味着具有相似硬度和大小的病变在离探头越近的地方压缩程度越大（图 14-12）。

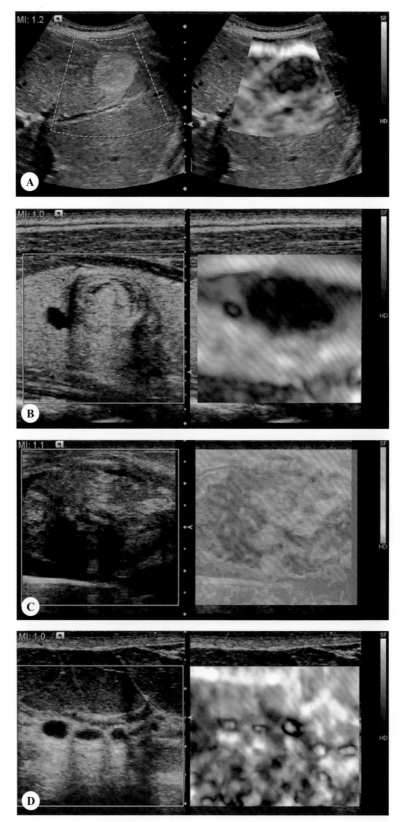

▲ 图 14-8　患者病变的应变声像图（左侧显示灰阶声像图，右侧显示应变声像图）

A. 低应变的肝血管瘤；B. 低应变的甲状腺肿块；C. 低应变的肌肉肿块；
D. 内部表现为高应变的乳腺囊肿

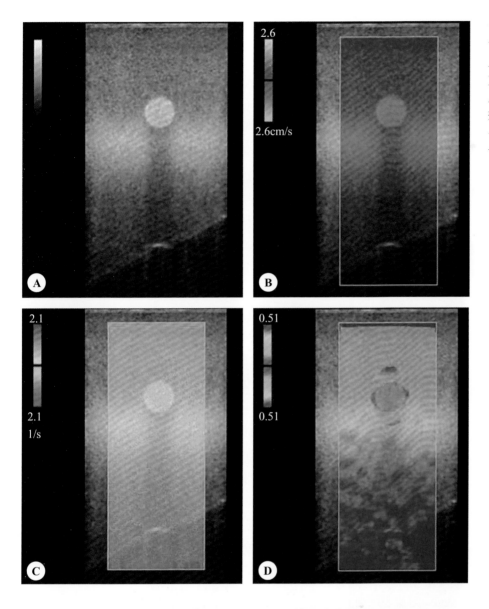

◀ 图 14-9　**使用多普勒组织成像（DTI）评估应变**
A. 乳腺仿体中坚硬病变的灰阶声像图；B. DTI 声速图；C. 速度梯度图像；D. 应变声像图中病变内显示低应变，病变上方与下方的组织硬度增加，这是一种伪像

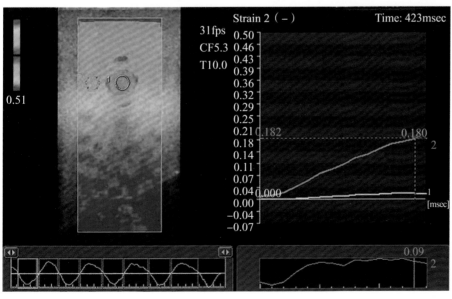

◀ 图 14-10　**硬病变的应变率估算**
感兴趣区放置在相同深度的病变和相邻区域内。将组织被压缩过程中的时间与应变的关系绘制成曲线图。最大压缩率分别为 0.180 和 0.018，应变率为 10

在图 14-9D 中看到，弹性体模内组织应变随深度增加而减小。这将对应变弹性成像产生两个重要的结果。第一个结果是，使用探头压缩进行的弹性成像对接近受力表面的病变最有效，在实际操作中，有效深度约小于 5cm。第二个结果是，在估算应变比时，应将参考区域的感兴趣区放置在与病变相同的深度处。在不同深度使用参考区域将导致不同的应变率。

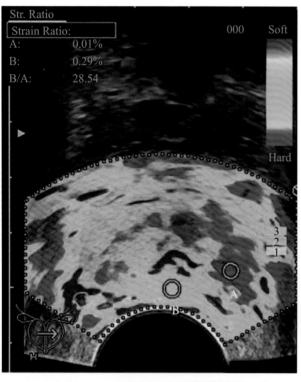

▲ 图 14-11 前列腺病变的应变率估算

感兴趣区域分别置于病变内和邻近区域中，应变率为 28

三、基于声辐射力的应变弹性成像

在超声波传播的方向，产生了辐射力。力在聚焦区最大，随总输出功率增加而增加。声辐射力成像（acoustic radiation force imaging，ARFI）能够提供 2D 应变图像，使用高功能声束使聚焦处组织产生位移，并使用成像声束来监测声场内组织位移（Nightingale 等，2001 年，2002 年，2006 年）。图 14-13 显示了 ARFI 成像在单位图像中的应用。ARFI 技术发射高功率脉冲，使得聚焦区产生组织移位。因为 AFRI 的作用是使组织产生较小的运动，通常将其称为"推动束"或"推动脉冲"。产生的位移通常为 1~20μm，足以使用超声系统检测到。位移在 1ms 后达到峰值，移动的组织在 5ms 内恢复到其正常位置。推动脉冲不用于成像，成像需要单独的成像脉冲。在弹性成像的过程中，至少需要两个传统超声脉冲通过发射 / 接收进行成像，一个在推动脉冲之前发送，评估组织发生位移前的初始位置；在推动脉冲之后立即发射第二个超声成像脉冲，评估组织移动后的位置。实践中可以使用更复杂的序列，包括互相交错的推动脉冲与成像脉冲，随后发射一系列成像脉冲，评估组织回复静息状态的位置（Nightingale 等，2002 年）。对比每个成像脉冲中组织 A 线的位移。因此，ARFI 声像图的每一条扫描线需要不少于三个超声脉冲：一个推动脉冲和至少两个成像脉冲。图 14-14 显示了使用 ARFI 技术获得肝脏病变的图像。使用外力压缩组织对于较深的组织可能无效，

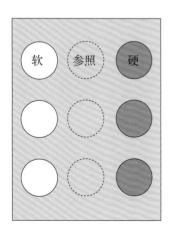

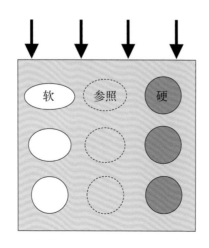

◀ 图 14-12 深度对应变的影响

对组织块施加均匀的外力，组织压缩程度会随深度增加而降低

在这些情况可以使用 ARFI 来克服。

四、使用应变弹性成像评估弹性模量

组织内每个点的应力评估是应变弹性成像评估组织弹性模量的基础。需要一种方法来评估探头施加到组织的力或辐射力，另一种方法来确定该力如何分布在组织中。应力的测量需要探头同时具有施加力和成像的能力，或者能从推动脉冲中计算出声辐射力。受力后组织中的力分布不均匀；如图 14-9D 和图 14-12 所示，其中所得应变随深度减小。通常，患病组织中力的分布受探头形状、接触探头组织的形状与机械性能、施加力的大小与持续时间的影响。当前的商用超声系统不包括组织内应力的评估技术，因此不提供从应变弹性成像估计弹性模量的技术支持。

五、弹性模量与波的产生

本部分讨论弹性模量和波的产生，了解如何

使用剪切波来评估组织硬度。通常在医学超声系统中使用的波，在通过组织时的速度取决于组织的密度和弹性模量。

（一）体积模量 B 与压力波

当材料承受的压力增加将会被压缩。体积模量表征了由于压缩而发生的材料抵抗体积的变化的能力。图 14-15A 至 C 显示了体积为 V 的立方体所有方向上承受压力 P 的情况。由于压力增加到 $P+\delta P$，立方体会压缩，体积减小 δV。体积模量 B 以下方公式表征以上变化。负号表示压力增加导致体积减小。

$$体积模量（B）= \frac{压力变化}{体积分数的变化} = \frac{-\delta P}{\delta V/V}$$

（公式 14-7）

当组织受到的压力变化时（如撞击或压缩），将产生压力波，并通过该组织进行传播。超声探

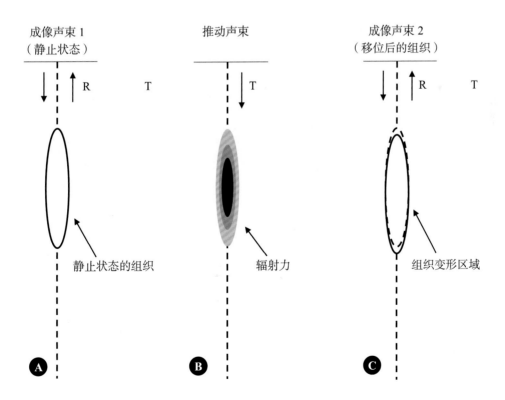

▲ 图 14-13　用于声辐射力弹性成像的超声声束

A. 成像声束记录组织在静止状态的位置；B. 用于推动的声束产生辐射力，该辐射力使聚焦区的组织移位；C. 第二个成像声束在推动声束发射后立刻记录形变组织的位置

头产生的波称为"压缩波"或"纵向波"。压力波的传播速度与体积模量相关，如公式 14-8 所示。

$$c_l = \sqrt{\frac{B}{\rho}} \qquad （公式 14-8）$$

其中 c_1 是纵波的速度，B 是体积模量，ρ 是平均密度。

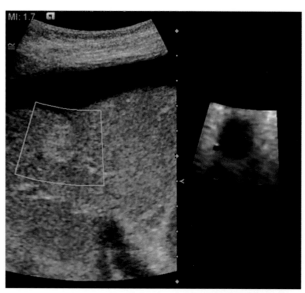

▲ 图 14-14 肝脏的声辐射力弹性成像
病变在灰阶声像图中边界显示不清。应变声像图显示病变的硬度增加，并且图像对比度提高

图 14-16A 展示了压缩波的传播。在声场的任何一点，材料都会在波的运动方向上来回摆动。如图 14-16A 所示，在波传播过程中，波的密度发生变化，这是因为每个介质质点的位置都会根据声场发生变化。

（二）剪切模量 G 和剪切波

当物体受到平行于一个面的力时，该表面将在力的方向上拖动，这种力称为"剪切力"。如图 14-15D 至 F 所示，其中剪切力沿力的方向拖动立方体的一个表面。剪切力在立方体的其余部分传递，导致立方体在力的方向上形变或剪切。剪切模量表征了材料接受剪切力 F 而抵抗形变或剪切的能力。剪切量由角度 θ 表示。剪切模量表征以上变化，用以下公式表示。

$$剪切模量（G）= \frac{剪切应力}{剪切应变} = \frac{F/A}{\tan(\theta)} \qquad （公式 14-9）$$

当对材料施加剪切力时，材料内部会产生及传播剪切波。剪切波的传播速度与剪切模量有关，如公式 14-10 所示。

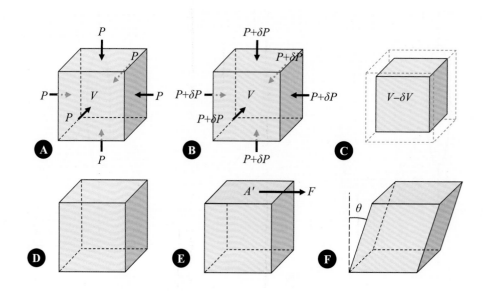

▲ 图 14-15 组织压缩和剪切
压缩：A. 一块体积为 V 的立方体，各面承受压力均为 P；B 和 C. 所有面承受的压力增加为 $P+\delta P$，使得立方体压缩（C），压缩量为 δV。剪切：D. 一块立方体材料；E. 受到平行于一面的作用力；F. 立方体拉到另一侧，偏移角度为角度 θ

$$c_s = \sqrt{\frac{G}{\rho}} \qquad （公式 14-10）$$

其中 C_s 是剪切波的速度，G 是剪切模量，ρ 是密度。

图 14-16B 阐述了剪切波的传播方式。声场内的任一点介质，都在垂直于波运动方向来回振荡。剪切波传播的过程中，波的密度不随时间变化。如图 14-16B 所示，在声场不同位置的单位面积始终保持一致。剪切波的传播速度取决于组织相邻质点在传导剪切力时互相连接的能力。剪切波能在固体和软组织中传播，但当对液体施加剪切力时，会导致其产生总体的流动，相邻质点分离，因此液体内不能传播剪切波。表 14-3 简要概括了剪切波和压缩波的特性。

假设组织是不可压缩（密度没有变化）且具有均质，剪切模量 G 与杨氏模量 E 的关系如下。

$$E = 3G \qquad （公式 14-11）$$

结合公式 14-10 和公式 14-11 可得以下公式。

$$E = 3\rho c_s^2 \qquad （公式 14-12）$$

公式 14-12 展示了根据剪切波速计算组织硬度的方法。

（三）人体组织的弹性模量值

图 14-17 展示了不同人体组织的体积模量 B、剪切模量 G 和杨氏模量 E。在人体中 G 和 E 的跨度非常大，可达千万级别。

六、剪切波弹性成像

使用剪切波速度估算组织硬度的步骤如图 14-18 所示。

组织内产生剪切波：组织振动时产生沿各个方向传播的剪切波。根据公式 14-10，剪切波的传播速度取决于局部密度和弹性模量。剪切波的常见频率为 10～500Hz。剪切波速通常为 1～10m/s。健康肝脏中 50Hz 的剪切波，速度约为 1m/s，相应

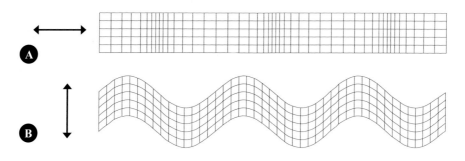

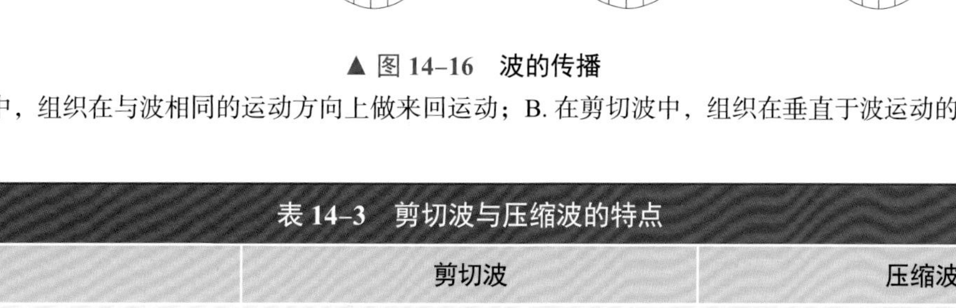

▲ 图 14-16　波的传播

A. 在压缩波中，组织在与波相同的运动方向上做来回运动；B. 在剪切波中，组织在垂直于波运动的方向做运动

表 14-3　剪切波与压缩波的特点		
	剪切波	压缩波
局部密度的改变	无	有
弹性模量	G（剪切模量）	B（体积模量）
软组织中波速	1～10m/s	1400～1600m/s
是否能在液体中传播	否（低频）	是

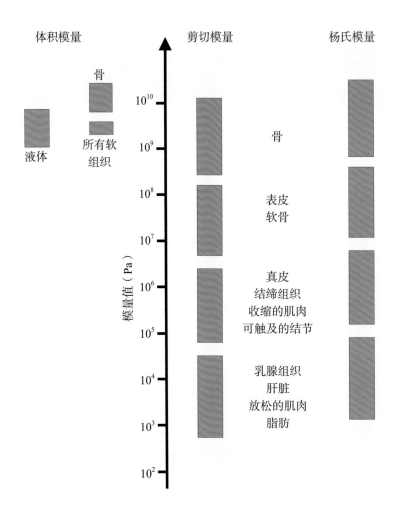

▲ 图 14-17 不同组织的体积模量 B、剪切模量 G 和杨氏模量 E 的值

软组织中的 B 值在狭窄的范围内，类似于液体。G 和 E 的值占据七个数量级（系数 > 10 000 000）（经许可转载，引自 Sarvazyan AP et al. 1998. *Ultrasound in Medicine and Biology*, 24, 1419–1435.）

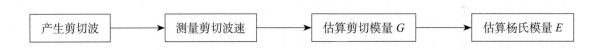

▲ 图 14-18　使用剪切波估算弹性模量的步骤

的波长约为 20mm。

测量感兴趣区内剪切波的传播速度：使用超声系统测量剪切波在感兴趣区内的传播速度。

硬度的估测：参照公式 14-12，使用测得的剪切波速度和感兴趣区的密度计算得出组织硬度。由于无法无创测量在体组织密度，因此需要对组织密度进行假设，但制造商并没有提供组织密度信息。表 14-4（Duck，2012 年）提供了各种活体组织的密度值。软组织（乳房、前列腺、肝脏、

肾脏）的平均密度为（1047 ± 5）kg/m^3。

剪切波的产生需要组织内产生运动。商业化的方法是使用手持探头生成和检测剪切波。分为使用外部振动仪对皮肤进行施压，从而产生振动和剪切波，以及通过声辐射力在组织内部产生剪切波的方法。

（一）使用外部振动仪产生的剪切波估算弹性模量

已发表文献中展示的多种产生外部振动的方

表 14-4 软组织的密度	
组 织	**密度（kg/m³）均值（范围）**
脂肪	928（917～939）
骨骼肌	1041（1036～1056）
肝脏	1050（1050～1070）
肾脏	1050
胰腺	1040～1050
脾脏	1054
前列腺	1045
甲状腺	1050（1036～1066）
睾丸	1040
卵巢	1048
肌腱（牛）	1165
软组织平均,ª 均值（SD）	1047（5）

以上密度值引自 Duck（2012 年）。已发表的密度值用均值（范围）或均值或范围表示。

a. 不包括脂肪和肌腱

法，包括与超声探头分开的外部振动仪（Ophir 等，1999 年；Greenleaf 等，2003 年），但本部分重点介绍临床上采用的方法。在这些方法中，超声换能器既可用于产生，也可用于探测剪切波（Sandrin 等，2002 年，2003 年）。由于它产生的剪切波持续时间短，被称为"瞬时弹性成像"，这与产生连续振动的动态 MRI 弹性成像相反（Greenleaf 等，2003 年）。Sandrin 等（2002 年，2003 年）阐述的方法并没有使用成像设备，需要操作者将探头放置在患者皮肤指定区域，该区域深方肝脏组织会受到波的影响产生振动。这种测量方法最终从一个测量位置产生一个杨氏模量值。

Sandrin 等（2002 年，2003 年）阐述的系统现已商业化，结合了振动器和超声探头的功能（图 14-19A）。振动器形成类似活塞形状的振动源，使组织凹陷产生剪切波，超声探头则用于测量剪切波速。采用了 A 线理论的技术；也就是说，在一条超声脉冲－回波线上，对剪切波的速度进行了

一次测量，但无法获取超声图像。涉及的步骤如图 14-19 所示。

产生剪切波：操作者振动仪压在患者皮肤上，使肝脏组织会受到波的影响产生振动。振动仪会进行 50Hz 的低频振动，皮肤凹陷 20ms，从而在深方组织中产生剪切波（图 14-19B）。

超声回波采集：超声系统以脉冲－回波形式（图 14-19C），沿单个波束方向采集超声数据。剪切波使组织沿声束方向移动，因此在每个连续的 A 线中，所获得剪切波出现的位置逐渐加深。

超声信息处理：使用互相关算法处理 A 线数据，估计组织在连续 A 线之间的位移，并据此计算得到的应变。根据应变随时间的变化计算出剪切波速度（图 14-20）。

弹性模量的估算：使用公式 14-12 根据剪切波速度估算杨氏模量值，需要假定的组织密度值。

与脉冲回波技术不同，此处剪切波系统的发送和接收阶段重叠（图 14-21）。因此，在估算剪切波速度之前，须消除振动仪对接收的 A 线影响。Sandrin 等（2002 年）认为剪切波可迅速衰减，因此振动仪的位移与深部组织的位移相抵消。

为了测量剪切波速，当剪切波从振动器传递到声场的远端时，须获取足够数量的 A 线。超声波声场的深度约 6cm，对于速度为 3m/s 的剪切波，将在 20ms 内传播 6cm。为了在剪切波传播 6cm 时获取至少 20 条 A 线，需要将超声脉冲间期控制在至少 1ms，或脉冲重复频率为 1000Hz。这对于单个声束容易实现；但是，要同时生成包含许多图线的 2D 图像，需要高帧频技术。

（二）使用声辐射力估算弹性模量

1. 单区域法

使用辐射力在超声束聚焦区内产生的组织形变。最基础的辐射力法是在组织内单个区域进行高声能输出。该区域内组织形变产生了向三维空间传播的剪切波。超声系统可监测通过组织的剪切波（图 14-22）。Sarvazyan（1998 年）等提出的这项技术，已在仿体、离体人组织（Nightingale 等，

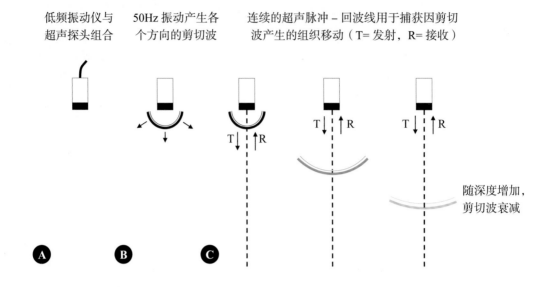

低频振动仪与
超声探头组合

50Hz 振动产生各
个方向的剪切波

连续的超声脉冲 - 回波线用于捕获因剪切
波产生的组织移动（T= 发射，R= 接收）

随深度增加，
剪切波衰减

▲ 图 14-19　使用组合的振动超声系统产生剪切波并获取超声回波
A. 组合探头示意；B. 振动仪产生剪切波；C. 连续获取 A 线数据

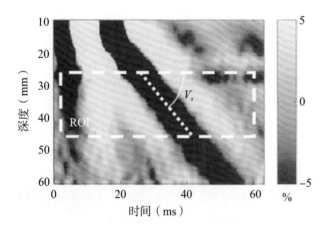

▲ 图 14-20　在产生剪切波的 60ms 内，连续 A 线的应变值

波速是图中波形的斜率（经许可转载，引自 Sandrin L et al. 2003. *Ultrasound in Medicine and Biology*, 29, 1705–1713.）

2003 年）与在体志愿者肝脏（Palmeri 等，2008 年）中进行应用。

　　该方法的商业化可用于测量组织的局部区域的单个剪切波速度值，通常应用于肝脏（Castera 等，2005 年；Foucher 等，2006 年）。灰阶声像图中的感兴趣区域由操作者放置（图 14-23）。确定了感兴趣区域的位置后，操作者启动产生剪切波的高功率脉冲。这些高功率脉冲仅在感兴趣区域的一侧生成。剪切波产生后传播通过感兴趣区域。

使用成像声束监测的剪切波通过感兴趣区域的进程，从而估测剪切波从一侧高功率聚焦点传播到被采样区域的时间，计算剪切波速。可使用公式 14-12 进行剪切波速的估算。

2. 多区域法

　　众所周知，由声辐射力产生的剪切波振幅低，这限制成像声束可以追踪到的剪切波距离。增加超声输出功率可能产生更高振幅的剪切波。但这影响了患者的安全性和探头热效应。多区域法有效增加了剪切波振幅（Bercoff 等，2004 年）。多区域法的高功率脉冲的序贯聚焦深度逐渐增加（图 14-24A）。等同于高功率源快速移动通过组织，高功率源的速度大于所产生的剪切波的速度。来自每个高功率源的剪切波相加产生一个圆锥形（称为"马赫锥"），该圆锥在组织中传播（图 14-24B）。当波源移动速度快于波速时，通常称该波源正在以"超音速"的速度移动。这种现象常见于飞机飞行，行进速度快于空气中的声速。超音速技术能使得产生的剪切波振幅增加，此时使用成像超声更容易检测到。另外，剪切波的追踪需要高帧率成像，本书第 3 章介绍了产生 20 000 帧 / 秒的高帧频方法。根据检测到的超声图像，可以估算出组织位移和应变及剪切波速度。根据公式 14-11

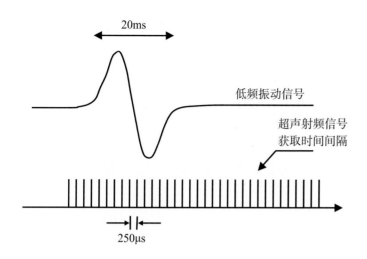

◀ 图 14-21 证明 50Hz 振动和超声脉冲 – 回波信号重叠（经许可转载，引自 Sandrin L et al. 2003. *Ultrasound in Medicine and Biology*, 29, 1705–1713.）

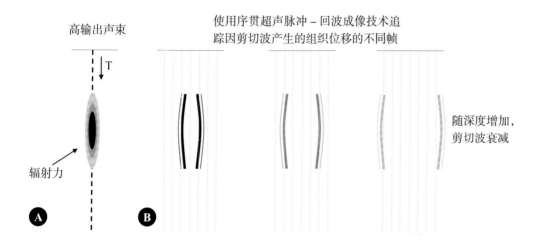

▲ 图 14-22 使用声辐射力成像技术的剪切波成像
A. 高输出超声束产生辐射力，该辐射力使聚焦区中的组织移位，产生在 3D 中传播的剪切波；B. 高帧率成像技术用于跟踪剪切波引起的组织位移

计算局部组织硬度，并叠加在灰阶模式图像上显示为不同的颜色。临床实例如图 14-25 所示，硬度的测量结果受多种因素影响，制造商开发出一种质量监控器，以辅助证实何时进行测量是可靠的（图 14-26）。

（三）剪切波弹性成像的其他注意事项

截至目前，本章仅解释了压缩波和剪切波之间最常见的差异。一个是沿着波传播的方向振动，另一个垂直于波传播方向振动。但是，图 14-16 中的示例仅适用于平面波，产生波的波源非常大。而在剪切波弹性成像中，不能假定波源非常大。

在某些情况下，将剪切波波源考虑为点源更合适，此时剪切波的传播更为复杂。几篇论文对此进行了详细讨论（Catheline 等，1999 年 b，1999 年 a；Sandrin 等，2004 年；Carstensen 等，2008 年；Giannoula 和 Cobbold，2008 年），点源产生了三种波：纵向运动的经典压缩波，横向运动的经典剪切波，以及因"耦联相关"产生的第三种波。Sandrin 等（2004 年）论文揭示了第三种波具有与剪切波相同的速度，但具有纵向的分量。这在先前 Sandrin 等（2002 年，2003 年）发表的技术中尤为重要，该技术通过测量纵向位移以测量横向剪切波速。

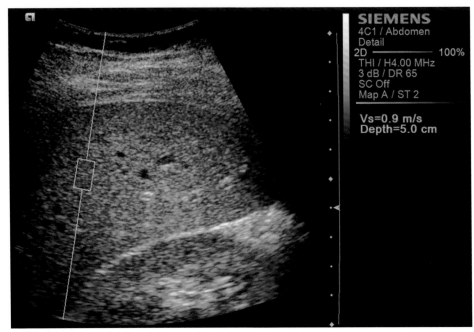

▲ 图 14-23　应用声辐射力成像的单区域剪切波速估算

操作者将感兴趣区域（绿色框）放置在组织（在此示例中为肝脏）内所关注位置。激活声辐射力成像脉冲，机器显示剪切波速，在这种情况下为 0.9m/s

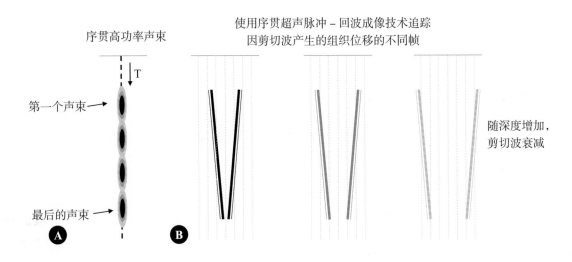

▲ 图 14-24　使用声辐射力成像技术的剪切波成像

A. 序贯的高功率声束聚焦区深度沿同一条线逐渐增加；B. 形成剪切波圆锥，并使用高帧频成像技术跟踪由剪切波引起的组织位移

七、进一步的研究

本章所采用的方法均假设组织是均质、不可压缩和完全弹性（应力消除后组织立即完全恢复其未受应力的状态），从而来介绍组织弹性性能的基本组成部分。但实际上，真正的软组织要比这复杂得多。不同的器官和器官组成部分是 3D 的，从不同方向检查时它们的弹性性能可能会有所不同。该材料可能不是完全弹性的，因为在组织恢复到其未受力状态之前，可能会有一段时间的延迟。在这种情况下，该组织被称为"黏弹性"。对于本章中考虑的理想组织，均质、完全弹性与不

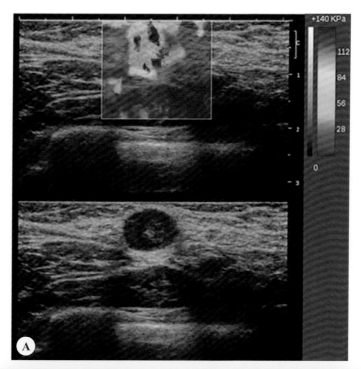

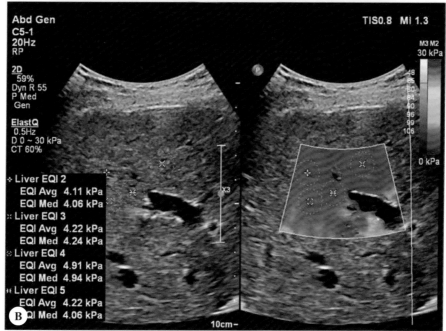

▲ 图 14-25　使用超声剪切波成像的临床实例

A. 乳房成像，B 型图像上的回声清晰区域硬度高，经病理证实为转移性淋巴结；B. 肝脏成像，在多个位置显示硬度测量值（图片由 Philips Medical Systems, Eindhoven, The Netherlands 提供）

可压缩的材料，仅需杨氏模量这一个常数，即可描述其在应力下的行为状态，杨氏模量下的行为。相信读者已经看到了从超声成像中仅获得杨氏模量这一个常数的困难，而准确描述组织机械性能需要更多的物理常数进行评估，为了实现这一点，必须增加成像过程的复杂性。近年来，已经看到了用于估算弹性模量和黏性方法的发展，并且 Urban 等（2012 年）进行了进一步的延伸。

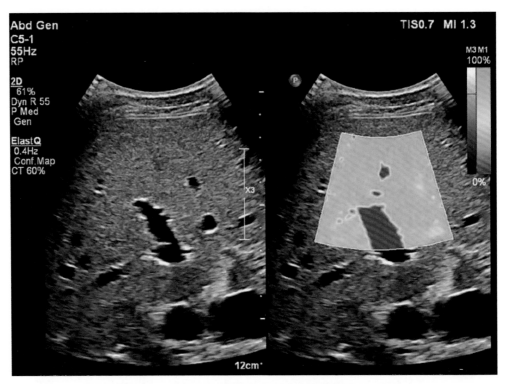

▲ 图 14-26　显示质量指数，表明可以与硬度值相对应的置信度水平（图片由 Philips Medical Systems，Eindhoven，The Netherlands 提供）

习题

不定项选择题

1. 关于应变，以下哪项是正确的?

A. 应变单位为厘米

B. 应变定义为长度变化除以原始长度

C. 应变没有单位

D. 应变定义为力除以面积

E. 超声弹性成像中通常不测量应变

2. 关于杨氏模量的正确表述是什么?

A. 没有单位

B. 它是材料体积的量度

C. 它是材料形状变化的量度

D. 它是材料硬度的度量

E. 单位为 Pa

3. 关于应变成像的正确表述是什么?

A. 组织中的应变可能是由自然运动（如呼吸和心脏搏动）引起

B. 应变通常随着距探头深度的增加而增加

C. 图像显示弹性模量

D. 软组织通常显示低应变

E. 硬组织通常显示低应变

4. 关于应变比的正确表述是什么?

A. 单位为 Pa

B. 可以使用剪切波弹性成像法测量

C. 被定义为参考区域中的应变除以病变中的应变

D. 可以在应变弹性成像中测量

E. 定义为病变中的应变除以参考区域中的应变

5. 关于剪切波的正确表述是什么?

A. 在人体软组织中通常以 1400～1600m/s 的速度传播

B. 在人体软组织中，通常以 1～20m/s 的速度传播

C. 介质质点运动方向与剪切波传播方向相同

D. 在人体软组织中，这些物质通常以 0.1～2m/s 的速度传播

E. 介质质点运动方向与剪切波传播方向垂直

6. 以下哪个量度展示了材料受压与体积的关系？

　A. 压力 P

　B. 剪切模量 G

　C. 泊松比 N

　D. 弹性模量 E

　E. 体积模量 B

7. 以下哪个量度展示了应力及在力方向上的应变的关系？

　A. 压力 P

　B. 剪切模量 G

　C. 泊松比 N

　D. 弹性模量 E

　E. 体积模量 B

8. 剪切波成像中的三个主要步骤（按顺序）是什么？

　A. 剪切波的产生 – 追踪剪切波 – 估算局部剪切速

　B. 施加 ARFI 脉冲 – 施加外力引起应变 – 估计局部剪切速度

　C. 施加 ARFI 脉冲 – 追踪剪切波 – 施加 ARFI 脉冲

　D. 互相关以估算应变 – 施加力以引起应变 – 估算剪切模量

　E. 追踪剪切波 – 估算局部剪切速度 – 剪切波的产生

9. 在剪切波超声成像中，可以使用以下哪项来产生剪切波？

　A. 振动探头

　B. 手动前后移动探头

　C. 通过高功率声束聚焦介质产生的局部位移

　D. 患者自主呼吸

　E. 独立分开的振动仪作用于患者皮肤

简答题

1. 描述弹性材料受力和伸展时发生的情况，以及应力和应变的定义。

2. 解释杨氏模量的含义及如何测量。

3. 简要介绍两种已商业化的弹性成像系统。

4. 解释"应变比"的含义及如何测量。

5. 简要描述剪切波弹性成像的原理。

6. 描述基于 A 线数据的应变弹性成像原理。

7. 描述声辐射力成像中使用的声束最小序列。

8. 描述两种可以通过声辐射力技术获得弹性成像图像的方法。

参考文献

[1] Bercoff J, Tanter M, Fink M. 2004. Supersonic shear imaging: A new technique for soft tissue elasticity mapping. *IEEE Transactions on Ultrasonics, Ferroelectrics, and Frequency Control*, 51, 396–409.

[2] Cabrelli LC, Grillo FW, Sampaio DRT, Carneiro AAO, Pavan TZ. 2017. Acoustic and elastic properties of glycerol in oilbased gel phantoms. *Ultrasound in Medicine and Biology*, 43, 2086–2094.

[3] Carstensen EL, Parker KJ, Lerner RM. 2008. Elastography in the management of liver disease. *Ultrasound in Medicine and Biology*, 34, 1535–1546.

[4] Castera L, Vergniol J, Foucher J et al. 2005. Prospective comparison of transient elastography, fibrotest, APRI, and liver biopsy for the assessment of fibrosis in chronic hepatitis C. *Gastroenterology*, 128, 343–350.

[5] Catheline S, Thomas JL, Wu F, Fink MA. 1999a. Diffraction field of a low frequency vibrator in soft tissues using transient elastography. *IEEE Transactions on Ultrasonics, Ferroelectrics, and Frequency Control*, 46, 1013–1019.

[6] Catheline S, Wu F, Fink M. 1999b. A solution to diffraction biases in sonoelasticity: The acoustic impulse technique. *Journal of the Acoustical Society of America*, 105, 2941–2950.

[7] Dewall RJ. 2013. Ultrasound elastography: Principles, techniques, and clinical applications. *Critical Reviews in Biomedical Engineering*, 41, 1–19.

[8] Dineley J, Meagher S, Poepping TL, McDicken WN, Hoskins PR. 2006. Design and characterisation of a wall motion phantom. *Ultrasound in Medicine and Biology*, 32, 1349–1357.

[9] Duck FA. 2012. *Physical Properties of Tissue*. York: Institute of Physical Sciences in Medicine.

[10] Foucher J, Chanteloup E, Vergniol J et al. 2006. Diagnosis of cirrhosis by transient elastography (FibroScan): A prospective study. *Gut*, 55, 403–408.

[11] Giannoula A, Cobbold RSC. 2008. Narrowband shear wave generation by a finite-amplitude radiation force: The fundamental component. *IEEE Transactions on Ultrasonics, Ferroelectrics, and Frequency Control*, 55, 343–358.

[12] Greenleaf JF, Fatemi M, Insana M. 2003. Selected methods for imaging elastic properties of biological tissues. *Annual Review of Biomedical Engineering*, 5, 57–78.

[13] Hoskins PR. 2012. Principles of ultrasound elastography. *Ultrasound*, 20, 8–15.

[14] Madsen EL, Hobson MA, Shi HR, Varghese T, Frank GR. 2005. Tissue-mimicking agar/gelatin materials for use in heterogeneous elastography phantoms. *Physics in Medicine and Biology*, 50, 5597–5618.

[15] Manickam K, Machireddy RR, Seshadri S. 2014. Characterization of biomechanical properties of agar based tissue mimicking phantoms for ultrasound stiffness imaging techniques. *Journal of the Mechanical Behaviour of Biomedical Materials*, 35, 132–143.

[16] Nightingale K, McAleavey S, Trahey G. 2003. Shear-wave generation using acoustic radiation force: In vivo and ex vivo results. *Ultrasound in Medicine and Biology*, 29, 1715–1723.

[17] Nightingale K, Palmeri M, Trahey G. 2006. Analysis of contrast in images generated with transient acoustic radiation force. *Ultrasound in Medicine and Biology*, 32, 61–72.

[18] Nightingale K, Soo MS, Nightingale R, Trahey G. 2002. Acoustic radiation force impulse imaging: In vivo demonstration of clinical feasibility. *Ultrasound in Medicine and Biology*, 28, 227–235.

[19] Nightingale KR, Palmeri ML, Nightingale RW, Trahey GE. 2001. On the feasibility of remote palpation using acoustic radiation force. *Journal of the Acoustical Society of America*, 110, 625–634.

[20] Ophir J, Alam SK, Garra B et al. 1999. Elastography: Ultrasonic estimation and imaging of the elastic properties of tissues. *Journal of Engineering in Medicine*, 213, 203–233.

[21] Palmeri ML, Nightingale KR. 2011. Acoustic radiation force-based elasticity imaging methods. *Interface Focus*, 1, 553–564.

[22] Palmeri ML, Wang MH, Dahl JJ, Frinkley KD, Nightingale KR. 2008. Quantifying hepatic shear modulus in vivo using acoustic radiation force. *Ultrasound in Medicine and Biology*, 34, 546–558.

[23] Sandrin L, Cassereau D, Fink M. 2004. The role of the coupling term in transient elastography. *Journal of the Acoustical Society of America*, 115, 73–83.

[24] Sandrin L, Fourquet B, Hasquenoph JM et al. 2003. Transient elastography: A new noninvasive method for assessment of hepatic fibrosis. *Ultrasound in Medicine and Biology*, 29, 1705–1713.

[25] Sandrin L, Tanter M, Gennisson JL, Catheline S, Fink M. 2002. Shear elasticity probe for soft tissues with 1–D transient elastography. *IEEE Transactions on Ultrasonics, Ferroelectrics, and Frequency Control*, 49, 436–446.

[26] Sarvazyan AP. 2001. Elastic properties of soft tissue. In: Levy, M Bass, HE Stern, R (Eds.), *Handbook of Elastic Properties of Solids, Liquids and Gases, vol. 3. Elastic Properties of Solids: Biological and Organic Materials, Earth and Marine Sciences*. New York: Academic Press, pp. 107–127.

[27] Sarvazyan AP, Rudenko OV, Swanson SD, Fowlkes JB, Emelianov SY. 1998. Shear wave elasticity imaging: A new ultrasonic technology of medical diagnostics. *Ultrasound in Medicine and Biology*, 24, 1419–1435.

[28] Shiina T, Nitta N, Ueno E, Bamber JC. 2002. Real time tissue elasticity imaging using the combined autocorrelation method. *Journal of Medical Ultrasound*, 29, 119–128.

[29] Urban MW, Chen S, Fatemi M. 2012. A review of shearwave dispersion ultrasound vibrometry (SDUV) and its applications. *Current Medical Imaging Reviews*, 8, 27–36.

[30] Wells PNT, Liang HD. 2011. Medical ultrasound: Imaging of soft tissue strain and elasticity. *Journal of the Royal Society Interface*, 8, 1521–1549.

[31] Yamakawa M, Shiina T. 2001. Strain estimation using the extended combined autocorrelation method. *Japanese Journal of Applied Physics*, 40, 3872–3876.

第 15 章　质量保证
Quality assurance

Nick Dudley　Tony Evans　Peter R Hoskins　著
薛　恒　译

"质量保证"（quality assurance，QA）这个术语在不同的背景下具有很多不同的含义。大多数情况下是指保证某些过程或活动的结果达到要求的标准。在超声临床工作中，这一过程的结果是指具有临床意义的一系列超声图像。因此广义的 QA 不单纯针对设备，而是涵盖了从超声检查申请到最终超声报告过程中的每一个步骤。但本章并不涉及临床方面的 QA，将主要关注超声设备的 QA。

QA 的具体方式包括比较不同超声设备或与购买的标准规格设备进行比较，这些方式的可靠性和价值存在一定的争议（Dudley 等，2017 年）。QA 所关注的应该是发现故障，包括在调试过程中发现的故障，还有如果超声设备在使用过程中发生了变化，应该尽早发现，从而及时寻求技术支持。设备完成调试后，QA 应确定设备的状态或者性能是否随时间发生了变化。QA 还同时包含了当发现问题或变化后应采取什么措施。

由于每次超声扫查的结果都可能影响到临床决策，因此建议对于超声设备性能的评估应该建立在操作者对所获得图像评估的基础上。尽管这一方法有很多明显的优点，但也存在一些不足。

• 存在学习曲线。即随着对于超声设备控制的熟悉，操作者的感知也会发生变化。

• 由于评估是主观的，有可能不能与其他操作者分享。

• 临床超声图像的质量取决于患者的条件。由于不存在完全标准的患者，也就不存在标准的图像质量。

• 图像质量会受到操作者技术的影响。

• 故障可能会被现代图像合成及处理技术所掩盖，如复合成像，自适应图像处理。

为了应对这些问题，出现了一些不需要患者就能够进行超声设备 QA 的技术。一些技术十分简单，甚至不需要测试设备，其他的一些则使用了为测试超声设备性能而专门制作的组织仿体（tissue-mimicking test objects，TMTO）。选择 QA 方法的关键在于，该方法随时间的推移仍然能够保持良好的可重复性，同时当超声设备发生变化并可能影响临床之前能够敏感地发现这些变化。

有证据证明，尽管目前指南推荐通过视觉评估并测量 TMTO 的一些征象，如分辨力及对比度，但这种方法由于存在较大的观察者间和观察者内的误差，实际上是不准确的（Dudley 等，2001年）。对于 TMTO 征象的计算机化测量，尽管目前证据有限，但研究结果显示该方法对于可疑故障的识别十分有用，可惜目前并不适用于作为常规检测手段（Dudley 和 Gibson，2014 年）。

对于超声 QA，近期的大部分证据显示，仅通过简单的方法就可以发现绝大多数故障。在 Hangiandreou 等学者的研究中，通过目测观察超声设备并评估图像均匀度便可发现 91% 的故障。使用类似的研究方法，在 Sipila 等（2011 年）和 Vitikainen 等（2017 年）的研究中，分别可以发现 94% 和 82% 的故障。Vitikainen（2017 年）通过电子测试发现 18% 的超声设备存在灵敏度下降的问题，而 Dudley 和 Gibson（2017 年）通过 TMTO 测试，在其 QA 的研究中发现 23% 的超声设备灵敏度下降。

在医院中超声设备测试相关的标准和指南由国际专业机构制订。在英国，这些机构包括医学物理与工程研究所（Institute of Physics and Engineering in Medicine，IPEM）、英国超声医学学会（British Medical Ultrasound Society，BMUS）；在欧洲，该机构为欧洲生物医学超声学会联合会（European Federation of Societies for Ultrasound in Medicine and Biology，EFSUMB），在美国为美国医学物理学家协会（American Association of Physicists in Medicine，AAPM）及美国超声医学学会（American Institute of Ultrasound in Medicine，AIUM）。国际电工委员会（International Electrotechnical Commission，IEC）在技术规范（IEC，2016 年）中也有定期检测的相关指南。

这里介绍的方法基于英国的指南（IPEM，2010 年；Dudley 等，2014 年），该指南建议进行简单的检测，包括目测观察、均一性与灵敏度评估，这与之前的叙述一致。在本章中，将详细介绍作为一名有经验的超声医师需要掌握的 QA，同时还将针对医学工程处工作人员介绍适用于验收测试的方法及如何通知厂家进行处理故障。在本章的最后，还将介绍一些在新近的有潜在价值的 QA 方法。

一、常规质量保证

常规 QA 应该首先由超声医师进行，因为这将有助于提高并保持避免对超声设备造成损伤的意识，同时使得超声设备在进行常规检测之前便被发现问题并及时得到修理。检测所花费的时间不长，通常只需几分钟，因此不会耽误临床工作。表 15-1 列出了进行常规 QA 的内容及建议的实施频率。

（一）超声设备测试中的设置

在进行测试时，对超声设备测试的内容应该

表 15-1　进行常规质量保证的内容及实施频率

内　容	频　率
清洁	对每名患者扫查后清洁探头、探头线缆及超声面板；每天清洁超声机体及显示器；每周清洁过滤网
功能检测	在临床工作中；在均一性、灵敏度及噪声测试中
视觉评估	在临床工作中；在每周的正式评估中
均一性	在每天工作中对每个所使用的探头进行检测
灵敏度及噪声	每月进行

具有明确性和易重复性。下面的建议具有普遍性且适用于绝大多数测试。针对个别情况还会有特殊的测试建议。

当进行显示效果的测量和观察时，需要合适的光照条件。所有测试都应该在光线很暗的房间内进行，没有光源导致显示器造成反射，或影响低水平信号的显示。

通常，先选择与所进行测试探头相匹配的预设条件，这也应该是在临床工作中所使用的条件。在常规检测中，应关闭谐波成像、复合成像和其他高级图像处理功能，因为这些功能可能会掩盖故障。同样应该关闭增益自动优化功能，因为该功能会补偿故障所导致的增益问题。调整显示，使得测试图像的有用范围在屏幕上完整显示。使用单一聚焦并靠近探头，这样可以使得发射孔径最小，使得探头聚焦的故障更容易被发现。除非确实需要进行调整，时间增益补偿的滑块应位于默认位置，即中央位置。当完成了调试新设备或探头的基线设置，建议将这些设置存储，以便在之后的常规测试中能够迅速恢复。

（二）清洁

在完成每名患者的扫查后，应该使用厂家所建议的方法和清洁剂擦拭超声面板、探头及探头线，以便除去附着在上边的耦合剂和体液（Westerway 和 Basseal，2017 年）。专业团体给出了适当清洁方法的建议,详细内容可参考 Abramowicz(2017 年)发表的文章。需要强调,应该轻轻擦拭,而不要摩擦探头,因为探头中的声透镜很容易受到损伤。另外,超声机机体和显示器也应该每天清洁,过滤网每周进行除尘。

(三)功能检测

发现并报告超声设备功能出现问题最佳的时机便是在日常临床的使用中。这也是日常调试重要参数及超声机可能暴露出问题的时候。把故障报告表纳入 QA 环节,从而方便记录故障和维修措施,这样做是很有效的。此外,任何在定期 QA 过程中出现的故障也应该予以报告并维修。

如果需要,功能检测的过程还应该包括显示器的调整。通常,显示器的亮度和对比度应该保证与调试过程中的预设值一致。但如果没有完整显示灰阶标尺,则应该调整并记录新的设置。

(四)目测观察

应该对超声机体、探头、电线及连接进行全面细致的观察。建议每周进行并正式记录观察结果。当然,在每天的临床使用中即时检查探头的状况并正确存放探头也是很好的习惯。

目测观察的内容包括确定有无松动或损坏的部件,超声机底部的滚轮和刹车工作是否正常,有无可能造成损伤的尖锐边缘。检查电缆线时,确保其安全连接无损坏。通过检查,如果发现任何机械或电击危险,则超声机在得到修理前都不应被使用。检查探头应确保探头、电缆线及连接处不存在物理损伤,探头表面无磨损或损坏,探头外壳完整以至探头不会进水。如果探头表面有缝或裂开,则应该进行电气安全试验。如果探头表面的缺损通过了机械或电气安全试验,但仍有可能会影响设备清洁,应该评估风险并采取相应的修理措施。如果设备对使用者或患者存在机械、电气或感染方面的隐患,则不应该使用该设备。

对超声设备目测观察还应该包括任何部件(如探头)有无遗失。

(五)均一性

检测均一性最简单的方法便是评估空气中多重反射伪像(图 15-1)。可以在每天第一次使用某一探头时进行评估。这一伪像源自于探头表面与周围空气的巨大声阻抗差,造成多重均一反射(见第 5 章)。均一测试应该在最高可用基波频率下进行,选择默认输出功率及增益、最低量程,以保证多重反射得以完整显示。此外,选择单一浅表位置聚焦,关闭所有高级图像处理功能,如复合成像、自适应滤波。在进行均一性测试前,应清洁探头保证无耦合剂附着。之后观察空气中多重反射伪像的侧方均一性。正常情况下可观察到一系列平行于探头表面的均一亮线。侧方亮度会有轻微变化,这是由探头聚焦存在轻微不规则所导致的。根据经验,可以鉴别这种正常的、轻微的不规则改变和真正有问题的不均质改变。通过和先前的测试图片进行对比有助于发现异常。需要指出的是,由于温度的变化,多重反射模式也会出现细微的改变。有些异常在某一特定频率下更为明显,因此通过选择不同频率并打开或关闭谐波成像有助于发现这些异常。

通过多重反射模式,我们能够发现三种故障。第一个是探头元件故障,或称信号缺失。表现为向多重反射深方穿越的条带状回波。元件故

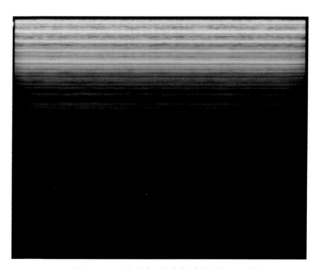

▲ 图 15-1 线阵探头空气中的多重反射
如果不使用耦合剂,就会出现图中显示多重反射的表现,主要位于近场聚焦区

障可以通过以下方法确认：将曲别针垂直于探头放置并完全接触探头表面，将其沿着探头边缘移动（Goldstein 等，1989 年）。曲别针的位置会出现向深方延伸的多重反射。当曲别针到达元件故障的区域时，其产生多重反射伪像的亮度会减弱（图 15-2）。无论是新探头还是经过修理的探头，如果存在元件故障，将不能在临床上使用。

相控阵探头由于使用了声束偏转技术，会掩盖可能存在的故障，因此需要使用改良曲别针测试法（Dudley 和 Woolley，2016 年）。当使用 M 型超声时，或将深度和聚焦调节到较深的位置时（如 10cm 和 5cm），探头的孔径会全面开放，这时声束偏转功能是关闭的。因此，我们开启 M 型超声功能，并将取样线放置在屏幕中央，再利用曲别针在探头表面缓慢移动后冻结图像。此时 M 型超声上纵行条带亮度减弱的区域便是元件存在故障的区域（图 15-3）。

进一步可以使用组织仿体对可能存在故障的探头进行测试，并考虑由于声影对临床成像的影响。如果连续两个或两个以上的元件存在故障，就有可能影响多普勒及彩色血流的显示（Weigang 等，2003 年；Vachutka 等，2014 年）。如果怀疑存在这样的问题，应该进行电子探头测试或进行多普勒仿体测试。

第二种故障是分层（图 15-4）。这是由声叠层松动分离所致的，最常见的是声透镜与深层分离。这将导致多重反射出现明显的中断或模糊。当探头加压，分离的声叠层相互完全接触，此时声像图将不会出现明显的异常。在严重的情况下，甚至可以通过肉眼观察到膨出的声透镜。分层故障的探头需要进行更换。

第三种故障是声透镜厚度不均一，表现为多重反射伪像出现不平行的线条。声透镜厚度不均一有可能是探头出厂时就存在问题，也有可能是声透镜在使用过程中磨损所导致的；第二种情况所导致的厚度不均多见于探头两端。通过测量探头不同位置多重反射线的深度可以将厚度不均一的程度进行量化（图 15-5A）。这种偏差在新探头

中所导致的结果见图 15-5B 和 C。图 15-5B 显示的是通过电子探头测试仪显示每一独立元件的灵敏度，可以看到灵敏度的显著差异。图 15-5C 则显示了通过电子探头测试仪获得的带宽分数图（即带宽与中心频率之比）。可以看到在探头一端的带宽是下降的，可能是由于声透镜厚度发生变化，削弱了在某些频率下与其对应的性能。根据笔者经验，如果声透镜厚度的差别超过 10%，其引起的声像图变化会非常明显，而且会对带宽和灵敏度都有影响，应该更换存在此故障的探头。

上述均一性测试对于常规列阵探头十分有效，但对于检测矩阵探头或多排元件列阵探头的故障并不合适。这些探头单一元件的故障不太可能对多重反射伪像或临床工作造成明显的影响，因为在这些探头中单一元件对声束的影响很小。如果若干元件同时故障，则会造成回声缺失或声影。如果矩阵探头出现分层及声透镜厚度不一，所导致的情况与列阵探头类似。

（六）灵敏度与噪声

应该每月进行灰阶超声灵敏度的测试，以及灰阶超声、脉冲波多普勒、彩色血流噪声的测试（IPEM，2010 年）。

1. 基线测量

当对新探头或经过修理的探头进行调试时，需要首先进行基线测量以获得之后日常测试的容差。应不使用耦合剂，获得空气中多重反射的图像以进行均一性测试。将总体增益提高到最大，将深度调节到多重反射伪像占到整体图像深度的 30%～50%，此时在图像的底部可以见到一些电子噪声（图 15-6A）。如果使用最高频率探头不能很容易地确定最深处多重反射回波的位置，可以切换至较低的基础频率，这样能够更容易确定最深的回波位置，这也是在之后的测试中应该选择的频率。

如果图像远场没有出现噪声，则应该增加深度直到可以看到噪声。在此时的深度条件下，如果多重反射所占据图像的比例小于 25%，则应

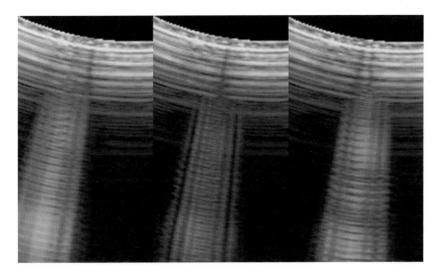

◀ 图 15-2　通过曲别针测试确认空气多重反射伪像缺失

图像显示曲别针在缺失区域移动。由曲别针造成的多重反射伪像，其强度在缺失区域减弱，提示该区域存在不工作的元件

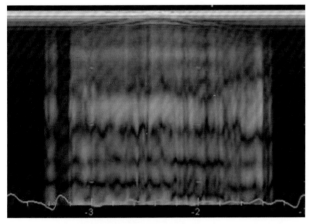

▲ 图 15-3　在使用 M 型超声的基础上进行曲别针测试，发现相控阵探头的元件故障区

曲别针在探头表面缓慢移动的同时进行 M 型超声检查，左侧黑色条带状轴线代表不工作的元件位置

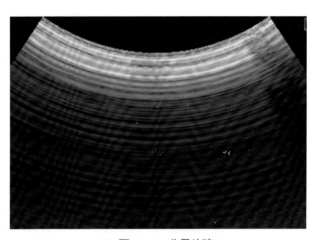

▲ 图 15-4　分层故障

右侧的多重反射伪像中断，这是由探头内声叠层部分分离所致的

降低深度，将时间增益补偿增加到最大，此时就应该能观察到噪声了。如果 TGC 已经达到最大，此时可能需要再次调整探头频率，去寻找最容易确定且最容易重复的能够确定最深多重反射位置的频率。有时会出现最初图像太亮、噪声太多的情况，此时应将 TGC 调节到最小。需要记录 TGC 的位置，不要将 TGC 放到不容易准确重复的位置上。

应该记录用于测试的设置，并将其设置成新的预设条件并取名，如 "用户质量保证＜探头编号＞"。应该存储测试所获得的图像（最好是电子版），以方便今后的比较。

(1) 多重反射深度：多重反射深度是指屏幕中央 1/3 区域探头表面到能够观察到多重反射最深位置的垂直距离（忽略图像边缘的多重反射）（图 15-6）。在之后的测试中，应及时记录并报告多重反射线的消失或增加，建议使用 ±1/2 最深处多重反射线与其上方多重反射线之间的距离作为容差。测试是量化的，因为探头发生的变化等于或大于最深处多重反射的振幅时，多重反射才会消失。这一局限性将在多重反射阈值测量的部分讲述。

(2) 多重反射阈值：多重反射阈值是指当图像最深处多重反射线消失时的整体增益（图 15-6B）。降低增益，使多重反射线完全消失，并记录此时

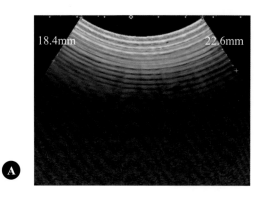

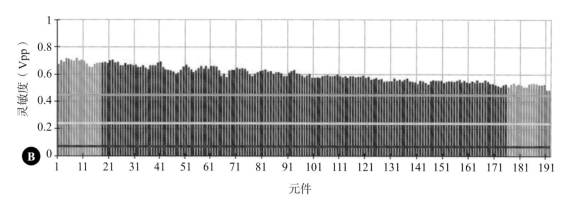

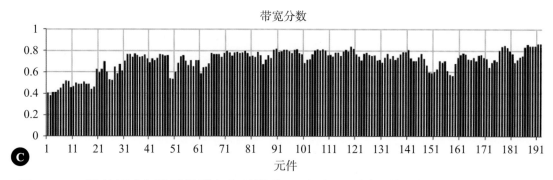

▲ 图 15-5　**A.** 通过测量声像图两侧同样多重反射伪像平面深度，反映声透镜厚度的不均一；**B.** 通过电子探头测试仪所获得的灵敏度图，显示从左到右灵敏度逐渐下降；**C.** 通过电子探头测试仪所获得的带宽图，显示探头部分区域出现带宽下降，主要位于左侧

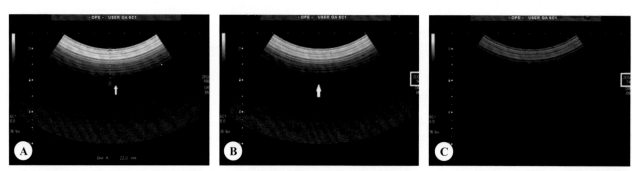

▲ 图 15-6　**A.** 测量多重反射的深度（箭示能够观测到多重反射的最深位置）；**B.** 多重反射阈值（箭示多重反射最深的初始位置，右侧白框内是多重反射消失时所记录的增益值）；**C.** 噪声阈值（白框内是噪声消失时的增益值）

的增益。可以通过以下方法检查，即把增益稍稍调高，此时多重反射回波应再次出现。测量应反复进行，直到操作者确信已获得了可重复的结果。

(3) 灰阶图像噪声阈值：灰阶图像噪声阈值是图像远场电子噪声消失时的总增益（图 15-6C）。降低增益，使噪声消失，并记录此时的增益。可以通过以下方法检查，即把增益稍稍调高，此时噪声应再次出现。测量应反复进行，直到操作者确信已获得了可重复的结果。

(4) 脉冲波多普勒及彩色血流阈值：获得脉冲波多普勒（pulsed Doppler，PD）及彩色血流（colour flow，CF）噪声的方式与上述方式类似。分别开启两种成像模式，记录灰阶图像中的探头频率，取样门的位置或彩色取样框，降低增益，直到 PD 或 CF 的噪声消失。

建议最开始将多重反射和噪声的容差阈值设定在 ±4 增益分量；根据经验，可以进行进一步的上下调整，从而包含一系列测量中的随机误差。测量后应该在专用的表格中进行记录。

2. 日常检测

对于使用的探头，应该每月进行测试。有些探头可能需要在不同的超声机上使用，在此针对检测给出两条建议：①把探头放回到原配超声机上进行测试；②把探头在每个使用的超声机上进行基线测量。

对于每个探头，选择相关的预设值，如"用户质量保证〈探头编号〉"，之后进行上述测试，并将测试结果记录在表格中（Dall 等，2011 年）。测量多重反射的深度、多重反射阈值、灰阶图像噪声阈值、脉冲波多普勒噪声阈值及彩色血流噪声阈值，并与基线容差值进行比较。如果发现测值超过容差值，则应反复测量，首先检查超声机的设置是否与基线测试相一致（最常见的问题是时间增益补偿没有回到默认位置）。

任何均一性或测量的变化如果超过容差，则应上报并进行相应的处理。之后应记录处理结果、风险评估及今后将如何减轻设备损害的内容。

（七）故障管理

首先对故障（fault）和失灵（failure）进行定义。在质量保障中，我们的目标是发现任何偏离基线状态或性能的情况。我们称这些变化为"故障"，有一些故障很轻微，并不会对临床工作产生影响，也不必即刻进行处理。有些变化需要即刻采取措施，如修理或更换探头，这些变化我们成为"失灵"。

当发现故障后，需要怎么做取决于经验、判断和实际情况。对于实际情况的考量十分重要。例如，同样的故障在医学影像中可能造成设备失灵，而在影院中仅造成线路布置的小故障。对于如何对故障进行处理，目前发表文献中的证据很少。

所采取的措施取决于当地的情况和一般指南。可以使用红绿灯系统来进行故障分级，绿色代表没有故障，黄色代表存在故障但不需要即刻处理，可以之后再采取行动，红色则代表设备完全失灵。表 15-2 给出了通过目测或均一性试验可能发现探头故障的分类。当定量测试提示偏离容差值时，则需要使用组织仿体进行进一步测试。如果不能在本地进行处理，则应该寻求服务代理的建议。

（八）审计

任何质量保证系统都需要定期进行审计，频率通常是每年。常规的质量保证审计需要回答以下问题：是否定期进行了这些测试？所有测试的结果是否都在容差范围内？故障是否被上报、评估并修复？是否根据厂家日程，进行了服务和电气安全测试并留下了记录？如果上述任何问题的答案是否定的，则应该进行进一步训练并重新审视质量保证的过程。如果审计过程是由临床科学家或临床技师独立完成的，则应该考虑重新亲自进行测试，以判断所得到的结果与日常检查的结果是否一致。

二、进一步测试

当日常质量保证的测试结果显示探头灵敏度发生变化或噪声增加时，就需要进一步的测试了。

有经验的超声医师应该掌握进行进一步测试的技能，工程师也应该拥有这一技能。为了能够确保进一步测试的有效性，需要对超声机及新的或经过检修的探头进行基线测量和图像测试。进一步测试的目的是再次确认灰阶图像灵敏度发生变化和（或）信噪比降低。目前并没有现成的能够测试脉冲波多普勒或彩色血流噪声是否增加的方法，当遇到这样的问题时，需要和供应商或服务代表进行联系。

如果定量测试结果超出容差范围，便需要进行进一步测试。表 15-3 给出了探头可能出现故障的分类。

（一）组织仿体灵敏度测试

可以通过在组织仿体内测量穿透深度（depth of penetration，DOP）或低对比穿透（low contrast penetration，LCP）来反映探头的灵敏度，因为在组织仿体内随深度变化平均灰度是不变的；两种方法均有效，但有时测量 DOP 并不容易（Dudley 和 Gibson，2017 年）。使用每个探头在临床工作中预设的条件进行该测试，同时将时间增益补偿和聚焦放到默认位置，将声束校正功能、自动增益及图像自动优化功能关闭。将声输出调节至最大。对组织仿体中最均一的组织区域进行成像。调节图像深度及全局增益，使得进行成像区域的组织体模内的均一斑点消失，而主要呈现不同位置随机出现的噪声（或者图像呈黑色伴有很低的噪声）。DOP 的定义是从组织体模表面到斑点噪声消失的距离（图 15-7）。

对于这种测量方法，推荐自动测量法而非主观目测法（Gibson 等，2001 年；Gorny 等，2005 年）。如果条件只允许进行主观目测法，则需要设定严格的测量流程，同时对 DOP 的测量位置和方法进行清晰的定义。

如果 DOP 的距离超过了组织体模的最低端，则可能需要使用更高频率的探头进行测量。或者，如果条件允许可以更换到另一种模式，如从谐波模式转换为基波模式。提倡同时在基波和谐波模式下进行测量，因为影响带宽的故障有可能只影

表 15-2 通过目测或均一性试验可能发现探头故障的分类

分 类	目 测	多重反射	应采取的措施
绿色	无故障	均一	不采取措施
黄色	外部损坏，无功能问题	单一元件失灵，轻微不均一或声透镜磨损	评估风险，适当修复或检测故障
红色	探头面磨损或损坏	电缆线故障，大片或多发故障，分层	更换新的探头

表 15-3 需要进一步测试情况的分类及举例

分 类	常规测试	组织仿体测试	处理措施
绿色	任何高于容差的结果	反复进行用户测试，结果均在容差范围内，所有图像与参考图像相比无变化	无（常规测试结果出现假阳性）
黄色	• 灰阶图像测试结果高于容差 • 脉冲波多普勒或彩色血流噪声测试结果高于容差	• 通过组织仿体测试灵敏度结果在容差范围内，所有图像与参考图像相比无变化 • 无	• 监测常规用户测试的变化趋势 • 与供应商或服务代表进行讨论
红色	任何高于容差的结果	通过组织仿体测试灵敏度结果高于容差范围，图像与参考图像相比发生变化	咨询服务代表，或视情况更换探头

因为在实际情况中不同的结果会同时出现，在此仅举出个别例子

响其中一种模式的灵敏度，而对另一种模式没有影响。在基线测试中，应该将成像条件作为预设值进行存储或记录，因为之后可能因为临床扫查工作而进行设置的调整。

需要存储测试所获得的图像（最好存储电子版）。如果有电子版，就应该测量位于或靠近中央轴线组织仿体图像感兴趣区中的平均灰度水平，应从近场盲区一直测试到所能观察到斑点噪声的最远处，同时避开目标物。

建议将 DOP 测试的容差设置为 ±5% 或 ±5mm（IPEM，2010 年），将平均灰度值的容差设置在

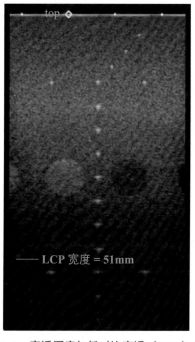

▲ 图 15-7 穿透深度与低对比穿透（LCP）的测量
这是一种自动测量的方法，当斑点噪声的振幅衰减到背景噪声水平的 2 倍时记录穿透深度

±10%（Dudley 和 Gibson，2017 年）。

（二）参考图像

在测试过程中，对于每个组织仿体内的目标类型（如线状、灰阶、无回声），都应该存储其参考图像的电子版，并使用每个探头在临床应用中的常规预设条件进行测试（图 15-8）。唯一需要进行调整的是关闭任何声速校正功能，因为这种功能会导致图像扭曲。同时如有需要，调整全局增益，从而获得适当水平的增益。应该将该成像条件作为预设值进行存储或记录，因为之后可能因为临床扫查工作而进行设置的调整。

三、质量保证工程

基线测试、常规测试和进一步测试的内容已于前述，三者与故障报告、修复措施、审计几乎构成了质量保证工程的全部，空缺的内容是接受测试。接受测试在设备收货时进行，同样也是质量工程必要的一部分。接受测试所关注的内容是设备的安全性、完整性、可用性与准确性，其最终结果是通过或不通过。当进行修复或升级后，超声设备的性能可能会受到影响，此时需要进行接受测试。当测试结果满意，超声设备才能够投入临床使用。绝对成像性能的接受测试存在争议，在此不进行讨论。

接受测试

之前详述的目测对于保证设备完整性与安全性已足够。评估电声学安全性、功能性和准确性

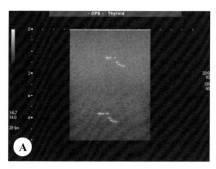
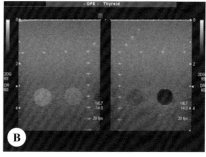
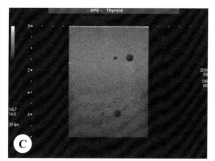

▲ 图 15-8 使用临床设置的参考图像
A. 分辨力目标；B. 灰度目标；C. 无回声目标

则需要进一步测试。

1. 安全性

进行电气安全测试的目的是评估设备是否符合国际标准的规范（IEC，2005 年）。这些规范的应用范围包括一系列医疗设备，而在医院环境中，这些测试通常由医学工程学专家实施，同时符合当地标准。正因如此，本文并不涉及测试服务的细节。

声学安全性的相关细节将在第 16 章进行讲述。测量声学输出的相关指标需要昂贵的设备及专家级别的技能，而这些条件在医院或诊所中往往并不具备。在进行接受测试时，需要目测所显示的热指数和机械指数，更多内容可参考第 16 章。经过训练的临床医师需要拥有操作超声设备的必要知识和经验，并了解超声设备的安全索引，才可以进行接受测试。在操作手册内可以找到允许使用 TI 及 MI 最大值的情况，目测时，应尽可能去重复检查改变不同设置时 TI 与 MI 的变化。当安全指数不超过所设定的最高值时，并不需要进行显示；可以通过翻阅用户手册来确定是这样的情况。当出现了预料之外的结果，需要和供应商联系。

2. 功能性

功能性测试应该包括之前讨论的均一性评估，而对于超声设备成像性能的评估应该使用声速为 1540m/s 的组织仿体。需要评估所有超声设备控制的操作性，包括不同的扫查模式，以确保其功能完好并可以达到预期的成像效果。例如，当移动聚焦点位置时，尼龙丝目标的宽度将会发生明显变化；而降低探头频率能够增加深部区域斑点噪声的显示。

一些先进的图像增强技术，如复合成像、自适应图像处理，理论上能够在主观上提高图像质量。对于这种情况很难用组织仿体进行评估，因为不同于真实的患者，组织仿体不存在脂肪层和肌肉层，而可以直接对深在组织进行成像。当出现故障时，会出现图像质量的下降，例如，当开启复合成像功能时，不但不能增强无回声结构的

显示，反而使其更加模糊（图 15-9，本例中图像模糊是由声波在氨基甲酸酯测试仿体中速度较慢所致，而非超声探头本身的故障）。举例来说，根据笔者的经验，当由于探头故障而导致图像意外的不清晰时（图 15-10），使用声速校正功能能够提高尼龙丝的侧向分辨力，而在正常情况下，最清晰的图像是在关闭声速校正功能的状态下获得的，因为超声波在测试仿体中的声速本身就是 1540m/s。

当探头出现元件故障、分层或声透镜厚度不一的情况，则不应继续使用该探头。应该与供应商联系并探讨故障控制或意外图像测试结果的事宜。

3. 准确性

如第 6 章所示，任何关系到患者临床处理的超声测量都必须足够准确。对于大多数情况，灰阶图像测量的准确性可以通过常规组织仿体进行评估，该仿体包含成行、成列排列的细线状目标物。大多数市售组织仿体内细丝状物的间隔同时包括较大（>10mm）和较小（0.25~10mm）的，以用于不同的测量。超声中使用测量功能最多的便是产科，在胎儿大小及生长发育评估中具有重要作用。应根据临床中相关内容相应的测量距离来选择线测量的径线，例如，侧方 50mm 代表测量胎儿股骨长径；轴向 2.5~5mm 代表胎儿颈项透明层。所指定的容差值应小于临床上所需要的精度，以便为其他来源的误差留有余地。例如，上述两个测量值的容差应精确到 ±1mm 和 ±0.1mm。在产科应用中，建议通过两个垂直径线的测量获得周长，将平均径线乘以 π 或使用椭圆形进行拟合。无论使用哪种方法，都可以通过组织仿体中相互垂直的两条径线评估其测量的准确性（图 15-11）。测量所获得的结果可以与同一探头通过两垂直径线计算获得的数值进行比较，容差为 ±1mm。

需要指出的是，如果测试的是凸阵探头，由于声波进入测试物体表面的入射角存在倾斜角度，产生的折射误差可能会导致测量值偏大（此处假设水作为耦合介质）。可以通过改用匹配的导声介

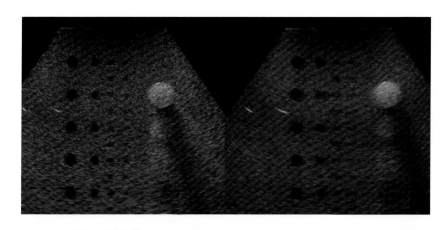

◀ 图 15-9 组织仿体声像图

左侧图像在关闭复合成像的条件下获得，而右侧图像在开启复合成像的条件下获得。校准后的超声声速与组织仿体内实际的声速并不匹配，因此无回声的目标十分模糊。这是由复合成像中不同入射角的声束沿声束轴向重合不良所导致的

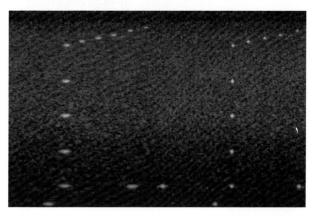

▲ 图 15-10 在未使用声速校正功能条件下获得的组织仿体图像（图左侧，认为声速为 1540m/s），以及使用声速校正功能条件下获得的组织仿体图像（图右侧，设定声速为 1500m/s）。如果延迟线算法能够纠正声透镜 / 匹配层及常规默认人体组织内声波的传播速度，则可预见使用声速 1540m/s 的图像应更清晰

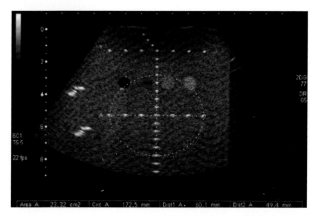

▲ 图 15-11 通过对组织仿体内两垂直径线的测量检测周长测量的准确性 [周长 = π×（60.1+49.4）÷2=172mm，是可以接受的结果]

质或在成像中心区域选择较短的距离进行测试，从而克服这个问题。近期，出现了专门针对凸阵探头的组织仿体（Sono410 series，Gammex Inc.，Middleton，Wisconsin），可以解决测试凸阵探头的问题。

在其他领域中测量复杂非线性形状时，需要使用定制的测试仿体，内参照所要测量解剖结构的形状，包含不同排布方式的尼龙丝。声波在测试仿体的填充介质内传播的速度应为 1540m/s，所用的介质可以为 20℃条件下 9.5% 体积容量的乙醇水溶液（Martin 和 Spinks，2001 年）。容差的选择应基于临床需求和所估计的误差大小，具体见第 6 章。

通过多普勒超声所测量得出的血流速度值会直接关系到患者的管理。例如，通过收缩期峰值流速可以估计颈内动脉狭窄的程度。在其他一些情况下，可能会应用到一些指数或比值。使用流速进行诊断时，流速绝对值的准确性十分重要；而使用指数或比值时，测量的线性关系十分重要。绝对值和线性关系都需要进行评估，尤其是和临床紧密相关的流速值。由于大部分具有临床意义的流速都高于 2m/s，因此根据 IPEM（2010 年）的建议，最合适的测试工具便是移动细线仿体。目前可用的流体仿体能够提供超过 0.7m/s 的平均流速。因为两种测试仿体都很昂贵，操作者需要具备相应的专业技能才可以有效使用。更为实际的做法是询问超声供应商，让他们提供能够确保准确性和线性在要求范围内的结果。

如果有合适的测试工具，便可通过比较细线仿体实际恒定速度，或恒定层流流体内某一区域平均流速与超声设备所测得流速的差别，从而评估超声设备的准确性。在灰阶超声图像的引导下，将频谱多普勒取样容积置于移动细线的水平，或覆盖整个流体仿体内血管的宽度，获得频谱多普勒的数据。大部分超声设备能够自动获得最大流速和平均流速；如果没有，可以通过手动测量获得细线的平均流速（并不一定是流体流速）作为超声测值。图 15-12 举例展示了这一测试结果。当使用细线仿体时，需要注意使用低声输出及低增益，从而把所获得过强信号饱和的影响降到最低。大部分有关检验流速测量准确性的指南建议，应将所测得的最高流速和细线仿体的最高速度相比较，这是因为在临床上经常需要测量最高流速，而当前市售超声设备总是会高估最高流速，具体可参考第 9 章。尽管如此，厂家通常仅校正超声设备对于平均流速的测值。对于细线仿体来说，通过超声所测量获得的最大流速往往比真实流速要高得多，这是由频谱增宽所致的。频谱增宽可以认为是一种系统误差，因为频谱增宽可以通过超声声束的几何形状和入射角进行预测。频谱增宽及对临床管理的影响是很复杂的，需要临床工作者进一步研究和理解，在此不进一步展开。我们推荐多普勒平均流速的容差设定在 ±5% 水平，这也是生产商所设定的最小容差值。

在灰阶和多普勒超声中，任何通过超声所计算获得的参数，如估测的胎儿体重、血流指数，

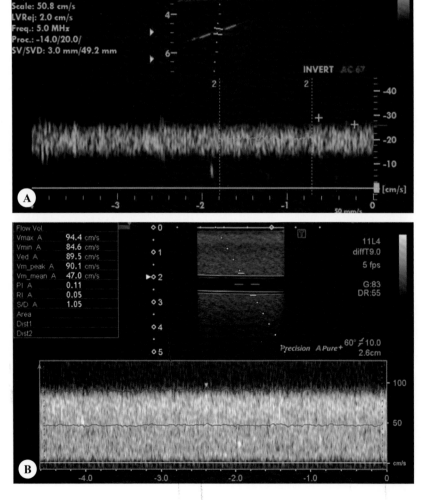

◀ 图 15-12　A. 通过细线仿体检测平均流速测量的准确性。自动勾勒提示平均流速为 20.47cm/s，与设置流速 20cm/s 很接近。B. 通过流体仿体检测平均流速的准确性。自动勾勒提示平均流速为 47cm/s，与设置流速 50cm/s 也很接近

都可以通过简单地比较超声原始测量结果和用其他适当方法计算得出的结果，来检测超声测量的准确性。如果超声所使用的是同一方法，那么结果将会一致。

当出现任何超出容差值的结果时，都应该和供应商进行讨论。有时因为生产商所制定的容差值会比临床所需要的容差值范围更大，所以和生产商进行讨论可能并不容易。更明智的做法是，在购买超声设备前按照临床需求向生产商提出特定的容差要求。

四、测试物品

除了复杂的非线性测量，本章涉及的所有测试都可以通过市售测试物品进行。测试物品的种类很多，包括同时适合灰阶超声和多普勒超声测试的物品。灰阶和多普勒血流测试物通常为内含组织仿体的盒子。其内的材料种类也很多，包括含水凝胶、炼乳和聚氨酯橡胶。大部分组织仿体的声速接近 1540m/s，但这些仿体随时间可能会变干，因此需要生产商将其更换。氨基甲酸酯或其他固体弹性材料的稳定性更好，但随着测试探头频率的增加，这些材料会造成明显的衰减（Browne等，2003 年）。氨基甲酸酯的声速大约是 1450m/s，对超声声束会产生散焦的作用。和其他组织仿体常用的材料相比，氨基甲酸酯随着温度的变化其声速和衰减都会产生较为明显的变化，因此影响了质保测量的可重复性（Dudley 和 Gibson，2010 年）。

在使用测试物品时，应该将其放置于坚硬、平整的表面。如果测试物之前存放在比当前温度更热或更冷的环境中，需要将其放置 30～60min，使其内部温度均衡后再使用。如果测试物内表面存在凹槽影响耦合，需要将其内充满自来水。如果没有自来水，也可以使用耦合剂，尤其是测试线阵探头和相控阵探头时。需要指出的是，被测试探头表面的整个长度都需要获得良好的声接触，如果测试物表面的凹槽粗浅或耦合剂不够，达到良好声接触对于凸阵探头可能有一些困难。

此处还需要提到一些在实际工作中需要注意的点。如果在测试物表面放置自来水，由于水表面回波的影响会出现多重反射伪像，该伪像不但会产生误导的结果，而且十分麻烦，但可以通过在探头表面放置一些纸巾或其他可以吸收水分的物质来解决这一问题。另外一个重要的问题是，水中的声速比大部分测试物内组织仿体的声速都要低，因此会导致折射，对于折射的影响在前文已经提过了。如果不考虑测试的准确性，折射并不会引起其他的问题。最后，与在临床工作中通过加压引起皮肤形变不同，使用测试物品时不要在其表面加压。这些测试物由低密度聚乙烯所制作，加压会引起变形和损坏。此外，如果对表面进行加压，任何位于测试物内部的目标都有可能移位。

（一）灰阶测试物

为了能够获得和软组织类似的斑点图像，在测试物中加入了直径很小的散射物，如石墨粉，这样能够方便进行灵敏度的测量。但是大部分组织仿体内包含了一系列的目标物，如尼龙细丝、包含和背景背向反射性质不同的圆柱体、球体或其他形状的物体。尼龙细丝是用来测试超声标尺测量准确性和系统分辨力的。由于超声的分辨力在三个正交平面（轴向、侧向和切面厚度）都是不同的，而且分辨力会随着深度的增加而改变，因此尼龙细丝被放置在不同的位置用于测量不同位置的分辨力。

使用圆柱体目标的一个缺点是，其显示的清晰程度取决于超声的轴向和侧向分辨力，但是和切面厚度分辨力关系不大。在临床工作中，病变的方向不大可能刚好沿声束横轴生长，因此圆柱体目标往往会夸大超声图像的清晰程度。解决的方法是将圆柱体目标改为球形目标，这样各个平面就都是对称的了。

（二）多普勒测试物

设计适合进行多普勒超声测试的设备比测试灰阶图像的设备难得多，因为前者内部需要包含模拟流动血液的移动目标。目前有两种市售的能够测试移动目标的仿体：细线仿体和血流仿体。Hoskins 在 2008 年发表文章，总结了多普勒测试物的设计和应用。

1. 细线仿体

在该设备中，通过移动的细线模拟流动的液体。图 15-13 中展示了细线仿体的组成部分。细线的散射性质需要和血液的散射性质相匹配，因此对于细线的选择十分重要。如果选择棉质或丝质的细线，其结构形状有重复的螺旋形，间距与超声波长具有可比性。但重复的结构会引起沿特定方向传播的高振幅散射，后者会引起多普勒频谱的扭曲，也就导致了棉质或丝质的细线不适合作为细线仿体（Cathignol 等，1994 年）。不建议使用具有螺旋形结构形状的细线作为仿体。更为合适的选择是环状橡胶，这种材料与血液类似，对超声波可以产生各个方向的散射（Hoskins，1994 年）。细线仿体最重要的特点是能够对流速进行准确测量。细线的真实流速可以根据驱动轮的旋转速度进行计算。该设备尤其适用于检测通过多普勒估计出流速的准确性。

细线仿体系统的建立和使用都相对直接简单，而且其体积小，方便携带。IPEM2010 指南便推荐使用细线仿体进行多普勒系统的基本性能测试。

2. 血流仿体

该设备能够模仿血管内血液的流动。图 15-14 中展示了血流仿体的组成部分。主要的设计标准是组织仿体的声学特征，即血流和血管的仿体需要与人类组织相类似。如前所述，组织仿体通常是基于凝胶的材料。血流的仿体需要具有正确的流速及声学特征。Ramnarine 等于 1998 年曾经制作出合适的血流仿体，该仿体使用甘油和葡聚糖溶液，内有悬浮的尼龙颗粒。能够和真正动脉声学特征相匹配的动脉仿体制作起来十分困难。基于橡胶的材料，如乳胶，虽然声速匹配（约 1600m/s），但衰减十分严重，而且是非线性的。由于声学特征的不匹配，会导致从仿体血管内获得的多普勒频谱出现扭曲的形态。当使用这

种血流仿体对平均流速进行校正时，就会导致比较严重的后果，因为声学特征不匹配所引起的频谱扭曲会导致平均流速被高估。一些市售血流仿体是基于有机硅制作的，其声速约 1000m/s，所以通过该设备进行平均血流的校正其实是不可靠的。测试物品生产厂家不断改进其产品，并制作出一种尼龙血管，其声速和衰减都能很好地与人类软组织相匹配（Doppler 403 and Mini-Doppler 1430 Flow Phantoms，Gammex Inc.Middleton，Wisconsin）。在实验室中，研究者也同样设计出具有能和人类组织匹配良好的血流仿体（Ramnarine 等，2001 年；Hoskins，2008 年）。

五、现代扫查模式

对于其他扫查模式（如三维成像、超声造影、弹性成像）的质量保证，目前无论是专业指

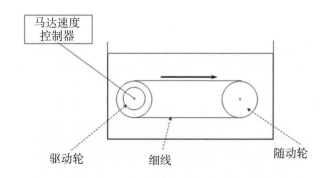

▲ 图 15-13　细线仿体的构成
细线仿体是通过环路中的驱动轮进行驱动的。外部计算机能够控制驱动轮产生与生理性波形类似的波

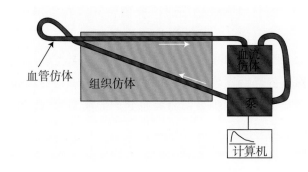

▲ 图 15-14　血流仿体的构成
包括组织仿体、血管仿体及血流仿体。通过计算机控制泵，从而获得类似生理状态下的血流波形

南还是发表的证据都十分有限。AIUM 于 2004 年提供了测试三维超声测量的指南，以及能够进行这些测试的仿体（3D Wire Test Object，CIRS，Norfolk，VA，USA）。AIUM 于 2007 年在指南中探讨了使用对比剂测试多普勒超声设备，但是并没有提供质量保证的相关建议。对于弹性成像的质量保证，目前同样没有相关的专业指南，但是有专门的市售仿体（CIRS，Norfolk，Virginia）

CIRS 公司提供了两种能够对弹性成像进行质量保证的测试物。在该测试物中，组织仿体内包含了已知硬度的球形或阶梯状目标。根据所测量的是剪切波弹性成像还是压迫式弹性成像出售两种不同的仿体。但 CIRS 公司指出，不同的超声测试系统会得到不同的测试结果，Mulabecirovic 等在 2016 年的研究也证实了这一说法，因此该仿体并不适用于评估测量的绝对准确性。Mulabecirovic 等在 2016 年的研究同时显示，该仿体观察者内的变异度可能会很高（变异参数范围从 1%～19%），所以如果使用该仿体进行数次质量保证测量，对于所得到结果的解释可能存在一定困难。

六、研究进展

是否应该使用包含测试分辨力和对比度目标的组织仿体，目前的证据还很少（Dudley 和 Gibson，2014 年）。鉴于此，研究者设计出新的方法，其优势在于能够通过一张图像测试分辨力、对比度和噪声，或显示特定的故障，如声束退化、元件故障。在此各举两个有趣的例子。

（一）爱丁堡管道仿体

Pye 和 Ellis 在 2004 年设计了一种测量方法，称作分辨力积分（R），实际上就是一幅超声图像中穿透力与侧向分辨力的比值。两人将该方法应用于测试物爱丁堡管道仿体，后者在常规的组织仿体内包含了一系列沿对角线排布的无回声管道。这些管道被设计成不同的直径，覆盖了超声机不同频率的分辨力，可以用于临床和科研成像。成像性能可以通过 R 和另外两个相关的参数，景深

和特征分辨力进行反映（MacGillivray 等，2010 年）。随着时间的推移，越来越多的证据表明，通过上述测量方法所获得的结果能够反映出影像技术的进步（Pye 和 Ellis，2011 年），而且能够帮助我们选择更适用于特定临床应用情境的探头（Pye 和 Ellis，2011 年），并更可靠地发现故障（Moran 等，2014 年）。爱丁堡管道仿体是可以购买到的（CIRS，Norfolk，Virginia），其典型图像见图 15-15。

（二）随机孔洞仿体

Doblhoff 等在 2017 年讨论了随机孔洞仿体（Tissue Characterization Consulting，Timelkam，Austria）（IEC，2011 年）的应用价值。该仿体为开孔泡沫，孔的大小是随机的，内装有脱气的生理盐水。其目的是将各种空间和灰阶的参数组合成为一个数值，这一数值比上述参数能够更好地反映超声的临床性能。当超声探头在仿体表面移动时，软件记录一系列超声图像。通过获得 3D 数据集，计算孔洞的显示率和对比度，并以图形的形式显示结果。

（三）交叉线仿体

Doblhoff 等在 2017 同时介绍了一种交叉线仿体（Tissue Characterization Consulting，Timelkam，Austria），其目的是反映旁瓣、栅瓣分别在图像仰角方向和侧向的重要性。该仿体内包含两个相互

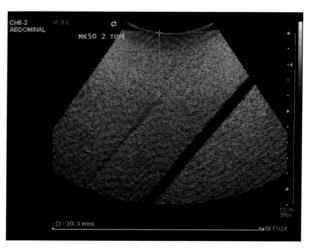

▲ 图 15-15 通过爱丁堡管道仿体所获得的图像

垂直的尼龙细线柱体，这样就能够保证当探头扫查仿体表面时，图像仰角方向和侧向都能够形成声束。声束的轮廓会因失灵的元件、损坏或修理不善的声透镜而受到影响。

（四）电子探头测试仪

FirstCall（Unisyn，Golden，Colorado）电子探头测试仪可以测试超声探头的相关声学和电子参数。进行测试时，将探头连接器与专用适配器相连，并将探头安装在平行于钢制反射板的水浴表面。有三种反射板可供使用：供线阵探头和相控阵探头使用的平板，供腹部凸阵探头使用的大曲率半径反射板，还有供腔内探头使用的更为紧密弯曲的反射板。探头的整个阵列都能够发射脉冲，一次只有一个元件进行发射，这样就可以绘制灵敏度曲线。之后系统测量每个元件电路的电容，并显示电容曲线；对于一部分探头，FirstCall测试仪是无法测量其电容的。通过测量电容，用户可以确定灵敏度降低到底是因为短路、开路，还是元件损坏。ProbeHunter电子探头测试仪（BBS Medical AB，Stockholm，Sweden）在FirstCall测试仪的基础上增加了一些功能，也是可以买到的。

Dudley和Woolley在2017年进行了一项研究，通过盲法比较FirstCall测试仪和目测空气多重反射的优劣。结果显示，如果仔细选择成像条件，目测多重反射伪像可以作为发现不均一故障的首选检测方法。只有需要详细评估故障，如在探头修理实验室中时，才需要电子探头测试仪的帮助。

习题

多项选择题

1. 已有大量证据显示，日常测试应该包括什么？

A. 对超声设备进行目测

B. 电子探头测试

C. 分辨力的测量

D. 均一性的测量

E. 灵敏度的测量

2. 对于日常均一性测量（即空气中多重反射），应注意什么？

A. 使用谐波频率成像

B. 使用基波频率成像

C. 将聚焦放置到浅表位置

D. 使用复合成像

E. 使用高级图像处理功能

3. 需要及时进行处理的故障包括什么？

A. 多个元件故障

B. 声透镜轻度磨损

C. 探头线缆损坏

D. 控制面板凹陷

E. 穿刺针或注射器误伤声透镜

4. 接受测试应包括什么？

A. 物理检验

B. 图像质量测量

C. 功能检查

D. 安全测试

E. 准确性测量

简答题

1. 描述一种简单的使用预设条件在空气中检测灵敏度的方法。

2. 描述空气中多重反射的正常表现，并说出三种可能出现故障的名称。

3. 说明穿透深度的含义及如何测量。

4. 概述接受测试中声学安全性的内容。

5. 描述细线仿体的主要组成部分。

6. 描述如何使用细线仿体判断多普勒速度的准确性。

参考文献

[1] Abramowicz JS, Evans DH, Fowlkes JB, Maršal K, ter Haar G on behalf of the WFUMB Safety Committee. 2017. Guidelines for cleaning transvaginal ultrasound transducers between patients. *Ultrasound in Medicine and Biology*, 43, 1076–1079.

[2] American Institute of Ultrasound in Medicine (AIUM). 2004. *Standard Methods for Calibration of 2-Dimensional and 3-Dimensional Spatial Measurement Capabilities of Pulse Echo Ultrasound Imaging Systems.* Laurel, MD: AIUM.

[3] American Institute of Ultrasound in Medicine (AIUM). 2007. *Performance Criteria and Measurements for Doppler Ultrasound Devices: Technical Discussion* – 2nd Edition. Laurel, MD: AIUM.

[4] Browne JE, Ramnarine KV, Watson AJ, Hoskins PR. 2003. Assessment of the acoustic properties of common tissue-mimicking test phantoms. *Ultrasound in Medicine and Biology*, 29, 1053–1060.

[5] Cathignol D, Dickerson K, Newhouse VL, Faure P, Chaperon JY. 1994. On the spectral properties of Doppler thread phantoms. *Ultrasound in Medicine and Biology*, 20, 601–610.

[6] Dall B, Dudley N, Hanson M, Moore S, Seddon D, Thompson W, Verma P. 2011. *Guidance Notes for the Acquisition and Testing of Ultrasound Scanners for Use in the NHS Breast Screening Programme. NHS Breast Screening Programme Publication No. 70.* Sheffield: NHS Cancer Screening Programmes.

[7] Doblhoff G, Satrapa J, Coulthard P. 2017. Recognising small image quality differences for ultrasound probes and the potential of misdiagnosis due to undetected side lobes. *Ultrasound*, 25, 35–44.

[8] Dudley NJ, Gibson NM. 2010. Practical aspects of the use of urethane test objects for ultrasound quality control. *Ultrasound*, 18, 68–72.

[9] Dudley NJ, Gibson NM. 2014. Early experience with automated B-mode quality assurance tests. *Ultrasound*, 22, 15–20.

[10] Dudley NJ, Gibson NM. 2017. Is grey level a suitable alternative to low contrast penetration as a serial measure of sensitivity in computerized ultrasound quality assurance. *Ultrasound in Medicine and Biology*, 43, 541–545.

[11] Dudley NJ, Griffith K, Houldsworth G, Holloway M, Dunn MA. 2001. A review of two alternative ultrasound quality assurance programmes. *European Journal of Ultrasound*, 12, 233–245.

[12] Dudley NJ, Harries D, Wardle J. 2017. The feasibility of implementation of ultrasound equipment standards set by United Kingdom professional bodies. *Ultrasound*, 25, 25–34.

[13] Dudley N, Russell S, Ward B, Hoskins P. 2014. The BMUS guidelines for regular quality assurance testing of ultrasound scanners by sonographers. *Ultrasound*, 22, 8–14.

[14] Dudley NJ, Woolley DJ. 2016. A simple uniformity test for ultrasound phased arrays. *Physica Medica*, 32, 1162–1166.

[15] Dudley NJ, Woolley DJ. 2017. A blinded comparison between an in-air reverberation method and an electronic probe tester in the detection of ultrasound probe faults. *Ultrasound in Medicine and Biology*, 43, 2954–2958.

[16] Gibson NM, Dudley NJ, Griffith K. 2001. A computerised quality control testing system for B-mode ultrasound. *Ultrasound in Medicine and Biology*, 27, 1697–1711.

[17] Goldstein A, Ranney D, McLeary RD. 1989. Linear array test tool. *Journal of Ultrasound in Medicine*, 8, 385–397.

[18] Gorny KR, Tradup DJ, Hangiandreou NJ. 2005. Implementation and validation of three automated methods for measuring ultrasound maximum depth of penetration: Application to ultrasound quality control. *Medical Physics*, 32, 2615–2628.

[19] Hangiandreou NJ, Stekel SF, Tradup DJ, Gorny KR, King DM. 2011. Four-year experience with a clinical ultrasound Quality Control program. *Ultrasound in Medicine and Biology*, 37, 1350–1357.

[20] Hoskins PR. 1994. Choice of moving target for a string phantom. I. Backscattered power characteristics. *Ultrasound in Medicine and Biology*, 20, 773–780.

[21] Hoskins PR. 2008. Simulation and validation of arterial ultrasound imaging and blood flow. *Ultrasound in Medicine and Biology*, 34, 693–717.

[22] International Electrotechnical Commission (IEC). 2005. *60601-1. Medical Electrical Equipment. General Requirements for Basic Safety and Essential Performance.* Geneva: IEC.

[23] International Electrotechnical Commission (IEC). 2011. *TS 62558. Ultrasonics – Real-Time Pulse-Echo Scanners – Phantom with Cylindrical, Artificial Cysts in Tissue-Mimicking Material and Method for Evaluation and Periodic Testing of 3D-Distributions of Void-Detectability Ratio.* Geneva: IEC.

[24] International Electrotechnical Commission (IEC). 2016. *TS 62736. Ultrasonics – Pulse-Echo Scanners – Simple Methods for Periodic Testing to Verify Stability of an Imaging System's Elementary Performance.* Geneva: IEC.

[25] Institute of Physics and Engineering in Medicine (IPEM). 2010. *Report 102. Quality Assurance of Ultrasound Imaging Systems.* York: IPEM.

[26] Martin K, Spinks D. 2001. Measurement of the speed of sound in ethanol/water mixtures. *Ultrasound in Medicine and Biology*, 27, 289–291.

[27] MacGillivray TJ, Ellis W, Pye SD. 2010. The resolution integral: Visual and computational approaches to characterising ultrasound images. *Physics in Medicine and Biology*, 55, 5067–5088.

[28] Moran CM, Inglis S, Pye SD. 2014. The resolution integral – A tool for characterising the performance of diagnostic ultrasound scanners. *Ultrasound* 22, 37–43.

[29] Mulabecirovic A, Vesterhus M, Gilja OH, Havre RF. 2016. In vitro comparison of five different elastography systems for clinical applications, using strain and shear wave technology. *Ultrasound in Medicine and Biology*, 42, 2572–2588.

[30] Pye SD, Ellis W. 2004. Assessing the quality of images produced by an ultrasound scanner. UK Patent Application BG2396213.

[31] Pye SD, Ellis W. 2011. The resolution integral as a metric of performance for diagnostic greyscale imaging. *Journal of Physics Conference Series*, 279, 012009.

[32] Ramnarine KV, Anderson T, Hoskins PR. 2001. Construction and geometric stability of physiological flow rate wall-less stenosis phantoms. *Ultrasound in Medicine and Biology*, 32, 245–250.

[33] Ramnarine KV, Nassiri DK, Hoskins PR, Lubbers J. 1998. Validation of a new blood mimicking fluid for use in Doppler flow test objects. *Ultrasound in Medicine and Biology*, 24, 451–459.

[34] Sipila O, Mannila V, Vartiainen E. 2011. Quality assurance in diagnostic ultrasound. *European Journal of Radiology*, 80, 519–525.

[35] Vachutka J, Dolezal L, Kollmann C, Klein J. 2014. The effect of dead elements on the accuracy of Doppler ultrasound measurements. *Ultrasonic Imaging*, 36, 18–34.

[36] Vitikainen A, Peltonen JI, Vartiainen E. 2017. Routine ultrasound quality assurance in a multi-unit radiology department: A retrospective evaluation of transducer failures. *Ultrasound in Medicine and Biology*, 43, 1930–1937.

[37] Weigang B, Moore GW, Gessert J, Phillips WH, Schafer M. 2003. The methods and effects of transducer degradation on image quality and the clinical efficacy of diagnostic sonography. *Journal of Diagnostic Medical Sonography*, 19, 3–13.

[38] Westerway SC, Basseal JM. 2017. The ultrasound unit and infection control – Are we on the right track? *Ultrasound*, 25, 53–57.

第 16 章　诊断超声的安全性
Safety of diagnostic ultrasound

Francis Duck　著

林卓华　译

一、概述：风险及危害

"风险"及"危害"在使用时带有一定的主观色彩。两者通常提示需要避免某种行为，才不会产生某些风险。严格来说，危害指自然环境中的威胁（如灼烧、电击），相关风险在评估时需要考虑的是这些危害所带来的潜在后果，以及这些风险发生的可能性。在评估时，需要考虑到可能存在风险的对象（如胚胎、成人脑部），并且还要考量影响是否马上就会显现，还是会在随后呈现出来。超声在检查时具有潜在的危害，但是其真正问题在于"对于患者而言，是否具有任何风险"。如果有，那么问题就是"我们该如何去管理这些风险"。本章目的是介绍解释这些科学问题的科学依据，并且说明用何种方法来确保诊断性超声目前极好的安全性。

在进行超声扫查时，患者部分暴露在超声探头发射的能量中。当超声脉冲穿过人体，其中一部分能量转移至人体组织，根据暴露是否持续及能量是否足够，可以导致暂时或持续的生物学效应。例如，众所周知，温度升高影响正常细胞的功能，并且其中的风险大小取决于温度的升高范围，温度升高的持续时间和暴露组织的特性。在每一次超声扫查中，每一个超声探头都会有超声能量转换成热能，并且导致温度提升，因此超声是一种热力学危害的来源。升高的程度（危害的程度）在扫查的区域内是不同的，这取决于超声场和暴露组织的许多物理特性。如果暴露区域的最大温度提升依旧在组织正常温度的范围内，那

么可以认为这些危害是微不足道的，对患者的风险也同样如此。如果温度的提高超出了正常的生理范围，那么在评估风险时则切记要考虑温度升高的持续时间和组织的敏感性等相关因素。

温度升高是诊断性超声检查过程中的主要危害。而另一种危害则在软组织内存在气体的情况下产生。在自然条件下，人体内是存在气体的，如在肺泡和肠腔内。也有可能会通过气体对比剂的方式人为的引进气体。最后，气体可能会存在于固体内的裂隙中，如肾结石。当这些气体暴露于超声下时，可以导致局部的一系列物理效应，从而引起细胞或组织结构的损伤。对于一个游离的气泡，气体震荡产生物理效应的专业术语称作"声空化"（acoustic cavitation），在通常情况下则称作"气体活化"（gas body activation）。在这种情况下，危害，即超声介导气泡引起的震荡可能导致组织损伤的风险，这取决于震荡的大小、气体存在的位置，以及由之引起的细胞学改变。

一个严谨的超声检查者，应该从安全性层面去评估每一次检查，只有在预计能够从中获得诊断信息，使患者的获益超出其承担的风险时，才去进行超声扫查。本章的目的在于为超声检查者提供与超声检查相关的风险评估方面的信息。它首先回顾了超声的输出方式，以及患者暴露与危害和风险的相关性。接着，本章回顾热力学过程和物理效应，并展开安全性指标的相关讨论，将其呈现给超声扫查者，来进行风险／获益层面的判断。流行病学方面的依据也在本章进行了简单的

总结，也阐明了仪器的产家和操作者在安全性管理方面的关系，涉及相关标准和调节。最终，部分场景可能出现的特定的安全性问题也进行了讨论。

如果想获取背景方面更加丰富内容，或者对该问题进行更加深入的探究，可以参照超声安全性方面的其他内容（Barnett 和 Kossoff，1998 年；McKinlay，2007 年；AIUM，2008 年；Duck，2008 年；ter Haar，2012 年）。针对一系列的安全性问题的教材也由欧洲医学超声安全委员会代表欧洲医学和生物学超声学会联合会进行编制，并且可在 EFSUMB 网站 www.efsumb.org/blog/archives/869 免费获取。

二、超声暴露的具体含义

在超声检查的过程中，组织暴露在用于获取图像或多普勒波形的超声波束和脉冲（超声场）中。为了测量组织的超声暴露，必须要有几个用来描述超声场的标准参数。在第 2 章中，我们看到超声是一种纵向压力波，因此超声波传递到某一个特定点时，该点处的压力会呈现出周期性改变。图 16-1 展示了如何测量多普勒超声脉冲在水中接近焦点的位置的声压变化。对于这些脉冲来说，负压向正压快速变化，并且正压大于负压是

正常的。有许多的物理参数可以测量。声束的主要量化指标及测量方式在附录 B 中描述。

从安全性的角度，我们想要知道暴露后的组织内部发生何种变化。这显然并不容易。因此，我们用测量一种别的介质来替代测量组织，这种介质需要能够被很好地量化，并且可重复，这种介质目前一般选择水。

软组织中 70% 的构成都是水，所以在某些层面，超声穿透水的方式跟其穿过软组织是类似的。它以相同的速度，同样的内部振动方式（如有相近的声阻抗）传递，并且以相同的方式进行反射和折射。主要的差别在于在这些超声频率下，水比组织对超声波的吸收少得多。其产生的结果就是，在水中测量得到的声学量化指标（见附录 B）预计会比在组织中高。在水中进行的这些测量称作"声输出测量"（acoustic output measurement），或者更加正确的应该被称为"自由声场输出测量"（free-field acoustic output measurement）。使用这个术语有利于区分"暴露测量"（exposure measurement）和"暴露参数"（exposure parameter）的概念，它们指代组织内部的情况，而非在水中测量所得。在之后的篇幅中会继续解释，由此对组织暴露进行估计时，通常被称为"原位估计值"（estimated

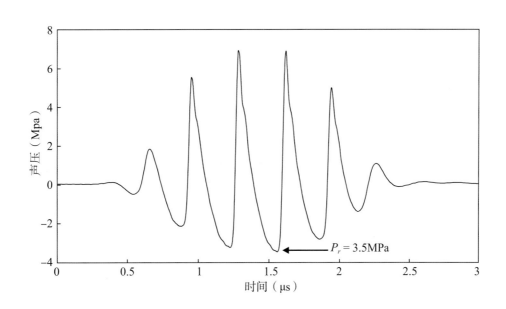

$P_r = 3.5\text{MPa}$

▲ 图 16-1　脉冲波多普勒超声在水中焦点附近的脉冲声压随时间的变化

in-situ value），它们是根据具备组织特性和结构的简单模型得到的近似值。

风险、危害、暴露、声输出之间的关系在图 16-2 中罗列出来。可以看到，当我们将在水中测量声输出参数转移到测量组织的暴露来评估暴露、危害和风险时，我们测量结果的确定性将会大大降低。另一种半正式的风险及危害估量方法被发表在别处（Duck，2008 年）。

三、超声暴露后的组织学变化及其意义

（一）热力学效应

诊断性超声中最重要和主要的危害主要是组织温度升高。当超声脉冲穿过组织，其一部分能量被组织吸收，并且转化成热量，这导致了温度的升高。能够吸收的比例 q_m 取决于振幅吸收系数 α_0、密度 ρ 和强度 I。

$$q_m = 2\alpha_0 I/\rho \qquad （公式 16-1）$$

本公式中系数 2 出现的原因是强度吸收系数是振幅吸收系数的 2 倍。软组织的吸收系数受超声的频率影响，频率高比频率低时大。这意味着在强度一定的情况下，10MHz 扫查时，在组织中的能量衰减是在 5MHz 时的 2 倍。

定量指标 q_m 的专业术语称作"声剂量率"（acoustic dose rate），以 W/kg 作单位。这个单位与电磁放射中的辐射比吸收率（specific absorption rate，SAR）的单位很相似，在所有的核磁扫描器械中都有应用。

强度在场中的分布是不同的，在声束的焦点处最高，在其余位置则较低。此外，声吸收系数和密度在不同部位不同，尤其在骨和软组织中相差巨大。因此，不同部位能量的吸收率，以及在不同暴露区域温度升高都是不一样的。

为了更详细地讨论温度升高的效应，最简单的方法是认为探头的扫查模式是固定的。例如，当脉冲波多普勒与软组织相互作用时，认为组织内部的温度是均匀的。随着时间，局部能量被吸收，温度会持续上升，不过温度提高最大的区域（如焦点处）将会损失一部分温度，因其向周围区域传导热量，因此该部位温度提高速度会逐渐减低。在软组织中，通过传导损失的热量在 1min 内逐渐变得跟其吸收基本一致。在临床工作中，探头必须在这一段时间内保持静止，才可以达到最大温度，任何的移动都会使组织恢复到初始温度。在声束较宽的区域，如靠近探头的位置，只有非常少的热量会在一开始通过传递流失，因此这些部位的温度上升持续时间会更长。但是，由于强

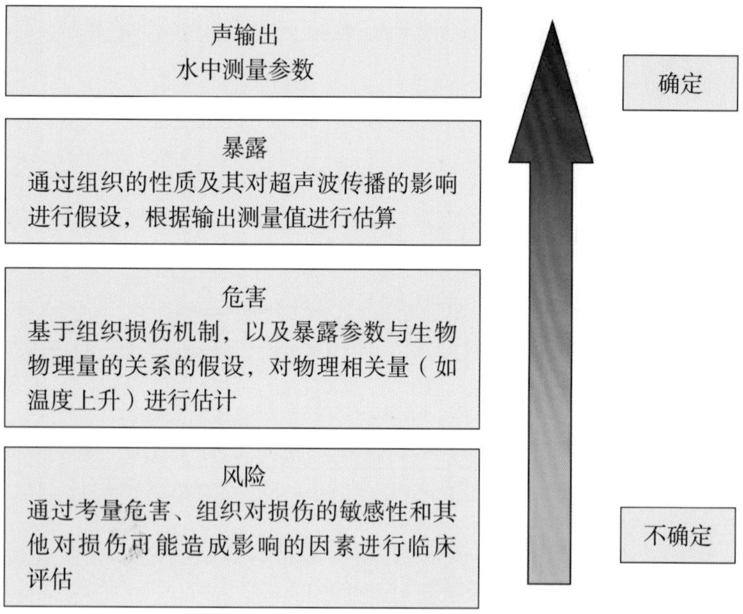

◀ 图 16-2　声输出、暴露、危害与风险之间的关系

声输出
水中测量参数

暴露
通过组织的性质及其对超声波传播的影响进行假设，根据输出测量值进行估算

危害
基于组织损伤机制，以及暴露参数与生物物理量的关系的假设，对物理相关量（如温度上升）进行估计

风险
通过考量危害、组织对损伤的敏感性和其他对损伤可能造成影响的因素进行临床评估

确定

不确定

度更低，这些部位能量沉积率更少。

总的来说，在焦点处加热最快，但是热量丢失也多。在接近探头处，加热变慢，但是热量丢失较少。结果就是，在软组织中，皮肤和焦点中间的位置一般是温度最高的地方。

这在探头静置时是正确的，在脉冲波多普勒的检查过程中便是如此。但是在任何超声检查中（常规扫查成像、多普勒成像、平面波成像），在表面的能量沉积率是最高的，因此该部位才是超声束出现后，温度升高最多的区域。

在实际操作中，还有第二种重要的热量来源，也就是探头本身除了产生超声，其自身也会温度上升。这些热量传导到组织中，促使靠近探头部位组织通过吸收超声导致的温度提升。总的来说，即使是脉冲波多普勒，探头部位的温度提高也会超过焦点处。不过，请记住这是危害，而非风险。焦点处温度的提升可能会更加重要，因为这常常是敏感组织存在的部位（如胚胎）。

声场中骨组织的存在会促使温度的上升。骨组织可对所有频率的超声波进行强吸收，所以超声波的能量在骨组织的表面很小体积内就进行了完全的吸收。因此相较于软组织，骨组织中的温度提高更快。由于吸收主要发生在小范围内，因此温度梯度更大，热传导则更多。这就意味着温度的峰值会更加快速到达其最终值，一般来说在几秒之内。

一些热量会由灌注带走，换言之，血流在经过组织时会将热量冲洗掉。这在富含血管的组织中是一种重要的冷却机制，如心脏，以及在肝脏中或许也是如此。但是在大部分的软组织扫查中这或许并不重要。另外，热效应导致的血流增多（由于温度提高，导致局部血流灌注的增多）只在温度提高达到一定的时间才会发生。在风险评估时最好假设诊断超声引起的加热不会导致灌注显著增高。

1. 温度预测

从原理上，我们可以通过理论模型去预测温度分布，前提是需要了解足够的信息，包括局部声强的分布和组织的特性。在实际操作中，局部声强的分布只能通过声输出测量勉强预测，准确预测是很困难的。另外，通过对组织特性的测量发现其中的较大差异，不仅受年龄、组织类型、人种影响，在每个正常成年人的每一种组织中，其都有一个范围。这意味着在特定情境下，组织温度提高的测量只可被大致预测。因此，一些替代方法也被提出，包括使用组织仿制仿体去测量温度的提升，以及发明了一些简化、粗略的温度提升的测量手段，如热指数。

2. 温度测量

理想情况下，测量患者在超声检查过程中温度的提高当然是可能的。但是，以目前的技术水平，还无法做到这一点。然而，测量组织仿制仿体［也叫热测试对象（Thermal test object，TTO）］温度升高却是可行的。图 16-3 显示了其中一种 TTO 的原理示意图。这是一种十分直接的可以用于评估超声探头在升高温度方面能力的方法，它自适应于大部分其他方法会忽视的复杂情况。TTO 目前可以通过购买获得，目前已经通过商业购买的 TTO 获得了一些的重要结论（如 Shaw 等，1998 年），但是研究者更多地会自己制造 TTO。

TTO 最重要的作用是确定探头和患者的接触温度。IEC60601-2-37（2007 年）对探头表面的温度进行了限制。在探头只向空气发射时（模拟探头工作状态下但是没有扫查患者的情况），限制在 50℃以下；在与 TTO 接触时，温度在 43℃以下。厂家在获得 CE 认证或者其他规范化审批时，需要满足标准并且提供样品测试，以保证探头满足该限定。

3. 热指数

由于使用者无法知道人体温度升高的具体数值，因此可以使用热指数这一种替代方法来为其体提供参考。TI 是对超声扫描范围内可能出现的温度升高最大值的粗略估计。因此，TI 值 2.0 意味着预计温度会升高约 2℃。但是，TI 不可等同于遥感测温计。其更重要的价值在于关注扫查过程中，TI 值在增高还是减低，从而判断整体热危害是在

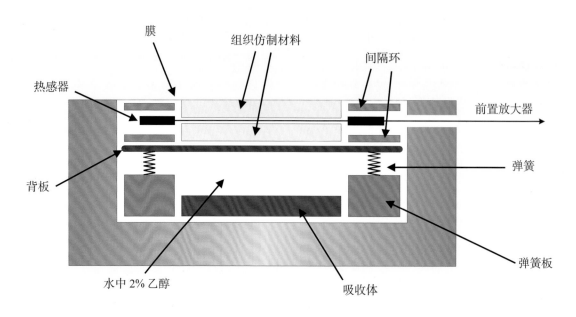

▲ 图 16-3　热测试对象

用直径＜0.5mm 的小型热电偶测量组织仿制材料中间的温度升高

增加还是在减低。TI 值可以提供额外的信息，帮助权衡检查过程中"一般"患者的风险和收益。TI 不应用于任何特定患者，并且在进行风险评估时必须考虑其他因素，如患者的身体状况。这些指数最初由美国超声医学学会开发，现已被纳入 IEC 标准 IEC60601-2-37（2007 年）和 IEC62359（2010 年）。

TI 本身的定义非常简单。它是两个功率之间的比值。第一个是组织所暴露的超声功率 W。第二个是在相同探头及扫描条件下，使声束中任何位置的最大温度升高 1℃ 所需的功率 W_{deg}。在可能的最糟糕情况下，即保持探头静止时，可以达到此温度，形成热平衡，在人体中不会超出这个温度。

$$TI = \frac{W}{W_{deg}}　　　（公式 16-2）$$

计算 TI 的困难主要在于估算 W_{deg}，即给出在最糟糕的情况下升高 1℃ 的功率。为了简化问题，已经选择了三种组织模型来区分三种应用。它们产生了三个热指数：软组织热指数（soft-tissue thermal index，TIS）、聚焦骨热指数（bone-at-focus thermal index，TIB）和颅骨（或表面骨）热指数［cranial（or bone-at-surface）thermal index，TIC］。

图 16-4 至图 16-6 显示了这三个情况。这些模型都基于组织的声学和热学性质的简单假设，包括假设组织衰减系数 0.3dB/（cm·MHz）。同时假定进行少量但有限的灌注。对于骨骼，假定固定比例的入射功率在骨骼层中被吸收。所有三个 TI 与换能器发出的声功率线性相关。如果更改机器参数以使输出功率增加 1 倍，则 TI 乘以 2 倍。

除了对功率的依赖之外，热指数之一，即软组织热指数，还取决于换能器的工作频率。这是因为软组织的吸收系数取决于频率，因此温度升高也取决于频率。

一个重要的小提醒是，由探头温度升高所引起的额外温度升高不包括在 TI 中，必须以其他方式进行评估，如通过使用 TTO。该缺陷没有看起来那么重要。理论表明，在忽略探头温度的升高的情况下，在扫描过程中，人体内部（如胎儿组织内部）的温度升高不超过表面温度。这意味着深方的温度升高只在极端情况下能超过 TI 所预测的范围，这些将在后文介绍。

这些 TI 值比医生可能会看到的任何其他信息都更有帮助，并且应尽可能注意这些值。在当前的设备上，TI 值通常可以在扫描仪屏幕边缘附近

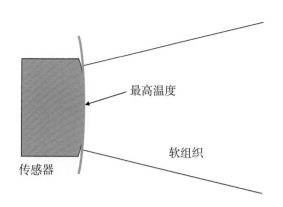

▲ 图 16-4　扫描软组织热指数的条件
这些条件还适用于聚焦骨热指数的计算

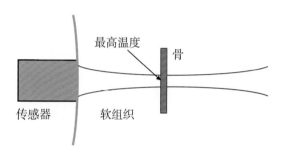

▲ 图 16-5　聚焦骨热指数的条件

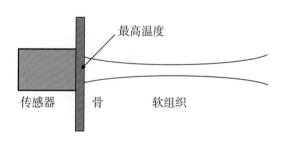

▲ 图 16-6　颅骨（或表面骨）热指数的条件

找到，通常在右上角，由字母 TIS、TIB 或 TIC 表示，后跟一个数字，当扫查条件更改时，数字也会改变。如果看不见它们，则可能需要打开这些值的显示。查看手册或询问供应商该如何操作。较小的便携式或低输出设备可能不会显示 TI，因为它总是很低。重申，不确定时请检查手册或咨询供应商。

4. 温度升高重要吗

组织温度升高的结果是什么呢？根据 Miller 和 Ziskin（Miller 和 Ziskin，1989 年）的研究，人

的"正常"核心温度范围为 36～38℃，而 42℃的温度与生命体高度不兼容。为了维持生命，（人体）需要仔细维持多种化学反应之间的平衡。改变细胞温度不仅改变这些反应发生的速率，而且还影响化学反应之间的平衡点。

显然，我们不希望将整个身体升高到其自然温度以上，但是在超声检查期间，暴露的只是少量的组织。这一部分的影响是否重要？通常，人体完全有能力从这种事件中恢复。但是，有几个部位不能很好地耐受温度升高。这些包括生殖细胞、胎儿和中枢神经系统（大脑和脊髓）。鉴于大量产科检查的进行，因此在安全性讨论中已对胚胎和胎儿的风险给予了最大的重视。

临床超声扫描仪在其工作功率时的功率范围最大值能够使温度升高超过 WFUMB 的建议。这些建议已经有 20 年之久了，它们构成了对超声安全性讨论最持久、最基础的科学建议，这些建议是基于热致畸学的全面综述（即由热引起的遗传学异常的研究）而得出的。

两个最重要的建议如下。

• 诊断性的（超声）暴露如果使最大温度升高不超过正常生理水平（37℃）1.5℃，则可以在临床中使用，而不需要出于温度原因有所限制。

• 如果诊断性（超声）的暴露将胚胎和胎儿作用部位的温度升高到 41℃以上（比正常温度高 4℃），持续 5min 或更长时间，则被认为具有潜在危害。

在应用这些建议时，应记住，它们是为评估最要紧的对象（即在早孕期的胚胎，此时器官在开始形成）的风险而提出的。对其他器官使用这些限制时，应牢记这一点，因为认识到这些温度升高在不同器官中，甚至在不同发育阶段的胎儿中所引起的风险将有所不同，并且风险可能更低。

然而，确实在临床应用中已经证明声束可以使温度达到甚至超过 WFUMB 给出的限制。一项研究（Shaw 等，1998 年）测量了临床脉冲波多普勒超声最大输出下组织仿制仿体的温度升高情况。

在大多数情况下，当没有骨头或其他强吸收物质，软组织温度升高超过 1.5℃的可能性很小。但是，也明确了需要谨慎对待的条件。透过充盈的膀胱观察早孕期胎儿可能导致温度升高到 3℃。还指出使用腔内探头的条件下，长时间暴露可能会导致换能器表面 1cm 之内的温度升高（Calvert 等，2007 年）。当骨骼位于声束中，即使它不是检查对象，温度升高也可能更大。在所有系统性研究中，有 75% 的模拟骨骼温度升高了 1.5～4℃，如果在同样的超声场中，透过膀胱进行检查，或许还能达到更高的温度，如检查妊娠晚期的胎儿。虽然我们需要知道在大多数检查中，不太可能完全重复研究所使用的条件，但是 50% 的超声系统可以使温度升高超过 4℃，使温度升高超过 8℃的达到 15%。

（二）非热力学机制及效应

除了温度升高以外，还有两种机制也必须考虑，从而充分了解安全性。第一种机制来源于声束内组织附近的气体。这一类机制通常被广泛地称为空化效应，但是实际上，它们所涉及的范围更加广泛。这一类在超声频谱的下限中最重要。第二类包括辐射力，并且在最高超声频率下变得越来越重要。

1. 空化及其他气体相关的机制

声空化是指在（超）声波的作用下液体中气泡的反应。这是一个相当复杂的现象（Leighton，1994 年，1998 年），因此通常将其简化描述为两类。稳态(或非惯性)的空化是指气泡的搏动或"呼吸"运动，其直径随超声波中的声压变化而变化。在声波压缩期间，气泡的尺寸会缩小，并在稀疏相再次扩大。随着时间的流逝，气泡可能会通过"修正扩散"（rectified diffusion）过程而增长，或者可能收缩并溶解回到液体中。仅当存在合适的空化核来介导时，空化效应才会发生。这些核通常是悬浮的微气泡或固体颗粒，或固体表面缝隙中包裹的气体。在讨论安全性时，空化核的最重要来源是那些引入体内的对比剂。

游离、独立的气泡存在共振频率 f_r，并取决于其半径 R_0，而对于一个在水中的球形气泡，具体如下所示。

$$f_r R_0 \approx 3 Hzm \qquad （公式 16-3）$$

对于大于 10μm 的气泡半径，此表达式是一个合理的近似值，但也表明常用的诊断频率会与半径约 1μm 左右的气泡产生共振。

当然，气泡震动（作为一种危害）的存在并不会自动引起风险的产生。但是，却有必要将其与有破坏性的东西作一定的联系。当细胞悬液并暴露于超声波中，发生稳定的空化时，剪切应力可能足以使细胞膜破裂。剪切力是一种撕扯力，与压缩或张力相比，许多生物结构更容易被撕扯力破坏。只要声压足够高，就可以通过超声破坏悬浮液中的血细胞，并且这种作用已在红细胞、白细胞和血小板的体外研究中被证实。此外，可能会出现第二种效应，但不会引起细胞破坏。超声波暴露期间，细胞膜间隙会短暂打开，从而使较大的生物分子（如 DNA）通过，这种作用称为"声孔效应"。

第二类空化作用被称为"惯性空化"。它比稳定的空化作用更猛烈，破坏力更大，发生在较高的峰值声压下，并且可由短的超声脉冲产生。气泡会发生很大的尺寸变化，并可能在周围液体的惯性作用下剧烈坍塌（因此称为"惯性空化"）。与稳定的空化一样，会产生局部剪切应力，这可能会导致相邻细胞的裂解。产生的超声冲击力可以向外传播应力波。此外，预计会出现极高的局部压力和温度，并且能量密度足以引起气泡坍塌局部产生自由基（H^+ 和 OH^-）。

气泡在非常低的声压下，会在超声波束中发生稳定（可能无害）振荡，而惯性空化仅在某个声压阈值以上才会发生。Apfel 和 Holland（1991 年）进行的一项分析量化了该阈值，其中假设存在各种尺寸的气泡以提供空化核。这导致了机械指数的制定，该指标旨在量化出现惯性空化的可能性。

$$MI = \frac{p_r}{\sqrt{f}} \qquad （公式 16-4）$$

其中 p_r 是局部稀疏压峰值，f 是超声频率。MI 在大多数扫描仪的屏幕上显示，与 TI 显示的方式相同。对于 MI<0.7，可能不存在支持气泡增长和崩溃的物理条件。但是，超过该阈值并不意味着将自动产生由空化引起的生物效应。

空化对培养细胞的破坏性已得到充分证明。在体内，有证据表明在使用体外碎石术时会发生空化作用。但是，没有证据表明诊断超声在大多数情况下会导致软组织内的空化。只有三种特定条件，当体内存在气体时可以改变这种情况，分别是引入对比剂并暴露在超声中的软组织；组织中本身存在气体，如在肺和肠中；当稳定的微气泡被捕获在肾结石等固体结石表面的裂缝中时。

2. 对比剂材料

先前已经有许多造影材料使用的讨论。当注入血液中时，超声对比剂会引入大量的空化核，从原理上这会导致自由基的产生，还有细胞裂解或声孔效应。然而，从体外进行的研究推断到体内可能发生的事情非常困难。例如，血液中的自由基清除剂强烈地限制了体内产生的自由基的寿命，因此也可能减少了潜在的损害。大多数对比剂在暴露于超声波时会破裂。然而，有充分的证据表明，气泡碎片在最初崩解后的相当长一段时间内仍继续在体内循环。因此，在碎石术中或在前一天的任何时候使用对比剂被认为是不明智的，这是为了使对比剂碎片在碎石声场中充当空化核的机会最小。更严重的是，在体内含气的对比剂存在情况下，局部暴露于不到 1MPa 稀疏压的超声脉冲下可以造成微血管损伤，这恰好在诊断范围内（Miller 和 Quddus，2000 年）。国际机构已经发布了关于安全使用对比剂的评论和指南（Barnett 等，2007 年；AIUM，2008 年；EFSUMB，2008 年）。

3. 肺毛细血管损伤

据显示，将肺部胸膜表面暴露于诊断水平的超声下会导致肺泡毛细血管出血。在各种小型哺乳动物的实验中已经观察到了这一点。小动物中造成损伤的声压阈值约为 1MPa，这完全在诊断超声的范围内。当局部应力超过肺泡膜的极限拉伸强度时，就会发生物理破坏。在小动物的小肠中也观察到了类似的出血点，并且与肠道气体的存在有关。无论是什么确切原因，当易碎的组织结构与气体相邻并同时暴露于脉冲超声中时，诊断脉冲振幅都会造成损坏。

从未在人类中观察到超声波暴露引起的肺和肠出血。一直以来，这提示我们较小动物的肺部比较大的哺乳动物的肺部更容易受到这种形式的损害，在较大的哺乳动物中，胸膜层甚至肺泡膜更厚也更结实。如果是这样，这些动物研究与临床中扫查的联系可能仅限于新生儿研究，尤其是心脏检查。即使这样，只要范围有限，这种轻微的肺泡出血通常几乎没有临床意义。

4. 固体表面的空化作用

在多普勒超声检查固体（如钙化和肾结石）时可能会观察到快闪伪像。伪像的原因已被广泛讨论，目前将其归因于固体表面缝隙中稳定的空化核被活化。导致稳定空化效应后，在声束的影响下，微气泡周期性变化或增大。这种现象的生物学意义仍有待研究。

5. 辐射力

辐射力是第二种非热机制，可导致能量转移到组织，并且在理论上可能导致生物学结果。辐射力沿超声束远离换能器的方向作用在超声束中的所有组织上。

这是一个很小的力。它取决于声学剂量率 q_m（公式 16-1），因此与空化作用相比，与加热之间的关系更为密切。与空化不同，但是像加热一样，它总是存在并且始终伴随着温度上升。

辐射力的最明显结果就是声流。在羊水等液体中，在辐射力的推动下，液体在波束方向上有大量运动。在脉冲波多普勒的研究中，这种运动可以使用多普勒成像加以证实，在活体中明显且能被看到。当作用在软组织上时，它们会沿声束方向移动。这种机制构成了剪切波弹性成像的基础（见第 14 章）。

没有证据表明流体可以通过辐射力随着强度和频率在成人软组织内移动。细胞内和细胞外液的扩散受到其他力的限制。即使软组织会移动，但不会超过造成损坏所需的力。尽管仍然没有出现任何证据支持这种可能性，但是仍然要注意，这些力可能会干扰正在发育的胚胎中的细胞结构。

（三）危害的流行病学证据

流行病学关注人群中疾病的发生模式，以及影响这些模式的因素。流行病学方法也已用于探索与任何外部因素（如诊断超声）相关的风险，并寻找暴露与不良后果之间的关联。有许多研究调查子宫内超声暴露与儿童发育不良之间的可能联系。

本部分简要总结了宫内超声暴露较为重要的流行病学研究结果。可以在其他地方找到更全面的综述（Salvesen，2007 年），其中可以找到文献中的细节。

1. 出生体重

已有研究探究过宫内暴露与随后出生体重之间的潜在关系。这些研究没有得出一致的结论，研究表明出生体重增加和减少取决于研究设计。鉴于这些研究提出的证据相互矛盾，目前的结论是，没有证据表明超声暴露与出生体重之间存在关联。

2. 儿童恶性肿瘤

针对超声检查和儿童恶性肿瘤，已经进行了三项管理良好的病例对照研究，所有这些研究均具有足够的规模，具有统计学上的有效性。在所有研究中均未发现与儿童恶性肿瘤相关。

3. 神经发育

一系列神经系统功能检查并未确认子宫内超声暴露与随后的听力、言语发育、视敏度、认知功能、阅读障碍或行为之间存在相关性。几项研究报道了儿童的左、右利手与子宫内超声暴露的关系。这些研究进行 Meta 分析得出结论，超声暴露与右利手概率有一个小但明显背离的趋势，尤

其是男孩。对于这些结果，尚无令人信服的生物效应机制。

总而言之，没有独立认证的依据表明子宫内的超声波暴露引起了胎儿发育和生长的改变。所有研究要么被证明是阴性的，要么当发现阳性结果时无法得到证实，又或者被证明是设计不良的研究结果。由于难以找到未暴露的对照组，因此新的研究将难以进行，因为世界范围内，妊娠期已经广泛使用超声波。但是，有必要警惕并谨慎。许多研究中都缺少超声暴露的细节，这些研究通常既没有记录暴露强度，也没有记录停留时间。脉冲波多普勒或多普勒成像的结果尚无研究，其强度和功率高于已知的脉冲 - 回波模式的成像。尽管到目前为止流行病学研究的结果令人鼓舞，但不能用来支持这样的论点，即在子宫内扩大暴露范围和程度是安全的，包括暴露水平更高的脉冲波多普勒。在可以确认这一点之前，需要进一步进行针对多普勒暴露的流行病学研究。

四、如何进行安全性管理

医疗超声安全性的成功管理涉及所有人：制造商、操作者和其他专家。制造商必须遵守旨在使设备安全的标准。用户必须确保以适当和安全的方式使用设备。两组都必须与其他专家（如胚胎学家、生物化学家和物理学家）一起，为维护国家和国际标准做出贡献，以在不过度限制超声的使用和利益的前提下保持超声的安全。

（一）制造商的职责

欧洲（European Community，EC）医疗设备管理局（Medical Device Directive，MDD）和美国食品药品管理局（Food and Drug Administration，FDA）都要求制造商确保超声扫查仪器的安全性，以及向购买者和用户提供相应信息。指南所依据的标准由 IEC 发布。IEC 还发布了许多测量和性能标准。

1. 美国食品药品管理局（FDA）

在美国销售的任何设备都必须符合美国 FDA

规定，要求制造商提供有关声输出的信息，并确保这些降额的声学参数不会超过允许范围。最常见的制造商遵循暴露极限已在表 16-1 中列出。根据 IEC 规定的方法，结合屏幕上的热指数和机械指数可以做到这一点。FDA 设定的限制仅适用于在美国销售设备。但是，即使没有国际社会的正式确认，也没有证据表明制造商在美国以外的国家或地区销售的设备不符合 FDA 规定的标准。

2. 欧洲医疗设备管理局

欧洲医疗设备管理局（2017 年）要求所有医疗器械（定制医疗器械和拟用于临床研究的器械除外）都必须满足安全性和性能方面的基本要求，并在投放到欧洲市场时，需粘贴 CE 标志到医疗器械上。CE 标志是制造商对设备符合这些要求的声明。MDD 要求设备可以显示或警告射线的潜在危害，以及对设备在测量功能上的精度有要求。制造商遵循国际标准中规定的程序以证明其遵守这些要求。特定的安全性要求标准在欧洲共同体官方杂志中列出。在撰写本文时，英国脱欧谈判完成后，尚不清楚欧洲法规在英国中的角色。然而，可以预设其将实施类似的监管体系。

由于超声扫描仪是电子医疗设备，因此适用 IEC60601 系列（安全和基本性能）标准的所有相关内容。诊断超声专用的国际标准是 IEC60601-2-37（Medical Electrical Equipment，Part 2-37：Particular requirements for the basic safety and essential performance of ultrasonic medical diagnostic and monitoring equipment）。该标准要求制造商提供有关其扫描仪在每种操作模式（B 型、M 型、彩色血流等）下在水中的产生最大指数（TI、MI）时的声输出信息。设备的这些指数若不会达到 1.0 以上或满足其他一些低输出标准，则不需要提供此类详细的输出信息（通常仅适用于胎儿多普勒和外周血管多普勒设备）。此外，60601-2-37 规定与患者接触的探头表面温度的上限为 43℃。用户应注意，此限制仅是为了保证在和成人皮肤接触时是安全的。根据标准，允许在自由空气中运行的探头达到 50℃。

（二）操作者的职责

超声医师在管理安全性上的作用显然至关重要。用户必须确保他们接受了合适的培训，并确保更新变化中的技术和操作知识。他们必须选择和使用适合检查类型和患者状况的扫描仪。他们必须正确操作，以减少对患者的风险。他们须承担责任，确保设备维护良好并符合必要标准。

1. 合适的培训

虽然显而易见，但值得重申，所有用户都需要接受培训，并熟悉检查相关的解剖学和生理学内容，以及所用设备的优缺点。随着新设备和技术的发展，将需要进一步的培训以确保这点，如理解不同的伪像，从而做出准确的诊断。对患者最大的风险仍然来自误诊，这一点永远不应忽略。

为了弥补了解的不充分，用户需要知晓有关超声暴露所带来的危害的现有观点，并应该通过自己的部门、专业机构、BMUS 或已发表的文献寻求培训。在评估可能的风险时，多个委员会和专业机构已为超声医师提供了风险方面的指导（Barnett，1998 年；NCRP，2002 年；AIUM，2008 年）。Barnett 等（2000 年）总结了各个国家和国际机构所采取的立场。BMUS 已发布了由 BMUS 安全小组制定的安全指南（www.bmus.org/policies-statements-guidelines/safety-statements）。

BMUS 指南包括了在某些特定条件下，根据 MI 和 TI 数值对操作水平提出建议。Nelson 等（2009 年）进一步提出了设置和监控扫描过程中的声输出的建议。对于产前扫描，建议将 TI=0.5 作为一般广泛使用时的上限，对于更高的值，建议加以分级时间限制。如果 TI>2.5，则应该限制在 1min。对于产后检查，长时间扫描的等效限值为 TI<2，TI>6 的限值为 1min。在所有情况下，如果可能存在气体，则 MI 值应限制为 0.4，在气体不存在时根据需要增加。

2. 适合的仪器

如果探头只用于某一个用途，则应仅将其用于此。因为工作频率、声输出水平和声场几何形状的选择是针对特定用途而定制的。用于成人心脏完全安全的探头，对于产科或新生儿头颅检查可能并不安全。如果可能，请使用向用户提供安全信息的设备（通常采用 TI 和 MI 显示屏的形式），并在规划和执行扫查时注意这些信息，以及加强医生对患者的了解。

总的来说，医生应该减少对"正常"的未怀孕成年人检查的担心。检查时应多加注意以下方面。

- 胎儿或胎儿周围母体腹部。
- 新生儿。
- 发热或核心温度升高的待产妇。
- 麻醉或手术中的患者。
- 在使用注射的超声对比剂期间。

在某些类型的检查中，TI 和 MI 可能会低估加热或空化现象。应该多加注意以下方面。

- 通过充盈膀胱的胎儿检查。
- 使用经阴道、经直肠或其他腔内探头。
- 经颅检查。

3. 良好的安全操作

在超声安全性和风险最小化方面与时俱进的最新知识将使超声医师能够为患者带来最大益处，同时最大限度地降低所有风险，从而做出最佳决策。前文关于使用适当设备的内容，结合下表，提供了一些简单的原则。

- 仅在有临床依据的情况下进行检查。
- 确保获得了进行良好诊断所需的信息。与超声暴露相比，误诊造成伤害的可能性更大。
- 减少探头与患者接触的时间。可以通过以下方式来做到这一点：一旦获得所需信息，便立即停止检查；如果需要与患者或同事交谈，而又无法专注于扫描仪上的图像，可以在检查期间拿开探头。
- 通常，多普勒模式（脉冲波多普勒、彩色或能量多普勒）更容易引起发热。因此，请使用灰度成像找到临床部位，并且仅在必要时及在找到部位后才使用多普勒模式。
- 最谨慎的方法是大部分时间显示 TIB，只在经颅检查时显示 TIC。

4. 适当的维护

最后一点是，操作者不可受限于其所获得的设备。他们可以而且必须在确保正确维护和修理设备方面发挥积极作用，通过使安全问题成为制造商的重要问题，他们实际上可以帮助开发更好、更安全的设备。他们可以通过直接询问制造商来做到这一点（当然，训练有素且博学的超声检查者将能够提出更具挑战性的问题），也可以积极参加 BMUS、专业机构、BSI 和 IEC 的辩论。从长远来看，正是这些辩论提出了更好的国际标准，各个医院和部门购买的设备将遵守这些标准。

（三）暴露会改变吗

讨论超声安全性时，一个重要的实际问题是，当前的临床实践是否会导致患者群体比过去引起更高的超声暴露。存在三个重叠但有所区别的问题。

- 今天使用的声压、声强或功率与过去使用的有明显不同吗？
- 是否引入了新的扫描模式（如平面波成像或剪切波弹性成像）或探头（如用于经阴道或经食管扫描的换能器）？
- 这些年来，超声波的临床用途，扫描次数和（或）检查时间是否改变了？

1. 诊断性超声的声输出提高

有证据表明，在 19 世纪 90 年代，超声波的声输出持续性提高。当时最可能的原因是美国 FDA 放宽了监管限制，特别是非心血管方面的允许扫查强度，产科扫查也包括其中。结果，制造商越来越多地使用更高的强度来开发新的扫描方法，结果通常是输出趋近于 FDA 设定的极限。最近没有证据表明任何类似于 20 年前的持续增长。

可惜目前仍然存在一个未解决的测量问题，称为"声饱和"，这可能导致 MI 值增加但是未得到报道。这是因为无论换能器被驱动到多大，水中的声压都受到限制（Duck，1999 年）。结果就是，局部的暴露程度被低估了，尤其是在较高频率下。确实，在某些情况下，无论如何驱动传感器，都无法超过 FDA 的 MI 极限 1.9。这种与直觉不符的结果是由于测量过程中非线性过程将能量损失到水中而引起的。有一种 IEC 方法可以解决此问题（IEC61949，2007 年），但尚不清楚该方法的应用范围。结果是脉冲振幅的所有上升趋势（如果正在发生）都可能被隐藏。

2. 操作时其他诊断模式

总的来说，最大强度与脉冲波多普勒操作有关，尽管多普勒成像的某些设置所引起的强度提高通常仅与脉冲波多普勒有关。当多普勒成像与窄取样框，高线密度和高帧频一起使用时，会发生这些情况。所有形式的多普勒成像，无论是彩色血流成像还是"能量多普勒"，都使用相同范围的声输出。

虽然多普勒模式与最高强度相关联，但多普勒应用的最高脉冲振幅(由稀疏压力 p_r 或 MI 确定) 与用于成像的脉冲振幅大致相似。平均而言，最大稀疏压力约为 2.5MPa。谐波成像使用的振幅将接近限制范围的上限，因为只有在这样的压力下，谐波才会在组织中明显产生。

平面波和带状成像可能会降低最高强度和声压，因为在声束传递过程中未进行聚焦。其他的发展则可能导致能量吸收增多，产热和辐射力增加。尤其是随着高频探头及腔内探头（如经直肠、经食管和经阴道换能器）的发展。这种换能器的输出最终受到美国 FDA 法规的限制；尽管这通常不是法律要求，但大多数制造商在世界其他地区也都遵循相同的限制。但是，除了眼科用途外，FDA 的规定没有基于组织预期温度升高设置限制。由于腔内探头通常以较高的超声频率工作，因此与较低频率下工作的探头相比，它们仍然能够在规定范围内引起更大的组织温度提高。

3. 诊断超声的使用增多

在英格兰，2013 年 4 月至 2014 年 3 月卫生部报告了近 1000 万的超声扫查，这是撰写本章时收集此类统计数据的最后一年。可以将其与 10 年前的大约 600 万次扫描进行比较。这种增加的很大一部分来自非产科扫描的显著增加。从这些数据

和其他数据中可以明显看出，人群中超声暴露的比例正在增加，并且可能继续增长。在这些人中，大多数扫描时间将很短，这主要是由于超声诊所存在一定的时间压力。尽管如此，仍有一些原因使某些患者可能会暴露更长时间，这种情况出现是因为检查所要求的（例如，胎儿呼吸样运动的观察，血流的观察或引导介入操作），或者是由于尚未熟练并对超声扫查缺少信心的初学者对超声的使用有所增加。总的来说，可以得出结论，由于医学诊断原因，整个人群对超声波的总体暴露目前正在快速增长，并且可以在可预见的将来将继续如此。

五、诊断性超声在特定应用下的安全性

对超声安全性的综述经常考究暴露和生物学效应的机制，但是却较少地对所特定组织暴露的安全性方面进行评论（Barnett 等，1997 年）。通常认为，胚胎和胎儿暴露是唯一需要注意的。一些一般性建议是基于子宫内暴露的特定原理。世界联合会关于温度升高的建议（Barnett，1998 年）就是如此，这些建议仅根据热致畸学的研究得出。因此，单独讨论诊断超声特定应用的安全问题是有用的。

（一）妊娠早期的诊断性超声

最关键的问题可能还是妊娠早期的胚胎暴露。这是一个快速发展和有复杂生化反应的阶段，其中包括器官的生成和细胞的迁移。有广泛的证据表明，在此期间，发育中的胚胎对外部因子特别敏感，外部因子对后续发育的影响可能从致命的发育畸形到轻微的生化紊乱。我们对超声波与胚胎组织相互作用的方式，以及由于此时组织的特殊敏感性而引起的任何不良影响是否会导致发育问题的知识和理解尚存空白。而且，这种敏感性可能是周期性的，某些组织仅在快速细胞发育和分化的特定时间段内才是敏感的。热量是一种致畸剂，如果吸收的超声波足够大且保持足够长的时间，则由于超声波的吸收而引起的任何温度升高都会干扰之后的发育。幸运的是，最容易受

热的组织是骨骼，只有在妊娠晚期才开始形成。在没有骨骼的情况下，当前的证据表明，在目前的诊断暴露下，胚胎组织内温度不会超过1.5℃。虽然这提示可能不会发生显著的发育改变（异常），但已知生化过程的动力学对温度敏感，并且很少有研究关注局部诱导的微小温度变化对细胞膜及信号传导途径的影响。

没有证据表明发生空化，因为在子宫内没有气泡充当成空化核。然而，在暴露过程中声辐射力施加在胚胎组织上，并且在暴露过程中肯定会引起羊水在胚胎周围流动。声流本身似乎没有风险。然而，引起流动的力也施加在胚胎组织上。Ang等（2006年）的报道表明暴露于诊断超声，存在在小鼠胚胎中的神经元迁移的证据，其归因于辐射力，但从未得到独立证实。因此，尽管我们目前的理解表明当前的做法是安全的，但是对于详细的相互作用过程仍存在充分的不确定性，因此需要谨慎行事。

（二）妊娠中期和妊娠晚期的诊断性超声

骨形成是妊娠中期和妊娠晚期的主要发育变化，对超声安全性具有重要意义。当骨形成时，它形成局部的高吸收区域。胎儿骨骼比胎儿软组织吸收的超声能量更多，优先引起发热。这一点很重要，因为沿着骨头的软组织也将通过热传导而变热，达到的温度比单独超声波吸收所期望的温度还要高。众所周知，神经组织对温度升高特别敏感，如果相邻头骨或椎骨受热过多，可能会影响脑组织和脊髓的发育。在胎儿的造血系统中，骨髓是妊娠晚期的主要血液生成部位。据报道，在2.5℃的温度升高下暴露6min后，豚鼠中性粒细胞的细胞核异常。骨骼的这种温度升高是在目前脉冲波多普勒系统的能力范围内的。

空化效应不太可能在之后的这些妊娠期中通过诊断性超声出现，这与妊娠早期一样，因为缺少空化核的产生。声辐射力可能造成影响，以及在子宫内的液体中可能会引起声流。由于胶原结构和细胞外基质的发展为胎儿组织增加了强度，

因此在这一阶段声流或其他辐射压力效应似乎不太可能在该时期导致安全问题。

（三）发热患者的产科扫查

WFUMB的建议中指出，"应注意避免因发热患者的超声检查（由于产热）而引起不必要的额外胚胎和胎儿风险"。如果母亲体温升高，那么她未出生的孩子就已经有由于温度升高而发育不良的危险。既然如此，明智的做法是不要增加此不必要的风险。这并不意味着如果患者体温上升，就停止对患者的产科检查。在这些情况下，应格外警惕，使用限制暴露的方法，包括用最小的TI、限制扫描持续时间和避免随意使用多普勒技术。

（四）新生儿扫查

新生儿扫查的两个特别注意的问题是：新生儿头颅扫查和心脏扫描。谨慎的原因各自不同，因此将分别对待。通常，当新生儿患重病时会进行检查，并且应根据所有潜在的危害和随之而来的风险来判断诊断超声是否必要。

1. 新生儿头颅扫查

新生儿头颅进行诊断性超声检查安全性与妊娠中期和妊娠晚期相同。已知神经元发育对温度特别敏感。当暴露于诊断超声时，骨骼中的温度可能会升高几摄氏度。这意味着靠近骨骼的脑组织有可能因热传导而温度升高。温度升高可能发生在探头附近或颅骨内。在体表，有两个潜在的热源。第一，超声波束被颅骨吸收。TIC为使用者提供了该温度上升的估算值。第二，换能器的自热会进一步提高表面温度，无论是否将换能器应用在骨骼或前囟上。当换能器以最高功率工作时，探头加热会使表面温度升高几摄氏度。

2. 新生儿心脏扫查

新生儿心脏扫查（包括多普勒血流成像）可能会使周围的胸膜组织暴露。有充分的实验证据表明，成年小型动物和幼年大型动物的肺泡毛细血管受损，即使没有证据表明人类甚至新生儿的肺部有损伤。实验证据表明，随着胸膜组织的成熟，其会增厚并变得更强，因此可以防止毛细血

管破裂。不成熟（因此结构上较弱）的新生儿胸膜对于诊断性超声脉冲引起的压力可能更脆弱。相关的安全指标是机械指数，应将其保持在适合有效诊断的最低水平。

（五）眼科扫查

仅有眼部扫查受到美国 FDA 单独监管，是唯一使用 TI 进行监管的情况。降额时间平均强度的极限为 50mW/cm² （与所有其他应用的 720mW/cm² 相比）和 MI 为 0.23 （与 1.9 比较）（表 16-1）。TI 限制为 1.0。监管上谨慎的原因是眼睛的各个部分对潜在损害具有特殊敏感性。眼睛的角膜、晶状体和玻璃体都是无血流灌注的组织。这意味着它们仅通过热传导来散热。此外，缺乏血液灌注限制了修复任何过度暴露所致损害的能力。晶状体的声衰减系数在 10MHz 时约为 8dB/cm，并且由于晶状体的最大厚度约为 4mm，因此约有一半的入射声功率会在该处吸收。另一个特别需要注意的是，在正常扫描条件下，晶状体非常靠近换能器。在这种情况下，传感器的自热成为重要的辅助热源。由于所有这些原因，在设计专门用于眼科用途的系统要特别小心。如果将通用扫查仪用于眼科检查，则必须格外小心，以将晶状体加热的可能性要降到最低。

六、总结与结论

超声在安全性方面有着令人羡慕的记录。所有流行病学证据都得出这样的结论，即过去和当前的操作对患者没有发现的风险，可以认为是安全的。然而，有充分的证据表明，根据国家和国际标准和法规设计的现代扫查仪器在某些情况下可以将组织加热几摄氏度。如果气泡或气核存在于声场中，则可能因空化效应而产生的应力损坏组织。足以在体内引起声流的辐射压力也能施加在所有暴露的组织上。这些重要事实依据强化了制造商生产安全设备的责任，并让超声使用者做好扫查的工作。

超声设备现在可以显示安全指数，向用户提供反馈，以便对安全性做出更明确判断。最大的强度、功率和潜在温度升高的最大限度通常与脉冲波多普勒模式有关。但是，模式之间有相当大的重叠。在所有产科、新生儿、眼科扫查及使用对比剂时，都存在特定的安全问题。

声明

本章基于本书早期版本中的类似章节。非常感谢 Adam Shaw 在早期版本中对这些安全章节做出的贡献。

习题

不定项选择题

1. 正确的机械指数公式是什么？

A. $\dfrac{p}{\sqrt{f}}$

B. $\dfrac{W}{W_{\text{deg}}}$

C. $\dfrac{p_r}{f}$

D. $\dfrac{p_r^{\,2}}{f}$

表 16-1　美国食品药品管理局规定的暴露上限			
	降额 I_{spta}（mW/cm²）	降额 I_{sppa}（mW/cm²）	热指数（MI）	机械指数
除眼科外的所有应用	720	190	1.9	（6.0）
眼科	50	未标明	0.23	1.0

I_{spta}. 空间平均时间峰值强度；I_{sppa}. 空间平均脉冲峰值强度

建议的热指数上限为 6.0。MI 和（或）I_{sppa} 两者其一必须小于指定的限制

E. $\dfrac{p}{\sqrt{f\alpha}}$

2. 美国食品药品管理局对最大降额时间平均强度设置的限制是多少？

A. 190W/cm^2

B. 1.9W/cm^2

C. 190mW/cm^2

D. 720W/cm^2

E. 720mW/cm^2

3. WFUMB 推荐的最高胎儿温度升高多少可以维持而不需要对超声加以限制？

A. 4℃

B. 0.5℃

C. 1.5℃

D. 0.1℃

E. 10℃

4. 机械指数表示以下哪些危险？

A. 稳定的非惯性空化

B. 肺毛细血管出血

C. 辐射力

D. 惯性空化

E. 温度升高

5. 以下哪个国家和国际机构对诊断超声设备的允许超声输出设置了上限？

A. 世界医学和生物学超声联合会（WFUMB）

B. 国际电工委员会（IEC）

C. 美国食品药品管理局（FDA）

D. 欧洲医疗器械局（MDA）

E. 英国标准协会（BSI）

6. 可能在体内引起体温升高的条件是什么？

A. 肺部扫描

B. 经颅多普勒

C. 妊娠早期扫描

D. 血管扫描

E. 眼科扫描

7. 在以下哪些条件下安全性应该特别关注？

A. 在多普勒手术期间

B. 妊娠早期扫描

C. 成人心脏扫描期间

D. 在对比增强研究中

E. 新生儿颅骨扫描期间

8. 通过以下哪种方法可以确保安全操作，并且获得所需的临床结果？

A. 最小化热指数

B. 进行定期设备维护

C. 在屏幕上显示安全指数

D. 不使用时从皮肤上取下换能器

E. 安全意识培训

9. 下列哪项始终被证明与产科超声扫查有关？

A. 出生体重减轻

B. 儿童恶性肿瘤

C. 阅读障碍

D. 向左撇子的趋势

E. 语音发展迟缓

10. 为什么 FDA 对眼科扫描的限制低于所有其他组织？

A. 眼睛的灌注不易散发热量

B. 超声容易在眼睛中引起空化

C. 有视网膜脱离的风险

D. 来自换能器的热量很容易传导到眼睛

E. 眼睛靠近脑组织

简答题

1. 解释"危害"和"风险"的含义，以及它们之间的联系。

2. 简述局部暴露（也称为"降额暴露"）测量的含义，以及通常如何计算。

3. 说明热指数的三种形式及其涉及的条件。

4. 描述在超声波使用过程中，除了吸收外的其他主要温度升高来源，以及在什么条件下具有重要意义。

5. 说明在新生儿心脏检查过程中，出于安全目的，为何将 MI 作为控制扫描仪输出的指标。

声明

本章基于本书早期版本中的相关章节编写。

感谢 Adam Shaw 在早期版本中所做出的巨大贡献。

标准和规则

[1] European Community 2017. Regulation (EU) 2017/745 of 5 April 2017 on medical devices. *Official Journal of the European Community*, L117/1 5/5/2017.

[2] IEC 60601–2–37 Ed 2 2007. Amendment AMD1 (2015). Medical Electrical Equipment: Particular requirements for the safety of ultrasound diagnostic and monitoring equipment. Geneva: International Electrotechnical Commission.

[3] IEC 62359 2010. Amendment AMD1 Ed2. (2017) Ultrasonics-Field characterisation-Test methods for the determination of thermal and mechanical indices related to medical diagnostic ultrasonic fields. Geneva: International Electrotechnical Commission.

[4] IEC 61949 2007. Ultrasonics-Field characterisation-in-situ exposure estimation in finite-amplitude ultrasonic beams. Geneva: International Electrotechnical Commission.

参考文献

[1] American Institute of Ultrasound in Medicine (AIUM). 2008. Bioeffects consensus report. *Journal of Ultrasound in Medicine*, 27, 503–632.

[2] Ang E, Gluncic V, Duque A, Schafer M, Rakic P. 2006. Prenatal exposure to ultrasound waves impacts neuronal migration in mice. *Proceedings of the National Academy of Sciences of the USA*, 103, 12903–12910.

[3] Apfel RE, Holland CK. 1991. Gauging the likelihood of cavitation from short-pulse, low-duty cycle diagnostic ultrasound. *Ultrasound in Medicine and Biology*, 17, 179–185.

[4] Barnett SB, ed. 1998. WFUMB symposium on safety of ultrasound in medicine. *Ultrasound in Medicine and Biology*, 24 (Suppl 1).

[5] Barnett SB, Kossoff G, eds. 1998. *Safety of Diagnostic Ultrasound*. Progress in Obstetric and Gynecological Sonography Series. New York: Parthenon.

[6] Barnett SB, Rott H-D, ter Haar GR, Ziskin MC, Maeda K. 1997. The sensitivity of biological tissue to ultrasound. *Ultrasound in Medicine and Biology*, 23, 805–812.

[7] Barnett SB, ter Haar GR, Ziskin MC et al. 2000. International recommendations and guidelines for the safe use of diagnostic ultrasound in medicine. *Ultrasound in Medicine and Biology*, 26, 355–366.

[8] Barnett SB, Duck F, Ziskin M. 2007. WFUMB symposium on safety of ultrasound in medicine: Conclusions and recommendations on biological effects and safety of ultrasound contrast agents. *Ultrasound in Medicine and Biology*, 33, 233–234.

[9] Calvert J, Duck F, Clift S, Azaime H. 2007. Surface heating by transvaginal transducers. *Ultrasound in Obstetrics and Gynecology*, 29, 427–432.

[10] Duck FA. 1999. Acoustic saturation and out-put regulation. *Ultrasound in Medicine and Biology*, 25, 1009–1018.

[11] Duck FA. 2008. Hazards, risks and safety of diagnostic ultrasound. *Medical Engineering and Physics*, 30, 1338–1348.

[12] Duck FA. 2009. Acoustic dose and acoustic dose rate. *Ultrasound in Medicine and Biology*, 35, 1679–1685.

[13] European Federation of Societies for Ultrasound in Medicine and Biology (EFSUMB) Study Group. 2008. Guidelines and good clinical practice recommendations for contrast enhanced ultrasound (CEUS) – Update 2008. *Ultrasound in Medicine and Biology*, 29, 28–44.

[14] Leighton TG. 1994. *The Acoustic Bubble*. London: Academic Press.

[15] Leighton TG. 1998. An introduction to acoustic cavitation. In Duck FA, Baker AC, Starritt HC (Eds.), *Ultrasound in Medicine*. Bristol: Institute of Physics Publishing, pp. 199–223.

[16] McKinlay A. (guest editor) 2007. Effects of ultrasound and infrasound relevant to human health. *Progress in Biophysics and Molecular Biology*, 93, 1–420.

[17] Miller DL, Quddus J. 2000. Diagnostic ultrasound activation of contrast agent gas bodies induces capillary rupture in mice. *Proceedings of the National Academy of Sciences of the USA*, 97, 10179–10184.

[18] Miller MW, Ziskin MC. 1989. Biological consequences of hyperthermia. *Ultrasound in Medicine and Biology*, 15, 707–722.

[19] National Council for Radiation Protection and Measurements (NCRP) 2002. *Report 140. Exposure Criteria for Medical Diagnostic Ultrasound: II. Criteria Based on All Known Mechanisms*. Bethesda, MD: NCRP.

[20] Nelson TR, Fowlkes JB, Abramowicz JS, Church CC. 2009. Ultrasound biosafety considerations for the practicing sonographer and sonologist. *Journal of Ultrasound in Medicine*, 28, 139–150.

[21] Salvesen KA. 2007. Epidemiological prenatal ultrasound studies. *Progress in Biophysics and Molecular Biology*, 93, 295–300.

[22] Shaw A, Bond AD, Pay NM, Preston RC. 1999. A proposed standard thermal test object for medical ultrasound. *Ultrasound in Medicine and Biology*, 25, 121–132.

[23] Shaw A, Pay NM, Preston RC. 1998. *Assessment of the likely thermal index values for pulsed Doppler ultrasonic equipment–Stages II and III: experimental assessment of scanner/transducer combinations. NPL Report CMAM 12*. Teddington, UK: National Physical Laboratory.

[24] ter Haar G. ed. 2012. *The Safe Use of Ultrasound in Medical Diagnosis*. 3rd ed., London: British Institute of Radiology.

附录 A 分贝
Appendix A: The decibel

林卓华　译

分贝（dB）是单位，通常用于对组织不同深度超声的强度进行对比（由于衰减）。它运用在图像显示上，作为回波振幅动态范围的度量。实际上，回波信号的绝对振幅很少受到关注。回波之间的相互比较则更为有用。两种强度或振幅之比可以用分贝表示。由于分贝仅是一个比值，因此不涉及其他单位（如 mW、伏特）。

分贝是一个对数尺度，因此简单来说，如果两个值的比率为 1000∶1 或 1000 000∶1，在分贝作为单位是不会写很多零，而是在计算零的数目，就像将这些数字表示为 10^3 或 10^6。在此对数尺度下，比率 10∶1 可以表示为 1Bel，比率 1000∶1 可以表示为 3Bel，而比率 1000 000∶1 可以表示为 6Bel。实际上，1Bel 的单位（比值为 10）通常太大，使用分贝（Bel 的 1/10）会更有用。分贝的对数性质还意味着组织中的每厘米超声波脉冲的衰减可以进行相加而不是相乘。

随着超声脉冲在组织中传播并衰减，可以在两个不同深度处以分贝表示脉冲强度之比。如果与组织中深度 1 处的超声脉冲相关的强度为 I_1，深度 2 处的超声脉冲相关的强度为 I_2，则强度 I_2/I_1 的比值以 dB 为单位。

$$\frac{I_2}{I_1}(\text{dB}) = 10 \log_{10}\left(\frac{I_2}{I_1}\right) \qquad （公式 A-1）$$

如第 2 章所述，脉冲强度与声压的平方成正比，即 $I \propto p^2$。因此，两个强度之比如下。

$$\frac{I_2}{I_1} = \frac{p_2^2}{p_1^2} = \left(\frac{p_2}{p_1}\right)^2 \qquad （公式 A-2）$$

强度比等于压力比的平方。以分贝为单位，强度比可以用声压比值进行表示。

$$\frac{I_2}{I_1}(\text{dB}) = 10 \log_{10}\left(\frac{p_2}{p_1}\right)^2 \qquad （公式 A-3）$$

该等式可以改写如下。

$$\frac{I_2}{I_1}(\text{dB}) = 20 \log_{10}\left(\frac{p_2}{p_1}\right) \qquad （公式 A-4）$$

每当比较两个振幅（压力、电压）时，都会使用此方程式，而方程式 A1 将用于比较功率或强度水平。

表 A-1 显示了一系列强度和振幅比值，对应分贝表示时的数值。有几件事要注意。

- 当比率大于 1 时，即等式 A1 中的 I_2 大于 I_1 时，分贝值为正。当比率小于 1 时，即 I_2 小于 I_1，则分贝值为负。这意味着强度或振幅越来越小。

- 可以看出，用分贝表示大比值比很多零更为方便。1000 000∶1 的强度比可写为 60dB。

- 可以通过将较小的比率相乘来获得较大的比率。在分贝标度上，只需将值相加即可。例如，强度比 2 等于 3dB。比值 4（2×2）等于 6dB（3+3）。可以从表中计算出其他值。400（2×2×100）∶1 的强度比是 26dB（3+3+20）。

- 对于给定的分贝值，强度比等于振幅比的平方。

dB	强度比	振幅比
	表 A-1 分贝标度对应强度比和振幅比	
60	1 000 000	1000
40	10 000	100
30	1000	31.6
20	100	10
10	10	3.16
6	4	2
3	2	1.41
0	1	1
−3	0.5	0.71
−6	0.25	0.5
−10	0.1	0.316
−20	0.01	0.1
−60	0.000 001	0.001

附录 B 声输出参数及其测量

Appendix B: Acoustic output parameters and their measurement

林卓华 译

一、声输出参数

为了表示医学中的声场，已经定义了许多不同的参数。由于这些术语的复杂性，在这里无法完全明确地描述。一些术语的定义在本文介绍了。对其有兴趣的读者可以在 IEC（2007 年 a，2004 年，2010 年）相关文献中找到更多的正式定义和说明。有五个对安全性最重要的声学参数：负压峰值、脉冲平均强度、时间平均强度、总功率和声频（图 B-1）。

（一）负压峰值

如第 2 章所述，当超声波通过介质中的一个点时，介质的粒子呈交替压缩和拉伸状态，导致局部压力发生振荡。图 B-1 展示了由典型的超声脉冲通过而引起的局部压力变化。在脉冲通过之前和之后，介质中的压力就是局部静态压。脉冲通过期间的压力最大值是正压峰值（P_+）或压缩峰值（P_c）。负压峰值（P-），也称为稀疏压峰值，以符号 P_r 表示，是在脉冲过程中出现的最大负压。这是一个重要的参数，因为它与空化的发生有关。负声压意味着声波正试图将水分子拉开。水分子会阻止这种分离，但是如果负压足够大且持续足够长的时间，则可能会产生一个小的空隙，形成空化气泡。如果水中预先存在气泡或灰尘颗粒，则更容易发生空化。在组织中可能发生类似的效应。图 B-2 显示了在脉冲波多普勒声束焦点附近测得的压力波形。脉冲由于非线性传播而变得失真，压缩半周期比稀疏半周期更高、更窄。峰值稀疏压力为约 3.5MPa。

（二）声频

当波通过一个点时，水分子在高压期间被挤压在一起，而在低压期间被拉开。声频本质上是这种挤压和拉伸发生的速率。在图 B-2 中，连续周期的高压间隔时间约为 0.3μs，因此声频约为 1/（0.3μs）=3.3MHz。频率对安全性很重要，因为大多数软组织的吸收系数会随频率增加，从而导致能量在较小的体积中被吸收，并产生更大的温度上升幅度。另外，由于负压的持续时间更长，

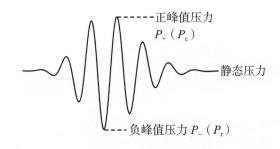

▲ 图 B-1 正峰值压力和负峰值压力是超声脉冲通过时介质中压力的最大值和最小值

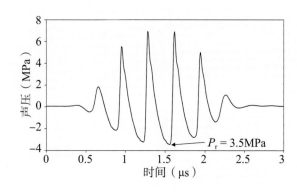

▲ 图 B-2 脉冲波多普勒超声焦点附近超声脉冲的声压随时间的变化

使空化核有更多的生长时间，因此在较低频率下更容易发生空化。

（三）脉冲平均强度

除了声压，我们还可以考虑一个点的超声场强度。强度是能量流过测量点周围小区域的速率的度量。随着超声脉冲通过该点，强度会随时间而变化，对于大多数实际目的，可以使用以下公式从压力变化中得出。

$$I = \frac{p^2}{\rho c} \qquad （公式 B-1）$$

这里 p 是压力，c 是介质中的声速，ρ 是其密度。图 B-3A 展示了与图 B-1 中的压力波形相对应的强度波形。注意，因为波形中每个点的压力值都是二次方的，所以所有强度值都是正值。压力波形中的每个正峰和负峰都会在强度波形中产生一个正峰。脉冲通过期间强度的最大值是时间峰值强度（I_{tp}）。

脉冲通过介质中的点所花费的时间为脉冲持续时间（pulse duration，PD）。由于强度波形的开始和结束可能很难定义，因此用于计算脉冲持续时间的公认方法包括对脉冲波形进行积分以获脉冲强度积分（pulse intensity integral，PII）（IEC，2004 年）。当脉冲通过时，PII 为从零开始呈阶梯状上升到达最高点的形态（图 B-3B）。测量该曲线到达最终值的 10% 和 90%（T_{10} 和 T_{90}）的点之间的时间间隔。脉冲持续时间如下。

$$PD = 1.25(T_{90} - T_{10}) \qquad （公式 B-2）$$

脉冲平均强度 I_{pa} 是脉冲期间强度的平均值。计算公式如下。

$$I_{pa} = \frac{PII}{PD} \qquad （公式 B-3）$$

（四）空间分布

图 B-4 显示了柱状波束强度 - 空间分布的横

截面，波束轴心在正中央。平面中声强的最大值位于波束的轴线上，称为空间峰值（I_{sp}）。强度也可以在波束的横截面上进行平均以给出空间平均强度（I_{sa}）。包括 PII 在内的声学参数的空间峰值，通常在波束焦点处或附近测量。I_{pa} 的最大值是空间平均脉冲峰值强度 I_{sppa}，这是一个受美国食品药品管理局法规（FDA，2008 年）限制的参数。

（五）时间平均强度

场中某一点的强度在单位时间的平均值称为"时间平均强度"，并以符号 I_{ta} 表示。成像扫查仪通常会产生大量短脉冲（大约 1μs 长），这些短脉冲被相对较长的间隙（大约 200μs 长）间隔。在固定声束中，介质点处的强度波形在每个脉冲回波周期重复。波形重复的频率是脉冲重复频率。可以在一个完整的脉冲回波周期的持续时间内对强度波形进行平均，以得出时间平均强度 I_{ta}（图 B-5）。I_{ta} 比 I_{pa} 小得多，因为平均值包括脉冲之间相对较长的时间。

在实时成像系统中，成像波束扫过组织切面，

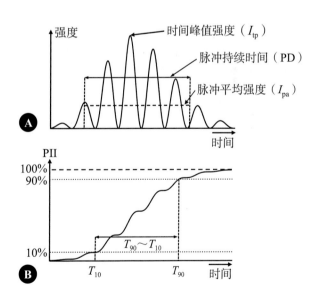

▲ 图 B-3　A. 强度与压力的二次方有关，并且始终为正。时间峰值强度是脉冲期间的最大值。脉冲平均强度是脉冲持续时间内的平均值。B. 脉冲持续时间由脉冲强度积分（PII）定义。当脉冲通过时，PII 以阶梯状从零上升到积分终值。波形达到其最终值的 10% 和 90% 的时间标记为 T_{10} 和 T_{90}。脉冲持续时间定义为时间间隔 $T_{90} \sim T_{10}$ 的 1.25 倍。脉冲平均强度定义为 PII/PD

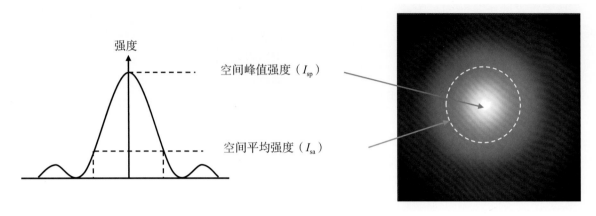

▲ 图 B-4　各种强度参数的值也随波束的位置而变化
波束中的最大值是空间峰值强度，波束区域的平均值是空间平均强度

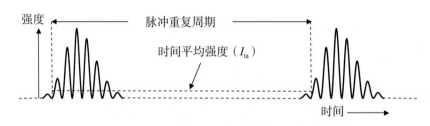

▲ 图 B-5　在每个脉冲回波周期中都会重复强度波形
时间平均强度是整个脉冲回波周期内的平均值，远低于脉冲平均强度

因此，在每次扫查中，组织中特定点的压力波形都会不断重复。图 B-6 显示了实时扫查中声场内某一点的压力波形。在连续的波束位置之间通常存在一些重叠，因此当波束扫过时会看到几个脉冲，在波束轴与关注点对齐时，声压最高。为了在这种情况下获得 I_{ta}，必须在整个扫描重复周期内或包括许多扫描重复周期的时间内对强度波形计算其平均值。

I_{ta} 很重要，因为它的空间分布是控制组织温度升高的主要因素之一。在声场中，I_{ta} 的最大值称为"空间峰值平均时间强度"I_{spta}。这是美国食品药品管理局（FDA，2008 年）调节声音输出的参数之一。

（六）总功率和输出波束强度

总功率是探头每秒发射的超声波能量。这是安全性的重要参数，因为它与温度升高有关，并用于计算热指数。值得注意的是，对于经典的成像换能器，总辐射功率显著小于提供给换能器的总电功率，并且大部分电能在探头中转化为热量。这种"自热"是确定探头对附近组织的危害的重要因素。将总功率除以换能器的输出区域可得出输出声束强度 I_{ob}。这是换能器表面的时间平均强度。

二、局部暴露参数的计算

超声波在组织中传播时会衰减。也就是说，一些能量由于吸收或散射而从声束中损失。这意味着局部的强度（即组织中某个点的强度）小于声场中同一点在水中测得的强度。用于医学成像的超声波的传播是一种极其复杂的现象，并且没有公认的方法可以从水中进行的声输出测量中得出真正可靠的局部暴露水平估计值。最广泛使用的方法是美国 FDA 法规和国际电工委员会 / 美国国家电气制造商协会（National Electrical Manufacturers' Association，NEMA）输出显示

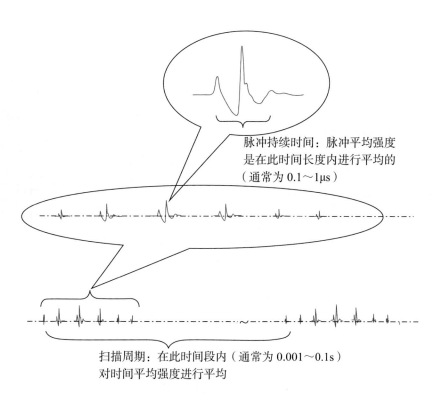

脉冲持续时间：脉冲平均强度
是在此时间长度内进行平均的
（通常为 0.1～1μs）

扫描周期：在此时间段内（通常为 0.001～0.1s）
对时间平均强度进行平均

▲ 图 B-6　图像扫查声场中某一点的脉冲序列
时间平均强度是在序列的重复周期内进行平均的，包括脉冲之间的"死时间"

标准中使用的"降额"方法。降额包括将水中测得的声学特性值乘以对数衰减因子。此因子始终取决于频率，并且通常取决于距离。最广泛使用的理论衰减模型来自 IEC/NEMA 输出显示标准和 IEC60601-2-37（IEC，2007 年 b），并使用 0.3dB/（cm·MHz）的降额系数来估计组织中的暴露。假设是软组织填充了探头与需要暴露水平点之间的路径。0.3dB/（cm·MHz）的值低于大多数软组织的衰减［通常接近 0.44dB/（cm·MHz）］，以允许路径中有一些流体（如通过膀胱检查胎儿的情况）。0.3dB/（cm·MHz）的值意味着在距 3.3MHz 传感器 3cm 处，降额的时间平均强度 $I_{ta.3}$ 比在水中测量的值小 3dB（如一半）；降低的峰值负压 $p_{r0.3}$ 是水中值的 70%。该降额系数用于计算热指数和机械指数，如果在未指定降额系数的情况下使用术语"降额"，则通常使用此 IEC/NEMA 值。已经提出了使用不同衰减因子的其他衰减模型，这些衰减因子可以给出更真实的局部声压估计值（Nightingale 等，2015 年）。

安全指数

所描述的声输出参数可用于表征患者所接触的声场，某些参数可用于调节声输出。但是，它们本身并不能很好地指示由于超声引起的不良生物学效应的风险。如第 16 章所述，已经制定了安全指数，以更直接地向用户表明潜在的这种影响。所描述的某些声学参数用于计算机械指数和热指数。

MI 由以下公式计算。

$$MI = \frac{p_{r0.3}}{\sqrt{f}} \qquad （公式 B-4）$$

此处，$p_{r0.3}$ 是在声场中测得的最大的降额峰值稀疏压力。频率 f 是脉冲的中心频率。

热指数由以下公式定义。

$$TI = \frac{W}{W_{\deg}} \qquad （公式 B-5）$$

此处，W 是来自换能器的当前声输出功率，W_{deg} 是将组织温度升高 1℃ 所需的功率。因此，采用 TI 估算了当前工作条件下可能出现的最大温度升高（℃）。

$$TIS = \frac{fW_{01}}{210} \qquad （公式 B-6）$$

TI 替代模型的计算方法更加复杂，可能需要测量声束的各种强度参数（IEC，2004 年，2010 年）。

三、如何对超声波进行测量

两种类型的设备用于测量成像设备和其他医疗超声设备的声输出。首先是水听器，第二个是辐射力平衡（有时称为功率平衡、功率计或辐射压力平衡）。

（一）水听器

水听器像是水下的麦克风。通常它们由压电材料制成，该材料将超声脉冲的快速压力变化转换为可以用示波器测量的电信号。如果对水听器进行了校准，则可以根据示波器测得的电压波形来计算压力波形。为了对真实的超声场进行测量，水听器元件必须很小（<1mm），并且必须安装定位系统，以使其能够在声场中移动到不同位置。这允许在整个场中测量声学量并确定空间峰值。原则上，所描述的任何声学特性都可以使用水听器进行测量，但是这种类型的测量实际上只有在具有丰富经验，以及具有用于测量超声场的设备

的实验室或医学物理部门中才可能进行。通常有两种类型的水听器：模式水听器和探针水听器（图B-7）。膜式水听器（图 B-7A）通常由覆盖边框的圆形压电聚合物膜组成。它在中央有一个很小的区域，可以激发，从而可以测量声压的空间变化。探针式水听器（图 B-7B）的激发元件安装在探头的尖端，可提供多种元件尺寸。探针式水听器通常价格便宜，并且具有较小的激发元件。但是总的来说，膜式水听器是更优选择，因为它们比探针式具有更平滑的响应频率，尤其是在 4MHz 以下的频率，并且随着时间的推移也更稳定。

（二）辐射力天平

辐射力天平（radiation-force balances，RFB）比水听器更容易使用，并且仅用于测量超声场的一个特性，即换能器辐射超声的总功率。RFB 通过测量目标吸收或反射超声波束时施加的力来工作。测得的力与入射功率之间的关系取决于天平的设计，因此尽管可以近似地计算该关系，但应校准天平。对于大多数常用的天平，1mW 的功率产生的力大约等于 69μg。由于输出功率相对较低，并且对场进行聚焦和扫描，因此测量诊断设备的功率变得很复杂。产生较小的力要求天平的设计具有相当大的灵敏度。磁场的聚焦和扫描特性意味着只能大致确定测得力与总功率之间的关系（换句话说，产生相同超声功率的两个换能器可能会在 RFB 上产生不同的读数）。

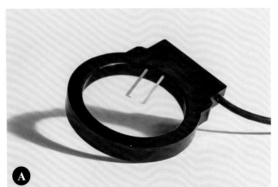
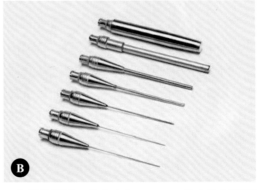

▲ 图 B-7 A. 膜式水听器，膜的直径为 80mm，但有一个激发区域，其中心仅 0.4mm。这允许测量声压的空间变化。B. 在探针式水听器中，激发元件安装在探头的尖端。探针式水听器有各种尺寸的元件，如 0.04～4mm（图片由 Precision Acoustics Ltd. 提供）

参考文献

[1] International Electrotechnical Commission (IEC). 2004. NEMA UD 3–2004 (R2009). *Real-Time Display of Thermal and Mechanical Acoustic Output Indices on Diagnostic Ultrasound Equipment.* Arlington, Virginia: National Electrical Manufacturers Association. NEMA, 2010.

[2] International Electrotechnical Commission (IEC). 2007a. *62127–1, Ultrasonics – Hydrophones – Part 1: Measurement and Characterization of Medical Ultrasonic Fields up to 40 MHz.* Geneva, Switzerland: IEC.

[3] International Electrotechnical Commission (IEC). 2007b. IEC 60601–2–37. *Medical Electrical Equipment, Part 2-37: Particular Requirements for the Basic Safety and Essential Performance of Ultrasonic Medical Diagnostic and Monitoring Equipment* (2nd ed.). Geneva, Switzerland: IEC.

[4] International Electrotechnical Commission (IEC). 2010. IEC 62359. *Ultrasonics: Field Characterization – Test Methods for the Determination of Thermal and Mechanical Indices Related to Medical Diagnostic Ultrasonic Fields* (2nd ed.). Geneva, Switzerland: IEC.

[5] Nightingale KR, Church CC, Harris G et al. 2015. Conditionally increased acoustic pressures in non-fetal diagnostic ultrasound examinations without contrast agents: A preliminary assessment. *Journal of Ultrasound in Medicine* 34, doi: 10.7863/ultra.34.7.15.13.0001

[6] US Food and Drug Administration (FDA). 2008. *Guidance for Industry and FDA Staff Information for Manufacturers Seeking Marketing Clearance of Diagnostic Ultrasound Systems and Transducers.* Rockville, MD: FDA.

附录 C 词汇表
Glossary

林卓华 译

一维（1D）：指空间中的一条线。

二维（2D）：指空间中的一个面。

三维（3D）：指空间中的一个容积。

四维（4D）：指 3D 容积随时间的移动。

模 / 数转换（A to D conversion）：见"模拟 – 数字转换"。

模 / 数转换器（A to D converter）：见"模拟 – 数字转换器"。

A 线（A-line）：单条超声扫描线，2D 超声图像通常由许多 A 线组成的。

A 型模式（A-mode）：显示一条超声扫描线随深度的回波振幅。

吸收（absorption）：能量从超声波传输到组织，并导致振幅减小和组织温度升高的机制。见"吸收系数""衰减"。

吸收系数（absorption coefficient）：声介质的物理特性，描述了超声能量转化为热的比例。通常，在特定频率下，吸收系数以 dB/cm 表示，或者以 dB/（cm·MHz）表示。见"衰减系数"。

声（acoustic）：与声音或超声波有关。见"声音""超声波"。

声空化（acoustic cavitation）：声场对气体小孔的机械效应。声空化分为两类：惯性空化（气孔最终剧烈塌陷）和非惯性空化（气孔周期性地生长和收缩）。见"惯性空化""非惯性空化"。

声阻抗（acoustic impedance）：在声波传播过程中介质的基本属性。

声强（acoustic intensity）：见"强度"I_{sppa}"I_{spta}"。

声透镜（acoustic lens）：换能器表面弯曲区域，用于将波束聚焦在组织中；通常用于单阵元探头或阵列探头中，使声束在仰角平面内形成聚焦。

声压（acoustic pressure）：在某一时刻，压力超出环境压力（大气压）的值。在波的压缩部分，声压为正，而在稀疏相，声压为负。测量单位是 MPa。见"压强"。

声辐射力成像（acoustic radiation force imaging，ARFI）：超声弹性成像方法，其中通过从高输出声束（"推动声束"）产生的辐射力在焦点处，使得组织产生位移，采用多次成像和互相关技术，来测量组织位移。见"弹性成像"。

声震（acoustic shock）：传播的声波中的声压突然改变。通常，在减压之后迅速达到高正压峰值。

活化（activation）：在临床超声对比剂使用之前的重组过程。见"对比剂"。

活动组（active group）：当前用于产生超声束的换能器元件组。见"孔径"。

自适应图像处理（adaptive image processing）：图像处理过程中，根据图像局部内容在图像中的每个位置进行调整，如强化边缘或降噪。见"强化边缘""图像处理""降噪"。

ADC：见"模拟 – 数字转换器"。

美国超声医学学会（American Institute of Ultrasound in Medicine，AIUM）：是美国超声专业机构，制定了超声标准和操作规范及其他相关事务。

混叠（aliasing）：当脉冲重复频率太低或流速太高时，在脉冲波多普勒系统中发生的多普勒频移计算错误的现象。见"脉冲重复频率""脉冲波多普勒"。

放大器（amplifier）：用于增加接收到的超声信号大小的装置；超声信号的放大取决于深度，以便增强从较大深度或低散射 / 反射区域接收到的较小回波。见"时间 – 增益调控"。

振幅（amplitude）：波的最大正向或负向位移。

振幅解调（amplitude demodulation）：在 B 型成像中用于提取接收到的超声信号包络的方法，涉及信号的整流和平滑。见"解调"。

振幅调制（amplitude modulation）：一种成像技术，用于检测来自非线性散射体（如对比剂）的超声散射。通常，在入射脉冲序列中会发射三个连续的脉冲，一个半振幅脉冲，然后是一个全振幅脉冲，然后是第二个半振幅脉冲。当接收到信号时，半幅脉冲的散射响应要从全幅脉冲的散射响应中减去，来自线性散射的响应会被抵消，而来自非线性散射的响应则不会。见"对比剂特异成像"。

模拟（analogue）：与电压可能连续变化的设备和电信号有关。见"数字"。

模–数转换（analogue-to-digital conversion）：将模拟信号转换为数字信号。见"模拟""模–数转换器""数字"。

模–数转换器（analogue-to-digital converter）：将模拟（连续变化的电压）信号转换为数字（电压等级只允许两个值，分别对应于"0"和"1"）的设备。见"模拟""数字"。

角度（angle）：一般指两条直线的相互方向或旋转的度量。在多普勒超声中指多普勒超声束与运动的血液或组织的运动方向之间的角度的缩写。见"角度标尺"。

角度光标（angle cursor）：与频谱多普勒超声有关的情况，指当激活脉冲波频谱多普勒时，会出现在超声 B 型图像上的标记，如一条线，可以旋转该标记以使其与血管壁方向对齐。此操作的目的是为超声设备提供有关声束与血管角度的信息，以使超声设备可以使用多普勒方程将多普勒频移转换为速度。见"声束–血管角度""多普勒方程"。

角度依赖（angle dependence）：与多普勒超声或彩色血流有关；多普勒超声频移随声束和目标运动方向之间的夹角变化，导致当角度逐渐接近 90°时，多普勒频移逐渐减小。见"余弦函数""多普勒方程"。

平面环形阵列（annular array）：由多个同心排列的环形元件组成的换能器。

环阵探头（annular array scanner）：由环阵传感器组成的机械扫描器。见"环阵""机械扫描器"。

孔径（aperture）：用于产生当前超声波束的部分压电板；注意，随着形成不同的声束，孔径在板上的位置将改变。例如，在线性阵列中，孔径由一组元件组成，形成孔径的元件是变化的，以便使声

束扫过组织。见"压电板"。

变迹（apodization）：用于改变波束形成和空间分辨率的技术；通过激发数目不等的元件，以及对接收回波信号的不均匀放大。见"波束形成器"。

面积（area）：量化指标，表示对象或图像的2D 尺寸；通常使用"卡尺系统"对超声系统中横截面中图像内的组织进行测量。见"卡尺系统"。

ARFI：见"声辐射力成像"。

1D 阵列（1D array）：由单行原件（如 128 个）组成的阵列，允许在扫描平面中进行电子聚焦，而在仰角平面中通过使用声透镜实现聚焦。见"阵列"。

1.5D 阵列（1.5D array）：由排列成矩形网格（如 128×5）的几行元件组成的阵列，允许在扫描平面中进行电子聚焦，而在仰角平面中进行一些有限的电子聚焦，以提高仰角分辨率。见"阵列"。

2D 阵列（2D array）：由正方形元素组成的阵列（如 64×64），可实现 3D 的电子聚焦和声束偏转。见"阵列"。

阵列（array）：压电板，由许多元件组成；对于 1D 阵列，通常为 128；对于 1.5D 阵列，通常为 192～640；对于 2D 阵列，通常为数千。见"1D 阵列""1.5D 阵列""2D 阵列"。

伪像（artefact）：显示的图像或测量值中的错误，是患者、超声机器或操作员出错的来源。通常，当机器用来创建图像或计算数量的假设无效时，就会出现伪像，如"镜面伪像"。见"错误""测量"。

衰减（attenuation）：超声波传播时能量的损失；损失的能量可能被吸收并产生热量，或者可能散射并产生新的超声波。衰减通常以对数标度表示，以分贝（dB）为单位。与"放大"相反。见"吸收率""衰减系数"。

衰减伪像（attenuation artefact）：当图像的一部分中的衰减与 TGC 设置的假定值不匹配时，会使超声图像上亮度增加或减少。见"增强""TGC"。

衰减系数（attenuation coefficient）：描述通过组织的平面波衰减快慢的定量指标；在大多数软组织中，单位为 dB/cm，衰减系数随频率线性增加。

2D 自相关（2D autocorrelation）：与彩色血流有关；改良的用于估计平均多普勒频率的自相关方法，其中考虑到了接收回波的平均 RF 频率随其在图像的位置进行变化。见"自相关"。

自相关（autocorrelation）：与彩色血流有关；

一种基于少量（通常为 3～20 个）接收回波的平均多普勒频率估计方法。见"2D 自相关""自相关""彩色血流"。

2D 自相关器（2D autocorrelator）：与彩色血流有关；改进的自相关器，用于彩色流成像，广泛用于商业扫描仪。见"自相关"。

自相关器（autocorrelator）：一种用于彩色血流系统中的设备，可以对图像中彩色血流进行定量测量。也可以对平均多普勒频率、功率和方差进行测量。该设备实际上是所有商业彩色血流系统的基础。见"2D 自相关器""色流""平均频率（2）""功率多普勒""方差"。

音频视频交错（audio video interleave, AVI）：文件格式，用于数字视频文件。

轴向（1）〔axial（1）〕：与超声波束有关，沿声束的方向。

轴向（2）〔axial（2）〕：与血流有关，沿血管轴线的方向。

轴向分辨率（axial resolution）：见"空间分辨率"。

方位分辨率（azimuthal resolution）：见"空间分辨率"。

二维灰阶血流（B-flow）：基于 B 型的血流可视化方法，其中通过使用编码脉冲技术来增强血流信号的振幅。见"编码脉冲技术""彩色二维灰阶血流"。

B 型（B-mode）：超声成像模式，其中接收的回波振幅以 2D 显示，通常以灰度表现，是"灰阶超声模式"的缩写。

背衬层（backing layer）：大多数超声换能器的一个组件，设计用于阻尼元件的运动，以防止振铃作用，从而产生短的超声脉冲。见"元件""振铃""换能器"。

反向散射（backscatter）：散射或反射的超声波束的一部分，其沿返回换能器的方向传播，即入射波与散射 / 反射波之间的角度为 180°。

带宽（bandwidth）：信号内存在的频率范围或换能器可以响应的频率范围。例如，6MHz 传感器的带宽为 4～8MHz。

基线（1）〔baseline（1）〕：与多普勒频谱显示或彩色多普勒显示有关，两者能同时显示多普勒频移的正和负；用于表示多普勒频移为零的线或标记。见"彩色多普勒""频谱多普勒"。

基线（2）〔baseline（2）〕：机器调整，使操作员能够重新分配显示的多普勒频移范围，以便使正或负多普勒频移更多或更少。见"彩色多普勒""频谱多普勒"。

声束（beam）：组织内部空间中生成超声波线的区域；声束是"发射声束"和"接收声束"的合成，并且对于不同的模式（B 型、彩色血流等）可能有不同的形状。

声束轴（beam axis）：声束从换能器表面穿过每个深度的正中线。

声束形成器（beam-former）：超声系统的一部分，用于处理超声束的形成。见"接收声束形成器""发射声束形成器"。

声束形成（beam forming）：使用波束形成器形成超声波束。见"波束形成器"。

声束偏转（beam steering）：能够改变声束方向的超声系统的能力；例如，用于收集扇区数据的相控阵和机械换能器，以及用于从偏转角度收集多普勒数据和进行复合扫描的线阵。见"复合扫描""多普勒超声""机械扫描器""相控阵"。

声束偏转角度（beam-steering angle）：机器控制使操作员可以调节声束偏转的方向，如在多普勒超声。

声束偏转阵列（beam-steering array）：由相控阵组成的换能器。在该传感器中，通过调整元件激发的延迟，可将声束在空间中进行偏转。见"相控阵"。

声束步进式阵列（beam-stepping array）：由线性或曲线阵列组成的换能器，其中波束通过激活不同组的元素而沿阵列的表面分步扫描。见"曲线阵列""线性阵列"。

声束 – 血管角（beam-vessel angle）：与频谱多普勒超声有关，多普勒超声束与血管壁之间的角度，使用角度光标进行测量。见"角度光标"。

声束宽度（beam width）：波束在侧向和仰角方向上的大小。见"仰角平面""空间分辨率"。

分叉（bifurcation）：动脉及其分支的一部分，其动脉分成两个分支。例如，颈总动脉分为颈内动脉和颈外动脉。

二进制（binary）：一般指具有两种结果的现象，即"0"或"1"，或"true"或"false"。在信号处理中指与数字信号有关。见"数字"。

血液（blood）：在血管中的主要包含红细胞的悬浮液。

血流（blood flow）：血液通过心脏、动脉、静脉或微循环的流动。

模拟血液（blood mimic）：在模拟血流中，在液体中加入的悬浮颗粒；可以将其设计成与人类血液声学和黏性相似，使产生的频谱多普勒信号和血流信号更加逼真。见"血流仿体"。

模拟血液液体（blood-mimicking fluid, BMF）：见"模拟血液"。

血流鉴定器（blood-tissue discriminator）：彩色血流处理器的组件；决定将彩色血流图像的像素编码为 B 型数据的组织还是使用彩色血流数据编码血流；换句话说，该装置尝试仅在真正的血液流动区域着色。见"彩色增益""彩色写入优先"。

英国医学超声学会（British Medical Ultrasound Society, BMUS）：英国专业机构，发布有关超声安全的使用指南及其他。见"BMUS 指南"。

BMUS 指南（BMUS guidelines）：BMUS 发布的关于安全使用超声的一套指南。

推注（bolus）：短时间内注射对比剂。见"输液"。

骨热指数（bone-at-focus thermal index, TIB）：使用模型计算的热指数，在聚焦区中存在骨骼。见"热指数"。

气泡（bubble）：见"微气泡"。

气泡破坏（bubble destruction）：受到超声波束作用时，微气泡外壳的破坏。

气泡总数（bubble population）：对比剂溶液中的微气泡的总量。

体积模量（bulk modulus）：衡量材料抵抗压力变化能力的量度。等于压力变化除以体积分数变化，单位是帕斯卡（Pa）；例如，大多数软组织的体积模量在 2～5GPa。

C 扫描（C-scan）：平行于传感器表面的图像平面，可以使用 3D 超声获得。见"3D 超声"。

校准（calibration）：检查或调整所运行的机器测量准确性的操作，通常使用仿体来进行。见"仿体""质量控制"。

卡尺系统（calliper system）：屏幕光标系统，用于测量距离、面积和速度；由操作者控制，可将光标或线定位在超声图像上的特定点上，并在屏幕上读出测量值。

阴极射线管显示器（cathode ray tube display）：图像显示器，在现代超声系统中不使用。见"平板显示器"。

空化（cavitation）：当受到机械应力时，液体中气孔反应的统称。该应力可能是由声波（如超声波）、表面（如船的螺旋桨）的快速运动或减压引起。

陶瓷（ceramic）：可用压电特性材料制造的无机固体，用于制造超声换能器的压电板。见"压电板"。

彩色血流成像（CFI）：见"彩色血流"。

图表（charts）：表示数值随时间变化的表格或图表；例如，腹围与胎龄的关系。

电影循环存储（cine loop）：在存储器中的一系列超声图像，能够在采集后立即重播，并且在大多数情况下，可以将其存储在长期存储器中以用于存档。

周长（circumference）：围绕 2D 对象或图像的边缘长度，通常使用卡尺系统在超声系统的横截面上对成像对象进行测量。

经典声束形成（classic beam forming）：通过声束形成扫描线，逐线建立图像。其中每条线通过单个声束进行传输，然后沿同一声束进行接收而生成。

杂波（clutter）：与多普勒超声彩色血流检测有关；来自组织的超声信号，其振幅通常比来自血液的振幅大 30～40dB。见"杂波滤波器""壁滤波器"。

杂波突破（clutter breakthrough）：组织运动超过壁滤波器或杂波滤波器的频率，从而导致它们显示为频谱多普勒或彩色血流上的伪像，通常会完全丢失真实的血流多普勒信号。见"杂波""杂波滤波器""壁滤波器"。

杂波滤波器（clutter filter）：与多普勒超声血流检测有关；信号处理步骤，尝试去除杂波信号，从运动的血液中保留多普勒超声信号。该术语通常单独用于彩色血流成像。见"彩色血流""壁滤波器"。

编码激励（coded excitation）：通过使用更长，并且在其中嵌入了 0 和 1 的短代码的超声脉冲来改善穿透深度但不损失空间分辨率的方法。将接收到的回波信号与解码滤波器进行比较。可能涉及单个超声脉冲或成对的脉冲。见"Golay 对""匹配滤波器"。

编码脉冲技术（coded pulse techniques）：见"编码激励"。

彩色二维灰阶血流成像（colour B-flow）：改良

的二维灰阶血流成像，其中使用两对编码脉冲来获得血液速度的粗略指示，然后在彩色二维灰阶血流成像上对其进行颜色编码。见"二维灰阶血流成像"。

彩色"开花"伪像（colour blooming artefact）：在该伪像中，彩色多普勒信号（彩色）延伸到成像血管的边界之外。当对比剂进入血管时，通常会看到这种伪像。通常可以通过减少色彩增益来校正它。见"彩色血流""对比剂特异成像"。

彩色取样框（colour box）：叠加在 B 型图像上的区域，在其中可以看到颜色编码的血流。见"彩色血流"。

彩色多普勒（colour Doppler）：显示血流多普勒频移的 2D 成像（即血流速度成像）。见"能量多普勒"。

彩色血流（colour flow）：描述使用基于多普勒方程的方法对血流进行 2D 成像的一系列技术的专业术语。见"彩色多普勒""方向性能量多普勒""能量多普勒"。

彩色血流信号处理器（colour flow signal processor）：超声系统的一部分，当机器在彩色血流模式下运行时处理超声信号。见"彩色血流"。

彩色增益（colour gain）：与彩色血流有关；操作者控制机器能够调整多普勒振幅阈值，在该阈值以上时可以显示颜色。见"血流鉴定器"。

彩色斑点（colour speckle）：由于样本体积内红细胞数量和相对方向的变化而引起的接收多普勒信号变化，这会在彩色血流图像上引起噪声。见"斑点"。

彩色写入优先（colour-write priority）：与彩色血流有关；操作员能够控制机器调整灰阶模式回波振幅阈值，在该阈值区域不填充颜色，在其之下填充颜色。见"血流鉴定器"。

流速的分量（component of velocity）：见"流速分量"。

复合误差（compound error）：与根据两个或多个其他量的数量计算有关，最终误差是其他数量的误差的组合。见"错误（2）"。

复合扫描（compound scanning）：通过超声束从几个（如 5～9 个）不同方向获取图像，通过减少图像的方向性所引起的噪声，从而减少斑点并改善图像。

压缩（1）[compression（1）]：由于局部压力增加，局部组织体积减小的区域；在超声波中，为波的高压部分。

压缩（2）[compression（2）]：通过使用非线性放大器来减小接收信号的动态范围（其中较小的信号将被放大）。见"动态范围"。

压缩波（compressional wave）：声波或超声波的名称，其特征在于局部压力变化而引起局部密度变化。见"声波""超声波"。

相长干涉（constructive interference）：在特定时间和位置同相的两个波的组合，一个波的波峰与另一个波的波峰重合，导致净振幅加倍。见"相消干涉""同相"。

连续波多普勒（continuous-wave Doppler）：指连续发射超声波的多普勒超声系统。因此需要一个或多个单独的元件来接收返回回波。

连续波多普勒信号处理器（continuous-wave Doppler signal processor）：当机器在 CW 多普勒超声模式下运行时，机器中用于处理超声信号的一部分。

连续波双功系统（continuous-wave duplex system）：超声系统的组成部分，由 B 型成像系统和连续波频谱多普勒系统组成；主要用于心脏病学领域，用于测量高速心脏内射血。见"双功系统"。

连续波超声（continuous-wave ultrasound）：一种超声系统，其中超声由换能器连续生成（和接收）。见"连续波多普勒"。

对比度（1）[contrast（1）]：两个区域的图像差异程度，如器官组织和肿瘤；通常，当对比度更高时，病变的检测比较容易，而在没有对比度的情况下，很难检测。

对比造影（2）[contrast（2）]：与对比剂有关。见"对比剂"。

对比剂（contrast agent）：通常用于静脉内给药，可增强组织之间的差异，使血流可视化以用于诊断。见"对比剂特异成像""微气泡"。

对比剂特异成像（contrast-specific imaging）：为了提高临床诊断的目的，开发出的提高超声对比剂显示的成像技术。见"振幅调制""闪烁成像""谐波成像""间歇成像""非线性成像""脉冲反向成像""二次谐波成像"。

造影 - 组织信号比（contrast-to-tissue signal ratio）：来自对比剂的散射信号与来自组织的散射信号之比。

见"反向散射"。

传统波束形成（conventional beam forming）：见"经典波束成形"。

余弦函数（cosine function）：其值取决于角度的数学函数，0°时为1，旋转到90°角度时为0，到180°角度时为−1。见"角度依赖""多普勒方程""正弦函数"。

余弦波（cosine wave）：与正弦波相同，但偏移了1/4波长（或90°相位）。见"正弦波"。

颅骨（或表面骨）热指数［cranial（or bone-at-surface）thermal index，TIC］：使用位于表面的骨骼计算的热指数模型。见"热指数"。

互相关方法（cross-correlation）：用于应变弹性成像，从超声A线估计位移。见"声辐射力成像""应变弹性成像"。

曲线阵列（curvilinear array）：阵列换能器，其中阵列弯曲以产生发散的视野。见"阵列"。

曲线排列（curvilinear format）：曲线阵列中扫描线的排列，其中扫描线随着与换能器的距离会发散，从而产生具有深度的更宽视野。见"曲线阵列"。

截止滤波器（cut-off filter）：见"壁滤波器"。

截止频率（cut-off frequency）：壁滤波器的值，以赫兹为单位。见"壁滤波器"。

CW：见"连续波超声"。

分贝（decibel）：用来测量超声波振幅变化的标度。为一种强度与另一种强度的对数比；如果超声束穿过2cm衰减系数为0.5dB/cm的组织，则声强度会降低1dB。

延时叠加（delay and sum）：通常用于对接收的信号进行聚焦处理，方法包括延迟接收到的回波相位，以使所有延迟后的信号同相。

延迟线（delay line）：用于对电信号延时的模拟方法；用于模拟波束形成器，但大多数不用于具有数字波束形成的现代超声系统。见"数字波束形成器"。

解调（demodulation）：对接收到的超声信号执行的信号处理部分，包括移除包含的RF信号（即提取调制信号）。见"振幅解调""多普勒解调"。

解调器（demodulator）：超声系统中执行解调的部分。见"解调"。

密度（density）：每单位体积材料或组织的质量，单位为kg/m³；例如，大多数软组织的密度为1040～1060kg/m³。

场深（depth of field）：超声显示在屏幕上的组织内的最大深度。见"视野"。

降额（derating）：一种用于补偿衰减的标准方法，用于估计局部暴露。用于软组织的常见降额模型是衰减系数为0.3dB/（cm·MHz）的均质介质。

相消干涉（destructive interference）：在特定时间位置异相的两个波的组合，一个波的波峰与另一个波的波谷重合，导致净振幅为零。见"相长干涉""异相"。

直径（diameter）：粗略地说是圆形结构从一侧到另一侧的距离，如横截面中的动脉。

医学数字成像和通信（Digital Imaging and Communications in Medicine，DICOM）：用于存储和传输图像的标准，包括文件格式的规范。见"图片存档和通信系统"。

衍射（diffraction）：波在穿过开口或围绕障碍物时方向变化。

漫反射（diffuse reflection）：与"反射"相似，当界面或表面上的凹凸不平的尺寸与波长相当时会发生，导致在狭窄的角度范围内产生强烈的反射。见"反射"。

数字（digital）：电气设备或电信号的描述，其中信号具有两个独立的电压水平，分别对应于"0"和"1"。见"模拟"。

数字波束形成器（digital beam-former）：处理数字化的超声波信号的波束形成器。见"波束形成器"。

数字放大（digital zoom）：与以数字形式存储的超声图像有关，通过使用存储中相对有限的数据对图像在屏幕进行放大。见"写入放大"。

数字化（digitization）：使用模−数转换器将模拟（连续变化的电压）信号转换为数字（两个离散电压水平，分别对应于"0"和"1"）信号。见"模拟""模−数转换器""数字"。

方向能量多普勒（directional power Doppler）：血流的2D成像，其中显示能量多普勒的信号，并对血流的方向进行颜色编码。见"彩色多普勒""能量多普勒"。

显示器（display）：操作者可在该监视器上查看超声图像。见"液晶显示器"。

扰流（disturbed flow）：与血流有关；在血管或

心脏内某些区域，血液速度的方向和大小会发生周期性变化，通常表现为称为"涡流"的局部环流，通常在狭窄处的远端可以看到。涡流可能会向下游脱落，经过几个直径后会消失。在临床超声中，通常在扰流和湍流之间没有区别。它可能导致多普勒频谱发生变化，包括频谱展宽和高频的尖峰。见"频谱展宽""湍流""涡旋"。

多普勒角度光标（Doppler angle cursor）：见"角度光标"。

多普勒孔径（Doppler aperture）：压电板的一部分，用于产生和接收多普勒束。见"孔径"。

多普勒波束（Doppler beam）：组织内的局部区域，可以从中产生多普勒信号。见"取样容积"。

多普勒解调（Doppler demodulation）：在脉冲波多普勒系统中使用的方法，用于去除接收信号的高频 RF 部分，而留下多普勒频移频率。见"解调"。

多普勒方程（Doppler equation）：描述多普勒频移频率、目标速度和血液或组织运动方向之间的关系的方程式。见"多普勒超声（1）和（2）"。

多普勒增益（Doppler gain）：操作者能够控制机器更改多普勒超声信号的放大率，从而导致频谱多普勒显示的亮度增加或减少。见"频谱显示"。

多普勒频移（Doppler shift）：所发射的超声波与所接收的超声波之间的超声波频率差；例如，典型正常股动脉的最大多普勒频移为 2～4kHz。见"多普勒方程"。

多普勒信号处理器（Doppler signal processor）：超声仪的一部分，其输入是来自多普勒波束的 RF 信号，其输出是估计的多普勒信号。注意，频谱多普勒和彩色血流有单独的处理器。见"色流""光谱多普勒"。

多普勒斑点（Doppler speckle）：由于取样容积内红细胞数量和相对方向的变化而引起接收到的多普勒信号振幅变化，从而在多普勒谱信号上产生了噪声。见"斑点"。

多普勒组织成像（Doppler tissue imaging, DTI）：基于多普勒的超声成像方法，可对运动组织内的速度和其他衍生指标（如应变）进行 2D 显示；主要用于心脏成像。

多普勒组织信号处理器（Doppler tissue signal processor）：当机器在多普勒组织成像模式下运行时，机器用于处理超声信号的一部分。见"多普勒组织成像"。

多普勒超声（1）[Doppler ultrasound（1）]：由于从活动目标散射而发生频移的超声波。见"多普勒方程"。

多普勒超声（2）[Doppler ultrasound（2）]：用于描述超声系统的通用术语，其设计基于多普勒方程。见"多普勒方程"。

失落（drop-out）：与彩色血流成像有关；由于所计算的平均频率或能量是变化的，导致彩色信号损失。当估计的平均多普勒频率或能量出错变低，并且低于血液鉴定器中使用的阈值时出现；在低速和小血管中明显。

DTI：见"多普勒组织成像"。

双功系统（duplex system）：超声系统或超声系统的组成部分，由 B 型成像系统和脉冲波频谱多普勒系统的组合组成。见"连续波双功系统"。

动态弹性成像（dynamic elastography）：见"剪切波弹性成像"。

动态聚焦（dynamic focusing）：在接收模式下，聚焦深度的逐步移动，以便随着深度产生最佳的空间分辨率。

动态范围（dynamic range）：超声系统能够处理的最大信号与最小信号的比值；小于可接收的回波范围；因此必须对之进行压缩。见"压缩（2）"。

回波（1）[echo（1）]：通常，在听到初始声音之后，经过物体反射后，延时的声音返回到声源。

回波（2）[echo（2）]：在脉冲超声中；换能器检测到的超声信号，包括沿波束线的组织反射和散射。

回波测距法（echo-ranging）：通过测量超声波脉冲从发射到接收的时间，来测量船下水深的方法。见"脉冲回波"。

ECMUS：欧洲医学超声安全委员会。

强化边缘（edge enhancement）：凸显边缘外观的图像处理方法，通常以增加噪声水平为代价。见"图像处理"。

侧方回波失落伪像（edge shadowing artefact）：通常在囊肿结构边缘下方看到声衰减，是由于折射而产生的。

EFSUMB（European Federation of Societies for Ultrasound in Medicine and Biology）：欧洲医学和生物学超声学会联合会。

弹性（elastic）：材料根据所受应力进行拉伸或变形的能力，当去除力时，材料会立即恢复其静止状态。见"弹性模量""黏弹性"。

弹性模量（elastic modulus）：弹性组织的性质，描述其随外力变化的能力；描述由于施加的力（应力）而发生的尺寸（应变）变化的量；单位为帕斯卡（Pa）。见"体积弹性模量""弹性""剪切模量""杨氏模量"。

弹性成像技术（elastography）：提供与组织硬度有关的信息。见"剪切波弹性成像""应变弹性成像"。

电磁追踪系统（electromagnetic tracking system）：见"磁追踪系统"。

电子波束形成（electronic beam forming）：由特定换能器形成的波束，该换能器由以下元件组成，即在发射过程中，可控制施加到每个元件的激发电压的时间和振幅，以及可以控制接收过程中施加到每个元件电压的延迟和放大。这是现代超声设备中波束形成的基础。见"波束成形""数字波束成形器"。

电子聚焦（electronic focusing）：使用电子波束形成器聚焦波束。见"电子波束形成"。

电子噪声（electronic noise）：从超声系统产生的具有随机性的噪声，当增益设置得太高时，或者在超声束无法穿透而没有超声信号的深层组织中，可显示该噪声。在灰阶超声和频谱多普勒中，噪声表现为随时间变化迅速的随机黑白噪声点。在彩色多普勒中，噪声会导致随机出现平均频移，这些平均频移表现为随时间而快速变化的颜色镶嵌。

元件（element）：换能器的一部分，它将电能转换成声波，反之亦然；可能有一个元件（在单元换能器中），或更常见的是在现代换能器中，有很多元件（在相控和线性阵列中）。见"压电板""换能器"。

仰角（elevation）：与超声波束有关，垂直于2D扫描平面的方向。见"轴向""横向"。

仰角平面（elevation plane）：垂直于2D超声系统的扫描平面的平面。见"扫描平面"。

仰角分辨率（elevation resolution）：见"空间分辨率"。

3D腔内探头（3D endoprobe）：具有收集3D数据的能力的腔内探头，如通过在外壳内将探头机械回缩。

腔内探头（endoprobe）：设计用于插入体腔或手术伤口内使用的探头。

腔内探头3D超声系统（endoprobe 3D ultrasound system）：基于3D腔内探头的3D超声成像系统。见"3D腔内探头"。

增强（enhancement）：在B型成像中位于囊状结构下方的亮度增加。TGC控制默认位置假定随深度均匀衰减。囊肿内的衰减远低于机器预期的衰减，导致囊肿下方显示出较亮的区域。

流行病学（epidemiology）：研究疾病的分布和发生，通常是基于大量人群样本的统计分析。

错误（1）[error（1）]：在生活和超声检查中出现错误、无法正常运行的状况、无法获得预期结果的情况、伪像等。见"伪像"。

误差（2）[error（2）]：与距离、面积、体积、速度等的量的测量有关；数量的真实值与测量的真实值之间的差异。见"度量""随机误差""系统误差"。

暴露水平（exposure levels）：通常是对标准条件下的超声场的描述，一般是在水中或局部测量的参数，如疏压、声强和声功率。

体外碎石术（extracorporeal lithotripsy）：一种治疗性超声方法，它使用高振幅声波冲击来破坏肾结石。

远场（far-field）：术语，指来自未聚焦换能器的声场中超出可能发生相消性干扰区域的那部分。见"近场"。

快速傅里叶变换（fast Fourier transform, FFT）：傅里叶变换的一种计算有效形式，尤其适合于以硬件或软件的形式实现。见"傅里叶变换"。

美国食品药品管理局（FDA）：美国机构，负责授权制造和销售超声波扫描仪的机构。

视野（field of view）：显示的超声图像的深度和宽度。见"场深"。

细丝（filament）：丝状体膜的组成部分，细丝的运动会引起多普勒信号，模拟血液产生的信号。见"O形圈橡胶""弦乐模型"。

滤波器（filter）：见"壁滤波器"。

滤值（filter value）：见"壁滤波器值"。

闪烁伪像（flash artefact）：与彩色血流有关，由于换能器或患者的运动而在组织内产生颜色。

闪烁滤波器（flash filter）：彩色血流信号处理器的组件，用于抑制闪烁伪像。见"闪烁伪像"。

闪烁成像（**flash imaging**）：对比造影的成像技术，其中使用低机械指数脉冲，对灌注到目标区域的对比剂显影。通过发射高 MI 脉冲，使区域中的微气泡塌陷，释放出游离气体，从而增强回波信号。成像时，从塌陷的微气泡中获得的增强信号在监视器上被视为明亮的闪光，因此称为"闪烁"成像。

闪光脉冲（**flash pulse**）：高 MI 脉冲（或几个脉冲），破坏了扫描平面中的对比剂的微气泡。见"对比剂特异图像"。

平面显示屏（**flat-screen display**）：图像显示器，它是现代超声系统的标准配置，与较旧的阴极射线管相比非常薄。见"液晶显示器"。

流动（**flow**）：血液等流体的运动。

流体仿体（**flow phantom**）：用于测试频谱多普勒和彩色血流系统的设备，其中动脉中的血流通常被嵌入组织模拟物中的血管中的流体流模仿。见"血液仿体""组织仿体材料"。

流量（**flow rate**）：单位时间通过容器或区域的流体体积，单位为 L/s 或 ml/s；例如，成人颈总动脉的平均流速约为 6ml/s。

流量（动脉血）[**flow rate (of blood in an artery)**]：可以使用超声系统测量的数值；例如，使用从多普勒超声数据获得的平均速度（通常是最大平均速度）与从 B 型图像获得的直径的组合。见"直径""时间平均流速"。

碳氟化合物（也称为全氟化碳）[**fluorocarbon (also known as perfluorocarbons)**]：通常存在于市售对比剂中的气体。与空气相比，碳氟化合物的水溶性极低，因此会延迟气泡的溶解。见"气体""微泡"。

聚焦深度（1）[**focal depth (1)**]：距换能器的距离，此处声束的空间分辨率为其最小值。见"空间分辨率"。

聚焦深度（2）[**focal depth (2)**]：机器中可以允许操作者调整声束焦点位置的部分。

焦点（**focus**）：超声束中的位置，该处空间分辨率为最小值。

前向血流（**forward flow**）：与动脉血流有关；远离心脏流动的方向，这是动脉血流的主要流动方向。见"逆流"。

傅里叶变换（**fourier transform**）：用于估计信号内的频率成分的方法。见"快速傅里叶变换"。

帧平均（**frame averaging**）：与显示的图像相关的处理功能，其中显示的图像是当前图像和几个先前图像的加权平均值。用于减少噪声，但也导致快速移动的物体模糊。

帧频（**frame rate**）：每秒采集的超声图像帧数。

游离气体（**free gas**）：外壳受损后，对比剂微气泡释放的气体。逸出的气体不再被外壳包围。见"气体""微泡"。

自由基（**free radical**）：高反应活性的化学物质。

徒手 3D 超声系统（**freehand 3D ultrasound system**）：基于手移动探头获得的 2D 图像采集来获取 3D 超声数据的系统。见"3D 内窥探头""电磁追踪系统""机械偏转阵列""光学跟踪系统"。

徒手超声（**freehand ultrasound**）：超声换能器用手运动，而不是机械系统运动。几乎是所有现代超声扫描的基础。

冻结（**freeze**）：控制机器导致实时成像暂停，最后获取的帧显示在屏幕上。

频率（**frequency**）：波的特性，给定点每秒经过的振荡，单位是赫兹或 Hz；例如，超声换能器通常具有 1～18MHz 的频率。

基础成像（**fundamental imaging**）：传统的 B 型成像，其在相同的频率带宽（频率范围）上发射和接收超声波束以形成 B 型图像。见"谐波成像"。

增益（**gain**）：机器控制使操作员可以更改接收到的超声信号的放大率，从而增加或减小显示器上的亮度。

伽马曲线（**gamma curve**）：图像值和显示的灰度之间的关系；由特定函数（$V_{out}=V_{in}\gamma$）描述的具有单个变量 γ 的平滑曲线。调整 γ 可用于更改灰度外观。见"灰度曲线"。

气（**gas**）：被外壳包裹在微气泡中的材料；气体可以是空气，也可以是密度更大的气体，如碳氟化合物。见"碳氟化合物""游离气体""微气泡"。

气体（**gas body**）：统称所有气体或蒸汽的通用术语。气体被设计和制造为超声对比剂的活性成分。见"气体"。

气体激活（**gas body activation**）：声波与气体的相互作用，尤其指生物系统中气体的非惯性空化。

取样门（**gate**）：使用脉冲波多普勒获得多普勒信号的深度范围。见"取样容积"。

取样门位置（**gate position**）：与多普勒频谱显示有关，操作者可以控制机器调整获取多普勒信号的区域的深度。见"取样门大小"。

取样门大小（gate size）：与多普勒频谱显示有关；操作者能够调整机器，控制获取多普勒信号区域的长度。见"取样门位置"。

几何频谱展宽（geometric spectral broadening）：与频谱多普勒有关，由于多普勒孔径的大小有限，导致速度单一的目标会出现多普勒频移有一定范围。以一定角度从目标接收超声波，通常会导致对最高血流速度的高估。见"固有频谱展宽"。

吉帕斯卡（gigapascal, GPa）：通常用于硬组织（如骨骼和牙齿珐琅质）的弹性模量的度量单位，相当于10^9Pa。见"弹性模量"。

Golay 对（Golay pair）：在编码激励中，一对超声波脉冲，其编码被设计为在检测，过滤和组合接收到的回波时消除距离伪影。见"编码激励""射程伪像"。

旁瓣（grating lobe）：较弱的波束，由主瓣两侧的线性阵列产生，从而降低了图像对比度和产生其他伪像。

灰度曲线（grey-level curve）：图像像素值和显示的灰度之间的关系。见"伽马曲线"。

谐波（harmonic）：额外的频率，通常是基本频率F_0的倍数，如$2F_0$、$3F_0$、$4F_0$；在超声中，接收到的回波可能包含由组织内的非线性效应引起的谐波，尤其是在对比剂成像期间。见"对比剂""谐波成像"。

谐波成像（harmonic imaging）：超声成像的一种模式，其中调整接收波束形成器以接收发射频率的谐波，通常是为了提高图像对比度。见"谐波"。

危害（hazard）：任何实际或潜在的伤害来源。

赫兹（Hertz, Hz）：频率单位。见"频率"。

高帧频彩色血流（high-frame-rate colour flow）：涉及使用平面波的彩色血流成形方法。

高帧频成像（high-frame-rate imaging）：超声波成像中的波束产生的频率高于帧频（高达几千赫兹），通常会牺牲视野和（或）图像质量。见"平面波成像""合成孔径成像"。

高帧频频谱多普勒（high-frame-rate spectral Doppler）：涉及使用平面波的频谱多普勒方法。

高 MI 技术（high-MI techniques）：依赖于扫描平面内微气泡破坏形成对比度的特定的成像技术。见"造影特异性成像"。

高通滤波器（high-pass filter）：见"壁滤波器"。

人为误差（human error）：与量度（如距离、体积）的测量有关，其中部分误差是由操作者每次操作的变化引起的。

国际电工技术委员会（International Electrotechnical Commission, IEC）：一个国际机构，负责为包括医疗超声设备在内的商品制造设定技术和安全标准。见"标准"。

图像处理（image processing）：对图像进行的更改，以改善其外观并帮助提高对异常的检测。见"自适应图像处理""强化边缘""降噪"。

同相（in phase）：相对于两个相同频率的波，其波峰在相同的时间或距离处出现（相位差 =0°）。见"异相"。

不可压缩（incompressible）：材料或组织，其密度在压缩时不会改变。见"体积模量""压力波""剪切模量""剪切波""杨氏模量"。

惯性空化（inertial cavitation）：一类空化，其气泡在体积上经历很大的周期性变化，主要由周围液体的惯性决定，并且与非常高的瞬态内部温度和压力相关。通常会导致气泡不稳定和剧烈爆破。

注射（infusion）：输液方法，通常是通过输液泵以一定的速率随时间注射对比剂。见"推注"。

受超声作用（insonation）：将超声应用于组织区域。

强度（intensity）：流过单位面积的能量（如超声波），单位是W/cm^2；例如，B 型和 M 型成像的强度（空间平均脉冲峰值）在$14\sim933W/cm^2$范围内。见"I_{sppa}""I_{spta}"。

干涉（interference）：两个或多个波的组合，在任意一个位置和时间的振幅是每个单个波的振幅的组合。见"相长干涉""相消干涉"。

间歇成像（intermittent imaging）：特定于对比剂的成像技术，用于在预定义的时间序列或从 ECG 触发对比剂成像。见"对比度特定的成像"。

血管内超声（intravascular ultrasound, IVUS）：使用位于动脉或心脏内的换能器对动脉或心脏进行成像，其中换能器连接到导管，导管通过动脉穿刺送入动脉，通常是股动脉。

固有频谱展宽（intrinsic spectral broadening）：与频谱多普勒有关，在这种情况下，具有单一速度的目标会引起一系列的多普勒频移。这取决于探头而非血流。主要原因是几何光谱展宽。见"几何光谱展宽"。

反转（invert）：操作者可以控制机器将显示内容上下颠倒（对于频谱多普勒），并重新分配色阶（对于彩色多普勒），如红色到蓝色。

镜面倒置伪像（inverted mirror-image artefact）：与频谱多普勒有关，其中当多普勒增益设置得太高时，真实的多普勒波形会在相反的通道中出现倒相。

英国医学物理与工程研究所（Institute of Physics and Engineering in Medicine, IPEM）：英国专业机构，除其他事项外，还制定有关超声系统质量保证的指南。

空间平均脉冲峰值强度（I_{sppa}）：见"强度"。

空间平均时间峰值强度（I_{spta}）：见"强度"。

JPEG：用于单个图像数字文件的格式。

千帕斯卡（kilopascal, kPa）：通常用于软组织（如肌肉和肝脏）中的弹性模量的度量单位，等效于 10^3 帕斯卡。见"弹性模量"。

层流（laminar flow）：与血流有关；在低速时，流体遵循明确的路径，相邻层之间几乎没有混合。见"扰流""湍流"。

侧向（lateral）：与超声波束相关，二维扫描平面内垂直于波束轴的方向。见"轴向（1）""仰角"。

横向分辨率（lateral resolution）：见"空间分辨率"。

LCD：见"液晶显示器"。

LED：见"发光二极管"。

发光二极管（light-emitting diode）：一种产生光或红外辐射的装置。用于手持 3D 超声的光学跟踪系统中。见"光学跟踪系统"。

线（line）：从换能器辐射的单个方向的部分超声图像，对应于从单个波束获取的超声信息，也称为"扫描线"。

线密度（line density）：2D 超声系统的换能器每单位距离的扫描线数，或 2D 阵列换能器的每单位面积的扫描线数。

线性阵列（linear array）：换能器由成行排列的许多（128～256）元件组成，可实现电子波束形成。有一些波束偏转能力（通常为 20°～30°），足以进行图像合成和产生偏转的多普勒波束。见"1D 阵列""1.5D 阵列""阵列"。

线性格式（linear format）：与超声图像有关，

其中扫描线是平行的，并且从换能器（通常是线性阵列）指向下方。

液晶显示器（liquid crystal display）：广泛使用的图像显示设备，它采用液晶技术。

碎石术（lithotripsy）：见"体外碎石术"。

纵波（longitudinal wave）：如超声波或声波，其中局部粒子的运动方向沿波的传播方向。见"横波"。

低 MI 技术（low-MI techniques）：不破坏微气泡的对比剂特定的成像技术。见"对比剂特异成像"。

M 型（M-mode）：超声模式，在 B 型图像中选定一条线，在显示屏上显示其相对运动。对于精确测量移动结构的尺寸变化很有用，如心脏。

马赫锥（Mach cone）：超声速声源产生的具有膨胀性的剪切波。见"超声成像"。

磁追踪系统（magnetic tracking system）：用于跟踪换能器在空间中的位置和方向的设备，如使用小型发射装置产生 3D 磁场，在该 3D 磁场中进行超声扫描，并使用传感器线圈连接到换能器上，将电子信号发送到接收器；用于手持 3D 超声。见"手持 3D 超声系统"。

速度的大小（magnitude of velocity）：见"速度大小"。

主瓣（main lobe）：与来自换能器的超声能量的详细分布有关，超声能量在几个特定方向上具有高强度，称为瓣。主瓣对应于旨在具有最高强度的方向，并且是超声波束的别称。见"旁瓣"。

匹配滤波器（matched filter）：在编码激励下；涉及用于解码的滤波器，可以将接收到的回波的能量压缩成具有最大信噪比的信号。见"编码激励"。

匹配层（matching layer）：大多数超声换能器的组成部分，旨在最大限度地将声能传输到组织中；通过选择声阻抗适当的材料来实现。

矩阵阵列（matrix array）：见"2D 阵列"。

最大（多普勒）频率[maximum（Doppler）frequency]：任一时刻的多普勒频率峰值。见"最大频率波形"。

最大频率包络（maximum frequency envelope）：见"最大频率波形"。

最大频率波形（maximum frequency waveform）：从多普勒频谱波形得出的最大多普勒频移 - 时间波形，用于估计某些波形的指标，通常在不知道波束 - 血管角度的单一多普勒系统中获取。见"搏动指数""阻力指数"。

最大速度波形（maximum velocity waveform）：最大速度－时间波形；形状与最大频率包络相同，但以速度为单位；用于估计某些波形指标；使用可以测量波束－血管角度的双功系统获得。见"流量""搏动指数""阻力指数"。

欧洲医疗器械指南（MDD）：为欧洲共同体规定了制造和销售包括超声扫描仪在内的医疗设备的条件。

平均多普勒频率（mean Doppler frequency）：见"平均频率（1）和（2）"。

平均频率（1）[mean frequency（1）]：任一时刻检测到的多普勒频率的平均值。

平均频率（2）[mean frequency（2）]：从彩色血流中自相关器产生的频率估计值，等于平均多普勒频率。见"幂（2）""方差"。

平均频率波形（mean frequency waveform）：平均多普勒频率与时间的波形。可以用来估计波形指数，但是一般不建议这样做，因为平均多普勒频率容易出错。见"最大频率包络""最大速度波形"。

测量（measurements）：使用超声系统测量特定指标或定量的特定值（见"面积""距离""弹性模量""阻力指标""速度""体积""体积流量"）或与超声系统的特性 [见"强度""机械指标""功率（1）""热指标""空间分辨率"] 有关。

机械指数（mechanical index，MI）：根据稀疏压力峰值（MPa）与声频平方根（MHz）之比计算得出的指标。MI 可以用作人体组织中空化效应的风险指标，也可以作为暴露于超声时超声对比剂的一般指标。

机械扫描仪（mechanical scanner）：超声系统，通过机械驱动元件将波束扫过组织。

机械波（mechanical wave）：需要组织等介质传播的波，如剪切波、声音和超声波。见"剪切波""声波""超声"。

机械偏转阵列（mechanically steered array）：用于 3D 成像的换能器，由位于充满液体的外壳内的曲线或线性阵列组成，阵列机械式地来回扫查，从而将扫过的整个组织的平面收集，以形成 3D 容积序列。见"机械偏转阵列 3D 超声系统"。

机械偏转阵列 3D 超声系统（mechanically

steered array 3D ultrasound system）：用于 3D 超声的系统，其中使用机械操纵的阵列换能器收集 3D 数据。见"机械偏转阵列"。

兆赫（megahertz，MHz）：通常用于超声频率的测量单位，相当于 10^6 Hz。

兆帕斯卡（megapascal，MPa）：通常用于声压和相关量（如弹性模量）的度量单位，相当于 10^6 P。见"弹性模量""压力"。

内存（memory）：一般指计算机上用于存储信息的区域。医学超声中指计算机上用于存储超声图像的区域。

MI：见"机械指标"。

微气泡（microbubble）：最常见的超声对比剂，由一个小的气泡被薄壳包裹。通常直径为 2～10μm，用于增强超声成像的对比度。见"对比剂"。

镜面伪影（mirror-image artefact）：当存在强反射时，局部组织图像重复出现；界面前的回波以正常方式接收，也可以通过强反射界面再进行接收，从而在该界面下方显示。

配准错误（misregistration）：与 2D 或 3D 图像有关；将超声数据（B 型，彩色血流等）定位在显示图像内的错误位置。通常是由于声速失真伪像而发生的。见"多重散射伪像""距离误差""折射伪像""声速失真伪像"。

混合（mixing）：与超声信号的处理有关；其中一个信号与第二个参照信号相结合，以产生具有低频分量和高频分量的复合信号，该复合信号可以通过高通滤波去除。见"多普勒解调"。

模量（modulus）：见"弹性模量"。

MPEG：用于数字视频文件的文件格式。

多线采集（multi-line acquisition）：通过为每个加宽的发射波束同时采集几个（如 4 个）接收波束来提高帧频的技术。见"高帧频成像"。

多路径伪像（multi-path artefact）：见"镜面伪像"。

多重散射伪影（multiple scattering artefact）：与对比剂有关，超声波束在穿过感兴趣区域经过微气泡及多次散射回到探头。这意味着将需要更长的时间才可以检测到，并且由于检测延迟，超声扫描仪会将回波放置得比其真实位置更深。见"配准错误"。

多区域聚焦（multiple-zone focusing）：改善发

射波束的形成和空间分辨率的方法；通过将视野划分为几个深度区域（区），每个深度区域使用单独的超声脉冲顺序获取，每个发射脉冲针对每个区域聚焦。这种方法的结果是降低了帧频。

近场（near-field）：描述于声场中靠近换能器未聚焦的那部分的术语，在该部分可能发生相消干涉。见"远场"。

NEMA：美国国家电气制造商协会。

噪声（noise）：一般指图像中任何遮挡感兴趣区域特征的部分。超声成像中的主要噪声是斑点噪声和电子噪声，以及多普勒和彩色血流的杂波突破。见"彩色斑点""杂波突破""多普勒斑点""电子噪声"。

降噪（noise reduction）：降低图像噪声的图像处理方法，通常以牺牲空间分辨率为代价。见"帧平均""图像处理"。

非惯性空化（non-inertial cavitation）：一种与低声压相关的声学空化，其特征是小规模稳定的气泡振荡。不会发生气泡或气体的爆破。

非线性距离（non-linear distance）：沿着弯曲结构的周长的距离，如腹围。

非线性成像（non-linear imaging）：一种根据从非线性散射体检测到的非线性信号构造图像的方法，用于深度和对比剂成像。见"对比剂特异成像"。

非线性传播（non-linear propagation）：波在组织中传播时，其特征是由于脉冲的不同部分以不同的速度行进而导致超声脉冲形状随时间变化，从而导致脉冲变陡，并产生额外的频率或谐波。

非均匀辐照（non-uniform insonation）：与动脉血流受超声波作用有关；波束宽度小于血管直径，导致大部分血管未受到超声波作用。

NPL：英国特丁顿国家物理实验室。

Nyquist 极限（Nyquist limit）：与使用信号规律性采样进行频率估计有关，其中频率估计的上限为采样频率的一半。对于多普勒超声，见"混叠"。

O 形圈橡胶（O-ring rubber）：线状仿体中使用的橡胶，其多普勒信号类似于血液中的多普勒信号，而螺旋缠绕的细丝（如棉或丝）则在某些角度优先散射。见"细丝""仿体"。

光学追踪系统（optical tracking system）：用于追踪换能器空间（如传感器）的位置和方向的方法。使用一对红外传感器来记录连接到换能器的红外

LED 的位置，用于手持 3D 超声。见"手持 3D 超声"。

振荡（oscillation）：微气泡的膨胀和收缩顺序。见"共振"。

异相（out of phase）：相对于两个相同频率的波，其中一个波偏移一半的波长（相位差 =180°）。见"同相"。

输出显示标准（Output Display Standard）：由美国 AIUM 和 NEMA 编写的文档，定义了安全指标及其使用。现在包含在 IEC 标准 60601-2-37 中。

输出功率（output power）：见"功率（1）"。

PACS：见"图片存档和通信系统"。

平行波束形成（parallel beam forming）：见"多线采集"。

部分容积效应（partial volume effect）：通常，当要计算的值没有占据整个像素时，显示的值或图像会存在偏差。在能量多普勒中，当取样容积仅部分覆盖流动的血液区域时，在血管边缘附近的显示的能量降低。

负压峰值（peak negative pressure）：见"稀疏压"。

铅笔探头（pencil probe）：用于多普勒的简单超声换能器，没有成像功能，通常铅笔大小，由一个元件（PW 多普勒）或两个元件（CW 多普勒）组成。

穿透（penetration）：超声系统穿透深层组织的能力。见"穿透深度"。

穿透深度（penetration depth）：可获得超声信息的最大深度；对于每种模式（B 型、频谱多普勒、彩色血流）可能会有所不同。见"穿透"。

全氟化碳（perfluorcarbon）：见"氟化碳"。

血液灌注（perfusion）：到器官和组织的血流。灌注是作为控制由超声吸收引起的温度升高的重要手段。

持续性（persistence）：见"帧平均"。

出血点（petechiae）：在皮肤、黏膜、浆膜或器官内出现的圆形斑点。

仿体（phantom）：用于测试超声系统性能的结构或设备；可能试图模仿人体组织的声学特性和其他特性，如在流体仿体模拟血液的黏性。见"流体仿体""线仿体""热测试对象""组织仿体""组织仿制仿体"。

相位（phase）：单个正弦波的时间或距离位置；数学上表示为角度，因此 0° 是波浪的起点，360° 是

波浪的终点。见"同相""异相"。

相位像差（**phase aberration**）：由于换能器发射的波束内部声速不均匀性而导致的波前形状变化；通常在波束在皮下脂肪层穿过时发生，导致波束散焦和空间分辨率的损失。

相域（**phase domain**）：与估计血液或组织速度有关，操纵检测到的超声信号的相位。见"时域"。

相域系统（**phase-domain systems**）：与用于测量血液或组织速度的 PW 多普勒系统有关，其中使用相域技术估算目标速度。见"时域系统"。

相反转成像（**phase-inversion imaging**）：见"脉冲反转成像"。

相控阵（**phased array**）：由许多（128～256）个小元件排成一行，可以执行电子波束转向的换能器。该阵列总体上相对较短，从而形成扇形图像，主要在心脏病学中使用的。

图片存档和通信系统（**picture archiving and communication system**）：基于网络的系统，它允许将图像从几种不同类型的医学成像系统传输到工作站（用于报告、查看和进一步处理）、用于硬拷贝的打印机和用于数据存档的存储系统。见"DICOM"。

压电陶瓷（**piezoceramic**）：具有压电特性的材料，用于制造超声换能器的压电板。见"压电板"。

压电特性（**piezoelectric**）：描述其在施加电压时改变其尺寸的能力，反之亦然，因此在受到适当激发时能够产生超声波；医学超声成像的基础物理现象。

压电板（**piezoelectric plate**）：换能器的组件，将电压变化转换为超声信号，反之亦然；超声系统的最重要组成部分。见"元件""换能器"。

像素（**pixel**）："图像元素"；数字图像的最小组成部分；通常为矩形，典型的超声图像由 500×500 像素组成。

平面波源（**plane disc source**）：超声换能器，由单个盘形元件组成。

平面波（**plane wave**）：作为平面传播通过空间的波。见"球面波"。

平面波成像（**plane-wave imaging**）：超声成像技术，每次波传递过程中，激活所有阵元以产生平面波，以便在一个脉冲中产生整个视野的声像，因此允许每秒几千帧的极高帧频成像；用于可视化剪切波弹性成像中的剪切波运动。见"高帧频成像""剪切波弹性成像"。

板（**plate**）：见"压电板"。

钛酸铅和铅、镁、铌合金（**PMN-PT**）：用于构造某些（宽带）换能器压电板的材料。见"压电板"。

点目标（**point target**）：与空间分辨率测量有关，目标的尺寸远小于空间分辨率。

可携带（**portable**）：通常是一种小重量的超声系统或体模，通常操作者可以轻松携带。

功率（1）[**power（1）**]：单位时间内传递的能量，单位是 W 或 J/s；例如，典型的 B 型成像系统可提供 0.3～285mW 的声功率。

功率（2）[**power（2）**]：彩色血流系统产生的基于自相关器频率估计器的值之一，与接收到的多普勒信号的振幅有关。见"平均频率（2）""能量多普勒""方差"。

能量多普勒（**power Doppler**）：使用多普勒信号的能量对血流进行多普勒 2D 成像。见"彩色多普勒""方向能量多普勒""功率（2）"。

功率调制（**power modulation**）：见"振幅调制"。

前置放大器（**pre-amplifier**）：对元件接收回波中检测到的电信号振幅进行增加的设备，以便进行后续处理。见"接收器"。

压强（**pressure**）：与物体表面成 90°方向的单位面积所受的力；单位是帕斯卡（Pa）或 N/m^2；例如，脉冲波多普勒系统的稀疏压峰值在 0.6～5.3Pa 的范围内。

压力 - 应变弹性模量（**pressure-strain elastic modulus**）：动脉僵硬程度的指标，不考虑壁厚。

压力波（**pressure wave**）：如声波或超声波，其中局部压力变化通过气体、液体或固体等介质传播；传播速度由局部密度和局部体积模量控制。见"体积模量""压缩波""纵向波"。

PRF：见"脉冲重复频率"。

PRI：见"脉冲重复间隔"。

打印机（**printer**）：硬拷贝设备，连接到超声波扫描仪，或更常见的是图片存档和通信系统的一部分。见"图片存档和通信系统"。

优先编码器（**priority encoder**）：见"血流鉴定器"。

传播（**propagation**）：波通过介质或组织的运动。

传播伪像（**propagation artefact**）：短暂的、由于扫描平面内造影微气泡的衰减，导致对比剂填充区域远端的亮度降低。见"对比剂特异成像"。

搏动指数（pulsatility index, PI）：从多普勒波形（通常是从最大频率包络）测量得到的指数，可提供有关舒张期血流的情况。见"阻力指数"。

脉冲（pulse）：持续时间较短的超声波，出于超声成像的目的，它沿波束传输。

脉冲 - 回波（pulse-echo）：超声成像中使用的技术，可提供有关接收回波的深度信息，包括对发送和接收之间的延迟进行计算，再除以 2，并将其乘以 1540m/s 的假定平均速度。

脉冲反转振幅调制（pulse inversion amplitude modulation, PIAM）：与对比剂有关。脉冲反转结合振幅调制，用于对比剂成像。见"振幅调制""脉冲反转"。

脉冲反转成像（pulse-inversion imaging）：用于改善图像质量的方法，该方法使用两条连续的脉冲回波线，第二个脉冲与第一个脉冲相反。当接收到的回波合并后，谐波含量仍然保留。用于谐波成像和对比剂成像。见"对比剂特异成像""谐波"。

脉冲发生器（pulser）：超声系统的组成部分，它以射频（如 10MHz）产生电信号，然后信号由发射波束形成器进行修饰，以产生施加到换能器的电脉冲，从而产生超声束。注意，一定范围的超声发射频率可能有多个脉冲发生器覆盖。

脉冲重复频率（pulse repetition frequency, PRF）：每秒发送的超声脉冲数，每个模式（B 型、频谱多普勒、彩色血流）的值都有所不同。

脉冲重复间隔（pulse repetition interval, PRI）：连续发射脉冲之间的时间，脉冲重复频率的倒数。见"脉冲重复频率"。

脉冲波多普勒（pulsed-wave Doppler）：多普勒超声技术，其中使用了超声脉冲，与连续波技术相反。见"彩色血流""频谱多普勒"。

脉冲波多普勒信号处理器（pulsed-wave Doppler signal processor）：当机器在 PW 多普勒超声模式下使用时，机器用于处理超声信号的一部分。

脉冲波超声（pulsed-wave ultrasound）：一种超声系统，其中超声作为脉冲生成。见"彩色血流""脉冲回波""脉冲波多普勒"。

推动波束（pushing beam）：在声辐射力成像中，是一种高输出波束，用于在聚焦区产生组织变形。见"声辐射力成像"。

PW：见"脉冲波超声"。

掺杂铅、锌、铌的钛酸铅（PZN-PT）：用于构造某些（宽带）换能器的压电板的材料。见"压电板"。

锆钛酸铅（PZT）：许多换能器的压电板均由该材料制成。见"压电板"。

四线处理（quad processing）：多线采集技术，其中并行读取四条扫描线。

质量保证（quality assurance）：一般旨在生产指定质量的物品或服务时的一些行为。在超声波中指使用测试对象评估设备性能，以确保符合相关标准。

质量控制（quality control）：一般旨在评估已开发的产品的一组活动。在超声检查中指经常与质量保证互换使用。见"质量保证"。

放射状（radial format）：扫描线围绕中间的换能器 360° 分布。见"探头""血管内超声"。

辐射力（radiation force）：超声波在介质上施加的力。辐射力可能会施加在表面，物体（如微气泡）上或整个介质上。辐射力沿波传播的方向作用。

射频（radio frequency, RF）：接收到的回波被转换为电信号后的频率；兆赫级电信号属于电磁频谱的射频部分。

随机误差（random error）：与测量误差有关（如距离、体积）；误差在很小的范围内变化，当多次重复测量时，误差的平均值为零。见"误差（2）""测量""系统错误"。

距离模糊（range ambiguity）：与频谱多普勒和彩色血流系统有关，检测到先前（不是当前）声波返回的回波，从而有可能显示深层结构而不是预期位置的血流数据。

距离伪像（range artefact）：在编码激励中，解码之后可能发生的轴向分辨率的增加（变差）。见"编码激励""Golay 对"。

距离误差（range error）：由于对声速的不正确假设而导致的超声成像误差。当真实的声速不等于 1540m/s 时发生。可能导致信息显示深度不正确，界面变形和测量尺寸错误。见"声速失真伪像"。

稀疏（rarefaction）：由于局部压力降低而使容积增加（密度降低）的区域。在超声波的背景下，指的是超声波的低压部分。

稀疏压（rarefaction pressure）：超声波中的负压的大小。在脉冲束中，经常给出稀疏压峰值的值，即声学压力的最大负值。见"稀疏"。

读取缩放（**read zoom**）：见"数字缩放"。

实时（**real time**）：实时发生，如"实时超声"一样，它提供的信息在采集和可视化之间的延迟可以忽略不计；与脱机成像（如 CT）不同，在脱机成像中，要采集数据然后以几秒钟或几分钟的延迟将其可视化。

接收波束（**receive beam**）：组织内的空间区域，超声信号将从该空间形成波束。

接收波束形成器（**receive beam-former**）：超声系统的组成部分，用于处理接收波束。涉及信号振幅的调整，以及在组合之前从每个元件施加时间延迟。对于每个模式（B 型、频谱多普勒、彩色血流），波束形成的细节通常是不同的。见"波束形成器"。

接收到的超声波（**received ultrasound**）：换能器接收到的超声波回波。

接收器（**receiver**）：超声系统的组件，将来自换能器每个单独元件（或元件组）中每个检测到的RF 信号放大到可以进一步处理的水平。接收器的输出是一系列的模拟 RF 信号（在现代系统中），通常会被数字化然后传递到波束形成器。

接收（**reception**）：发射之后，检测到达换能器表面的超声回波的过程。

整流（**rectification**）：在转换为电信号后应用于超声信号的过程，其中循环中负值部分被反转，从而产生仅具有正分量的信号。见"振幅解调"。

修正扩散（**rectified diffusion**）：在超声场中，一种可以使气泡随时间膨胀的过程，当气泡较大（稀薄）时允许更大的向内扩散，而当气泡较小时（压缩时）允许向外扩散。

反射（**reflection**）：一般指在遇到两种具有不同阻抗的材料之间的界面（尺寸 » 波长）后，波的方向发生改变，其中一部分波返回到其产生的介质中。在医学超声中指超声束在具有不同声阻抗的组织之间的界面处（方向 » 波长）发生变化，一部分声速返回到其发出的介质中。

反射系数（**reflection coefficient**）：对于进行部分反射的波，反射与入射波压力之比；值在 0～1 变化，其中 0 表示不会发生反射。

折射（**refraction**）：一般指在遇到具有不同波速的两个材料之间的界面之后，波的方向发生变化，波进入第二介质的部分在方向上发生了偏移。在医学超声中指在遇到具有不同声速的两个组织之间的界面后，超声波束的方向发生改变，进入第二介质的超声波束部分在方向上发生了偏移。见"斯涅尔定律"。

折射伪像（**refraction artefact**）：由于折射而在超声成像中出现的伪像，其中图像可能会偏离其正确的位置。见"折射"。

配准（**registration**）：2D 或 3D 图像有关，将超声数据（B 型、彩色血流等）定位在图像的正确位置。见"错误配准""距离误差""折射伪像""声速失真伪像"。

阻力（**resistance**）：与血流有关，压力与流速之比；一种动脉泵血所需动力的度量。

阻力指数（**resistance index, RI**）：从多普勒波形（通常是从最大频率包络）测量得到的指数，可提供有关舒张期血流程度的信息。见"最大频率包络""搏动指数"。

分辨率（**resolution**）：见"空间分辨率""时间分辨率""速度分辨率"。

共振（**resonance**）：当以一定频率作用于系统时，若该频率相当于系统的共振频率，系统发生的震动。见"共振频率"。

共振频率（**resonance frequency**）：材料或结构自然振动的频率，如当被敲打时。见"共振"。

回溯性波束形成（**retrospective transmit beam forming**）：具有改善空间分辨率作用的波束发射方法。

混响（**reverberation**）：由于超声波在材料或组织之间的声阻抗发生较大变化的两个界面之间反复来回传播，导致超声波在空间区域中的持续存在。例如，在没有背衬层的换能器 PZT 板，囊肿的前壁和后壁之间存在混响。超声波持续的作用可能被称为"振铃"。

混响伪像（**reverberation artefact**）：由于两个几乎平行的表面（如膀胱的前表面和换能器的表面）之间的混响，在更深的深度上产生了一个或多个其他结构的拷贝。

反流（**reverse flow**）：与动脉血流有关；血流朝着心脏的方向流动，心脏周期中在正常的外周动脉可以发生。见"正向血流"。

RF：见"射频"。

响铃（**ringing**）：见"混响"。

风险（risk）：评估危害的重要性和性质，任何相关影响的严重性及发生的可能性。见"危害"。

取样容积（sample volume）：多普勒波束内的区域，将从中检测多普勒超声信号。见"多普勒波束""门"。

标量（scalar）：有值但没有方向的量（如质量、时间、体积）。

标尺（scale）：与多普勒频谱显示或彩色多普勒显示有关；操作者可以控制机器显示的最大多普勒频移；请注意，调整标尺会影响 PRF，因此会导致混叠。

扫描平面（scan plane）：在 2D 超声中从中产生图像的组织区域。

散射体（scatterer）：引起超声散射的小区域组织。

散射（scattering）：一般指在入射波遇到一个小物体（尺寸小于波长）之后，产生沿各个方向传播的波，该物体的阻抗与周围材料不同。在医学超声中指在入射波束遇到一个小物体（尺寸 » 波长）之后，在各个方向传播的波的产生，该物体的声阻抗与周围环境不同。见"反向散射""球面波"。

二次谐波成像（second-harmonic imaging）：一种成像模式，旨在接收和构建来自以二次谐波频率散射的信号的图像。见"对比剂特异成像""谐波""谐波图像"。

扇形（sector format）：来自小型换能器（如相控阵）的扫描线分布，其中扫描线会随着深度而明显发散，从而产生近似三角形的视野。见"相控阵"。

分割（segmentation）：将 2D 或 3D 图像根据轮廓或表面划定成单独区域。在超声检查中，如胎儿腹部可以执行此操作以识别并测量关键结构，从而进行腹围测量，或进行左心室大小测量；理想情况下，分割是使用图像处理技术自动执行的。见"图像处理"。

表面阴影成像（shaded surface display）：3D 超声使用的一种显示方法，显示结构的边界，其灰度取决于表面的方向；这为对象提供了确切的外观，并为操作员提供了直观的方式来可视化数据。见"表面阴影"。

声影（shadowing）：在完全吸收或反射超声波束的结构（如胆结石、钙化的动脉斑块或肠气体）深方没有任何波束穿透，能够到达较深的组织，使局部的超声信息丢失。

剪切力（shear force）：平行于表面方向施加的力，该力会导致表面及其下面的物质在该力的方向上拖动。见"剪切模量""剪切应变"。

剪切模量（shear modulus）：材料承受剪切力的能力的量度。定义为剪切应力除以剪切应变，单位是帕斯卡（Pa）；例如，健康肝脏中的剪切模量为 800～1200Pa。见"剪切力""剪切应变"。

剪切应变（shear strain）：一种由剪切力引起的材料变形程度的度量，定义为剪切面移动的水平距离除以垂直距离。见"剪切力""剪切模量"。

剪切应力（shear stress）：侧向或撕裂力，定义为剪切力除以施加力的面积。见"剪切力"。

剪切波（shear wave）：发生在弹性介质中的波，其特征在于颗粒的运动没有局部密度的变化（与压力波相反，其局部密度发生变化的压力波）。见"剪切波弹性成像""横向波"。

剪切波弹性成像（shear-wave elastography）：基于剪切波速度的测量和显示的技术，提供与体内组织弹性模量有关的信息。见"应变弹性成像""瞬态弹性成像"。

外壳（shell）：气体微泡的表面。外壳通常由生物相容性材料制成。见"气体""微泡"。

旁瓣（side lobe）：与来自换能器的超声能量在空间上的详细分布有关，在某些特定方向上具有高强度的部分称为瓣。旁瓣是除主瓣以外的所有瓣。旁瓣在超声图像的形成中没有用，从而导致图像对比度损失和造成其他伪像。见"主瓣"。

正弦波（sine wave）：具有单一频率的波，其振幅作为时间（或距离）的函数由数学正弦函数表示。见"余弦波"。

单元换能器（single-element transducer）：由一个元件组成的传感器，用于波束的发送和接收。用于脉冲波超声。现在主要在独立的脉冲波多普勒系统中存在。见"铅笔探头"。

层厚（slice thickness）：波束在仰角方向上的宽度。见"空间分辨率"。

小血管成像（small vessel imaging）：可视化小血管的方法，通常小至约 50μm 直径。

斯涅尔定律（Snell's law）：与波的方向变化和波所穿过的两个组织中的声速有关的定律。

软组织热指数（soft-tissue thermal index, TIS）：

使用统一的软组织模型计算的热指数。

软组织（**soft tissues**）：身体上非坚硬或非液体的组织（例如，不是骨头或血液），包括肌肉、肝脏、肾脏、大脑、胰腺等；这是弹性成像技术应用的部分。见"弹性成像"。

声孔效应（**sonoporation**）：暴露于超声中时，会在细胞膜上短暂形成间隙或孔。声孔效应与稳定的空化有关。

声（**sound**）：以压力波形式在介质（固体、液体或气体）中传播的振动，分为次声（频率<20Hz）、可听声（频率20Hz～20kHz）、超声（频率>20kHz）。

声波（**sound wave**）：固体、液体或气体等介质中的压力波。分为次声（频率<20Hz）、可听声（频率20Hz～20kHz）、超声波（频率>20kHz）。

空间分辨率（**spatial resolution**）：可以确定空间中两个单独的点或线目标的最小间隔，或图像上点目标的大小。完整报告空间分辨率需要三个值，主波束的每个方向一个。"轴向分辨率"、"横向分辨率"和"仰角分辨率"；对于2D超声系统，后者可能称为"切片宽度"、"切片厚度"或"方位分辨率"。

时空关联成像（**spatio-temporal image correlation**）：涉及胎儿心脏的3D成像；其中2D图像平面会在数秒内缓慢扫过胎儿心脏，然后重建采集的2D数据以在整个心动周期中提供一系列3D体积。

斑点（**speckle**）：出现在超声图像上的噪声，这是由波束内各种散射体的位置和散射强度的变化引起的。见"彩色斑点""多普勒斑点"。

频谱分析（**spectral analysis**）：见"频谱分析"。

频谱展宽（**spectral broadening**）：在频谱多普勒中，频谱波形上观察到的多普勒频率范围增加。具有多种产生原因，一些起源于疾病（如流动和湍流的干扰），一些起源于超声系统（如几何光谱展宽）。见"扰流""几何频谱展宽""固有频谱展宽""频谱展宽指数""湍流"。

频谱展宽指数（**spectral broadening index**）：一种指数，描述多普勒超声波形中存在的频率范围；已经试图将其用于量化狭窄程度。见"频谱展宽"。

频谱显示（**spectral display**）：多普勒频移随时间变化以2D频谱多普勒波形图像的形式进行实时显示，通常以滚动形式从右向左移动，最新的波形数据显示在显示器的右侧。见"频谱多普勒"。

频谱多普勒（**spectral Doppler**）：多普勒超声技术，产生随时间变化的多普勒频移，并在每个时间点估计并提供完整的多普勒频移数据。见"频谱显示"。

频谱（**spectrum**）：振幅与频率的图，显示使用频谱分析获得的频率组成波形。

频谱分析仪（**spectrum analyser**）：用于执行频谱分析的设备。见"频谱分析"。

频谱分析（**spectrum analysis**）：通常指使用快速傅里叶变换来估算波的频率成分的过程。在多普勒超声中，该方法用于估算心动周期中每个时间点的多普勒频移分量。见"快速傅里叶变换""频谱多普勒"。

镜面反射（**specular reflection**）：当具有不同声阻抗的两个区域之间的界面垂直于波束方向时，会出现亮度增加的现象。见"漫反射""反射"。

波速（**speed of a wave**）：波峰（或其他类似点）每秒传播的距离。

声速（**speed of sound**）：声波波峰（或其他类似点）每秒传播的距离。软组织中的值是1400～1600m/s，平均值约为1540m/s。

声速失真伪像（**speed-of-sound artefacts**）：超声成像中的伪像，是组织中实际声速与机器所假定的声速（1540m/s）之间差异的结果。见"错位""距离误差""折射伪像"。

球面波（**spherical wave**）：通常来自小声源的波，作为不断扩大的球体在空间中传播。见"平面波"。

稳定空化（**stable cavitation**）：见"非惯性空化"。

独立连续波多普勒超声系统（**stand-alone continuous-wave Doppler system**）：仅用于连续波多普勒，没有成像功能。见"铅笔探头"。

独立脉冲波多普勒系统超声系统（**stand-alone pulsed-wave Doppler system**）：仅用于脉冲波多普勒，没有成像功能。见"铅笔探头"。

标准（**standards**）：被广泛接受的设备或方法，当采用这些设备或方法时，将允许生产的设备能够连接到其他生产商的设备或与之集成在一起，以及对设备进行的测量应统一定义和量化。对于超声，IEC是最重要的标准来源，涵盖超声系统设计和测试的所有方面。其他国家机构也可以设定自己的标准，这些标准有时会在国际上被采用。见"AIUM""BMUS""IEC""IPEM"。

静态弹性成像（**static elastography**）：见"应变

弹性成像"。

偏转（steering）：使波束以相对于换能器面的 90° 以外的角度发射和接收的过程。

转向角（1）[steering angle（1）]：波束相对于换能器面的角度。见"转向"。

转向角（2）[steering angle（2）]：机器控制，使操作员可以调节转向角，如在彩色血流中。见"转向角（1）"。

狭窄（stenosis）：动脉变窄，通常由动脉粥样硬化引起。

立体观察（stereoscopic viewing）：与 3D 超声相关，需要修饰屏幕上显示的 3D 数据，使操作员使用特殊的眼镜或其他方式将 3D 可视化。与电影院 3D 电影中使用的技术类似。

STIC：见"时空图像关联"。

刚度（stiffness）：材料受力后形变能力的描述。见"弹性""弹性模量"。

受激声发射（stimulated acoustic emission，SAE）：与增强成像有关。在具有高声压（高 MI）的闪光脉冲下成像时，对比剂被迫爆破，释放其中所含的气体。这些没有壳的气泡会大大增强反向散射信号。见"闪烁成像"。

应变（strain）：组织沿着施加的力或应力方向进行膨胀，数值是长度的变化除以材料的原始长度。

应变弹性成像技术（strain elastography）：基于应变的测量和显示，提供与体内组织弹性模量有关的信息。见"剪切波弹性成像""应变"。

应变比（strain ratio）：在 2D 应变弹性成像中进行测量，将病变应变除以理想情况下位于同一深度的参考区域中的应变，以避免产生深度伪像。

应力（stress）：施加在组织上的力。局部力量除以面积，单位是帕斯卡（Pa）。

线（string）：见"细丝"。

线状仿体（string phantom）：用于测试多普勒超声系统的装备，其中血液的运动是通过细丝（通常是 O 形橡胶圈）的运动来模拟的。见"细丝""O 形橡胶圈"。

细分（sub-dicing）：将元件划分为较小的部分，以减少不必要的横向振动模式。

次谐波（subharmonic）：基本频率 F_0 的一部分，小于基本频率 F_0，如 $1/2F_0$。见"谐波"。

超音速（supersonic）：移动的声源产生的波，其中声源的速度大于波的速度；产生具有称为马赫锥的特征形状的波。见"马赫锥""超音速成像"。

超音速成像（supersonic imaging）：超声弹性成像技术，通过几个顺序放置的源产生剪切波。它相当于一个高输出源，以大于产生剪切波的速度在组织中移动。使用多个源可以在不增加组织发热的情况下产生更高振幅的剪切波。见"超音速"。

表面阴影法（surface shading）：用于在 3D 超声中将图像灰度分配给器官或结构表面的每个像素，以使结构看起来逼真的方法。见"阴影表面显示"。

扫描阵列 3D 换能器（swept array 3D transducer）：见"机械转向阵列"。

扫描阵列 3D 超声系统（swept array 3D ultrasound system）：见"机械转向阵列 3D 超声系统"。

扫频增益（swept gain）：见"时间增益补偿"。

合成孔径成像（synthetic-aperture imaging）：超声成像技术，其中单个阵列元件或很少数量的阵元在传输中产生球面波，以便在一个脉冲中产生整个视野，因此可以实现非常高的帧频成像。见"高帧频成像"。

系统误差（systematic error）：与进行测量时的误差（如距离、体积）有关。度量始终比真实值大或小；当多次重复测量时，误差的平均值不为零。见"误差""随机误差"。

目标（target）：在多普勒超声中，样本体积内运动的血液或组织。

TDI：见"多普勒组织成像"。

时间分辨率（temporal resolution）：可以识别两个单独事件的最小时间间隔。

致畸物（teratogen）：任何可能引起胎儿或胚胎发育缺陷的物质，如热量。

测试对象（test object）：见"仿体"。

TGC：见"时间增益控制"。

热指数（thermal index，TI）：与温度上升密切相关的数字，用于指示热危害，并显示在超声扫描仪的屏幕上。

热测试对象（thermal test object，TTO）：一种设备，旨在软组织或仿骨材料中直接测量与超声暴露相关的温度升高。

TI：见"热指数"。

标记图像文件格式（tagged image file format，TIFF）：用于单个图像的数字文件格式。

时间平均流速（time-average velocity，TAV）：与频谱多普勒有关，整个心动周期内血流速度的平均值。可以通过对频率波形的平均值进行平均来获得，或者可以通过最大频率波形平均值并除以 2 得到更准确的结果；用于估算流量。见"流量""最大频率波形""平均频率波形"。

时域（time domain）：通过操纵检测到的超声信号的时间特性，估计血液或组织速度。见"相位域"。

时域系统（time-domain systems）：用于测量血液或组织速度的 PW 系统，其中速度的估计是使用时域技术进行的。见"相域系统"。

时间增益补偿（time-gain compensation）：将来自较深组织的超声信号放大更多的过程，以补偿由于深度增加造成衰减而导致的回波减小。见"衰减"。

时间增益控制（time-gain control）：超声系统控制，操作员可以调节来自不同深度的超声信号的放大倍数，以解决接收到来自较深组织的信号振幅减小，通常是通过使用一套滑块。

时间强度曲线（time-intensity curve）：这是一条曲线，显示了感兴趣区域中流过血液的微气泡的反向散射强度随时间的变化。

组织多普勒成像（tissue Doppler imaging）：见"多普勒组织成像"。

仿制组织（tissue-mimicking）：与仿体构造中使用的材料有关，它们具有与人体组织相似的声学特性。通常，复制声音的速度、衰减和反向散射。见"血液仿制品""仿体""组织仿制仿体"。

组织仿制材料（tissue-mimicking material，TMM）：具有与软组织相同的声学特性的材料，其声速通常为 1540m/s，衰减范围为 0.3～0.7dB/（cm·MHz）。

组织仿制仿体（tissue-mimicking phantom）：模仿组织成分的仿体。见"组织仿制"。

TO：见"横向振荡"。

经皮（transcutaneous）：通过皮肤或其他身体外部，也指用换能器从身体外部来获取超声。见"腔内探头"。

换能器（transducer）：超声系统的组件，该组件生成并接收超声脉冲和回波，将波束扫过组织以产生图像。

换能器带宽（transducer bandwidth）：换能器可以发送和接收超声波的频率范围（MHz）。

换能器自热（transducer self-heating）：温度升高，尤其是超声换能器前表面温度升高，是由电能到声能的转换效率低下引起的。

瞬时空化（transient cavitation）：见"惯性空化"。

瞬态弹性成像（transient elastography）：剪切波弹性成像，其中外部振动器会产生剪切波脉冲。见"剪切波弹性成像""振动器"。

发射（transmission）：从换能器产生超声波的过程。

发射波束（transmit beam）：换能器所产生的超声波所穿过的组织内的区域。在某种程度上，这是一个理想化的区域，在该区域中超声脉冲的主要能量不会被组织折射或反射。

发射波束形成器（transmit beam-former）：超声系统的组件，用于处理发射波束的形成过程；参与调节涉及为了产生超声脉冲而施加到换能器的电信号，包括其振幅和时间延迟。对于每个模态（B 型、频谱多普勒、彩色血流），波束形成的具体方法通常是不同的。见"波束形成器"。

发射频率（transmit frequency）：标定的发射超声脉冲的频率，如 6MHz。

发射功率（transmit power）：操作员可以控制机器，增加或减少输出功率；通常，每个超声模式都有独立的控制。

发射超声（transmitted ultrasound）：由换能器产生的超声波。

经食管的探头（trans-oesophageal probe）：设计用于插入食管，以使食管和其他器官（如心脏）成像的腔内探头。

经直肠探头（trans-rectal probe）：设计用于插入直肠，以使直肠、前列腺和其他器官成像的腔内探头。

经阴道探头（trans-vaginal probe）：设计用于插入阴道，以使女性的阴道、子宫、卵巢和其他骨盆结构成像的腔内探头。

横向振荡（transverse oscillation）：估计血流速度和方向的方法。

横波（transverse wave）：如剪切波，其中粒子的局部运动方向与波的运动方向成 90°。见"剪切波"。

梯形（trapezoidal format）：线性阵列中扫描线

的排列，其中扫描线随换能器的距离发散，从而随着深度产生更宽视野。见"线阵"。

湍流（turbulence）：与血流有关；在高速时，流体各个部分遵循不规则的路径，并且在相邻层之间相互混合，可能导致频谱增宽。见"扰流""层流""频谱展宽"。

UCD：见"极速复合多普勒"。

极速复合多普勒（ultrafast compound Doppler）：涉及使用平面波的多普勒超声方法。

超谐波（ultraharmonic）：基本频率 F_o 有理数（两个整数的比率）倍的频率，如 $3/2F_o$、$5/2F_o$。见"谐波"。

超声（ultrasonic）：与超声波有关。见"超声波"。

1D 超声（1D ultrasound）：超声系统或超声系统的组件，其中仅沿一条线采集信息，通常采用放大深度图的形式；现在很少使用。

2D 超声（2D ultrasound）：超声系统或超声系统的组件，其中使用或显示 2D 平面中的信息；现代超声系统最常用的操作方法。

3D 超声（3D ultrasound）：超声系统或超声系统的组件，其中使用或显示 3D 容积的信息。

4D 超声（4D ultrasound）：能够产生实时 3D 超声的超声系统（即空间的三个维度，时间的一个维度）。

超声（ultrasound）：一般指频率过高而人耳无法听到的声波。在医疗超声中指用于人类和动物的诊断或治疗的频率的声音（当前为 0.5～60MHz）。

超声对比剂（ultrasound contrast agent，UCA）：见"对比剂"。

超声系统（ultrasound system）：使用超声进行诊断或治疗的机器。

方差（variance）：彩色血流系统基于自相关器的频率估计器产生的值之一，与接收到的多普勒信号的振幅变化有关。见"自相关器""平均频率（2）"。

向量（vector）：具有大小和方向（如位移、速度、力）的量。

矢量多普勒（vector Doppler）：多普勒超声技术，其中估计速度大小和方向。

矢量血流成像（vector flow imaging）：估计并显示速度大小和方向的血流成像技术。

速度（Velocity）：物体或波每秒传播的距离，单位是 m/s；例如，动脉中的血流速度为 0～6m/s，

软组织中的超声速度为 1400～1600m/s，软组织中的剪切波为 1～10m/s。

速度分量（velocity component）：在 x、y 或 z 轴上的速度分量。

速度大小（velocity magnitude）：速度的总值，运动方向上的速度值。

速度曲线（velocity profile）：与动脉中的血流有关，沿着血管壁距离与速度的关系图。

速度比（velocity ratio）：估计狭窄处血流速度与正常区域（如狭窄附近）的血流速度之比，用于估计狭窄程度。

速度分辨率（velocity resolution）：使用超声波系统可以显示的血液或组织速度的最小差异。

速度向量（velocity vector）：具有大小和方向的速度（如与血液运动有关）。

血管轴线（vessel axis）：穿过血管所有横截面中心的线。

振动器（vibrator）：一种用于在组织中产生低频（10～500Hz）振动的设备，用于瞬时弹性成像。见"瞬态弹性成像"。

视频片段（video clip）：见"电影回放"。

黏弹性（viscoelastic）：由于所施加的力，材料发生拉伸或变形，但是当施加的力或应力去除时，应变不会立即完成，而会有短暂的时间延迟。见"弹性"。

体积（volume）：代表对象或图像三维大小的数量，可以使用 3D 超声系统上的高级测量工具来测量。

体积流量（volume flow）：见"流量"。

体积流量（volumetric flow）：见"流量"。

涡流（vortex）：局部的循环流，它可能是稳定的（局限在一个位置），也可能会散开（向下游流动几个直径的距离，然后消失）。见"扰流"。

涡流脱落（vortex shedding）：与血流有关；局部出现的环流（如狭窄的远端）向下游流动几个直径的距离，然后消失。见"扰流"。

旋涡（vortices）：多个旋涡。见"涡流"。

体素（voxel）：体积的单元，即 3D 数据集的构建（通常）由几千个体素组成。

壁滤波器（1）[wall filter（1）]：与多普勒超声血流检测有关；信号处理步骤，通过去除低频信号，试图去除杂波信号，从运动的血液中留下多普勒超

声信号；该术语通常在"频谱多普勒"中使用。见"杂波滤波器"。

壁滤波器（2）[wall filter（2）]：与频谱多普勒系统有关；操作员控制机器，使某速度或多普勒频率以下的信号可以滤除。见"壁滤波器（1）"。

壁滤波器值（wall filter value）：壁滤波器的值，通常在50（产科）～300Hz（心脏病）以上的范围。见"壁滤波器（2）"。

壁运动（wall motion）：在心动周期中，动脉壁直径的发生周期性变化。

壁运动测量（wall motion measurement）：使用超声测量动脉壁的运动。见"壁运动"。

壁运动追踪（wall motion tracking）：见"壁运动测量"。

壁式滤波（wall thump filter）：见"壁滤波器（1）"。

流入（wash-in）：对比剂进入目标区域所需的时间。

流出（wash-out）：对比剂从目标区域清除，无论是通过溶解或血流廓清所需的时间。

波（wave）：通常是一种周期性的震动，随能量的传递而不是质量的传递穿越空间。见"压力波""剪切波""声音""超声"。

波形（waveform）：一般指对于随时间周期性变化的数量，在一个周期内随时间显示该数量的值。在血流中指单个心动周期的速度 – 时间或流速与时间的关系。在多普勒超声检查中指显示单个心动周期的多普勒频移与时间频谱的关系。

波形指数（waveform indices）：与多普勒超声有关，从频谱多普勒波形中导出的数量可能对诊断有用。见"搏动指数""阻力指数""频谱多普勒"。

波长（wavelength）：波的特性，波上两个连续波峰或其他类似点之间的距离。

WFUMB：世界医学和生物学超声联合会。

写入放大（write zoom）：实时对所显示图像的一部分进行放大，从而将超声场仅限于所显示的那一部分，允许增加帧频和（或）扫描线密度。见"数字变焦"。

杨氏模量（Young's modulus）：弹性体的属性，通过对薄样品的拉伸来定义，该拉伸由施加到材料一端的力（当另一端固定时）引起；描述由于施加的力（应力）而发生的尺寸（应变）变化的量。见"体积模量""弹性模量""剪切模量"。

放大（zoom）：对显示图像进行放大。见"数字缩放""写入放大"。

林卓华　郝云霞　史宛瑞　译

第 2 章

不定项选择题

1. C

2. A、C

3. B

4. E

5. A

6. A、B、C

7. B

8. D

9. B

10. D、E

11. A

12. A、D

13. C

14. A

15. B

16. A、B

17. C

18. D

19. B、D

20. B、D

简答题

1. 介质的声阻抗是用介质中质点的运动速度的来衡量其对压力波的反应。介质的声特性阻抗等于介质的密度和声速的乘积或密度和刚度乘积的平方根。

2. 声阻抗决定了介质中的质点对压力波的反

应及界面处的反射强度。声吸收是超声波的能量在介质中损失并转化为热量的过程。

3. 到达深度 5cm 处的目标，传输的超声波将会衰减 5cm×3MHz×0.7dB/（cm·MHz）=10.5dB。回波在回到探头的过程中也会衰减 10.5dB，往返共衰减 21dB。用类似的方式计算，到达深度 1cm 处的目标，来回衰减的能量为 4.2dB。因此，深度 5cm 处的目标将比深度 1cm 处的目标声衰减多16.8dB。

4. 组织与骨骼之间界面的振幅反射系数约为 60%。骨骼的声衰减系数为 22dB/（cm·MHz）。大部分的超声能量到达界面时就被反射回组织中。透射入骨骼的能量快速衰减。组织和气体的界面处，反射系数为 99.9%，所以几乎没有超声能量透射进入空气中。因此，无法对组织 – 骨骼或组织 – 气体界面深方的目标成像。

5. 声阻抗等于声速和密度的乘积。组织 A 的声阻抗为 $1.659×10^6$kg/（m^2·s），组织 B 的声阻抗为 $1.33×10^6$kg/（m^2·s）。两者之间的大界面振幅反射系数等于两者声阻抗的差值除以声阻抗的和，就是 0.329/2.989=0.11。

6. 折射指的是声波在穿过两种声速不同的介质时，传播方向发生改变。这种情况发生在非垂直入射时。由于超声成像系统假设超声波沿直线传播，所以折射波的回波在图像中将会被错误定位。

7. 近场长度等于 a^2/λ，这里 a 为圆盘半径，λ 为波长。从题中得到，a=7.5mm，λ=0.5mm（c/f）。近场长度 =（7.5）^{2}/0.5=112.5mm。远场发散角 θ=arcsin/（0.61λ/a）=arcsin（0.04）=2.3°。

8. 可以通过传输汇聚到焦点的曲面波前来实现超声束的聚焦。曲面波前可以由曲面换能器产生，也可以通过在平面探头表面添加汇聚声透镜来产生。

9. 焦距为 F 的波焦点处的声束宽度 W 可以由公式 W=Fλ/a 近似得到，其中 λ 为波长，a 是声源半径。在本例中，W=60mm×0.5mm/7.5mm=4mm。

10. 谐波图像是利用回波中的二次谐波频率成分形成的。谐波频率由非线性传播形成，只在发射声束的高振幅部分出现。旁瓣和混响可能会在基波图像中产生噪声。但是由于它们的振幅很低，不会产生谐波频率，因此不会出现在谐波图像中。

第 3 章

不定项选择题

1. C

2. D、E

3. A、B、C

4. A

5. D、E

6. A、D

7. A、C、E

8. D

9. A、E

10. C、E

11. A、D

12. C

13. A、B、E

14. B、C、D

15. A、C

16. C、D

17. A、B、C、E

18. A、D、E

19. C、D、E

20. D

简答题

1. 单件超声探头内部含有一个压电晶片，当

对其施加电信号时，压电板的厚度会发生变化，从而产生超声波。相反，当超声波（回波）使其产生交替性收缩和膨胀时，会产生电信号。背衬层附加在压电层之后以减少振铃。匹配层与压电层的前表面相结合，有利于超声在声透镜和患者中传入和传出。声透镜通常附着在匹配层和患者之间，以便在扫描平面和仰角平面进行聚焦。

2. 共振的产生是因为板中来回反射的声波的往返距离恰好为一个波长，会相互加强（即板厚为波长一半，来回 2 倍则为一个波长）。

3. 在形成超声波束时，电脉冲被发送到一组相邻的阵列元件（如元件 1~20）。这组运作的阵列沿着第一扫描线发射超声脉冲。当第一条扫描线的发送 – 接收序列完成时，下一组阵列开始运作，产生下一条扫描线，此时一个元件从上一组阵列的一侧停止运作，从另一侧添加一个阵元（即使用元件 2~21）。沿着阵列重复这种步进和发射的过程，从而形成一组 B 型扫描线。

4. 为了形成发射焦点，来自运作发射组中不同元件的脉冲必须全部同时到达所选焦点。因为（元件）组中外侧元件比中心部位的元件行进到这一点更远，所以有必要在不同的时间激励元件，最外侧的一对元件开始发射，然后为靠内的下一对阵元，依此类推。

5. 发射聚焦深度由使用者设置在感兴趣深度范围的中心处，是一个固定的深度。为了使发射声束在一个相当大的深度范围内均狭窄，只对发射声束进行轻度聚焦。这是通过使用较窄的发射元件组来实现的。然而，当回波从越来越深的地方返回时，接收焦点会持续自动地向下。在每一时刻，通过使用宽的接收孔径，接收波束都可以被强烈聚焦，此时深处的回波形成尽可能窄的柱状波束。因此，有效接收声束是一个由一系列紧密间隔的窄聚焦区组成的窄圆状体。

6. 多发射区聚焦使用多个发射脉冲来获取每条扫描线，每个发射脉冲聚焦到不同的深度，然后通过拼接与多个发射聚焦区相对应的每条扫描线的部分来构建图像。因此，有效发射波束在更

大的深度范围内窄于单个发射焦点达到的宽度，从而在更大深度范围内获得良好的分辨率。然而，对每个扫描线使用几个发射 – 接收周期导致帧频降低。此外，拼接过程可能影响图像一致性。

7. 阵列中的所有元件同时发射，可以产生直行方向的波束。元件从阵列的一侧到另一侧按顺序以小的延迟发射，可以将波束从直线前进方向偏转向另一侧。波束与直线方向的偏转程度可以通过增加元件之间的延迟来增大。

8. 阵列探头的窄阵列元件能够在宽角度上进行发射和接收。特定方向的回波可以到达某个元件，并在一个波长之前或之后到达相邻元件，来自相邻元件的回波信号彼此同相，构建时叠加，从而对来自该方向的回波给予较强的反应。如果回波在其到达相邻元件之前或之后的两个、三个或任意整数个波长到达，则会出现类似的结构增强。这些强烈反应的方向就是栅瓣的方向。

9. 聚焦超声波束在聚焦区中的宽度由聚焦深度与孔径宽度的比值决定。宽孔径导致较窄的波束（对于给定的焦距）。在相控阵图像中心的目标上看，等效孔径（探头的宽度）最宽。当波束偏向扇形图像的边缘时，孔径的等效宽度较小，导致聚焦较弱。同时，阵列元件在这样的角度下不太敏感，栅瓣更强，图像的噪声更多。

10. 在逐行扫描中，每个发射 – 接收周期形成一条图像线。构成每条线所需的时间由成像深度和组织中的声速决定。当然这是固定的。因此，大的图像深度导致低帧速率。宽的视野范围需要形成更多扫描线，这也导致较低的帧频。用于形成每条扫描线的发射次数（例如，当在发射中使用多区域聚焦时）影响图像质量，扫描线的密度也是如此。然而，为了提高图像质量而增加每行发射次数或线密度会降低帧频。

11. 通过回溯发射聚焦，可以在视野中的每个点处实现发射聚焦。一系列宽的、重叠的发射波束用于使用平行接收波束形成来形成一组图像，一个宽的发射波束提供多达 16 个接收波束。当重叠发射波束内的弧形脉冲相交时，即使这些回波是从不同时间发射的不同脉冲获得的，可以通过对该点的波束形成 RF 回波进行相干相加来合成焦点。此过程可应用于视野中的每个点。

第 4 章

不定项选择题

1. D
2. E
3. D、E
4. B
5. A
6. E
7. B、D
8. A、C、D
9. B、D
10. B、C
11. C
12. B
13. A
14. D
15. A、D、E
16. E
17. B、C、E
18. A
19. B、C、D
20. A、D

简答题

1. B 型图像亮度随总增益和发射功率而增加。操作者应使用能穿透的最小功率，并增加总增益以补偿发射功率的降低。

2. 每厘米深度的回波将衰减 $5 \times 0.7 \times 2dB$。扫描系统通过每厘米深度增加 7dB 的增益进行补偿。操作者设置 TGC 使相同组织随着深度有一致的亮度。

3. 回波的动态范围是可以处理的最大回波振幅与可以在噪声之上检测到的最小回波振幅之比。必须显示大动态范围的回波，包括来自器官边界的回波和来自组织的散射。

4. 在换能器处接收的回波的动态范围必须被压缩以适应显示监视器的有限动态范围。这是通过对数放大实现的，因此小回波比大回波放大得多。增加动态范围设置允许同时显示更大范围的回波振幅。

5. 操作员必须权衡更高发射频率的分辨率提高与由于其衰减增加而导致的穿透降低。编码激励有助于检测较弱的回波，以便在给定的穿透深度使用更高的频率。

6. 高振幅脉冲以相对较低的频率（基础频率）发射。由于脉冲的非线性传播而产生谐波频率。去除所接收回波的基础分量，以谐波频率形成图像。

7. 组织谐波成像抑制了由旁瓣、光栅瓣及脉冲的多次低振幅反射和混响引起的图像中的杂波。该方法还可以帮助减少表面脂肪层对透射光束的扭曲作用。

8. 插值是扫描转换时用于为 B 型图像线之间的图像矩阵像素建立亮度值的技术。内插像素值根据位于 B 型图像线每一侧的像素为样本进行计算。

9. 在将图像写入图像存储器之前，写入放大以扩展的比例将选定的感兴趣区域进行显示。读取缩放用于从图像存储器读取存储图像时查看存储图像的选定感兴趣区域。写入放大不会记录感兴趣区域之外的其他信息。

10. 帧平均减少了图像中随帧变化的随机电子噪声。来自静态散射特征的回波模式得到加强。来自快速移动的目标（如心脏瓣膜叶）的回波因图像中的持久性（过短）被涂抹。

第 5 章

不定项选择题

1. C

2. A、D

3. B、D

4. D、E

5. B、D

6. C、E

7. B、C、D

8. A、C

9. A、B、C、D

10. A

11. A、B、D

12. D

13. C、E

14. B、E

15. A、C、D

简答题

1. 侧向分辨率定义为可以分辨图像中相同深度的两个反射点间的最小间隔。图像中反射点的横向亮度分布的宽度取决于波束宽度。如果波束宽度很小，射点的距离可以十分接近而不会出现亮度分布的合并。

2. 在切面厚度方向，孔径限于换能器的宽度，导致弱聚焦。扫描平面中可以使用更大的孔径，从而实现更强的聚焦。因此切面厚度方向的波束宽度大于扫描平面。

3. 轴向分辨率定义为波束轴线上的两反射点可以分辨的最小间隔。如果两反射点相隔半个脉冲长度，那么返回的回波将相隔一个脉冲长度，并且将在图像中单独分辨。

4. 斑点噪声是由波束宽度 / 脉冲长度的样本容积内的小型结构的回波相干叠加的结果。由于散射体的位置和散射强度是随机的，因此产生随机的亮度变化模式。典型的斑点噪声与样本体积尺寸、窄波束和短脉冲有关，从而导致更细致的斑点。

5. 在经典的波束形成中，每个脉冲回波周期产生一条图像线。形成单个图像帧的时间由成像深度、图像线的数量和组织中的声速决定。增加成像深度会增加形成帧的时间，从而降低帧频。

6. 图像中心的波束将正射（90°）穿过脂肪层，

不会偏射。中央波束两侧扇形扫描的波束将在脂肪下表面从法线折射出去。股骨末端将通过这种折射波束成像，股骨末端的图像将朝向中心光束移位。因此，测量的股骨长度将小于真实长度。

7. 在形成 B 型图像时，通常对整个图像设置时间增益补偿以补偿典型软组织（如肝脏）中的衰减。钙化胆结石表面的反射非常强，与组织相比，通过它的衰减非常高。因此，从胆结石下接收的任何回波与组织中相近深度的回波相比非常弱，并且显示为声影。

8. 大而光滑的界面会产生镜面反射。图像中心的光束将以接近正射的方式撞击界面，并被反射回阵列的运行部分，从而产生明亮的图像。成角度入射在界面外部的波束将被反射远离其原始孔径而不显示在图像中。

9. 在与换能器表面平行的强反射界面存在时可能发生混响。从接口接收到的初始回波可被换能器部分反射回界面，产生第二回波，该回波显示在 2 倍深度处。操作者可以通过将探头轻轻压入皮肤表面来识别第二回波为混响。混响将在图像中以 2 倍于真实回波的速度上升。

10. 当存在大的强反射界面的情况下，组织内的病变可通过界面之间反射的路径成像。当成像系统假设从原始波束方向接收到所有回波时，反射之后波束的组织回波在图像中显示在反射界面之外。镜像伪影最常见于膈上。

第 6 章

不定项选择题

1. C

2. A、E

3. D

4. B、D

5. B、E

6. C、E

7. D

8. A、B、C、D

9. B

10. A、B、C、E

简答题

1. 声波的飞行时间（往返时间）和轴向声速。距离 =SoS× 飞行时间 /2。换能器的横向几何结构。对于线性阵列，即元件间距或线间距。对于弯曲或扇形阵列，波束相对于中心轴的角度用于计算任何深度的横向距离。

2. 周长是围绕结构外周的距离。测量选项包括直接描迹，椭圆拟合，根据正交直径计算，以及点对点测量的总和。

3. 随机误差是偶然的，分布在真实测量值之上和之下。系统误差在方向和大小上是一致的。人为误差的原因，包括以下三点：缺乏培训和经验；缺乏标准；未能遵守程序。

第 7 章

不定项选择题

1. C、E

2. A

3. B

4. A

5. B

6. D、E

7. A、D

8. B、E

9. D

10. C

11. A、E

12. A、E

13. B、C、D

14. B、C

15. A、D、E

16. B、C、E

简答题

1. 多普勒效应反映的是发射源和观察者之间

的频率变化。对于超声来说，多普勒效应指的是发射声波和接收声波之间的超声频率变化。这种频率变化（频移）是由于超声波遇到移动的物体（如血液）发生散射形成的。

2. 频谱多普勒实时显示频移随时间的变化，提供了血流速度随时间变化的信息。彩色血流成像是叠加在灰阶超声图像上的流动的血液的二维彩色图像。

3. 由流动的血液产生的多普勒频移的大小取决于声束方向和血流方向之间夹角的余弦值。当角度为 0° 时（声束和运动方向平行），多普勒频移最大，当声束方向和运动方向呈 90° 时，多普勒频移最小。

4. 多普勒信号处理器负责接收射频信号数据，并将其转换为可显示在屏幕上的多普勒信息。三个主要的组成部分分别是解调器、高通滤波器和频率估计器。

5. 以下任意两项。

(1) 连续波多普勒中，超声波的发射和接收是连续的；而脉冲波多普勒中，超声波以脉冲的形式发射和接收。

(2) 连续波多普勒不受混叠影响而脉冲波多普勒却存在混叠现象。

(3) 脉冲波多普勒中，可以知道多普勒信号来源的具体深度；然而连续波多普勒中，深度无法选择，只能获得一个很宽的深度范围内的多普勒信号。

(4) 脉冲波多普勒在探头中最少可以只需要一个元件（同时用于发射和接收），而连续波多普勒至少需要两个元件（一个用于发射一个用于接收）。

(5) 连续波多普勒的工作原理是多普勒效应，但这在脉冲波多普勒中属于伪像。

6. 多普勒超声中接收的超声信号是射频信号，既包括来自组织的杂波信号，又包括来自血液的多普勒信号。解调是指 RF 信号被分离，留下包含组织运动的杂波信号和血液的多普勒信号的低频信号（kHz）的过程。

7. 接收的多普勒信号既包括来自静止或缓慢运动的组织的高振幅杂波，也包括来自运动的血流的多普勒频移信号。杂波过滤器是一种高通过滤器，能够抑制低于特定数值的频率的声波，从而去除杂波，只留下来自运动的血流的信号。

8. 在脉冲波多普勒（包括频谱多普勒和彩色多普勒）中，存在一个能够检测到的多普勒频移的最高值，该值等于脉冲重复频率的一半。因此，这就导致能够检测到的血流速度存在一个最高值，超过这个最高值的速度会被错误地计算。

第 8 章

不定项选择题

1. C、E
2. B
3. A、B、C、D
4. D
5. D

简答题

1. 层流是指血液分层移动，每层平滑地移动经过相邻层。湍流中，血液中的细胞随机地向各个方向运动，但是总体流动方向向前。扰动流和旋涡样循环流动的产生相关。

2. 三种情况下可能会出现反向流动发生。

(1) 外周动脉的正常舒张期血流，如股浅动脉。

(2) 正常的颈动脉球部。

(3) 狭窄后的血管。

3. 随着狭窄程度从 0% 增加至约 75%（按直径计算），流量不变，但最大血流速度增加。从 75% 开始，流量下降，在 100% 狭窄时降为零。血液流速在 90% 左右的狭窄时达到最大值，并在此之后开始减小。

4. 静脉血流返回心脏受心动周期、呼吸、体位和小腿肌肉泵动作的因素的影响。

第 9 章

不定项选择题

1. C、D

2. A、B、D

3. B、C、D、E

4. D

5. B、C

6. A、C、D

简答题

1. 脉冲波多普勒系统对血流进行采样，而不是连续测量，因此会出现混叠现象，导致可以测量的速度存在上限。但是，脉冲波多普勒能够选择或识别产生信号的来源（即深度）。

2. 混叠是脉冲重复频率（标尺）设置得太低时对信号采样不足造成的。可以通过增加 PRF 消除混叠。当测量深处的高速血流时，可能很难消除混叠。

3. 取样容积长度（也称为取样门大小）是操作者选择的成像平面内进行流速测量的区域。由于取样容积的大小会影响检测到的流速范围，因此会影响到频带宽度。

4. 固有频带展宽是指由于超声仪的特性而不是血流而导致检测到的速度范围的展宽，通常与用于形成多普勒声束的孔径（电子元件组）的大小有关。它可能导致对测得的流速的高估。

5. 通过将角度校正光标与血流路径对齐，使用角度校正游标来测量声束入射角度。声束入射角度越大，对入射角测量误差的影响越大，因此减小声束入射角度会降低在速度测量中由于对入射角度估计不正确出现的误差。

第 10 章

不定项选择题

1. B

2. D

3. C、E

4. B、D、E

5. A、B、E

6. A、B、D

7. A、E

8. B、E

9. A

10. B、C

简答题

1. 主要的三种模式是彩色多普勒、能量多普勒和方向性能量多普勒。彩色多普勒显示多普勒信号的频率，能量多普勒显示多普勒信号的强度（功率），方向性能量多普勒显示多普勒信号强度的同时，也能显示方向（如红色 / 蓝色）。

2. 彩色血流处理器接收射频数据并将其转换为多普勒信号，这些多普勒信号在图像中的相关对应的像素点上以彩色显示出来。五个组成部件是解调器、杂波过滤器、多普勒中心频率估计器、后处理器和血液 – 组织鉴别器。

3. 产生一条彩色线需要的超声脉冲数目为 2～20，通常约为 10 个，因此如果想要在整个视野中显示彩色信息，其帧频约为等效 B 型帧频的 1/10。取样框有限的大小和深度有助于达到临床可用的帧频。

4. 在彩色血流取样框中，有两幅完整的图片：一个 B 型图像和一个彩色血流图像。血液 – 组织鉴别器决定了 2D 取样框内的每个像素上 B 型数据或者彩色数据是否显示。

5. 帧频取决于收集彩色取样框内的超声数据所需时间。取样框宽度增加，彩色线的数目增加（因此收集数据的时间更长）。同样，取样框深度的增加会增加每行彩色线的收集所需时间。因此，增加彩色框深度和宽度会导致帧频降低。

6. 彩色多普勒显示的是平均频率，因此具有余弦角依赖性，并存在混迭现象。能量多普勒显示多普勒的功率，不存在混迭现象，也没有角度依赖性。但是，当角度接近 90° 时，由于多普勒频移低于杂波过滤器，能量多普勒可能无法显示彩色数据。

7. 杂波过滤器去除了由静止或缓慢移动组织产生的高振幅低频信号。快速运动的组织能够产生高于杂波过滤器界值的多普勒频移，并以彩色的形式被显示在图像上。这种情况通常发生在心脏运动、血管壁运动，也可能由于探头的运动而产生。

8. 以下任意三项。

(1) 电子噪声。产生于多普勒系统内的电子元件；如果彩色增益设置得太高，也可能产生随机噪声。

(2) 组织运动产生杂波突破。当组织运动速度高时，产生的噪声无法被杂波过滤器抑制，产生杂波突破。

(3) 钙化区域（如肾结石）的声波产生的杂波突破，显示为彩色闪烁的区域。

(4) 音频。身体内部产生的声音（如咳嗽）被彩色血流系统探测到，从而产生的杂波突破。

(5) 闪烁伪像。由于探头运动产生的彩色区域。

(6) 斑点。由于自相关器估计的平均频率和功率的变化，从而产生的在彩色图像中的随机变化。

第 11 章

不定项选择题

1. B、C、E

2. B、E

3. A

4. C

5. B、C

6. A、D

7. A、C

8. B

9. E

简答题

1. 矢量多普勒测量了两个方向的多普勒频移来估算这两个方向上的速度。两个速度分量以矢量方式进行复合，以得到扫描平面中真正的速度和运动方向。

2. 每个 B-flow 图像都是两个单独的 B 型图像的总和。每个 B 型的图像都是使用一个编码脉冲和第二个相反的编码脉冲获取的。静止组织的回

波信号会抵消，而流动的血液的两个回波信号相加会产生相应的图像。总体效果是对流动血液回波信号的增强。

3. 一系列成角度的平面波图像形成单个复合图像，然后形成一系列复合图像。这些图像形成的多普勒数据被传递到彩色血流处理器。为了达到同等的彩色血流图像质量，其帧频比传统彩色多普勒血流成像几乎高 10 倍。

4. 在二维图像的基础上同时获得大量高帧频的多普勒取样数据。这样就能够设计出基于时间滤波和空间滤波的改进型杂波滤波器，从而将可检测到的最小血流速度从约 5mm/s（常规彩色血流）降低到约 0.5mm/s，因此能够观察到约 50μm 的微小血管。

5. 组织的背向散射信号远高于血流，所以组织多普勒的敏感性因此降低。组织的运动速度远低于血流，脉冲重复频率和速度的标尺减小。杂波滤波器被关闭，因为杂波是我们感兴趣的声波。脉冲长度也减少了。

6. 弹性模量的公式需要直径和管壁厚度的数值（从 B 型图像获得），需要从收缩期到舒张期的直径变化（使用管壁运动测量系统获得），以及需要收缩压和舒张压（假设手臂血压和感兴趣动脉血压相同，使用手臂袖带测量压力）。

第 12 章

不定项选择题

1. A、B、C、D、E

2. B、D

3. A、C

4. A、E

5. E

6. B、C

7. A、E

8. B、D、E

简答题

1. 光学追踪系统包括连接到安装有多个 LED

光源设备的传感器。这些 LED 光源的位置使用红外相机进行跟踪，通常至少包含两个头部。根据采集的数据，估计传感器的位置和方向。

2. 2D 阵列能够在 3D 容积内以电子方式操纵声束，从而允许采集 3D 数据集。优点是减小了换能器的尺寸和重量，这对于操作者来说更容易，没有机械运动部件，从而提高了可靠性，并提高了图像质量。

3. 腔内探头换能器通常通过声束绕传感器轴线旋转一圈来收集 2D 数据。通过手动机械缓慢牵引探头，可收集一系列 2D 图像，从而形成 3D 容积成像，常见示例包括 IVUS、经直肠扫查和经食管扫查。

4. 在表面阴影显示技术中，3D 物体的表面在 2D 图像中得以显示。这种方法不仅能呈现栩栩如生的外观，还有利于轻松解读图像特征。表面阴影显示是使用图像处理进行的，当器官和周围物体之间存在高对比度时效果最佳。临床应用的例子包括胎儿和心室的可视化。

5. 以下任一项。

(1) 在一系列连续的 2D 切片中，操作员手动描绘器官的边界。每个区域被转换为考虑切片间距离的体积，并且器官体积被计算为切片体积的总和。

(2) 使用自动图像分析方法估计器官体积。这可能涉及操作员识别图像上的点，如器官内部的一个点和器官边界上的几个点。

第 13 章

不定项选择题

1. A、B、C、E
2. A、B、C、D
3. C
4. A、B、C、D
5. A、B、D
6. A、C、D

简答题

1. 随着微气泡半径的减小，发生共振的频率增加。

2. 随着声压的增加，微泡响应变得更加非线性和不对称。在非常高的声压下，微泡的外壳会破裂。

3. 谐波成像利用二次谐波。以基本成像频率接收的回波被抑制，并且以二次谐波接收的回波（其是基本频率的 2 倍）被显示。这消除了大部分图像中软组织产生的回波。

4. 谐波成像与超声对比剂配合良好，因为它们的非线性振荡包含二次谐波频率。这可以被检测到，因此来自微气泡的回波可以优先于来自组织的回波被显示。

5. 与对比剂相关的主要风险和危害是栓塞风险、过敏反应、毒性反应和声学空化引起的生物效应。

6. 超声对比剂主要被许可用于肝脏、乳房或心内膜边界识别，还为目前未获得许可（非许可）的研究提供了指导方针，包括肾脏、脾脏和胰腺、经颅、泌尿和心脏灌注研究。

第 14 章

不定项选择题

1. B、C
2. D、E
3. A、E
4. C、D
5. B、E
6. E
7. D
8. A
9. A、C、E

简答题

1. 当材料被拉伸时，拉力被施加到材料上，导致材料在力的方向上延伸。力越大，延伸越大。通常，材料将在垂直于力的方向上收缩。应力是施加的力与材料横截面积的比值。应变是伸长长度与原始长度之比。

2. 对于弹性材料，杨氏模量定义为应力（力 /

面积）除以应变（伸长长度 / 原始长度）的比率。杨氏模量可以在张力测试系统中测量，其中窄条样材料受到已知的载荷（力）。负载逐渐增加，导致材料断裂。杨氏模量是从拉伸的早期测量的，即应力除以应变的比率。

3. 具体如下。

(1) 应变弹性成像。通过施加的力使组织变形，并测量由此产生的形变。测量的变形用于计算屏幕上显示的局部应变（应变 = 形变除以原始长度）。

(2) 剪切波弹性成像。这依赖于剪切波的感应和局部剪切波速度的测量。弹性模量可根据剪切波速度估算。弹性成像显示剪切波速度或计算的弹性模量。

4. 在应变弹性成像中，应变比是参考区域中的应变除以病变中的应变的比率。应变比被用作弹性模量的度量，从而能够在不同患者之间进行比较。由于应变通常随着传感器的深度增加而减小，因此两个区域应位于相似的深度。

5. 具体如下。

(1) 可以使用高功率超声束进行的剪切波的感应，聚焦区的变形产生剪切波。

(2) 使用高帧率超声测量剪切波产生的变形。

(3) 测量局部剪切波速度。

(4) 根据方程估算局部弹性模量（弹性模量 = 假定密度的 3 倍乘以剪切波速度的平方）。

6. 在组织压缩之前和之后记录 A 线回波数据。压力可能是传感器的故意推动，或者对于更敏感的系统，压力可能是患者在呼吸、吞咽或心动周期引起的传感器位置或组织运动的自然变化。信号处理用于估计每个回波的移动量。局部应变由估计变形除以原始长度（沿 A 线）计算得出。

7. 使用 ARFI 制作的应变弹性成像至少需要三次超声声束。在聚焦区使组织变形的推动束和记录回波位置的两个成像束，如在推动之前和之后。

8. 在应变弹性成像中，可以使用高功率束使聚焦区中的组织局部变形。成像声束用于记录形变前后的回波位置，由此计算局部应变。在剪切波弹性成像中，使用高功率声束使聚焦区的表面发生形变，从而产生穿过表面的剪切波。然后使用高帧率成像来可视化剪切波运动，从中估计局部剪切波速度，并显示在屏幕上。

第 15 章

多项选择题

1. A、D、E

2. B、C

3. A、C、E

4. A、C、D、E

简答题

1. 测量屏幕中央 1/3 区域探头表面到能够观察到多重反射最深位置的垂直距离。及时记录并报告多重反射线的消失或增加。降低总增益，直至图像最深处多重反射线消失，并记录此时的整体增益。可把增益稍稍调高，此时多重反射回波应再次出现。测量应反复进行，直到操作者确认已获得可重复的结果。

2. 平行于探头表面的一系列亮线，每一条都具有均匀的亮度。由于探头聚焦存在轻微不规则，侧方亮度可以看到轻微变化；根据经验，应该可以区分这种微小的不均匀性和真正有问题的不均质改变。三种故障情况包括：探头元件故障（信号缺失）；分层；声透镜厚度不均一（声透镜磨损）。

3. 从 TMTO（组织仿体）表面到斑点噪声消失的距离。使用适用于探头的临床预设条件，最大输出、TGC 和焦点放到默认位置，声束校正功能、自动增益及图像自动优化功能关闭。应调整图像深度和全局增益，使得进行成像区域的组织体模内的均一斑点消失，而主要呈现不同位置随机出现的噪声（或者图像呈黑色伴有很低的噪声）。

4. 声学安全测试应包括对显示的热指数和机械指数的目测评估，有关进一步指导，见第 16 章。在操作手册内可以找到允许使用 TI 及 MI 最大值的情况，目测时，应尽可能去重复检查改变不同设置时 TI 与 MI 的变化。当出现了预料之外的结果，需要和供应商联系。

5. 装满水或声速修正流体的水箱包含一根安装在滑轮上的绳子（环形橡胶），通常由安装在水箱侧面的电机驱动。电机是电子驱动的，细线速度可以改变；一些系统包括生理驱动波形及恒定流量。需要一个探头安装系统来固定探头并进行准确定位。

6. 将细线实际的恒定速度与超声设备报告的平均速度进行比较。注意使用低声输出及低增益，从而把所获得过强信号饱和的影响降到最低。使用 B 型成像指导，将样本体积定位在移动细线的水平。最好自动追踪最大和平均速度，否则测得的平均细线速度可作为手动测径器测量的最大和最小速度的平均值。多普勒平均流速的容差设定在 ±5% 水平。

第 16 章

不定项选择题

1. A
2. E
3. C
4. D
5. C
6. B
7. A、B、D、E
8. A、B、C、D、E
9. D
10. A、D

简答题

1. 危害指自然环境中的威胁，而相关风险在评估时需考虑的是这些危害所带来的潜在后果，以及这些风险发生的可能性。

2. 它是对体内某个位置的声学参数（如强度或声压）计算得出的预测值。通常通过水中测得的声强或声压来计算，再乘以一个对数衰减系数，以考虑距离造成的衰减。该系数通常为 0.3dB/(cm · MHz)。

3. 软组织热指数（TIS）与无骨情况下的所有暴露相关。聚焦骨热指数与光束焦点处的骨暴露相关。颅骨热指数与皮肤表面邻近骨骼的情况相关，如经颅多普勒。

4. 驱动换能器的大部分电能都转化为使其表面温度升高的热能。然后，该热能传导到组织中，增加了超声吸收引起的温度升高，特别是在换能器附近的组织。关注的条件包括经阴道扫描、通过囟门的新生儿颅骨扫描和眼科扫描。

5. 新生儿肺部暴露于超声有可能导致肺毛细血管破裂和出血。新生儿肺可能在新生儿心脏检查时暴露。声压越大，毛细血管破裂的可能性就越大。MI 是唯一依赖于声压的指标。